河北省社会科学基金项目(项目编号:HB22MK024)

红医冀忆

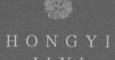

HONGYI JIYI

张祥竞　赵冬云 ———— 主编

"红医精神"必将成为新时代医疗卫生健康事业发展的核心价值理念,成为推进
健康中国建设、实现中华民族伟大复兴的重要精神支撑力量。

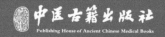
中医古籍出版社
Publishing House of Ancient Chinese Medical Books

图书在版编目（CIP）数据

红医冀忆 / 张祥竞，赵冬云主编 . —北京：中医
古籍出版社，2023.6
ISBN 978-7-5152-2646-0

Ⅰ . ①红… Ⅱ . ①张… ②赵… Ⅲ . ①医学史—河北
—现代 Ⅳ . ① R-092

中国国家版本馆 CIP 数据核字（2023）第 073921 号

红医冀忆

张祥竞 赵冬云 主编

策划编辑 李 淳
责任编辑 吴 頔
封面设计 王 磊
出版发行 中医古籍出版社
社 址 北京市东城区东直门内南小街 16 号（100700）
电 话 010-64089446（总编室）010-64002949（发行部）
网 址 www.zhongyiguji.com.cn
印 刷 北京捷迅佳彩印刷有限公司
开 本 710mm×1000mm 1/16
印 张 32.25
字 数 510 千字
版 次 2023 年 6 月第 1 版 2023 年 6 月第 1 次印刷
书 号 ISBN 978-7-5152-2646-0
定 价 188.00 元

《红医冀忆》编辑委员会

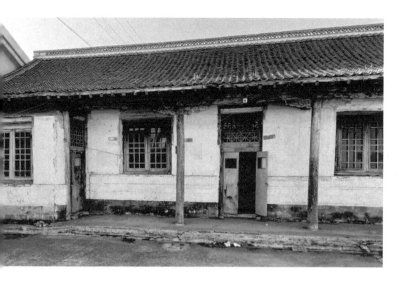

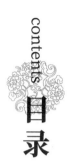

contents 目录

第一部分　红医遗存

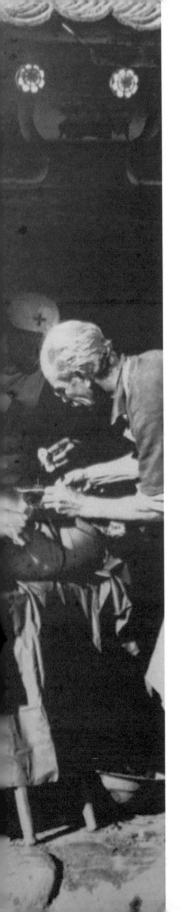

第二部分　战地医院的往世今生

第三部分　卫生教育事业

第四部分　红医人物

第五部分　红医故事会

第六部分　红医研究与实践

第七部分　回忆史料

第一部分

红医遗存

珍贵的文化遗存是我们学习历史的鲜活载体。在革命战争年代，广大医务工作者在中国共产党的领导下，为了民族解放事业，为了民众的生命健康，艰苦奋斗，救死扶伤，做出了卓越贡献。更有国际友人不远万里支援中国的革命事业，体现了伟大的国际主义精神。本章探访了几位红医在河北生活工作过的地方。

● 一 纪念白求恩的红色旧址

（一）河间白求恩手术室旧址

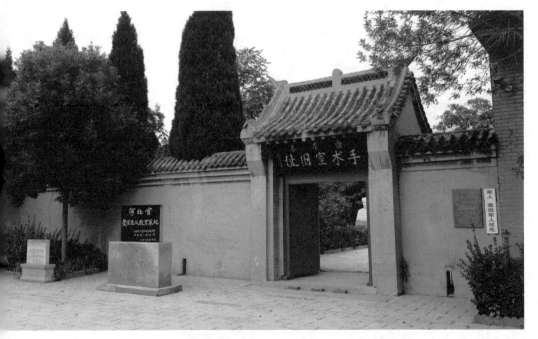

河北省重点文物保护单位、爱国主义教育基地——白求恩手术室旧址

　　河间白求恩手术室旧址，位于河间市东北 32 千米的卧佛堂镇屯庄村内，当年的手术室就设在一座年代久远的小庙——真武庙里。真武庙建于明万历年间（1573—1620 年），几经风雨和战火洗礼依然保存完好。

　　旧址几经修缮，现在是一座占地面积约 5500 平方米的小院，小院外是广场，广场南边屹立着一座功德碑，正对着纪念馆的大门，西面是一个水坑，据说是当年给伤员洗绷带和纱布用的。院内有四个主要建筑，正对大门的是真武庙，小庙仅有一间，面宽约 3 米，进深约 4 米，这座小庙正是当年白求恩大夫火线抢救八路军伤员的手术室。在著名的齐会歼灭战激烈进行的三天三夜中，白求恩在这间火线手术室里，为 115 个伤员做了手术，他以精湛的医术和极端负责的精神，创造了火线治愈率 85% 的纪录，这在医护条件极其困难的战争环境中，是一个奇迹。庙内是根据当年白求恩手术场景还原的蜡像群雕，人物形象栩栩如生。紧挨真武庙的左边三间平房是观察室，当年医疗队在这里对伤员进行手术前的诊断和术后的观察，屋内陈放着板凳和木板搭成的简易病床。院子西侧的三间平房是消毒室，医疗队在这里为伤员进行消毒和初步疗伤。东侧是一排现代建筑是白求恩事迹展厅，展室陈列有170 余张历史图片和 33 件实物，全面展示了国际主义战士白求恩自 1939 年以来带领东征医疗队在冀中时期工作、生活、抢救伤员的英雄事迹。院子中央两棵雪松前是一尊用汉白玉雕刻的白求恩半身像，他身着八路军的军装，两眼炯炯有神，凝视前方。

　　1982 年，该手术室被列为河北省重点文物保护单位；1995 年，为纪念抗日战争胜利 50 周年，白求恩手术室旧址被河北省人民政府列为"河北省爱国主义教育基地"；1998 年，省、市、地三级投资 157 余万元进行重建、扩建；2000 年 7 月正式对外开放。

（二）保定市唐县黄石口乡花塔村白求恩手术室旧址

　　黄石口乡花塔村白求恩手术室旧址原为一处四合院，现仅存正房 5 间，坐西朝东，面阔五间，进深一间，南北长 15.67 米，东西宽 6.35 米，为清代建筑，前出廊，后檐封护，前檐明次间三间带廊，两侧稍间装修前移至檐柱。前檐檐柱与金柱间施抱头梁，金柱与后檐柱上承托五架梁，五架梁上承托三架梁，梁上置檩，檩上架椽，椽上为望砖，再上为苫背层和瓦屋面，屋面为仰瓦灰梗做法。前檐额枋下柱头两侧施有雀替，浅雕有卷草纹饰。明间设门，为板门，次稍间设槛窗，一码三箭直棂心屉。

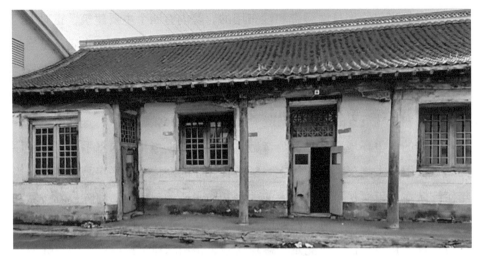

黄石口乡花塔村白求恩手术室旧址

据史料记载，1938 年腊月，白求恩同志来到位于古道口村的晋察冀军区三分区第二休养所（二所），工作达两周之久。在医疗伤员的同时，深入农户调查，了解到该村是北通银坊、西接涞源县城的交通大道，极不保密，主动建议休养所尽快搬迁。1939 年 1 月，休养二所搬到花塔村，不久古道口村果然遭日伪军围袭，结果扑了个空，伤员和药械等无一受损。白求恩在花塔二所期间悉心致力改进部队的医疗工作和战地救治，降低伤员的死亡率和残废率，组织制作各种医疗器材，给医务人员传授知识和技术，编写医疗图解手册，举办医务干部实习周，加速训练卫生干部，组织战地流动医疗队火线救死扶伤，将二所初步改造成第二个特种外科医院。1939 年 2 月，白求恩和第二休养所的干部、伤员及群众共同度过了他来中国后唯一的一个春节。2 月 18 日，白求恩率"东征医疗队"从花塔出发奔赴冀中。1939 年 10 月，白求恩从花塔二所奔向黄土岭战斗前线。2010 年，白求恩手术室旧址被公布为县级文物保护单位。

（三）保定市唐县和家庄白求恩旧居

河北唐县军城镇和家庄村距县城 45 公里，曾是晋察冀军区司令部和三军分区司令部所在地，聂荣臻、贺龙、吕正操、杨成武等老一辈革命家曾经在这里战斗生活过，国际主义战士白求恩也在这里工作、生活过。1938—1940 年晋察冀军区司令部设在这里，作为晋察冀军区司

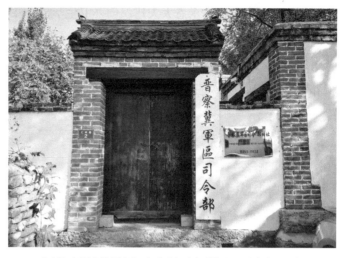

河北唐县军城镇和家庄村晋察冀军区司令部旧址

令员的聂荣臻曾在此指挥参与了黄土岭、百团大战等重要战役。1938 年，聂荣臻、白求恩曾在这里接受《救亡日报》记者叶文津的采访。

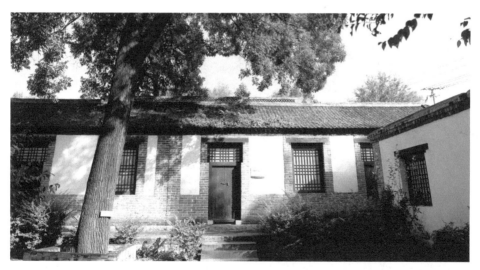

河北唐县军城镇和家庄村白求恩疗养小院旧址

在晋察冀军区司令部旧址不远的一户人家，至今依然保留着以前的建筑风格，这里便是国际共产主义战士白求恩的居住地旧址。1939 年 7 月，白求恩率医疗队从前线回到唐县，因脚部感染，在军区司令部和家庄休养了一段

儿时间。在此期间，白求恩大夫建议创办卫生学校，并自己动手编写教材。他在这里完成了外科医生适用的《初步疗伤》《模范医院标准》等书籍和讲义。

2022 年 1 月，在白求恩居住过的旧址上，由中央党史和文献研究院援建的布展正式完成，展览的主题是"白求恩在唐县"。

（四）保定市唐县白求恩纪念馆

唐县白求恩柯棣华纪念馆坐落在唐县城北 2 千米处的钟鸣山下。2017 年 1 月，国家发改委发布了《全国红色旅游经典景区名录》，白求恩柯棣华纪念馆入选中国红色旅游经典景区名录。

来到纪念馆前，首先映入眼帘的是纪念馆的正门——象征功德与永恒的中国传统建筑牌坊，"唐县白求恩柯棣华纪念馆"十一个鎏金大字镶嵌在牌坊门额正上方。跨过牌坊，在第一个平台处建有一块卧碑，上面镌刻着白

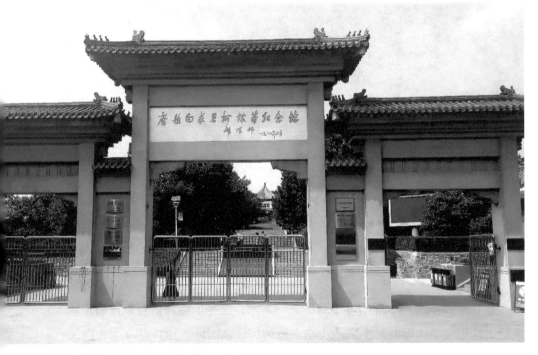

唐县白求恩柯棣华纪念馆大门

求恩和柯棣华的浮雕头像，下方刻有中英文对照的白求恩、柯棣华的生平简介。整个纪念馆为中国传统建筑形式，雄伟壮观，气势夺人。金碧辉煌的琉璃瓦顶，南低北高的 108 级花岗岩条石台阶，云脊碧瓦的迎门牌坊，与四围错落有致的围墙浑然一体，与环抱着纪念馆绵延起伏的苍松翠柏交相辉映。回首南望，唐县县城尽收眼底；放眼远眺，定州开元寺塔似在天际。

1995 年，纪念馆被确定为"河北省爱国主义教育基地"，1997 年 6 月，被中宣部命名为全国"百个爱国主义教育示范基地"之一。

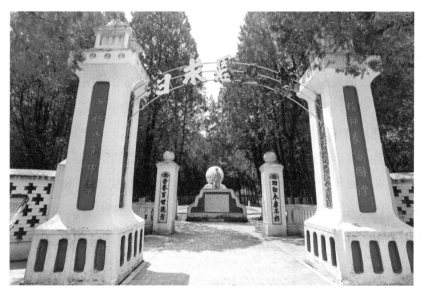

唐县军城南关白求恩陵墓

唐县是革命老区，又是伟大的国际主义战士白求恩、柯棣华生前工作、战斗和以身殉职的地方。为了纪念伟大的国际主义战士白求恩，1940 年，晋察冀边区军民在唐县县城西北 35 千米处的军城南关修建了白求恩陵墓。中华人民共和国成立后定名为晋察冀边区烈士陵园，陵园原建有烈士纪念塔、六棱纪念碑、碑楼、纪念碑坊和烈士传略碑等。为了弘扬白求恩、柯棣华精神，增进中加、中印人民的友谊，1971 年在县城建起小型白求恩纪念馆，1982 年，在馆内增设柯棣华事迹展，故易名"白求恩柯棣华纪念馆"。随着馆藏资料的丰富和对外交往的不断发展，原有的纪念馆已不能适应形势的需要，故于 1985 年，经中共中央批准，并由中央和省投资 350 万元，在唐县县城北 2 千米处的钟鸣山重建白求恩、柯棣华纪念馆，胡耀邦同志亲笔题写了"唐县白求恩柯棣华纪念馆"馆名。纪念馆于 1985 年 12 月 9 日开工，1986 年 11 月 1 日落成并对外开放，中央有关部门负责同志和省领导从北京、石家庄和保定赶到唐县，参加白求恩纪念馆揭幕仪式，同时，加拿大驻华大使葛汉、加拿大白求恩纪念馆代表团团长詹姆斯·克里斯塔克斯、加拿大白求恩纪念馆馆长玛格丽特·埃文思以及白求恩的亲属等 11 人，专程前来参加揭幕仪式。

新馆占地面积 45950 平方米，纪念馆保护区 257872 平方米，主体建筑 1818 平方米，办公区 420 平方米。整个建筑群采用中国传统建筑形式、现代化的结构，以精美的造型和独特的建筑风格列入德国法兰克福《世界工艺美术大辞典》。纪念馆主体建筑分为"两馆一堂"，北侧中央是八角形结构的纪念堂，西侧是白求恩纪念馆，东侧是柯棣华纪念馆。"纪念堂"由聂荣臻元帅亲笔题名，可容纳近千人，主要用于举办各种类型的纪念活动。

白求恩柯棣华纪念馆藏品丰富，内容翔实，有历史图片 300 余幅，实物近百件。1988 年，该馆与加拿大白求恩纪念馆缔结成姊妹馆，唐县白求恩柯棣华纪念馆新馆是全国规模最大的白求恩、柯棣华纪念馆。

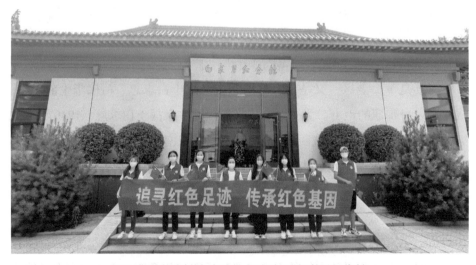

河北中医学院社会实践小组在唐县白求恩纪念馆

白求恩纪念馆有三个展室，陈展面积350平方米。在宽敞的展室前方，华灯垂吊，迎门紫红色的屏风两侧，装饰着两片枫叶，展出的主要内容分为坎坷的青少年时代、投身国际反法西斯前线、奔赴中国抗日战场、战斗在晋察冀边区、永久的纪念、不灭的光辉6个部分，详实地记述了白求恩的感人事迹，具体地再现了他对工作极端的负责任、对同志对人民极端的热忱，体现了他毫不利己、专门利人的高尚品质。

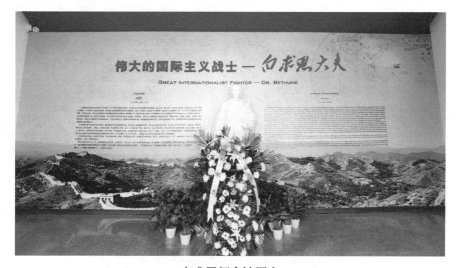

白求恩纪念馆展室

白求恩展厅展出白求恩生前工作、生活的图片101幅，有白求恩当年用过的手术器械、消毒锅、毛油灯等实物31件。这些文物和展品，完整地记录了这位国际主义战士光辉的生命轨迹，陶冶着人们的情操，激励着人们的斗志。

（资料来源：百度百科"唐县白求恩柯棣华纪念馆"，唐县白求恩柯棣华纪念馆官网）

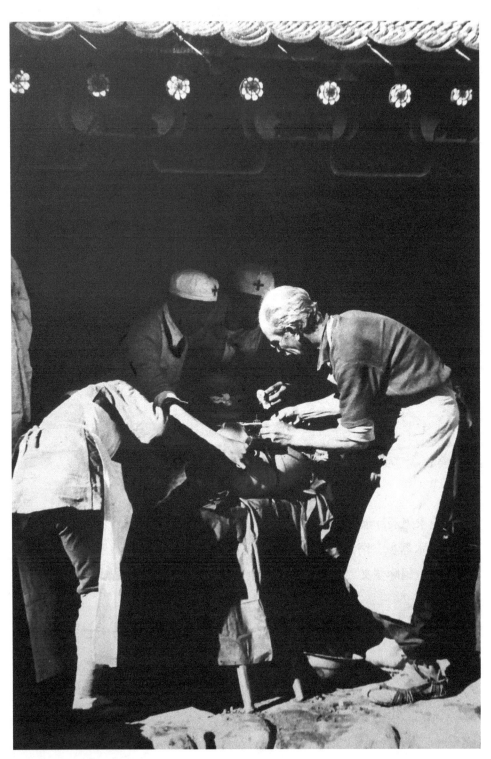

《白求恩大夫》吴印咸

（五）保定市涞源县王安镇孙家庄小庙白求恩战地手术室

　　这张著名的黑白照片《白求恩大夫》是随军记者、我国著名摄影家吴印咸在1939年10月拍摄的，拍摄地点是保定市涞源县王安镇一个叫孙家庄的小山村，照片记录了抗日战争时期，国际主义和平战士白求恩救治伤员的感人情景。

　　孙家庄位于保定市涞源县王安镇南约3千米处。1939年10月末，国际主义和平战士白求恩在孙家庄村西一个小庙建立临时战地手术室，抢救摩天岭战斗中负伤的八路军战士，一直坚持做手术到敌人进村前夕。

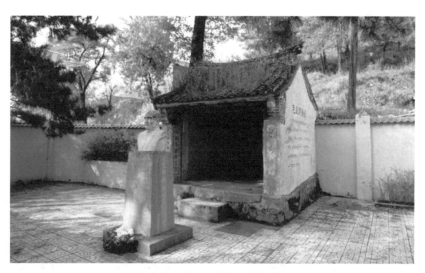

涞源孙家庄白求恩战地手术室旧址

　　孙家庄小庙战时手术室目前依然保存完好，青松翠柏掩映下的小庙坐西朝东，前梁高约2米、宽3～4米，庙内空间大概有10平方米，内墙壁上仍保留着一些壁画。庙前，是一尊白求恩半身汉白玉雕像，水泥基座上，分别刻着"白求恩大夫传略"和聂荣臻元帅、吕正操上将的题词。当地政府为保护遗址，在小庙四周砌了围墙，灰白色的墙体上"白求恩战地手术室旧址"的牌子格外醒目。在它的右侧是"白求恩战地手术室展馆"，原为加拿大友人捐建，2018年，在原来馆址基础上进行扩建，现馆内有白求恩在小庙做手

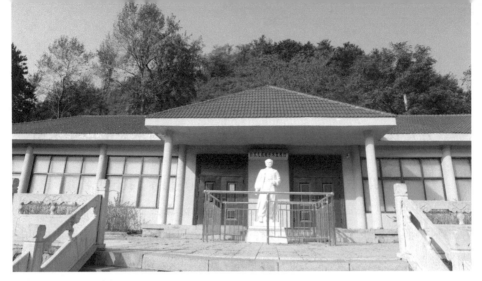

涞源县孙家庄白求恩战地手术室纪念馆

术的大型蜡像群雕外，还陈列着大量与白求恩大夫有关的图片、白求恩自制的简易手术台"卢沟桥"，生前用过的英文打印机、显微镜、做医用夹板的木工工具等实物。

（六）华北烈士陵园白求恩纪念馆

华北烈士陵园位于河北省石家庄市中山西路 343 号，占地 21 万平方米，是我国兴建早、规模大、建筑规格高的著名烈士陵园之一，是 1948 年秋经朱德同志提议，为了纪念牺牲在华北大地上的革命烈士而修建的。

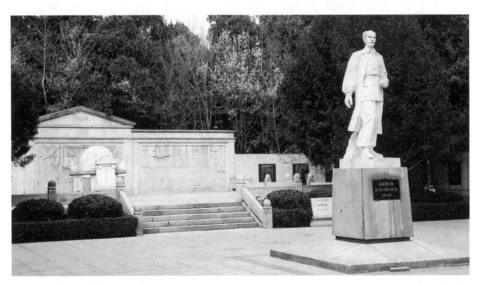

华北烈士陵园白求恩陵墓

　　1953 年 3 月 17 日，河北省委、省政府决定，将白求恩灵柩从唐县军城镇迁葬到石家庄华北军区烈士陵园喷泉西侧（这是白求恩灵柩第三次迁葬）。1970 年 6 月，又将墓体移到中央位置并扩大。1977 年 7 月，在墓前又重塑了 3 米高的白求恩雕像。

　　白求恩纪念馆外种植了四行具有加拿大特色的枫树，地面亦采用了枫叶地雕，为白求恩大夫营造一个回归家乡、落叶归根的意境。纪念园中心是白求恩大夫的全身汉白玉雕像，塑像后方是白求恩大夫陵墓，坐西向东，汉白玉石碑上刻着"白求恩大夫之墓"七个镏金大字。石碑的两侧刻有中英文对照的白求恩大夫简要生平以及毛泽东撰写的《纪念白求恩》一文中的精粹部分。墓体后方是以加拿大标志性建筑为主题的壁雕，两侧以激光影雕的形式简明扼要地讲述了白求恩大夫在华的动人事迹。

　　"白求恩事迹陈列厅"在展厅区域分割上分为前后两个空间，前一个空间表现白求恩对医学和理想的追求，后一个空间展现了白求恩在中国战斗和生活的经历，两个区域在风格上各具特点又相互协调，前后呼应，重点突出，做到了内容与形式的和谐结合。以景观为主体造型的屏风是陈列的一个特点，用当年摩天岭战役中白求恩大夫作为临时手术室的孙家庄小庙和白求恩在小庙中紧张工作的照片，配以战火纷飞的太行山为背景，组成了一个典型的历史画面，简明扼要地点明了陈列主题。

　　第二空间是陈列的重点部分，表现了白求恩在晋察冀前线救死扶伤和对工作精益求精，与晋察冀军民同甘共苦、生死与共的伟大壮举。

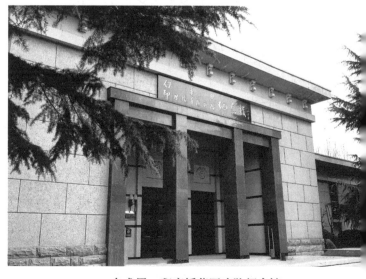

白求恩、印度援华医疗队纪念馆

在陈列形式上，版面通栏背景的运用也是本馆的一个特点，宏大的富有地域特征的背景与陈列内容有机地结合在一起，有节奏、有韵律地布置图片和文物，做到情录交融，录观"白求恩逝世时的房屋"的运用，更是烘托了陈列的艺术氛围，提高了陈列的震撼力和感染力。

白求恩事迹陈列共分五个部分：

第一部分，探索医学、追求真理。反映了他自幼喜爱医学，为追求医术，踏遍西欧六国。由于精心钻研、勤于实践，成为胸外科专家、医学博士。加入加拿大共产党后，率医疗队支援西班牙人民的反法西斯战争。

第二部分，万里来华、援助抗日。反映了他受加拿大共产党和美国共产党的派遣，率加美援华医疗队不远万里来到中国，拒绝了国民党的优越条件，携带大量医疗器械和药品到达延安，受到毛泽东的亲切召见，并主动要求到抗日最前线去。

第三部分，奔赴前线、抢救伤员。反映了他到达晋察冀后，深入前线，抢救伤员，创办模范医院，对工作极端认真负责并谢绝特殊照顾的崇高品质。

第四部分，转战冀中、救死扶伤。反映了他率医疗队一起在冀中巡诊，以高超的医术，挽救了众多生命，创造了战场救护治愈率最高的纪录。

第五部分，鞠躬尽瘁、精神永存。反映了他创办卫生学校，并亲自编写教材，以及他为抢救伤员受到致命感染病逝后，人们对他的深切缅怀。

白求恩事迹陈列馆共展出包括当年著名战地记者沙飞和吴印咸同志拍摄的历史照片80多幅，白求恩使用过的医疗器械等珍贵文物15件。其中一级文物——白求恩设计发明并使用过的"铁制助理医生"和"肋骨截断器"，他从加拿大带来的"药箱"和"针管"和使用过的"汽灯"，以及他当年编写的教材。还有原军城白求恩陵墓前矗立的"白求恩全身汉白玉雕像"等辅助展品，包括中央美院教授闫明魁先生制作的反映白求恩与医疗队奔赴晋察冀前线的雕塑作品，以及其他油画、木刻画、国画等。展厅内有大屏幕投影，用于播放有关白求恩的音像资料。

（七）石家庄白求恩国际和平医院白求恩纪念馆

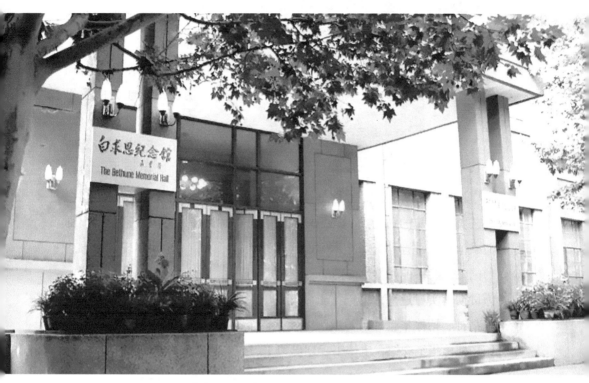

白求恩国际和平医院白求恩纪念馆外貌

白求恩纪念馆位于河北省石家庄市中山西路 389 号白求恩国际和平医院院内。

1940 年，白求恩逝世不久，晋察冀军区举办了白求恩事迹展览。1948年和 1959 年，在白求恩亲手创建的老八路医院——白求恩国际和平医院先后两次举办白求恩事迹展览。

1967 年，展览扩充为"纪念白求恩展览"在北京民族文化宫展出。随后，又在天津、上海、广州等全国 21 个大中城市相继展出，1975 年，在周恩来的亲切关怀下，医院建立了白求恩纪念馆，聂荣臻元帅题写了馆标。

白求恩纪念馆展厅面积为 542.9 平方米，展出和珍藏着国家一级文物 20 件（套）、二级文物 1 件（套）和三级文物 3 件。此外，馆藏还包括了白求恩的照

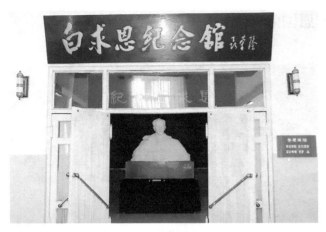

白求恩纪念馆外貌展厅大门

片、书信、日记等珍贵文物及档案资料。

展览共分为九个部分，陈列有图片、实物、绘画和雕塑等。历史图片或为白求恩自拍，或为吴印咸、邓拓、沙飞所摄。所陈列的美术作品分别来自中央美术学院、中央工艺美术学院的司徒杰、周思聪、刘勃舒、姚治华、许勇、许荣初、邵晶坤、裘沙、陈丹青等著名艺术家，通过这些艺术作品，生动再现了白求恩高尚的国际主义精神和救死扶伤的感人事迹。

为贯彻落实习近平总书记关于做好党史军史工作的重要指示，大力弘扬白求恩精神、柯棣华精神，传承医院优良传统，医院在院内另址扩建白求恩纪念馆、柯棣华纪念馆，主体工程现已竣工，建筑总面积4400平方米。

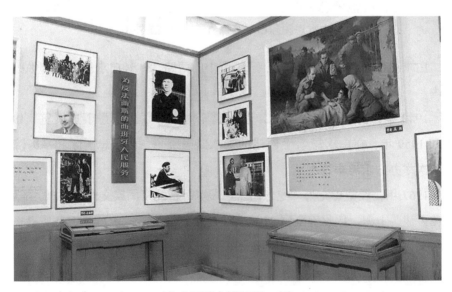

白求恩纪念馆展厅一角

⬤二 纪念柯棣华的红色旧址

（一）保定市唐县柯棣华纪念馆

唐县白求恩柯棣华纪念馆坐落在唐县城北 2 公里钟鸣山下。柯棣华纪念馆始建于 1971 年，1985 年移址扩建，1986 年 11 月新馆建成，1986 年与白求恩纪念馆结为姊妹馆向社会开放。

2017 年 1 月，国家发改委发布了《全国红色旅游经典景区名录》，白求恩柯棣华纪念馆入选中国红色旅游经典景区名录。

纪念馆建成以来，加拿大、印度、朝鲜、美国等国代表，以及白求恩、柯棣华的生前好友和亲属曾多次来访。1988 年，该馆与加拿大白求恩纪念馆缔结成姊妹馆。

为了纪念伟大的国际主义战士柯棣华，1941 年、1943 年，晋察冀边区军民在唐县县城西北 35 千米处的军城南关先后修建了晋察冀边区抗战烈士公墓和柯棣华墓。中华人民共和国成立后定名为晋察冀边区烈士陵园。陵园原建有烈士纪念塔、六棱纪念碑、碑楼、纪念碑坊和烈士传略碑等。1985 年，经中共中央批准，并由中央和省投资 350 万元，在唐县县城北 2 千米处的钟鸣山重建白求恩、柯棣华纪念馆，于 1985 年 12 月 9 日开工，1986 年 11 月 1 日落成并对外开放，时任中共中央总书记胡耀邦为该馆题名，它是全国规模最大的白求恩、柯棣华纪念馆，为全国爱国主义教育示范基地。

柯棣华纪念馆纪念馆主体建筑分为"两馆一堂"，北侧中央是八角形结构的纪念堂，西侧是白求恩纪念馆，柯棣华纪念馆在纪念堂的东侧。

柯棣华纪念馆有三个展室，陈展面积 350 平方米。在迎门墨绿色的屏风

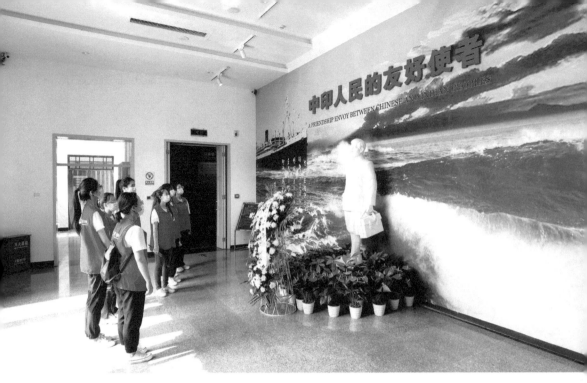

柯棣华纪念馆

上，书写着聂荣臻元帅的题词"永志不忘、永为楷模"。屏风前面立有汉白玉雕成的柯棣华大夫的半身胸像。展厅入口上方，悬有著名书法家启功书写的匾额"柯棣华纪念馆"。

展览内容分为青少年时代、远道来华、在延安、晋察冀岁月、以身殉职、万古丰碑、中印人民友谊的桥梁七部分，以大量生动感人的事例反映柯棣华大夫高度的责任心和热忱的工作态度，以及无私奉献的国际主义精神。

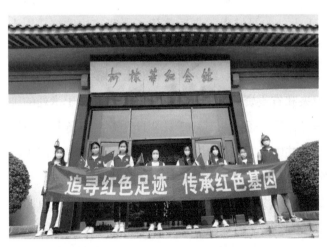

河北中医学院社会实践小组在柯棣华纪念馆

白求恩柯棣华纪念馆藏品丰富，内容翔实，有历史图片300余幅，实物近百件。其中有柯棣华当年使用过的医药箱、医疗用品；有小印华随他的母亲郭庆兰去印度访问时，印度总理尼赫鲁赠送的礼

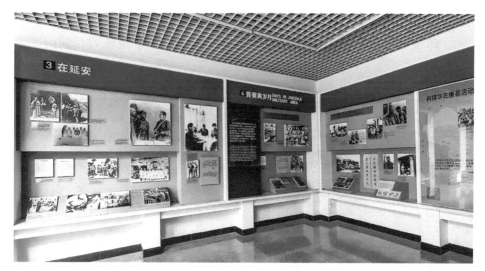

柯棣华纪念馆展室陈设

品；有柯棣华的房东赵秋珍大娘捐赠的当年柯棣华用过的物品等。这些文物和展品，完整地记录了这位国际主义战士光辉的生命轨迹，陶冶着人们的情操，激励着人们的斗志。

（二）华北烈士陵园柯棣华纪念园

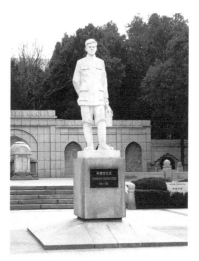

　　华北烈士陵园柯棣华纪念园与白求恩纪念园东西相对，纪念园中央的花岗岩石座上，矗立着柯棣华的全身汉白玉雕像，像高2.7米。雕像后方是柯棣华陵墓，坐东向西。墓前的汉白玉碑上刻着"柯棣华大夫之墓"七个镏金大字。柯棣华墓碑的南侧建有印度援华医疗队队长爱德华纪念碑，北侧为印度援华医疗队巴苏华纪念碑。墓体后方是以印度文化元素为主题的壁雕，两侧以激光影雕的形式讲述了印度援华医疗队五位成员在华

华北烈士陵园柯棣华塑像及陵墓

的战斗历程。

"印度援华医疗队事迹陈列厅"保持了与白求恩事迹陈列相同的艺术风格。

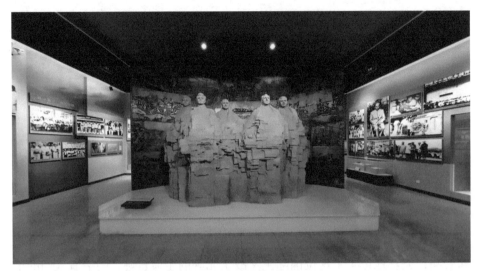

印度援华医疗队群雕

进入展厅，迎面一组群雕是印度援华医疗队五位队员的半身雕像，群雕后是一个弧形的屏风，再现了他们战斗生活过的巍巍太行。群雕和屏风的有机组合，主题鲜明，使观众一目了然。景观"白求恩学校"和"柯棣华生活了一年多并在此逝世的房屋"在形式上也独具特色，克服了场地和空间的制约，相背而设，巧妙地融为一体，以实景的方式展示了柯棣华工作和生活的建筑，将他曾居住的房屋用实景拍摄照片按 1 ：1 比例制作放大，屋前按原样制作立体的石板和树木，其间的历史图片和柯棣华使用过的物品富有生活气息的点缀，使观众身临其境。

印度援华医疗队事迹陈列共分四个部分：

第一部分，远涉重洋、援华抗日。表现了抗战爆发后，八路军总司令朱德写信给印度国大党主席尼赫鲁，希望国大党能够为八路军提供医疗物资，并派遣有经验的战地医生援华抗日，印度国大党第五十二次会议决定为中国派遣医疗队。

第二部分，历尽艰险、到达延安。展示了医疗队经过长途跋涉，克服了种种困难，到达了革命圣地延安，受到了边区军民的热烈欢迎，并以极大热情忘我地投入到工作中。

第三部分，救死扶伤、无私奉献。展示了柯棣华和巴苏华两位大夫与边区人民一起抗日，用高超的医术救治伤员的经历。柯棣华因紧张的工作，积劳成疾，以身殉职，边区军民对他进行了深切缅怀。

第四部分，中印友谊、万古长青。表现了医疗队结束历史使命后，继续为发展中印友谊做着不懈努力。

印度援华医疗队事迹陈列共展出历史照片 79 幅，实物展品包括医疗队使用过的注射器、针头、镊子、酒精灯等医疗器械，柯棣华母亲送给柯棣华的刻有"不要忘记妈妈"的银杯，柯棣华在唐县葛公村使用过的桌椅和生活用品，巴苏华的日记手稿和医疗队的护照等。

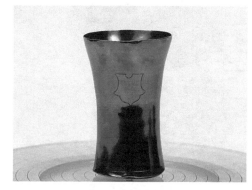

柯棣华用过的刻有"不要忘记妈妈"的银杯

柯棣华的爱人郭庆兰去世后，遵从她生前意志，也安葬在这里。郭庆兰，1916 年 8 月出生于山西汾阳，1939 年参加八路军，1941 年 11 月与柯棣华结婚。1942 年 12 月 9 日，柯棣华不幸病逝，年仅 32 岁。郭庆兰在悲痛中，携幼子继续坚持工作在敌后抗日根据地医学教育战线上，同年加入中国共产党。

"柯棣华大夫去世后，郭庆兰女士继承柯棣华的遗志，曾先后 5 次访问印度，为加强中印友谊做出了积极贡献，是中国外交战线上的'民间大使'"。据河北省民政厅介绍，1984 年，郭庆兰离职休息后，有了更多的时间做"民间大使"工作，同印度政府领导人及民间团体来往日趋增多，为中印两国民间组织架起了一座友谊桥梁。

郭庆兰骨灰安放仪式于 2012 年 7 月 3 日在位于河北省石家庄市的华北军区烈士陵园举行，当日，郭庆兰女士的亲属、白求恩国际和平医院及白求恩军医士官学校约 200 人参加仪式。

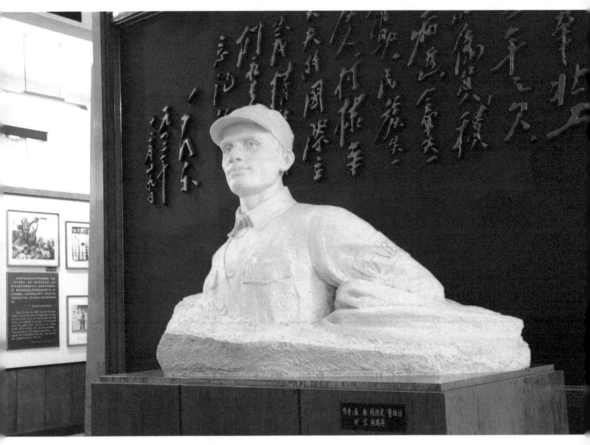

位于柯棣华展馆门厅的柯棣华雕像

（三）白求恩国际和平医院柯棣华纪念馆

柯棣华纪念馆坐落于石家庄市中国人民解放军白求恩国际和平医院，位于白求恩纪念馆西侧。建筑形式为长方形大厅式结构，展厅面积为 518 平方米，馆标为叶剑英题写。叶剑英、邓小平、聂荣臻、徐向前等为柯棣华纪念馆题词。展厅陈列有柯棣华在中国的历史图片、实物、书信，毛泽东、朱德、周恩来、聂荣臻当年悼念柯棣华的题词、书信、文章，以及叶剑英访印时在柯棣华家做客的图片等。全印纪念柯棣华委员会和柯棣华的亲属生前友好孟凯什、郭庆兰、巴苏等捐赠的文物、图片、纪念品也在展览中陈列。此外，周思聪、刘勃舒、司徒杰、钱绍武、汤小铭、陈衔宁等来自全国各地的美术家为纪念馆留下了精美的绘画、雕塑等艺术作品。

1938 年 9 月，柯棣华大夫随印度援华医疗队来华，1940 年来到晋察冀军区，担任白求恩国际和平医院首任院长，1942 年 7 月 7 日加入中国共产党，1942 年 12 月 9 日因病逝世，在中国工作 5 年之久。他逝世后，毛泽

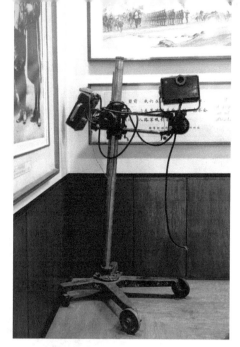

柯棣华使用过的 X 光机

东为他亲笔写挽词，周恩来、朱德分别向柯棣华家属和印度国大会写信，高度评价了柯棣华大夫的国际主义精神。

为了纪念和学习柯棣华大夫的国际主义精神，经中共中央和国务院批准，白求恩国际和平医院于 1975 年开始筹备建设柯棣华纪念馆，于 1976 年 12 月 9 日柯棣华大夫逝世 34 周年纪念日时正式开馆。

（四）河北医科大学第二附属医院柯棣华纪念像

为纪念印度派遣援华医疗队 70 周年和发扬柯棣华精神，2008 年 1 月，在中国人民对外友好协会（以下简称"全国友协"）的发起和组织下，中印两国各派 10 名优秀医生代表组成了中印联合医疗队。截至 2018 年 7 月，该医疗队已经举办了 6 届，10 年以来，两国医疗界进行了互访、义诊、学术讨论等多项交流活动，中印联合医疗队已经成为两国医疗界互相了解和促进合作的重要平台。

1996 年，河北医科大学第二附属医院被命名为"柯棣华中印友好医院"，医院先后派遣心血管科医生崔炜、耳鼻喉科医生单春光等多名专家参加中印联合医疗队访问印度，进行学术交流并为当地农民进行义诊，传递着柯棣华精神。

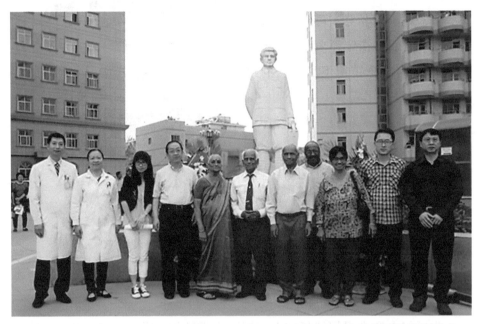

2014年5月14日，印度柯棣华大夫大姐长子阿尼尔·诺特先生率领的亲属代表团
一行5人在柯棣华塑像前合影

2007年12月9日上午，印度援华医生柯棣华逝世65周年纪念大会在白求恩国际和平医院举行，其塑像在河北医科大学第二附属医院揭幕。印度驻华大使拉奥琪出席纪念大会和塑像揭幕仪式。

（资料来源：《当代医学》，2008年2-3月，资讯点击；长城网"柯棣华亲属代表团一行5人到河北参观访问（图）"，2014年5月14日；《河北日报》，"我省纪念柯棣华大夫逝世65周年　柯棣华大夫塑像在河北医大二院揭幕"，2007年12月8日）

⊜ 纪念哈励逊的红色旧址

衡水市哈励逊国际和平医院哈励逊纪念馆

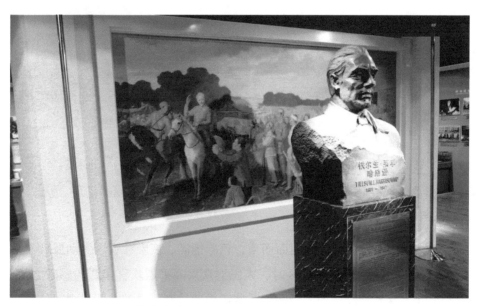

衡水哈励逊国际和平医院哈励逊纪念馆

衡水市人民医院是一所具有光荣革命传统的医院，它的前身是抗战时期在邯郸建立的"邯郸国际和平医院"（白求恩国际和平医院第七分院）。加拿大医生哈励逊曾两次不顾个人安危为医院运送医疗物资，并牺牲在最后一次运送物资途中。1947年，为纪念支持中国人民的解放事业而英勇献身的加拿大籍联合国善后救济总署官员、外科医生铁尔生·莱孚·哈励逊，衡水市人民医院命名为哈励逊国际和平医院。

　　为传承哈励逊精神，丰富医院文化内涵，2016年2月装修一新的哈励逊展室正式对外开放，以全新的视角、详尽的历史文献，给哈励逊的足迹增加了可查可考的确定性，全方位展示其生平事迹，多角度勾勒出他的光辉形象。

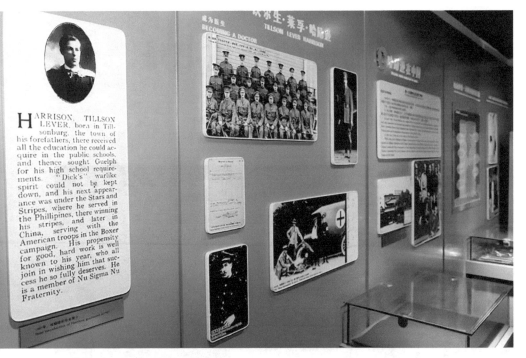

哈励逊国际和平医院哈励逊展室

　　一踏进展室，大型油画迎面而来，色彩饱满、恢宏壮观，生动展现着哈励逊运送医疗物资到达解放区时，人民群众兴高采烈欢喜雀跃的感激之情。油画前面坐落着哈励逊的半身雕像，威武俊朗，刚毅果敢，眉目之间仿佛在述说他热爱和平、博爱奉献的光辉一生。

　　古色古香的木质花纹地板与四面浅灰色墙面，在灯光的辉映下，尽显庄严肃穆，四面环绕着大幅展板，以前所未有的视觉冲击力和拉伸感，为展厅厚重的氛围又添上了浓墨重彩的一笔。展室分为四大板块，分别展现了哈励逊生平、哈励逊和他的家族、哈励逊在中国、纪念哈励逊传承哈励逊精神，选取了有代表意义的文献、资料、图片，以求展现哈励逊的一生以及他在中国的事迹。

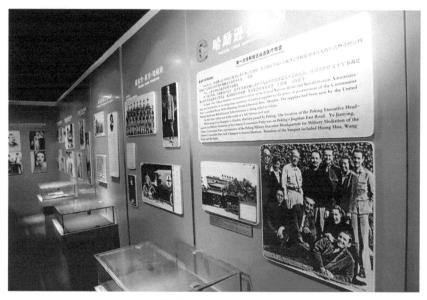

哈励逊国际和平医院哈励逊展室

　　展室特别定制了方便展示实物的平台，并统一选用暗红色毛毯包裹，分门别类地展出了多年前哈励逊运送到解放区的 X 光机、钢丝床、羽绒枕、显微镜以及部分手术器械，这些饱经沧桑的实物资料，跨越了时空的界限，供人观摩、珍藏，成为永久的纪念。实物展区附近设置了电视等媒体工具，连续播放有关哈励逊与哈励逊医院的纪录片，使哈励逊的事迹得以具体化形象化，让其形象更加深入人心。

　　展室注重点面结合、新旧传接，实物资料、文献资料、视频资料相辅相成，全面展示了哈励逊其人其事以及他与哈院的历史渊源，充分彰显了"人道博爱，大医为民"的哈励逊精神，全方位弘扬历史，丰富哈院文化底蕴。

　　哈励逊展室是医院文化对外打开的一扇窗。哈励逊身上坚忍不拔的意志、扶危济困的大医情怀、对和平正义事业的追求，正是哈院文化的根基。如今，哈励逊精神已经成为哈院的"根"和"魂"，随着日月更替逐渐根植于全院职工的血脉之中。

（资料来源：哈励逊国际和平医院宣传处）

㊃ 纪念朱琏的红色旧址

（一）石家庄朱琏诊所

　　1936年3月1日，位于石家庄新华区西横街爱华里一号（今石家庄南小街附近）的民宅门口挂起一块"朱琏诊所"的铜牌，这个以诊所为名的民

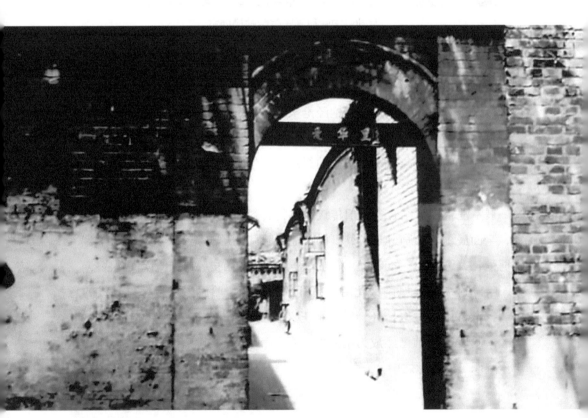

石家庄新华区西横街爱华里一号朱琏诊所

宅，实际是中共石家庄市委地下联络机关。朱琏是这个诊所的"老板"，她也是石家庄历史上第一位女共产党员。

诊所为一个独院，有北屋 3 间，诊室兼宿舍，东屋药房 2 间，西屋 2 间，南面直通大门。朱琏诊所开业后，不少地下党员和党的负责同志都在朱琏诊所工作过，如中共中央北方局特派员李衡、萧明，中共直中特委书记王卓如、李雪峰，中共平汉线省委书记李菁玉等。他们通常是以账房先生、司药员、挂号员、录诊员、护士等公开身份做掩护，从事党的地下活动。由于石家庄的城市建设，南小街原"朱琏诊所"已无从可考，不能不说是一种遗憾。

（二）河北省石家庄市英烈纪念园——朱琏墓地

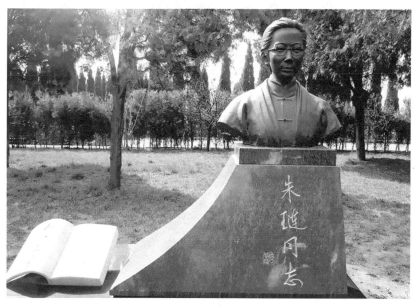

位于河北省英烈纪念园的朱琏铜像

河北省英烈纪念园（双凤山革命陵园）始建于 1974 年，位于省会石家庄西部。整个园区由北凤山、南凤山和双凤湖组成，占地面积 20 多万平方米。石家庄历史上第一位女共产党员、著名针灸学家朱琏的部分骨灰安放在这里。

1978 年，朱琏突发脑出血，遵照她的遗嘱"我是河北省石家庄市入党的，当过那里的第一任妇女会长，我死后将一部分骨灰寄存到石家庄革命公墓，我要和石家庄人民永远在一起……"这位巾帼英雄、石门女杰，在离开石家庄近半个世纪后又回到了这片她投身革命、战斗生活过的热土，长眠于双凤山革命陵园。

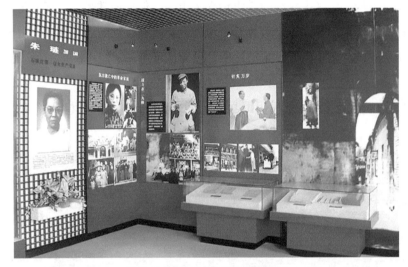

河北省英烈纪念园的朱琏展室

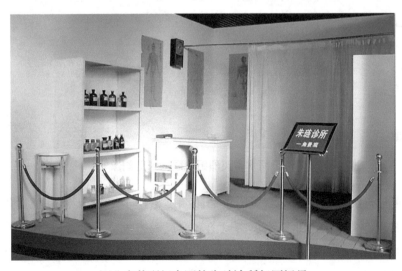

河北省英烈纪念园的朱琏诊所复原场景

第二部分

战地医院的往世今生

在抗日战争和解放战争中，战地医院作为重要的后勤支撑，成为挽救生命、救助伤员的第一救护驿站。白求恩来到中国后，总结了他第一次参加战场救护的经验："最重要的启示就是，只有让医生接近战场，才可以大大降低伤亡率。"在这感召下，哪里有战场，哪里就有战地医院；哪里最危险、最艰苦，哪里就有医护人员的身影！中国共产党领导的革命队伍为民族解放浴血奋战，广大医护人员为救治伤员，也在大大小小的战地医院与死神展开了殊死搏斗。在河北这片生机盎然的土地上，至今依然留存有许多战地医院遗迹，有的已完成使命永记史册，有的经过发展壮大，从小山村走到大城市，从小诊所变成大医院。无论岁月如何变迁，战地医院的红色火种绵延不息，持续发扬着救死扶伤的革命精神。

一 石家庄

（一）白求恩国际和平医院

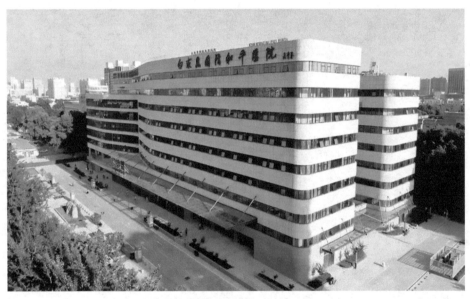

白求恩国际和平医院门诊大楼

白求恩国际和平医院筹办于 1938 年 11 月，院址设在陕西省延安市的拐峁村（今属宝塔区李渠镇），苏井观任院长，汪东兴任政委。1939 年 5 月 3 日，八路军军医院举行开院典礼，八路军总政治部主任王稼祥、副主任谭政，军委参谋长滕代远到会祝贺，印度援华医疗队成员也参加了典礼。11 月 12 日，伟大的国际共产主义战士白求恩不幸在华北前线以身殉职，为了纪念白求恩，12 月 13 日，八路军军医院正式改名为白求恩国际和平医院。

1940 年年初，和平医院迁驻柳树店（今属宝塔区桥沟镇），医院院长鲁之俊，政委刘新权。

1943 年 3 月 20 日，和平医院由柳树店迁至刘万家沟（今属宝塔区李渠镇）。刘万家沟原为八路军野战医院驻地。

1943 年 3 月迁至柳树店。

1944 年春，美国医生马海德由军直门诊部调到医院外科工作，医生还有祁开仁、黄树则、谭壮、李亭植、徐根竹等，董均伦在医院担任翻译工作。和平医院还得到了国际红十字会和一些国际爱好和平人士的大力资助，加拿大、美国援华医疗队、印度援华医疗队、公谊救护队的医务人员曾先后在该院服务。

1946 年 10 月 30 日，英国援华会会长克利浦斯夫人一行在延安访问期间，还专门参观考察了和平医院。

1947 年年初，和平医院总院机关和第二部前往华北解放区，与晋察冀边区的白求恩国际和平医院合并，逐步发展成为今天设在河北石家庄的白求恩国际和平医院。

建院以来，党和国家领导人非常关心医院的建设，对医院提出殷切希望。1979 年邓小平同志为医院题词"做白求恩式的革命者，做白求恩式的科学家"。1997 年江泽民同志为医院题词"继承和发扬白求恩精神，全心全意为人民服务"。2007 年胡锦涛同志为医院执行维和任务的医疗分队题词"忠实履行使命，维护世界和平"。目前，医院已发展成为一所集医疗、教学、科研、康复、保健和急救于一体的现代化综合性三级甲等医院。医院先后被联合国儿童基金会和世界卫生组织评为"爱婴医院"，被国家卫生部评为"全国百佳医院"，连续三年被中华医院管理学会评为"全国百姓放心医院"和"全国百姓放心示范医院"，连续七年被总部评为"全军为部队服务先进单位"。

医院整体技术水平较高，尤其在临床药理研究、耳鼻咽喉——头颈肿瘤的外科治疗、冠脉造影及支架形成术治疗冠心病、介入治疗各类肿瘤、不孕不育症综合治疗、试管婴儿技术、综合治疗急慢性肾功能衰竭、脑梗死溶栓治疗、脊柱恶性肿瘤综合治疗、妇科肿瘤规范化综合治疗、类风湿关节炎早期诊断和治疗、大面积烧伤治疗、自体干细胞移植、颌面部创伤救治与畸形整复、复杂心脏病手术治疗等领域取得显著成效，其中甲型肝炎病原学研究、药物成瘾机理研究、原发性皮肤毛霉病发现和研究、介入治疗布—加氏综合征、喉癌切除发音重建、电子耳蜗植入等 50 多项专科技术在全国或全军领先。

（二）平山观音堂花木村晋察冀军区后方医院

河北省平山县花木村，距省会石家庄 120 公里，据记载，1938 年 7 月 28 日，中国共产党领导的八路军晋察冀军区医院，从山西省五台县迁至平山县花木村一带，改为晋察冀军区第四军分区后方医院，主要负责救治四分区的伤病员。晋察冀军区司令员聂荣臻多次到该院看望伤病员，国际主义战士白求恩大夫两次前来抢救伤员，并在花木村居住过近一个月。至今，花木村

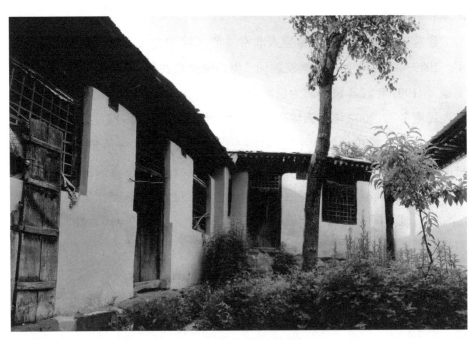

平山县花木村白求恩手术室旧址

仍保留着白求恩曾经生活过的居所和部分医院旧址。

（三）平山县术口村晋察冀第四军分区制药厂

抗日战争时期，为供应战争医疗救助用药，军区建立起制药厂。1940年，晋察冀第四军分区，在平山县术口村建立制药厂，设置中药碾粉组、制丸组、包装组、酒精组、纱布组等负责加工中成药及物品消毒、包扎用品。1943 年 5 月停办。

（资料来源：《石家庄地区志》第 336 页）

三 保定

完县（今顺平县）医救会与医联社

抗日战争时期，为支援前线战场的医疗工作，保障人民生命健康安全，抗日民主政府把全县医药界人士组织起来，成立了完县医药界抗日救国会（简称医救会）。医救会作为一个群众性的团体组织，通过抗联会指导全县医药卫生工作，会内建有较为完善的规章制度，凡入会的会员拥有证章，并遵守相应的奖惩与学习制度，定期到会学习政治知识与业务知识。

随着战争的继续，为更好地完成保健救国的任务，结合现状，医药界抗日救国会主任李新民请示县政府，成立了全县统一的医疗单位——完县医药联合社（简称医联社）。作为全县的医疗中心，医联社起着县医院的作用。由县政府与抗联会发动县级各人民团体、行政和企事业单位自由入股，供其购买医药用品，维持运转。县医联社成立后，各区也都成立了分社，负责本地区的医疗卫生工作，兼管本区的开业医生，有组织地分配一些防病治病的任务，传达政府有关医药卫生工作的各项指示，等等。

为更好发展医药工作，医救会干部进驻医联社，两个协会共同办公，领导全县医护人员和广大会员参加抗战救护和保护生产劳动的防病治病工作。

1939年日军侵占县城后，医救会会员积极参与斗争，和战士、民兵们一起战斗，救治伤员、破坏日军交通、日夜值班放哨、转送信件和给县政府情报，等等。他们既是医务员，又是战斗员。1938—1940年，面对县城里及周边各县时常大面积发生伤寒、疟疾、痢疾等传染病的情况，在县政府的号召下，医救会积极响应，分片包干，发动全县医务人员，逐村逐户进行防治，特殊病区还成立防治小分队，深入病区突击治疗。会员们抱着保卫抗战、保卫生产的决心，踊跃参加救护和治疗工作。面对无钱治病的困难户、逃难的灾民、外县远来的民兵，他们不收分文，免费进行治疗。为防止天花流行，他们每年自购牛痘苗，免费给儿童接种牛痘，使天花的发病率逐年减少，为彻底消灭天花病打下了基础。在那个战火纷飞的年代，医救会和医联社真正做到了哪里有战斗，哪里传染病流行，哪里就有医务人员。他们的工作极大地支援了抗日战争，同时保护了地方人民的健康安全。

（资料来源：《顺平县志》第 785-786 页）

▤ 沧州

（一）泊头西辛店乡军王庄地下医院

抗日战争时期，在日军侵略封锁之下，我军度过了极为艰难的岁月，为使伤病员可以得到及时有效的治疗，1940 年 10 月，决定由县大队医生杨国藩负责，在党组织坚强、群众条件好的西辛店乡军王庄建立一所医院。医院建立初期，条件艰苦，两把镊子是当时唯一的医疗器械。没有病房，村民就把自己的房子让出来，县委、区委和各群众团体纷纷尽己所能筹集物资和药品器械。在各方的帮助下，这所医院开始投入使用，接收伤员。

好景不长，日伪军的扫荡愈加频繁，医院难以为继，无奈之下，军王庄党支部立即组织广大群众挖出一座地下手术室和几间病房，把医院转移到地下。随着反"扫荡"的开始，党组织联系当地经验丰富的老工人王法祥设计出改进和扩大地下病房的图样，并组织施挖，扩大病房数量的同时预防敌人施放毒气。在挖掘期间，村民们不怕苦、不怕累，趁着黑夜工作，一直干到天明。在多方努力下，地下医院成功建成，以古坟为伪装，洞内设防毒防烟防水等安全措施，在枯井、破土堆、丛林等地均设有真假洞口，并加之陷阱如"翻板""窝弓""线箭"等等，充分保障了地下医院的安全。

战事紧迫，伤员不断增多，为让他们都能得到良好的治疗，较轻的伤员先被安置到周围村庄的堡垒户家里，医院实行巡回治疗。在药物器械严重短缺的情况下，医务人员自力更生，土法制作，用自行车辐条磨尖做穿针，用锯铁的锯子代替截肢锯子，用芒硝代替"硫黄"，用大黄和苏打制成健胃药等等。

医院的存在最终还是被敌人发觉，日伪军多次包围军王庄，面对手无寸铁的村民，严刑逼供，甚至以活埋、烧死相威胁，但广大群众坚强不屈，誓死不透露半点消息。在人民的掩护下，敌人一无所获，医院得以继续为济，直至 1944 年秋天停办。据不完全统计，医院开办期间，治疗的伤员达 600 余人。

（资料来源：《泊头市志》第 601–602 页）

（二）渤海一军分区后勤卫生处

20 世纪 40 年代初期，日军肆虐，为救治抗日战争中伤病的战士们，八路军渤海一军分区设置了后勤卫生处，主要在南皮及其邻县一带活动，卫生处下设三个所，一所 20 余人，二所、三所均 50 余人，负责战士们的伤病治疗和抢救。

（资料来源：《南皮县志》第 834 页）

㊃ 承德

承德医学院附属医院

承德解放后，1948年省卫生处派黎路、陈怀、黄敬、刘希诚等人到承德市负责筹备组建热河省立医院门诊部，并于12月建成。1949年3月，中国医科大学第四分校师生转业到承德市，与热河省卫生干部学校合并组建热河医学院。同年7月，派出216名党政干部和医务人员，在改组国民党时期的热河省立医院的基础上组建热河省医院，并设有秘书科、医务科、内科、外科、妇产科、结核科、传染科、儿科、五官科、药剂科、化验室、放射科等科室，病床260张。年门诊人数31250人次，住院562人次。在完成医疗工作同时，还承担着编写教材、课堂授课、临床实习教学等任务。

中华人民共和国成立后，医院于1952年改名为热河省立第一医院，1953年撤销秘书科、医教科，成立院长办公室，建立了血库、供应室和针灸科。1954年，医院基础设施更为完善，病床增至360张，新建门诊楼1943平方米，并投入使用。1955年热河省建制撤销，医院改名为承德卫校附属医院。1958年改为承德医学专科学校附属医院。1961年医院在避暑山庄内文津阁处开设干部病床50张。1962年根据上级决定，医院分为承德专区医院和承德医专附属医院，分院后，承德医专附属医院设病床100张，承德专区医院设病床260张。1963年两院合并，仍为承德医专附属医院。1965年新建6600平方米的病房楼投入使用，1975年又新建2743平方米的住院楼。1979年病床增至500张，成立了护理部，年收治住院患者 7972 人次，门诊 339517 人次。1982 年承德医学专科学校改为承德医学院，医院即改为承德医学院附属医院。1988 年，医院设床位 500 张，卫生工作人员 738 人，其中卫生技术人员 610 人。时至今日，医院已发展成为集医疗、教学、科研、康复、预防保健为一体的省直三级甲等综合医院。

（资料来源：《承德市志》第 1511–1558 页）

五 邯郸

（一）邯郸市中心医院前身——冀南三专区人民医院

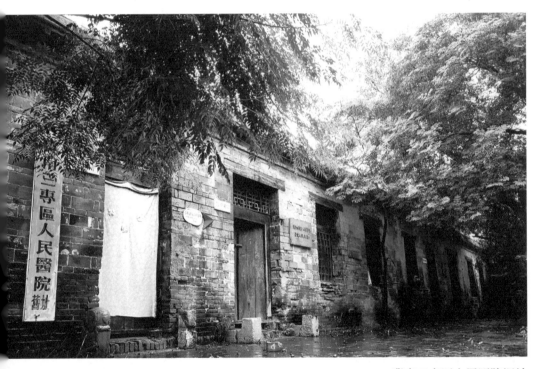

冀南三专区人民医院旧址

　　胡寨村，隶属于邯郸市经济技术开发区姚寨乡，位于邯郸市东北部，紧挨邯临路和青兰高速。1946年10月，解放战争时期，在肥乡东关村创建冀南行署三专区人民医院。1947年10月，因参加解放永年广府城战斗需要，人民医院迁至永年胡寨村，直至今天，胡寨村内还保留着当时战勤支前医院指挥部、医疗室、住院部等旧址。1949 年 10 月，冀南行署三专区人民医院迁往邯郸，逐渐发展成为邯郸市中心医院。

如今的邯郸市中心医院是一所集医疗、科研、教学、预防、保健及康复、急救为一体的大型综合医院。共分东、西两个区，西区占地面积 34897 平方米，建筑面积 85210 平方米，实际开放床位 1480 张。作为市重点项目和全市十大民生工程的医院东区，占地 81954 平方米，总投入 13 亿元，建筑面积 134790 平方米。"一院两区"总建筑面积达 22 万平方米，总资产 23.60 亿元，开放床位 2656 张。医院现有在职职工 3920 人，其中博、硕研究生 864 人，高级职称 641 人，享受政府津贴专家 4 人，省级管理专家 3 人，省突出贡献专家 1 人。西区以肿瘤和骨科治疗为主，形成"大综合、强专科"，东区以心脑血管治疗为特色，形成"大专科、优综合"。目前，医院在邯郸市医疗卫生系统业务门诊量、住院量、手术量、新农合补偿人次、省市重点学科、科研立项均位列前茅。

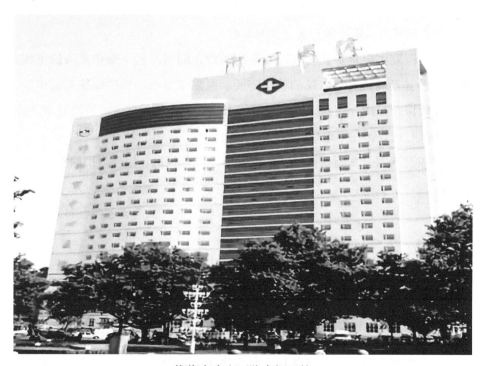

邯郸市中心医院本部现貌

（二）太行医院

为保障解放区卫生事业的需要，1946 年年初，行署调太行三专署医院白简青、阎海燕等医生前来涉县支援，在行署所在地涉县下温村建立太行医院。同年秋季，医院迁到涉县城西南 2 千米处的南庄村。这时，战备西迁的六专署的漳滨医院（在磁县）也并入太行医院。医院设在南庄村北头后土地庙及附近几家民房内，门诊部设在河南店镇正街，下温村留一医务所。

1947 年春，医院初具规模，设有内科、外科、妇产科、药房、总务科等。内、外、妇三科建有门诊及住院病房，病床约 30 张，工作人员 30 人左右。河南店门诊部则以中医中药为主，有工作人员 10 余名。后门诊部独立，改名为太行医药卫生社，直属行署领导，党组织关系仍在太行医院。1948 年，医院规模逐渐变大，增设了秘书室、药材科、化验室、手术室等部门，病床加至 50 余张，工作人员 60 余名。虽然基础设施仍不完善，但已顺利开展如截肢、下产钳等手术，积极自制葡萄糖注射液、奎宁注射液、硫酸镁注射液等药剂。同年夏，医院随行署迁到马布村。

太行医院主要负责太行区内人员的医疗，同时承担干部休养所的工作，也分担涉县及周边县区人民的就医需要。医院常常派出医生前往基层出诊，开展巡回医疗工作，在扑灭疫情、宣传卫生知识、救治病人、解除疑难杂症等方面颇有成效，在当地享有盛名，争相传颂。

1949 年 8 月，太行医院迁至山西省太原市晋祠镇，组建为山西省干部疗养院。

（资料来源：《涉县志》第 738 页）

（三）七步沟八路军 129 师六分区野战医院

1942 年，晋冀鲁豫边区政府在山西省辽县（现左权县）桐峪村成立，杨秀峰任政府主席。同时太行军区和八大军分区正式划定，李达任太行军区司令员，李雪峰任政委，范子侠任太行六军分区司令员。反"扫荡"开始后，战斗极为频繁残酷，伤员不断增加，为了及时救治伤病员，军分区便在河北赞皇县黄北坪村设立了临近战地后方总医院。但一是医院容量小，接纳不下更多的伤员；二是伤员运送路程远，不能及时得到救治；三是总院比较开阔暴露，经常遭到敌人袭击。种种原因，使得军分区根据战场布局和战况需要，决定选择合适地方设立医院医疗分所。1941 年 5 月，选择在武安七步沟村建立战地医院，名为八路军太行军分区战地总医院第四医疗分所，1944 年3 月结束使命。

（四）太行第五军分区医院

1941 年 9 月，太行第五军分区医院第一所驻涉县昭义村，第二所驻连泉村，第三所驻古台村。

八路军第五分区医院创建于国共合作时期，按当时的番号，医院全称是国民革命军第十八军团野战卫健委第五分院，也称白求恩医院二所。

医院开设在青塔村海青院（原武尽善家），占地面积 1300 多平方米。前排中院是医院中心，西房是秦医生宿办室，东房是段医生宿办室，主房是武尽善医生宿办室和药房。东院是伙房和伙夫住所（当时没有护士，主要以家人和妇女护理）。

院内除武尽善全家住外，其余房屋全部提供给伤病员使用，平均每个院住 10 ～ 16 人，屋内为土坯做的炕。院外是坡，有石窑，大窑能容纳伤病员 100 人左右，小窑有好几个，用以存放粮食和物品。如遇日军搜查，就把伤病员藏到石窑里，前面是楼房和大树，杂草丛生，非常隐蔽，敌人很难发现。

1938 年 3 月下旬，八路军第一二九师为打击向晋东南进攻的日军，破坏其后方交通运输线，决定由副师长徐向前指挥部队在邯郸与长治公路上黎城至涉县间的响堂铺地段伏击日军辎重部队。这一仗时称"响堂铺伏击战"，是我党我军历史上的著名战役，共歼灭日军 400 余人，缴获大量军用物资，极大鼓舞了全国抗日军民的抗战热情。此次战役我军死伤 300 余人，部分伤病员转移至青塔医院救治。当时医院的伤员从不间断，来自很多地方，有参加过响堂铺伏击战转来的，还有别的战役转来的。医院的条件非常差，正常消炎药、止痛药和青霉素严重紧缺，伤员伤口腐烂、红肿，采用手术截肢后，再用烧红的烙铁，直接按住伤口进行止血和消炎。

大约在1940年，有伤员得了疟疾病，忽冷忽热，上吐下泻，治疗效果不好，随后出现伤员死亡现象。情况紧急，汇报上级后，定性为传染的瘟疫病。先去世的伤员也不敢埋，只得暂时放在村东文章庙里，村长安排做棺材埋葬。随着伤员死亡人数不断增加，村里安排用门板做棺材埋葬。但瘟疫传染很快，死亡人数越来越多，只能用席子卷。村上将埋葬烈士的陵园选在杏树坡，因瘟疫太急，死亡战士又快又多，来不及挖大墓，只能挖穴埋葬，先挖一个穴放一个人，再挖另一穴盖住前一穴，至此一年左右时间，死亡烈士106人。在此期间，不断有领导骑战马来医院看望伤员，据了解，彭德怀、左权、罗瑞卿、杨立三将军来过多次，至今还有当时上马石。

1942年5月，日军对太行根据地疯狂扫荡，并意图袭击八路军总部，消灭八路军主力。八路军总部机关被迫从山西辽县麻田转移，途经青塔村，设临时指挥部，并分三路突围。由彭德怀率队从十字岭过北艾铺突围时，医院及部分伤病员及驻青塔的八路军第五分医院也一并随队转移，先至山西黎城小南山与罗瑞卿、杨立三所率突围部队会合，后医院落脚至山西五台山。

（资料来源：《涉县志》第812页；武堂方，柴力，《红色青塔忆当年：八路军第五分医院旧址探访》，邯郸广电网）

⑥ 衡水

（一）衡水市哈励逊国际和平医院

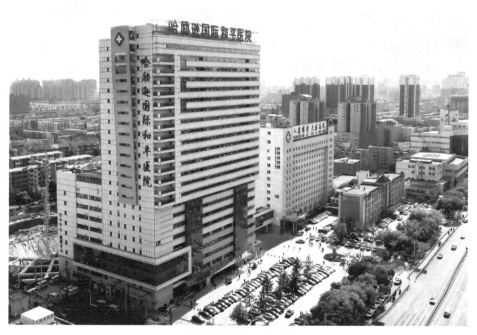

哈励逊国际和平医院

　　1945 年，白求恩国际和平医院第七分院建于邯郸武安县龙泉镇。1947 年，为纪念支持中国人民解放事业而英勇献身的加拿大籍联合国善后救济总署官员、外科医生铁尔生·莱孚·哈励逊，中国福利基金会、晋冀鲁豫军区和边区政府命名该院为哈励逊国际和平医院。1948 年 5 月，迁至平山县刘家会、杨西冶一带，华北人民政府成立后，医院更名为华北政府哈励逊医院。1949年1月由河北省人民政府领导，迁至平山南关。同年8月31日划归石门专署，迁至石家庄郊区留营村。1950年6月15日迁至市内新华路福源街2号，称石家庄专区哈励逊医院。医院设有内科、外科、眼科、妇产科、理疗科、手术室、化验室和药房。1953年秋，改名为石家庄专区第一人民医院，增设放射科、牙科、急诊室、营养室、治疗室、医办室。1955年迁到新开路73号新建的院址。1956年3月1日，改称石家庄专区第一医院。1957年8月27日，改称石家庄专区医院。1960年9月13日，改称石家庄市第二医院。

1962年，医院全建制划归衡水专区，更名为衡水专区医院。1966年5月4日，衡水专区医院院址建成，正式迁往衡水，时有职工207名，病床180张，设内科、外科、妇产科、儿科、中医科、五官科、药房、化验室、放射科等。

1967年3月，与衡水专区卫生防疫站、妇幼保健所合并为衡水地区人民卫生院。1970年8月，卫生防疫、妇幼保健又另设机构。1972年改称衡水地区医院。

1987年9月5日，经河北省政府批准，衡水地区医院同时使用哈励逊国际和平医院名称。1996年，衡水地改市后，改称衡水市人民医院。

（资料来源：《衡水市志》第1167—1168页，《石家庄地区志》第882页）

（二）深泽县西古罗医疗所

1942年秋，为救治抗日战争中受伤的伤病员而秘密建在深泽境内的地下医院——西古罗医疗所。该所为七分区所设，所长王德明，指导员张文，医护人员12人，他们2～3人为一组，在深泽段家庄、南营、枣营以及定县、安平县等地成立医疗小组，救治当地的战士及民兵中的伤病员们，为抗日战争的胜利做出了重大贡献。

（资料来源：《深泽县志》第501—502页）

（三）枣南乡村医疗社

1943 年夏，枣南县遭遇特大旱灾，霍乱病流行，加之战争影响，军民生活极度困难，不少人被疾病夺去了生命。为保障军民健康安全，枣南县抗日民主政府召集民间医生，秘密建立民办公助医疗机构，取名为枣南乡村医疗社。该医疗社由张步洲负责，政府又请了从天津庆和医院归来的艾达克，前县同德医院院长王星川和民间医生聂含智等人协助，在艾雅科村艾达克家中开诊。1944 年，医疗社迁至荣吕卷村荣喜南家中，改称为枣南县大众医院。医院配备了多名担架队员，常年随军游击，随时随地抢救伤员。不仅如此，医生们还充分利用职务之便，在给伪军政府人员看病时进行潜移默化的教育，获取情报。

1946 年年初，艾达克被政府正式任命为院长。医护人员也逐渐增多，医院内设有内、外、妇、中医等科。1947 至 1949 年夏，医院多次派出医护人员出征支援解放战争，在浓烈的炮火硝烟中，医护人员与战士们共同出生入死。1949 年 6 月，医院改建为枣强县人民医院。

（资料来源:《枣强县志》第 767 页）

七 邢台

（一）冀南医院

为做好抗战时期医疗卫生保障工作，1938年，威县抗日民主政府在广宗县开办了宏济医院，范立轩任院长。医院药品、器械均从敌占区大城市采购，医务人员的经济待遇实行供给制。随着战争形势的发展，1940年2月，伤病员人数激增，冀南区党委决定将宏济医院交给冀南行署接管，业务上接受冀南军区卫生部领导，主要负责冀南区党委、冀南行署以及行署的工、农、青、妇、文各救亡团体干部和当地的县、区、村干部的救护治疗工作，并选聘了一批在乡名医充实医院力量。

为了适应战争形势需要，1941年年底，医院在区党委和行署领导下，采取了化整为零、分组隐蔽的方式进行活动，并在行军的间隙开办医务训练班以充实医疗队伍。1942年4月，医院被日伪军包围，突围中范立轩和部分医务人员英勇牺牲。

1945年6月威县解放，医院迁到县城北街，随后又迁往北台吉村。1945年9月冀南宏济医院更名冀南人民医院。1946年，冀南人民医院由北台吉迁到赵庄教堂，有院长1人、副院长2人，设内科、外科、五官科、中医科、妇产科、总务科，每科5～8人，全院共有工作人员70余人，其中医护人员50余人，病床增加到100余张，联合国救济总署送给医院一部X光机、显微镜和部分消毒用具。同年，医院建立了一个护士训练班。1948年年底，淮海战役开始，前线伤员大批送回后方，冀南医院医疗任务加重，医院的设备能力已远远不能适应这一形势。1949年年初，院址迁往一专署所辖的临清市。

1949 年 10 月，临清市划归山东省，冀南医院也随之隶属于山东省，成为现在的聊城市第二人民医院。

（资料来源：《威县志》第 744 页）

（二）晋冀鲁豫军区白求恩国际和平医院

1945 年 9 月，抗日战争刚刚胜利，邓小平同志向中央请求委派医务人员开辟发展晋冀鲁豫军区的医疗卫生工作。于是，何穆和姚冷子夫妇带着不满两岁的女儿与侯明、常宗礼、何智泉、陈志英等同志接受任务离开延安到达了晋冀鲁豫军区总部。1946 年春成立了晋冀鲁豫军区预备医院，并开始接收伤员。1946 年 7 月 1 日，正式成立了晋冀鲁豫军区白求恩国际和平医院，院址设在邢台师范学院校舍（直隶第四师范学校旧址，今邢台学院），有医护人员 80 多人。1947 年，蒋介石在美帝国主义支持下进攻老解放区，该院不得不暂进山区，辗转于河北沙河安河村、武安西井村等地。后除少数医务人员随刘邓大军南下之外，医院于 1948 年 5 月正式迁往山西长治，更名为晋冀鲁豫边区白求恩国际和平医院。1986 年成为长治医学院附属医院，1999 年更名为长治医学院附属和平医院。

（资料来源：江和平，《八个国际和平医院》，太行英雄网，2019 年 11 月 6 日）

（三）八路军 129 师太行模范医院四所

邢台市信都区白岸乡黄家台村（又名黄台），位于邢台市正西 70 千米处，西邻山西左权县。抗日战争时期和周边的许家村、西口村、西就水村、南就水村这五个小村都是敌后根据地，被称为"红五村"，当时八路军的兵工厂、被服厂、战地医院等重要军事机构就设置在这五个村里。1940 年，129 师卫生部在白岸村建立后方医院，不久即迁至黄家台村，并改称八路军太行模范医院第四所，是 129 师卫生部和太行军区联合创办的一所野战医院，德国医生汉斯·米勒曾任该院院长。

如今，包括黄家台在内的"红五村"被打造成"红色教育基地"，当地政府对革命旧址进行了修缮，还从当地村民手中收集了散落在民间的担架、器械等文物。革命旧址也最大程度恢复原貌，助力红色基因代代相传。

（资料来源：邢台市信都区白岸乡黄家台村八路军太行模范医院简介）

（四）河北省眼科医院

据《邢台卫生志》记载，1886 年，在顺德府（今河北省邢台市）进行传教活动的法国籍传教士包儒略（Jules Bruguière）在顺德府北长街北头路东建起了 5 间经堂。同时，利用他们掌握的眼科技术，为当地老百姓治疗一些常见眼疾病，这是医院最早的雏形和萌芽。1904 年，又在其教堂路西建立了眼科诊所。1910 年，眼科诊所扩大后改称顺德府仁慈医院。1933 年，又为顺德公教医院。1946 年 12 月，医院被晋冀鲁豫军区卫生部收为国有后，始称邢台眼科医院。1947 年 8 月，军区卫生部将医院移交晋冀鲁豫边区政府卫生局。1948 年 9 月，交华北人民政府卫生部，医院名称未变。1949 年 8 月，医院移交河北省卫生厅管理后改称河北省人民眼科医院。1955 年 11 月 19 日，据省卫生厅通知，医院改称河北省邢台眼科医院。1957 年 5 月 20 日，医院交由邢台专署管理，名称不变。1966 年 4 月，又改称邢台地区东方红医院。1970 年 10 月 15 日，更名为邢台地区眼科医院。1993 年 7 月，邢台地、市合并后改称邢台市眼科医院。2013 年 10 月 21 日，经河北省卫生厅批准，医院正式更名为河北省眼科医院，进一步促进眼科重点专科建设和医院健康可持续发展，方便域外患者就医，医院综合服务能力提升，更好地为人民群众的健康服务。

118 年来（1904—2022 年），经过几代人的不懈努力，河北省眼科医院现已发展成为拥有编制床位 600 张、员工 800 余人，以眼科为重点，以口腔、耳鼻喉科为特色，集医、教、研和急救、预防、保健于一体的公立三级专科医院。患者辐射全国多个省市区，个别患者还来自澳大利亚、新加坡、马来西亚等国家，年门诊量达 50 万人次，住院患者 2 万余人次，手术 3 万余例。

外省市住院患者占 20% 左右，是邢台市和河北省对外宣传交流的重要窗口单位，已成为晋、冀、鲁、豫中原地带区域性眼科治疗中心。

（资料来源：《河北省眼科医院院志》）

第三部分

卫生教育事业

河北的卫生教育事业发展相对缓慢，尤其是抗日战争和解放战争时期，日伪政权和国民党政府的医疗教育机构形同虚设，河北地区人民饱受疾病痛苦和折磨。中国共产党在极其困难的条件下，必系军民健康，在根据地和解放区建立医疗卫生机构，并积极发展自身卫生教育事业，开设白求恩卫生学校、北方大学医学院等，培养医护人员，开展卫生防疫和战场救护工作，取得了较好成效，为新中国医疗卫生教育事业的建设积累了宝贵的经验。

一 抗日一线的卫生学校——白求恩卫生学校

抗战时期，河北唐县、完县（今顺平县）和阜平县是晋察冀抗日根据地的重要后方基地，学校、医院、兵工厂等都隐蔽在太行山天然屏障中。1941年秋，日军华北方面军司令官冈村宁次集中7万兵力，分三路对晋察冀抗日根据地发动了空前的大"扫荡"。位于唐县葛公村的白求恩学校（简称白校）师生分两个分队转移，其中一部分师生由政委喻忠良率领在白银坨一带与敌周旋，不幸陷入包围，200余名师生和伤员仅50余人突围，其余全部壮烈牺牲。

从1938年6月到达晋察冀军区起，白求恩在晋察冀抗日根据地的513天中，不仅辗转多地亲手救治了大量危重伤员，更推动建立了晋察冀军区卫生学校。白求恩牺牲后，为纪念这位共产主义战士，晋察冀军区卫生学校更名为白求恩学校。

在极端困难的情况下，白校为晋察冀军区培养出一批批杰出医护技术人员，为抗日事业乃至后来解放战争中的卫勤保障战线输送了大量新鲜血液。在侵华日军的反复"扫荡"下，白校屡遭打击。在1941年秋季日军对华北解放区的"扫荡"和蚕食中，白校师生的牺牲尤为惨痛和壮烈。虽然蒙受了巨大牺牲和惨重损失，但是全校师生始终以大无畏的革命精神坚持教学，在卫勤战线上坚守着自己的岗位。

（一）战火中兴起的卫生学校

1937 年 9 月平型关大捷后，八路军 115 师兵分两路开赴敌后战场。其中一路由聂荣臻率领独立团、骑兵营、343 旅等共计 2000 余人，以五台山为中心开展游击战争，创建了晋察冀抗日根据地。

聂荣臻率部广泛发动群众，打击日寇，根据地面积很快扩大到 80 万平方千米，包括山西、河北、察哈尔、热河和辽宁 5 省各一部分。晋察冀军区在抗日战争中共作战 6.5 万余次，歼灭日伪军 33 万余人，军区部队伤亡 8 万余人。

由于战事频繁，加之对驻地群众实行免费医疗，晋察冀根据地的卫勤保障工作任务十分繁重。在日寇的严密封锁下，当时不仅缺少医疗器械和药品，也缺少具备合格技能的医护人员，一些伤员得不到及时有效的救治，在痛苦中牺牲。

战场上，官兵生命关乎胜负、关乎士气，也关乎民心。伤亡大了以后，如果得不到及时救治，对部队战斗力造成的不仅仅是数量上的削减，还有精神上的削弱。邓小平曾说，治好一百个伤员等于恢复了一个加强团。当年在华北抗日战场，官兵中还流传着这样一句话：看到白求恩，打仗就放心。白求恩是一个符号，代表着成百上千奋战在最前线的战地医护工作者。

诺尔曼·白求恩，加拿大著名胸外科专家。1938 年，他率"加美援华医疗队"不远万里来到中国。同年 6 月 17 日，他来到晋察冀军区司令部，司令员聂荣臻如获至宝，当即聘请他出任晋察冀军区卫生顾问。此后几周，他走访检查了晋察冀军区卫生部后方医院，为 157 位伤员实施了手术。

后方医院医务人员的抗日热情和吃苦耐劳的作风感动着白求恩，但他也发现了医护人员技术水平偏低、医院管理经验不足、缺乏必要医疗物资等问题。他看到护理人员大多是没有受过正规训练的十几岁的孩子，有的甚至是文盲，感到培养医务人员的工作迫在眉睫。他对与自己一同战斗的中国战友说："一个外国医疗队对你们的帮助，主要是培养人才。即使他们走了，仍然留下永远不走的医疗队。"

他倡导建立一所模范医院，并在给聂荣臻的信中说："目前有必要在整顿医务工作的同时改进技术训练。"白求恩的想法与聂荣臻不谋而合。1938年8月13日，白求恩给聂荣臻打报告，提出创办卫生学校的具体意见。他在报告中说："关于在此建立训练学校的问题，首先必须认识其迫切性，其次应有建校规划。"他还主动提出编写和编译教材，拟定教学计划，并亲手设计制作了多种简易医疗器械。

1939年春天，日寇对冀中抗日根据地发起进攻，白求恩率"东征医疗队"挺进冀中。在冀中四个多月的紧张工作中，白求恩有了意外的收获。他发现冀中有一些医科学校毕业的专门人才，很适合担任学校教员，于是向军区推荐了殷希彭、刘璞、陈淇园等人。殷希彭曾赴日本留学，获得博士学位，回国后任河北大学病理学教授，抗战爆发后，他毅然加入八路军。1955年，殷希彭被授予少将军衔，他曾任解放军原总后勤部卫生部副部长。陈淇园曾任冀中军区后方医院院长，参与筹建卫生学校，后来当过华北医科大学校长。白求恩曾在一份报告中写道："晋察冀军区有20万军队（包括民兵游击队），经常有2500受伤的人住在医院，在过去的一年中经过1000次以上战斗，却只有5个中国毕业的医生，50个中国的未经正式学校毕业的医生，和一个外国医生做一切工作。"这里的"5个中国毕业的医生"，指的就是殷希彭、刘璞、陈淇园、张文奇和张陆增。

白求恩还利用战斗间隙起草了学校教学方针。方针中提出，要有一个特殊的医院附属学校，称为"卫校医院"。这个方针十分详细，小到学生的作息时间、校徽等都做了考虑。

聂荣臻曾想请白求恩亲自出任学校校长，但被白求恩婉拒了，原因是他想把主要精力放在前线抢救伤病员上，不想被"拴"在后方医院。但对于创办卫生学校的工作，白求恩十分看重，一刻也没有停止过努力。他在给好友的信中写道："我正力图把农家子弟和青年工人培训为医生，他们具有读书能力，多数人具备一些算术知识。我手下的医生中无人上过专业学院或大学，没有一个在现代化医院里工作过；大部分从未在任何医院工作过，入过卫生学校者更少。从这批人中，我必须用半年时间培训出护士，用一年时间培训出医生。"他在《加美流动医疗队月报》中还写道："如果我们要问一个医疗队是否完成了它的任务，那么就看它是否培养了许多人才代替了他们的工作。"

据陈淇园回忆，白求恩曾拉着他坐在自己发明的马拉担架上，边抽烟边说自己的打算："这一年来的工作使我感到，随着战争形势的发展，军队不断壮大，根据地不断扩大，我们的医生、护士，我们的卫生工作力量，是不能适应最基本的要求的。我时时考虑这个问题，再来几个甚至十几个外国医疗队，再来多几倍甚至几十倍的外国医生，也不是解决问题的根本办法……为了战争的需要，我想过我们应该办一个卫生学校。我办了特种外科实习周，给医生、护士们讲课，我认为他们是好学的，是聪明的，虽然有的连小学都没上过，可是他们学习文化技术都学得很快、学得很好。我深深体会到，我们假如以一年多的时间把他们培养成为有一定理论基础，又有一定实际技术水平的干部，是完全可能的。这不仅是为了今天，而且也是为了明天，为了建设一个独立、自由、富强的新中国所需要的。我们在为未来的事业奋斗着，也许我们不能生活在那未来的幸福之中，可是我相信那一天一定会到来。"

在白求恩的推动下，筹建卫生学校的工作全面展开。江一真负责筹建工作，抽调了病理学专家殷希彭、微生物学专家刘璞、小儿科专家陈淇园、眼科专家张文奇等参与建校工作。学校最初选址在完县（今顺平县）神北村，距离敌人据点较近。但聂荣臻指出"神北处于唐河以东，如果完县敌人出动，背水扎营违背军事常识，应在唐河以西如葛公、张各庄建校为妥"。后来，学校强渡唐河，搬迁到了西岸的唐县牛眼沟村。

1939 年 9 月 18 日，学校在牛眼沟村正式成立。江一真任校长，殷希彭任教务主任。学校开办了军医、调剂和护士三个期，学制分别为一年半、一年和半年。学校成立不久，延安军委卫生学校部分师生从延安出发，突破敌人封锁，到达晋察冀军区，与之合编，壮大了学校的教学力量。合编后，江一真仍任校长，从延安过来的喻忠良任政委。1939 年 11 月，学校在反"扫荡"中转移到唐县葛公村。葛公村背山面水，人口较多，物质条件稍好，白校在此度过了较长时间。

（二）敌人眼皮子下的医疗教学奇迹

1939 年 6 月，在学校正式成立前各单位选送的学员就陆陆续续到达了神北村。这些学员之所以来这么早，一方面是参与建校劳动，另一方面是来补习文化课的。

学校创建之初，没有教室，教员都在老乡的场院上课；没有骨骼标本，师生们就从附近的乱坟岗上挖尸骨，洗刷煮沸后，用石灰水浸泡漂白，消毒后用铁丝连接起来；没有模型和教具，大家就用泥巴、木头、废铁等，自己动手制作。白求恩曾向学校捐赠了显微镜、小型 X 光机和内外科书籍等，1939 年 11 月 11 日，白求恩在弥留之际写给聂荣臻的遗书中还专门提到，把自己"医学的书籍和小闹钟给卫生学校"。

后来担任过白校教务长的康克说，在教学中，用苇管代替胶管做听诊器，用裁衣剪代替手术剪，用剃头刀代替手术刀，用木工锯代替骨锯做尸体解剖，用猪肠子指导学生练习肠缝合，既完成教学任务，又培养了学生艰苦奋斗、自力更生的革命精神。当时学校仅有两台显微镜，师生们把它们视如珍宝，在反"扫荡"中遇到敌机轰炸，学生用身体保护显微镜，宁愿自己受伤。白求恩留下的小型 X 光机，怕被敌人毁坏，平时藏在山洞里，学员实习或需要给伤员检查时，就去山洞里使用。

教材也十分匮乏，只能由教员自己编写。因为很难找到参考书，凭自己编写难度之大可想而知。现长春白求恩医科大学校史馆里陈列着一部殷希彭编写的《病理学各论》手稿，全书 100 多页，全部用毛笔小楷书写，字迹工整，无一处涂改。病理学授课需要大量人体标本和显微镜标本来配合，但当时不具备这样的条件，只能用挂图代替。殷希彭用几块小黑板，用五色粉笔在上面描绘，画得又快又好。在白校师生眼中，当时只有他画的解剖图能与白求恩的媲美，他的解剖图和板书被称为"白校一绝"。

据康克回忆，殷希彭每天晚饭后同教员们一起种菜劳动，夜间备课。上病理课前一天晚上，点着油灯在小黑板上画病理解剖图，第二天带到课场，把小黑板挂在树上或靠在墙上讲解。学员以石块当坐凳，膝盖当桌子，听课做笔记。

作为一所创办于战火中，又位于抗日一线的特殊卫生学校，白校的教学注定有其特殊性，其教学内容、课程设置和教学制度等都要适合当时的战斗特点。白求恩审定教材的时候，专门提出了三条主要意见：一是教学内容要联系当时实际，应多讲一些根据地条件下实用的诊断技术。二是内容不能过多，一些药物是过时的老药，可以不讲，应多讲常用药。三是要充分考虑军医一年半学制与教学内容的关系，把急需的内容讲深讲透。

白校学习时间抓得很紧，每天的课程都排得满满的，一天有四五个小时是上课，两个小时实习，两个小时自修，两个小时课外活动或生产劳动，晚上大家围坐在油灯下学习，油灯油用光了，就摸黑讨论。开学不久曾发生过一个小插曲。一天晚上，殷希彭到课堂检查学员自习情况，发现明亮的煤气灯下只有一半学员在上自习。他生气地集合全体学员讲话："你们知道这盏煤气灯的来历吗？它是我们的国际朋友白求恩从加拿大漂洋过海带到中国来，带到我们边区来的……因为你们在老百姓的豆油灯下看书不方便，今天在教室里点起这样亮的灯，有的同学不珍惜这个来之不易的条件，不来上自习，你们对不起人民，也对不起白求恩对你们的希望。"白校在教学中坚持"教学合一""学以致用"的原则，基础课服从临床课，临床课服从战争。时任校长江一真在回忆录里说："一面战斗，一面学习，是我们提出的战斗口号。在反'扫荡'中，除行军外，一有空隙，就抓紧时间进行教学。同学们背起背包，带上武器，到驻村外的树林里或山洼里便于防空的地方，把队伍集合好，教员便来上课，同学们称这种上课叫'武装上课'。常有这种情况：那边武装部队在战斗，能听到隆隆炮声，而这边同学们仍稳坐钓鱼台，照样聚精会神地上课。"每次行军出发时，教师会给学生布置好学习内容，让学生在行军中思考。先行的学员用粉笔在路边写上医药技术问题，向后边队列中的某同学点名，请其回答。这种方法既可消除行军中的疲劳，又可以复习功课。同学们还用纸写上比较难记的内容，贴在前面同学的背包上，边走边看边背诵。1940年"百团大战"打响，教师们提出"战场就是课堂"，带一、二、三期学员开赴前线，参加救护伤病员的工作。

白校只有十多名教员，却担负着数百名学生的教学任务，每名教员要担负两三门课程的教学任务，还要担负一定的医疗任务，工作量很大。校长江一真也要授课，他在回忆录中写道："我教课有困难，但我愿意学习，有时行军骑在马背上也要看书，上课前我认真备课，凭着多年的临床经验，滥竽充数。"

尽管边区生活条件很差，但各级还是想方设法照顾教员们的生活。每逢反"扫荡"，教员都配有马匹和警卫员，吃饭也是专门开小灶。军区还经常把缴获的罐头、香烟等送到学校，但教员们总是把组织上照顾的东西让给老人或患者，吃粗粮，自己种菜打柴。

白求恩牺牲后，白校还来过一个外籍医生，就是被誉为"第二个白求恩"的印度大夫柯棣华。1940年秋季，柯棣华到白校担任外科教员，后被任命为学校附属医院院长。刚开始上课时，他因为汉语不好，曾把"一般战伤急救"写成了"一般战伤急球"，学生哄堂大笑。为了尽快提高自己的汉语水平以适应教学需要，柯棣华经常在菜油灯下看一本自己装订的毛边纸本，上面写满了注音的中国字，那就是他自编的"汉印字典"。后来他不仅能够完成教学，还学会了不少中国的成语和歇后语。

柯棣华在教学中特别强调理论联系实际，考虑到学员毕业后面临的恶劣工作条件，他想方设法教给大家一些简易诊断方法。比如讲述诊断糖尿病时，告诉学员，让病人在蚂蚁洞附近撒尿，如果有蚂蚁来吸食，就证明尿中有糖。这个方法虽不十分灵敏，但也是在当时条件下被逼出来的"土办法"。

后来，聂荣臻亲自找柯棣华，请他出任白求恩学校附属白求恩国际和平医院院长，柯棣华欣然同意。他医术精湛，对病人十分负责，曾对大家说："作为一个医生，抢救病人是第一位的事，休息是第二位的事。"在唐县葛公村百姓中传颂着一副对联：华佗转世白医生，葛公重现黑大夫。

在教员、学员的共同努力下，白求恩学校在敌人的眼皮子底下创造着世界医疗教育史的奇迹。从 1939 年 9 月正式成立，到 1945 年抗战胜利的 6 年时间里，共培养了各类医务人员 920 人，为加强边区卫生建设，夺取抗战的胜利，做出了重要贡献。

（资料来源：《炎黄春秋》，2016 年 12 期，第 75-80 页）

二 北方大学医学院

（一）总体概况

邢台市是河北省最早解放的城市，1945 年 9 月后设立为邢台市，当时邢台市在行政上是太行区唯一的直辖市（专区级市），是冀南地区的工商业和文化教育的中心。1945 年 11 月，晋冀鲁豫边区决定在邢台市创办一所综合性的大学——新华大学。1945 年 12 月，晋冀鲁豫边区政府组成以杨秀峰为主任的新华大学筹备委员会。1946 年 1 月 5 日，学校在邢台市西关正式成立，定名为北方大学，聘范文澜为该校校长。校址位于邢台市西关中华基督教会旧址（今邢台市新西街东口、邢台市委、邢台军分区院内）和市西郊"新兵营"（今邢台市一中、邢台市气象局一带）。校部设在现邢台市委北院。

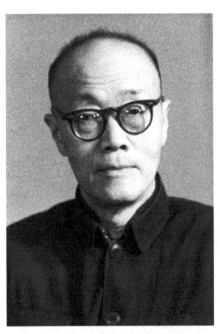

北方大学校长、中国历史学家、马克思主义史学开拓者之一 范文澜

1946 年 5 月 21 日，北方大学在河北省邢台市正式开课。初设五个学院，分别为财经学院、行政学院、教育学院、工学院、医学院。

北方大学医学院由钱信忠任院长、刘和乙任主任。学员来自部队的医护人员和地方中学生，共 400 多人。学院重点是培养前线医护人员。医学院组织考察团到各野战医院和后方医院进行调查，了解他们必备和急需的知识，然后归纳整理，有的放矢地安排教学内容。学院采取军事管理和军事编制。1946 年创建于邢台的白求恩国际和平医院总院，后成为北方大学教学和实习医院。1946 年 10 月，北方大学由邢台迁往山西革命根据地。1948 年 5 月重新迁回邢台。白求恩国际和平医院总院留在了长治，今发展为一所三甲医院和长治医学院。

（资料来源：韩辛茹，《回忆北方大学》第 1 版，1991 年 10 月，第 21-22 页；丹枫飞云博文《历史上创办于河北邢台的北方大学，你了解多少》https://weibo.com/ttarticle/p/show?id=2309404445379255992462，2019.12；百度百科 / 北方大学）

（二）北方大学医学院 1947 年发展情况

自 1947 年 5 月起即招工集料在方圆两千米之新校址河北省邢台西关内建筑医学院。位置在校园之东侧入大门后向西向北皆为医学院之房舍。由于解放区人民困难，不能增加负担，政府减少收入，本院经费不紧缩，是以全盘建设计划中先进行一部分之建设，即先建设院部中的办公室及学生宿舍、普通教室。至于实验室，尽先建设解剖室，细菌化学实验室，工程 6 月始竣建筑，所费为边币 1000 万元（当时折合法币 7500 万元），所有房屋宿舍力求现代化，有容三五人之学生宿舍，内有大小男女□室，洗室、厕所、图书室、消费合作社之设置。有容三五百人之大餐厅，各室除灰墙灰顶外，所有房屋均以洋灰漫地，并密筑墙根，以防鼠患，有 4 种学科全部用之教室。此外化学仪器室、实验室、解剖室、细菌实验室，非仅应有尽用且宽大，内有解剖室最为博大置于校舍之东南角，孤处一处，出气畅流，一次可容 60 学生之实习室，室内有示范大解剖台 4 个，学生实习解剖台 16 个，有新式之照明装置，并装有上下水道消毒设备，此外储尸室、标本室、仪器室、消毒室、教授室等应有尽有。院部办公室位于大门右侧，紧邻各教职员宿舍，朴素壮丽与其特点，各种办公室、卧室、会客室、大餐厅，无不成备，校址虽已略具模规，唯附属医院尚未着手建设，正拟行建设时，国民党飞机扫射骚扰内战空前扩大，此建设计划不得不忍痛停止。

校长，主任及教职员履历：

校长范文澜，浙江人，中国有名之历史学家，文学家，历任各大学教授，中国研究院副院长。

院长申伎忠，江苏人，上海同济大学毕业，历任各大医院外科医师主任，并任边区卫生部部长。

教务主任刘和乙，山西人，早年毕业于上海同济大学，曾任绥远卫生处长等职。

教务副主任李新农，北京人，日本医科大学毕业，历任各医院院长，北京市立戒毒所所长等职。

前期主任穆九和，山西人，北京大学毕业，历任太原医院院长，主任医师，十八集团军军医院医务主任，卫生学校教务主任等职。

后期主任何穆，江苏人，法国留学生，历任上海各大医院医师，院长，并任和平医院院长。

生理学主任李芸生，北京师范大学生物学系毕业。

解剖学主任李沁舫，日本千叶医大毕业，历任解剖讲师及教授多年。

细菌学主任赵森，法国留学生，任重庆方面血清厂长，细菌教授。

药物主任霍候，川全医专药学系毕业。

内科主任陈则宇，满洲医大毕业，前在日本九州帝国大学研究医学。

外科主任安康，河北省医学院毕业，专在日本研究多年，历任各大学院外科医师。

教授：余国器，北京大学医学院毕业。

教授：黄天真，山西川至医专毕业。

教授：林超然，河南大学医学院毕业。

教授：徐彤飞，江苏医学院毕业。

教授：黄明，山西川至医专毕业。

教授：王恩普，保定医学院毕业。

教授：王文枢，湖北武汉大学毕业。

教授：李本生，广东中山大学毕业。

校史：

1945 年双十协定后，本院即有组织之初议，经北大当局一再研讨，于 1946 年 3 月，正式成立北大医学院筹备会，并从边府领到巨款，立即开始各种建设，除确立教育宗旨及教育方针外，即在解放区内先购置仪器，定 6 月初规模稍定后，即开始招生，共招到新生 250 名，分本科、预科、速成科、军医科四班，8 月 15 日正式开始上课，其后新建立办公室、图书室、学生教室、实验室也先后落成，10 月 15 日即全部搬入新校舍，近因国民党进攻边区到处飞机袭扰，本院为避免损失，即转来山西长治县安阳村于本日初移到。

入学资格及学生来源：

本科、预科学生（初中毕业或具有同等学力者）除来自解放区各地并有来自国内其他地区，如北京、天津、重庆、开封、太原、西安等地区，还有速成科及军医科，均由解放区各卫生机关保送而来。

学习年限及实习场所：

本科三年毕业，预科一年毕业，速成科一年半，军医科二年毕业。

实习场所：在本院附属医院未成立以前，暂在白求恩国际和平医院及本院附设诊所实习。

各门功课授课时间及进度：

每年除假期外均以 1260 小时计授课时间，各科授课情形如下表：

本科所授课程及时间

类别 区别 期别	前期课		后期课	
	课目	小时数	课目	小时数
1	生化学	80	内科	380
2	胚胎学	20	外科	440
3	组织学	40	眼科	180
4	生理学	200	小儿科	180
5	解剖学	210	妇产科	200
6	细菌学	80	皮肤花柳病	120
7	病理学	100	齿科	20
8	药物学	90	耳鼻喉科	150
9	诊断学	100	政治（包括前期政治）	180
10	卫生学	40		
11	英文	240		
12	国文	60		
共计		1260	共计	1890

后期课除 1890 小时授课时间，系教室授课，其外特别着重实习。

预科所授课程及时间

英文	360 小时
数学	200 小时
理物	80 小时
学化	240 小时
生物	140 小时
计共	1260 小时

速成科所授课程及时间表

前期课		后期课	
科目	小时数	科目	小时数
国文	70	政治	90
英文	100	内科	280
理化	70	外科（急救）	280
数学	70	护病、皮肤	
生理	170	花柳、五官科	
解剖	170	妇产科	140
药物	70	小儿科	140
细菌	60		
诊断	70		
病理	60		
卫生	30		
合计	1250	合计	950

军医科所授课程及时间表

前期课		后期课	
英文	240 小时	内科	260 小时
生化	80	外科	360
胚胎学	20	眼科	130
组织学	30	皮肤、花柳科	130
生理	200	齿科	80
解剖	220	耳鼻咽喉科	100
细菌	80	妇产科	140
病理	100	小儿科	140
药物	90		
诊断	100		
卫生	40		
政治	20		
国文	40		
共计	1260	共计	1260

以上纯系教室授课时间，因近代医务首重实习及临床，故除以上时间外，悉利用余时走入病房亲自动手以期理论配合实际。

设备：

本院设备因系初建，并且由于目前各种因素，如图书、仪器之购买及运输均感困难，故设备极为简陋，曾派人去京津购买仪器，历尽艰苦第一次运到中美日德文图书300余种，显微镜五架（700～1600倍）其他解剖模型及病理化学试验器械多余种。各种试验用药10种，第二次七月下旬尚有两批图书、仪器计图书200余种、仪器130余种，运到石门却被国民党扣留，采购人李芝生教授也被无理扣押，又在上海采另买一批，但因运输尚成问题，运未到来。

八月中旬宋庆龄先生转来万国红十字会赠来医书10余种。设备程度低微，除能做无机化学一般实验外，医化和学生化学之实验设备尚无眉目，细菌之实验仅能做一般的检出，但尚不能做普通之培养（特别对肠伤寒）。解剖设备更差，不仅组织切片等类用物缺乏，即解剖刀解剖用剪等均未解决，但全体师生工作情绪极高，现准备用解放区之土钢自力锻制版剪刀，不求形式只求实用，以期每个学生手持一把解剖刀。

待遇：

学生一切膳宿、服装、生活文具等费用，纯由学校供给，以故家庭贫寒之优秀青年也得深造，月发菜金边币750元，每日两餐一米一面，在边区物价低廉故生活方面颇感丰裕，此外运动及洗澡亦人人不可缺，文化娱乐工作，由学生组成文化娱乐委员会以推动之，组织有音乐、歌咏、戏剧、墙报、文艺体育等团体，全体学生几乎全被吸收，每日歌声洋洋，研究科学之余颇不寂寞。

学生书本讲义及笔记：

主要课目悉用铅印及石印讲义，人各一份，次要课目亦用油印小册。

毕业生数字及分配情况：

本院因系新生尚未毕业学生服务社会。

教职员中有多少是国际和平医院医生兼任：

仅有和平医院院长何穆及产科大夫余国器二人。

院内有无出奖学金办法如何：

现无奖学金。

分类预算及需其外国帮助百分比（兹将预算之在 1947 年者略计如下）：

A. 本院经常费，法币 300 000 000 元。

B. 各实验室建设费（略）。图书购置费：法币 9 000 000 元。附属医院开办费（略）。附属医院经常费：法币 6 000 000 元。

在上述各项中各实验室建设需外国者 65%，附属医院之开办方面需外国帮助者 75%。

其余各项尚可勉强自给，尤其欢迎各大学书店多多购书报，以期科学知识，不致因于既往，而可随时共进。

（资料来源：节选自后勤学院学术部历史研究室、中国人民解放军档案馆编，《中国人民解放军后勤资料选编：解放战争时期（四）》，第 702-718 页，金盾出版社，1992 年 7 月）

（三）北方大学医学院 1948 年发展情况

医学院当前阶段的教育方针是培养初级医生，满足战争需要。因此教育计划即不能离开战争需要，究竟现代的战争需要什么样的医疗技术，教授些什么方能解决战争的医疗问题。这在医学院摸索了将近两年，曾四次修改教育计划。从本科三年修业，改成二年半、二年，直到今年度的一年半，对战争形势估计不足，缺乏战争医学的经验。最终通过组织考察团，到各野战医院及后方医院进行了细密的调查，才初步解决了前线需要什么的问题，才提出了教育计划。其特点以外科为主，而外科又以战伤为主，将一切战争上马上用不着或不能用的学科、技术等，都坚决删去了，在讲授上每一学科与每一学科做有机联系，绝不浪费一分钟。旧式大学中"一科学说"的材料，往往几个学科都讲的办法，绝不重复。真正要求做到"少而精"，一切内容必须符合战争需要。

在卫生学校时代，谈不到什么教育组织，只有教务主任一人，但他们在那种游击战争环境下，并没少做工作，艰苦支持，终于取得了抗日战争的胜利。自医学院成立，由于学校的发展，各种工作的细腻分工，建立比较完整的教务组织，实成迫切需要。可是没有干部，不得不选聘教员兼任。赵庆森、李泌芳二位教员，便成了最初的医务干部，在进步中发现了掌握教育学习进度，研究教授方法，深入了解学生学习情况，解决学习中各种疑难问题等各方面，都有若干缺点，显然没有专门教务组织，是很难解决这一问题的。在没有干部条件下，聘请了原来的政治教员王文枢同志担任教务科长，王文枢同志调走后，改请细菌教员赵庆森兼任了副科长，又增设了两个科员，这才推动了教务工作上了轨。推行教育工作的最高组织里包括全体教员和教务工作者的教务会议，这是最高权力机关，一切教育工作都要通过这个会议，讨论决议，两个月开会一次，所作的决议都交给教务科去检查执行。为了使会议开得更好，解决问题更具体，各教员又分别组成各种学术研究小组，如外科、内科、妇产科、生理、病理、解剖、药物、理化、国文、政治等小组，各组的任务，在于组织研究所分配担任的课程的分配理论之提高，各种实际问题的解决，以及本组范围内的学术研究问题。教育计划之产生即是先由各科小组讨论、研究、制成各种方案，然后提到教务会议上讨论通过。

学生组织内，也有专门之学习组织。按其行政组织中，学生自己民选了副区队长、副班长等专管组织学习，以外在学生会中还有三个月一改选的学生委员，同样配合行政组织学习，他们每周按规定日期向大队部汇报一次学习情况，而教务科即依靠这种组织来了解学生的学习情况，检查教育进展与效果，在学生的一个班中（一般是 12～14 人）可以自由结合 2～3 个小组，在一起集体学习，自然还有不少同学还根据自己的兴趣组织了如生理、解剖各种研究会。

在教育组织与学生之间，为了推进教育帮助学习，还建立了大家赞成的基点班和小先生的结合制。过去教员下了课堂因为接近学生少很难了解每一个人的具体情况，而学生许多具体小问题得不到及时解决，为了克服这种问题，群众创造基点班和小先生结合制。在教员方面每人建立 1～3 个基点班，每天必须参加自己基点班具体随时地指导学习。另外，每班对每种课程都公选一个成绩较好的同学作"小先生"，这个小先生的任务是一方面要帮助本班同学，解决他所担负课程上的困难。另一方面要将本班的学习情况和疑难问题每周随时汇报给教本课程的大先生（教员）。

医学是自然科学的一种，需要实验，自然需要各种实验室。在抗日战争，卫生学校时代，人力、物力、条件都很困难，经常和敌人作战。在大山里奔波，别的试验不能作，初级的理化试验必须做，没有器械找代用品，试药没有多的，有少的，30g 的碘片是难得的，5g 苛性钾简直成了宝贝，破玻璃管，砂锅瓦缶，碎铜、烂铁都成了理化试验难得的器材，平时合装在一个箱里，背上可走，紧张时将木箱藏起来。每一件东西交给学生分带，带到一定地点集合起来，进行实验，即在这种战争情况下，理化试验可做到 50 余种。

解剖是外科的基础，只学书本中的知识是不能解决问题的，还组织学生绘制解剖图，同时还要进行实物解剖。医学院成立的一年，解剖了一些狗，到 1948 年已做七次尸体解剖。1948 年 3 月 20 日建立了解剖室，地点在农村，地方很小，两个解剖台，感到很拥挤，但那是解剖教员和同学们共同亲手筑成的。有了解剖室，需要解剖器械不仅无处买，在经济非常困难条件下，也买不起，还是自己来解决。成立的第二日便进行第一次解剖，解剖时所用的 230 件解剖器械，全是本村老铁匠昼夜兼工而制成的。同时有了一具人体模型和五具骨骼，从此初步解决了解剖问题。

医学院筹备时，勉强建立一个仅有一间房的图书室，各种书籍不到 100 册，医学书籍更少。今天虽然改名叫图书馆，书籍还是很少，只有 2300 余册，供教职学员阅读。

在山西一个不太大的农村里有二三所，院子里有许多穿白衣服的人跑来跑去。每天午后迎接着门外不断涌进来的各种病人。那就是北方大学医学院的规模很小的附属医院。虽然很小，但病人很信任它。1947 年 3 月到 12 月共 10 个月当中，门诊记录已有 3687 人。这个小小的医院，年龄更轻，它是从一个屋子、二把刀子、四把镊子，从医学院最初的诊疗室发展起来的。学校需要一个医院解决群众疾病问题，同时也需要一个实习园地。因此在 1947 年 3 月 20 日，建立了 20 张床位的诊疗所，各种设备都很差，只有内、外两科，但每天患者却不少。9 月，由于需要又增加了 10 张床位，增设五官科、妇产科，不仅全北大同学来就诊，附近各县的老乡们也不断来求诊。

医院的医疗工作是在很困难条件下进行的。特别是在物资方面，没有近代化完美设备。现有东西一部分是靠自己创造出来的，如手术台、消毒器、脓盘、产钳子等，还有解放区出产品，如绷带、纱布、利华药厂的药品等。另一部分是经过重重封锁由蒋管区买到的。

在外科没有无影手术灯、煤气灯，但夜间必须施行手术时，克服了困难。材料消毒没有高压蒸气消毒器，而以中国的蒸笼代替，材料在蒸笼连续 4 小时以上进行消毒。

在内科，一部分诊断是不太确实的或是诊断较晚，因为没有 X 光装置，甚至都没有 Tukekulin。

在妇产科进行诊断同样是困难的，也是没有用 X 光照相和治疗的可能。

在五官科，有检查眼底的器械，但由于其他条件的限制，所以也没有暗室的设备。齿科的设备更贫乏，只有几件拨齿钳子。

检验室是和各部门有重要关联的一部分，但这里的设备很差。只有一架 1500 倍的显微镜，只能做一些分泌物和排泄物的细菌检查，以及细胞数、细胞分类，红细胞沉降速度、原虫的检出、屎尿等的简单工作。

（资料来源：节选自后勤学院学术部历史研究室、中国人民解放军档案馆编，《中国人民解放军后勤资料选编：解放战争时期（四）》，第 726-737 页，金盾出版社，1992 年 7 月）

⊜ 新中国医疗人才摇篮——华北医科大

　　1939 年 5 月，抗日战争的形势快速地发展，晋察冀军区决定筹建卫生学校，指定江一真负责学校的筹建，又从冀中军区抽调了殷希彭、程其元、刘普等参加建校的工作。1938 年 6 月，白求恩到达了晋察冀军区的司令部，由军区首长聘任为卫生顾问，晋察冀军区卫生学校于 1939 年 9 月 18 日在河北省唐县叫牛眼沟村的一个地方正式成立。江一真任校长，殷希彭任教务主任。白求恩参加了开学典礼，并发表了热情洋溢的讲话。白求恩对晋察冀军区卫生学校的筹建和发展非常关心和关注，并且给予了莫大的帮助。

　　1939 年 1 月 12 日，白求恩为了救治伤员，不幸逝世。1940 年 1 月 5 日，为了纪念白求恩，将晋察冀军区卫生学校改名为白求恩卫生学校，学校的办学方针升级为培养政治坚定、技术优良、白求恩式的医务工作者。1945 年 9 月，白求恩卫生学校由阜平迁往张家口，为了支援解放战争，暂时停课，全校工作人员和 140 多名学员组成了一家 1000 张床位的陆军医院。1946 年 1 月白求恩卫生学校复课，同年 6 月与张家口医学院合并，更名为白求恩医科大学。晋察冀军区卫生部部长殷希彭兼任白求恩医科大学的校长。

　　北方大学医学院原为 129 师医训班，1940 年改为 129 师卫生学校。1945 年抗战胜利，改为晋冀鲁豫军区医科专门学校，校址在山西省的长治。1946 年并入了校址设在邢台，以范文澜为校长的北方大学，更名为北方大学医学院，有教员 20 多位，由钱信忠兼任学校的院长。

北方大学医学院的教学工作与战争战况紧密结合，大规模作战时，学校即化身为野战医院，师生们共同奔赴沙场，抢救伤员。在教学的方法上，他们提出了学什么，做什么，一边教，一边实地练习。

1948 年 5 月，晋察冀军区和晋冀鲁豫军区合并为华北军区后，北方大学医学院由长治出发前往石家庄，与白求恩医科大学合并，学校命名为华北医科大学。1948 年 12 月，殷希彭调往华北人民政府工作，华北医科大学的校长改由钱信忠兼任。华北医科大学从 1948 年 7 月到 1950 年 1 月，共毕业了 1154 位毕业生。

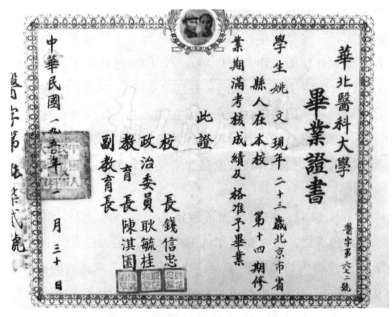

印有毛泽东和朱德头像的华北医科大学毕业证书

1949 年冀热察军区卫生部医训队、解放军北岳军区医训队并入华北军区医科大学。中华人民共和国成立后，学校从石家庄迁往天津，更名为天津军医大学。1951 年 7 月，命名为中国人民解放军第一军医大学。1954 年 4 月，迁往长春，与第三军医大学合并。1958 年 6 月，这所军医学校移交给吉林省。

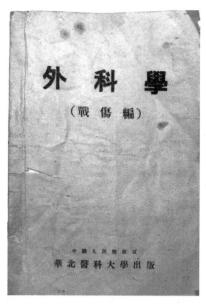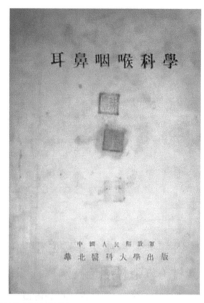

华北医科大学使用的教材

　　1959 年，更名为吉林医科大学。1960 年，组建了中国第一个放射医学专业。1978 年，更名为白求恩医科大学。2000 年，与原吉林大学、吉林工业大学、长春科技大学、长春邮电学院合并成为新的吉林大学。2003 年，成立了白求恩医学部。2007 年，成立了白求恩医学院，增加了其对三个附属医院教学、学生管理等工作的统筹和协调职能。2012 年，学校根据《教育部关于进一步推进教育部直属高校医学教育管理体制改革的意见》（教直〔2012〕1 号）的文件精神，进一步推进医学教育管理体制改革，赋予了白求恩医学部实质性的管理职能。

　　（资料来源：节选自《红色医校：华北医科大学》专题片，上海医药文献博物馆；吉林大学白求恩医学部历史沿革）

㈣ 国家卫健委的雏形——中央军委总卫生部

1948 年 4 月，中央军委总卫生部，随中央机关进驻西柏坡村西 15 千米的朱豪村（朱豪村原址被水库淹没，卫生部旧址在西柏坡纪念馆有复原），成为新中国医疗卫生事业起航的见证。在这里，中央军委总卫生部成功组织三大战役卫勤保障和中央领导人保健、中央直属机关卫生工作，并顺利召开第一届药工会议，开启了解放军卫勤正规化建设伟大征程。

军委总卫生部和朱豪医院旧址位于中央各部委旧址群，旧址总占地面积 473.46 平方米、建筑面积 222.9 平方米、房间 22 间。旧址分两个院，即总卫生部和朱豪医院。

军委总卫生部旧址三间正房是部长苏井观、副部长傅连暲的办公室兼卧室，中间一间为会客室。东边厢房为黄树则办公室兼卧室。西厢房为军委总卫生部警卫班。军委总卫生部是国家卫生部和解放军总后勤部卫生部的前身。西柏坡时期，中央及军委对总卫生部领导进行了重新任命，苏井观为部长、傅连暲为副部长。总卫生部机关沿用了延安时期的组织机构，下设秘书室、研究室、医政科、保健科、材料科、总务科等科室，主要任务是保障中央首长身体健康、组织开展医疗救护、疾病预防、药材保障及指导各军区各野战军卫生部等工作。军委总卫生部展览重点展示军委总卫生部在西柏坡时期，为取得解放战争胜利，在卫勤组织建设、医疗救治、卫生防疫、药材供应、医学教育与训练等方面所做的工作。

朱豪医院旧址北面是药房，西房北边是妇产科，中间是内科、儿科，南边是检验科，院子南边为马棚，东边为外科、牙科和手术室。

1947 年 3 月，时任军委卫生部医政科副科长鲍敬桓带领一部分医护人员随中央工委到达西柏坡附近的朱豪村，开始医疗工作。1948 年 3 月，军委总卫生部部长苏井观和中央机关直属卫生处处长黄树则率部分医务人员到达朱豪村，4 月，军委总卫生部副部长傅连暲率延安中央医院和中央机关直属门诊部部分医护人员也抵达朱豪村，与先期到达人员会合，组建朱豪医院，黄树则同志担任院长，谢华同志任副院长，下设内科、外科、妇产科、儿科、牙科、护理部、检验室、药房、X 光室、手术室等，医务人员和后勤保障人员共约 100 人。

朱豪医院的主要任务是中央首长及机关工作人员的医疗保健、卫生防疫，为到西柏坡参加会议的各军区、野战军首长进行健康体检和医疗保健，以及为当地居民提供医疗服务等。西柏坡时期，中央卫生部和中央医院在极其艰苦的条件下，领导和指导着全国各解放区的卫生事业，保障了中央首长以及军委、部委机关工作人员的身体健康，为解放战争的胜利作出了应有的贡献，并为领导、发展新中国的卫生事业开辟了道路，奠定了基础。

1949 年 3 月，朱豪医院随中共中央和解放军总部进驻北平；其中，大部分人员在黄树则院长率领下参与接管北平医院，组建军委总卫生部北京医院，10 月后划归国家卫生部（卫健委）领导，更名为北京医院；一部分参与组建中央军委直属卫生处新市区门诊部，即解放军第三〇二医院的前身。

（资料来源：西柏坡纪念馆，军委总卫生部和朱豪医院旧址）

第四部分

红医人物

在燕赵大地的红色印记中，一代代生活和战斗在河北的红医人物，如殷希彭、朱琏、谷广善，国际友人白求恩、柯棣华、哈励逊、米勒等，他们秉承救死扶伤的光辉信仰，挥洒青春热血，以千锤百炼的精湛医术，为护佑生命尽己之力，彰显了以『政治坚定、技术优良、无私奉献、救死扶伤、艰苦奋斗、勇于开创』为内涵的红医精神。

一 国内红医人物

（一）赵羡朴：与国同行，薪火相传

赵羡朴（1870—1957），又名赵崇信，蠡县赵家庄（今河北省保定市赵河庄）人。1889 年考中秀才，1902 年任任丘知县，1905 年辞官还乡。从此他潜心钻研中医理论，义务为人治病，成为远近闻名的中医，深受当地人民爱戴。七七事变后，他利用行医之便，积极从事抗日活动。1938 年，八路军一二〇师驻防赵家庄，号召大家共赴国难，赵羡朴当场表态坚决拥护共产党，积极捐献粮食、枪支等抗战物资并鼓励其他大户积极参与抗战物资筹备工作。1940 年 8 月，赵羡朴被推举为县议会副议长。中华人民共和国成立后，赵羡朴被选为蠡县第一、第二、第三届各界人民代表会议常务委员，蠡县第一、第二届人民代表大会委员，1957 年 10 月病逝，终年 87 岁。

赵羡朴幼年时期，家境贫寒，后通过与家人一起日夜辛勤劳动，家业逐渐壮大，1889 年考中秀才，曾任任丘知县，在位期间，因刚正不阿，秉公执法，被借故革职回乡。从此他对官场失意，决定潜心钻研中医理论，义务为人治病。通过多年的刻苦钻研、孜孜不倦，加之勤于临床实践，他的医术不断提高，成为远近闻名的医家。

赵羡朴行医时刻以病人身体康健为主，无论贫富，有请必应、有请必到，向来只诊脉开方，不卖药收费，更不收礼。他治病救人的高尚医德深深感动了乡亲，深受当地人民的尊重与爱戴，不少人送了感恩匾，本村赵文志父子还编写歌曲赞颂他，"赵庄中医赵羡朴，看病开方尽义务，穷人富户一样待，对人和气热乎乎，医术何等高。药到病除，老幼赞颂名千古"。后来赵羡朴的妻子患有重病，急需筹款去北京治疗，乡亲们知道后，奔走相告，纷纷拿出积蓄，全村 300 多户很快捐款 600 多元。

七七事变后，战火的硝烟迅速蔓延在祖国的大好河山，全国抗日战争的序幕被拉开。面对日本侵略者的残忍暴行，全国各地人民纷纷拿起武器，团结起来，共御外敌。赵羡朴也加入了支援抗战的队伍，他利用行医之便，积极从事抗日活动。1938 年，八路军一二〇师驻防赵家庄，号召大家共赴国难，赵羡朴当场立即表态，坚决拥护共产党"团结抗日，一致对外"的政治主张，积极献粮 5000 斤、枪两支、子弹数百发、银圆 200 块，并鼓励其他富裕大户捐献钱粮和枪弹，支持八路军抗日。赵羡朴用实际行动践行了保家卫国，共抵外敌，舍家为国的大局担当精神。

1939 年，赵羡朴根据县妇救会的要求，从自己家开始积极响应解放妇女生产力的号召，解放思想，推动社会新风尚，反对缠足，反对男尊女卑，支持女性婚姻自由和平等接受教育的权利，并积极动员全家妇女参加妇救会，赵家庄的妇女工作空前活跃成为全县的先进典型，受到县妇救会表彰。

1942 年 7 月，保定道尹（当时政府官员的一种称谓）到赵家庄中心炮楼视察，日军队长山根、新民会长张荣先、伪军班长董文彬几次邀请赵羡朴出面欢迎，甚至道尹到他家"拜访"，提名要他充任县长，他都一一回绝。面对日伪政府、出卖国家利益的汉奸们的威逼利诱，他横眉冷对，果断拒绝，坚决不做亡国奴，坚决不出卖祖国和人民的利益。

高风亮节，不畏权贵，秉持初心，一心为民，仁心仁术，妙手回春，解放思想，争做先锋。赵羡朴一生经历了从清政府到南京政府再到新中国的成立，在激昂动荡的时代更迭、世事变迁中，他选择了一条为之奋斗终生的路，那就是坚决拥护中国共产党的领导，服务人民，报效祖国。他高度发扬救死扶伤、无私奉献的红医精神，同时心怀家国，以大局为重，积极抗战，挽救国家。他是河北人民心中的好儿女，是红医精神的践行者与忠诚的拥护者。

（资料来源：《蠡县志》第 860–861 页）

（二）白锡昌：传中国医药精粹，扬红医精神不朽

白锡昌（1874—1953），字瑞启，回族，河北省定州人。白敬宇眼药创始人15代后裔。1926年白敬宇眼药获巴拿马万国博览会金质奖章。1928年，白锡昌担任厂长，他乐善好施，定县遭受水灾后组织成立救济会，开办粥厂；出资创立孤儿救济院，捐助粮食物资，创办半日制儿童学校；成立织席厂，用其收入改善救济院生活条件。抗日战争时期，积极支持长子白泽民组织中国回民抗日救国会和其他抗日活动，并向台儿庄抗日前线将士捐献30万颗瓜子眼药。1953年3月7日病逝，终年79岁。

1. 传承中华医药精粹，践行实业救国理念

白锡昌继承先祖的制药技术，在定州城西十字街建起"白敬宇药行"，并推动家传秘方的守正创新，1926年获巴拿马万国博览会金质奖章。他还积极丰富产品种类，除眼药外又延展至其他门类，引进先进的管理制度，将"白敬宇眼药"引向规模化生产并拓展了品牌效应，使产品行销全国各地，一定程度上，抵制了帝国资本主义的经济侵略，促进了中国实业救国运动的发展，同时也大大推动了优秀传统中医药事业的发展。

2. 上阵父子兵，赤诚献祖国

抗战期间，白敬宇药厂内迁大后方，烽火硝烟中，白锡昌带领全厂员工，积极发扬救死扶伤的精神，坚定祖国至上、人民至上的信仰，保持严谨科学的态度，克服一切困难，坚守在生产前线，全力支援前方抗战，向台儿庄抗日前线将士捐献30万颗瓜子眼药，无数名前线伤员因获得药物治疗而免于伤口感染死亡。在白锡昌的影响下，其长子白泽民也加入抗日救国的运动中，积极组织中国回民抗日救国会及其他抗日活动。父子二人怀着一片赤诚之心，积极投身于抗日战争，用实际行动诠释着抗日战争时期红医精神的深厚内涵。

3. 毕生无私奉献，投身家国建设

白锡昌乐善好施。定县遭受水灾后，他组织邀请知名人士成立救济会，创办两个粥厂，为受灾群众免费发放救济粮食。他还曾出资创立孤儿救济

院，并为儿童办了半日制学校，大大促进了当地教育事业的发展。之后，他又成立了织席厂，并将该厂的利润用于救济事业。1953年3月7日，白锡昌病逝，终年79岁，生于保定，也终于此地，他始终与国家、与家乡同在，用自己的行动为家乡和祖国的建设添砖加瓦，贡献力量。

从战火硝烟中走来，有筚路蓝缕的艰辛，有曲折动荡的苦涩，但一直未曾改变的是那一颗爱国爱党、传承优秀中医药文化、造福人民的初心。一瓶小小的眼药，承载着一个家族的文化传承，承载着救死扶伤的职业道德，承载着勇于创新、科学严谨的科研精神，更承载着国家富强、国泰民安的希望！白锡昌毕其一生，践行着忠于祖国，忠于人民，艰苦奋斗，救死扶伤，无私奉献，报效祖国的红医精神，是河北人民心中的英雄，也是全国医药产业领域的优秀模范。

（资料来源：《定州市志》第1153-1154页）

（三）许泽普 许子素：制药产药，实业救国

许泽普（1879—1948），字慰农，号伟迪，1879年生于安国西桃村一个药商家庭，家底颇为殷实，自幼接受新式教育，勤而好学。

在天津任职直隶省议会议员期间，许泽普希望实业救国，曾与同乡一起出资开办了天一堂药店，又集资开办宜南煤矿。虽受当时社会条件制约，事业难以为继，但许泽普并没有放弃，又与长子许子素（1909—1976）创办伟迪氏制药厂。该药厂生产的"三鱼牌正痛丸"药效好、价格低，深受广大人民群众的欢迎。1932年，许泽普将伟迪氏制药厂迁回安国，并扩大生产规模。后受战争影响，日军侵略，制药厂又多次搬迁。许泽普已年近六旬，多年奔波劳碌至其体质衰弱，后药厂由许子素主管。1948年，许泽普逝世。

许子素接管药厂后，为拓宽销路，维持药厂的收支平衡，委派弟弟许钊在西安设立新的办事处，恢复和发展代理店业务，把销售方向转向西北内地。1942年，许子素又在兰州设立新的办事处，多次向被包围封锁的延安和

陕甘宁边区输送药品。在这样的日子里，艰苦卓绝的抗日战争终于结束了，中国取得全面胜利。

1945年，日本投降后，许子素踌躇满志，在天津北站外置地百亩，准备新建厂房扩大生产。可一切宛如历史重演，在战争结束后，国民党觊觎着资本家们巨大的财富，将大量的工厂企业查抄，归于国营。说是国营，其实更像是各级官员的私有财产，大家坐地分赃，享受战争的"回报"，而真正需要舔舐伤口的百姓却被忽略了。内战爆发，许子素所置土地被国民党军队强占，面对乱世，他只好维持原来的生产规模。

1949年天津解放后，在共产党的领导下，社会安定，许子素开始大展拳脚。共产党与国民党截然不同，理想崇高，不贪图财帛，重视民生，鼓励企业家活跃起来，为发展中国经济做贡献。这无异于给前途未卜的企业家们吃下一颗定心丸。许子素投入全部资金，在天津北站外兴建新厂房。当时国内原料药奇缺，大部依赖进口。他征聘药师、化学工程师等各种技术人员，还聘请著名药学家赵燏黄、薛愚、孙润畬等为顾问，组成研究小组，试制成功碳酸钙、碳酸氢钠、氢氧化铝、非那西丁、红溴汞和盐酸麻黄素，并建起盐酸麻黄素生产车间，使国家摆脱了部分原料药依靠进口的困境。

抗美援朝时期，许子素带领工厂加工供货，制造食盐片、消毒水等药品支援朝鲜战场，并捐献飞机一架。许子素积极拥护国家对资本主义工商业的改造政策，1954年7月，伟迪氏制药厂实现公私合营，改称天津市人民制药厂，许子素任第一副厂长。1956年，许子素调天津市制药公司任副经理，直至1976年病故。

许子素在所有关键的时刻都做出了正确的抉择，急流勇退，捐赠企业，投身政界，既是出于一个商人的睿智，更是出于爱国热情，他完美诠释了"红色企业家"的精髓与精神。许泽普父子一生，制药产药，实业救国。都说时代造英雄，在中国的几次黄金发展期里都有数不清的英雄人物出现，他们宛如时代的弄潮儿，站在中国的浪潮上远眺着未来。

（资料来源：《安国县志》第960页）

（四）吴肇春：西医圣手扭乾坤，救济伤患赤子心

吴肇春（1881—1970），原名吴三元，故城县吴梧茂村人。因家境贫寒，便早早辍学，但吴肇春踏实的学习习惯并没有改变。干完农活的闲暇时间，他就拿起以前的书本翻读，书中描写的大千世界吸引着少年澎湃的心灵，让吴肇春的思想穿越了地理的阻隔，落到了山外更远的地方。

16 岁时，吴肇春来到枣强县肖张镇基督教会，在英国人办的医院当清洁工。小小少年已经肩负起了家庭的重量，但吴肇春并不觉得当清洁工的日子苦，在医院里他勤勤恳恳工作，耳濡目染地了解到一些基础的医学常识。潘院长注意到这个用心的孩子，吴肇春的天资聪慧、朴实勤恳深得其钟爱。1906 年，潘院长到刚成立的北京协和医院任教，便推荐吴肇春入协和医学堂学习。吴肇春感激恩师的提携，在那难得的读书岁月，吴肇春丝毫没有浪费时间，他把自己全部的精力与热爱都献给了医学。1911 年，吴肇春顺利毕业并取得"医学博士"学位。学成归来的他，感恩资助他的医院，便回到肖张教会医院任职，成为该院第一位中国籍医生。吴肇春医术精湛，诊治病人态度认真负责，其医德医术闻名冀县（今冀州市）、枣强、衡水诸地，是百姓认可的好大夫。

1930 年，吴肇春担任衡水桃城医院首任院长，这是衡水有史以来第一所，也是附近各县第一所由中国人经营的西医院。此时他已至"知天命"之年，他已经知道自己此生的"天命"就是为广大人民谋健康。吴肇春擅长眼科、妇产科和腹外科，虽然当时设备较简陋，但凭借精湛的医术，仍成功地进行了白内障、剖宫产、阑尾切除及膀胱结石等外科手术，为病人解除了痛苦。吴肇春感怀师德，他选择将自己的医术传下去，并在临床实践中培养了一批西医人才，为后来河北的医学建设做出了极大贡献。

抗战时期，中国大地一片狼藉，吴肇春恨透了日本侵略者，他以医院做掩护，多次秘密为八路军培训医务人员，传授消毒包扎的技巧，减少战士们的伤口感染。他多次提供药品，来抢救保护伤病员，还为伤势严重的将士、百姓们做了一些小型的外科手术。在残酷的抗日战争中，吴肇春的医院在患

者的救治和革命信息的联络传播中，发挥了不可小觑的作用。此时吴先生已年逾花甲，却壮心不已，凭一把小小的手术刀，挽救无数人的生命。衡水县城解放后，医院改称吴大夫医院，隶属冀南区第五专署领导。吴肇春不顾年迈的身躯，短时间内就将医院办得卓有成效，受到专署、县领导和人民群众一致敬佩赞扬。

1947 年，吴肇春调往冀南行署医院任医务主任。1949 年中华人民共和国成立，吴肇春因从医经验丰富、做事一丝不苟，又被调往邯郸行署医院任副院长。1956 年后，他历任河北省人大代表、中华医学会理事等职。直到1970 年逝世，吴肇春都没有离开他热爱的医生岗位。吴肇春的一生是燕赵豪杰的缩影，他们爱国爱家，胸怀辽阔，在自己的岗位发光发热；他们的眼光深沉，凝望的是人民健康幸福、国家和谐富强的未来。

（资料来源：《衡水市志》第 1357 页）

（五）段慧轩：殚精竭虑半世纪，鞠躬尽瘁不图报

段慧轩（1887—1983）在抗日战争时挺身而出，"苟利国家生死以，岂因福祸避趋之"；在国家安定后弘扬国粹精髓，"中医之难在传承，唯坚持方得始终"。他医术精湛，恩泽四方；他满腔热情，一生为民。对待患者，他悬壶济世，妙手回春；对待学生，他毫无保留，倾囊相授。

段慧轩 1887 年出生于深泽段庄村，终年 97 岁。早年留学日本学医，回国后，先后任职直隶公立医专教授、洛阳私立泽民医院院长。因不满国民党的反动统治，1936 年回到原籍深泽县开设泽民医院，为百姓解除疾苦，深受人民的爱戴。抗日战争爆发后，念国家存亡，舍安逸度日之心，投身八路军，任白求恩卫生学校教员、冀中军区卫生部医药顾问。所到之处，凭借精湛医术和全心全意为人民服务的精神，受到广大战士的称赞。在战争胜利后，调任冀中行署卫生局局长，在药乡祁州（安国）建立了旗帜药厂，在献县教堂创办了普济医院。中华人民共和国成立后，段慧轩出任河北省卫生厅第一任副厅长，后任厅长、省人民委员会委员。他为河北的卫生事业，艰苦

奋斗了一生。

1. 投基础建设，发展医学教育

抗日战争胜利后，段慧轩提议主持在华北药材聚散地——祁州（今安国）建立了旗帜中药厂，并在献县教堂旧址创办了普济医院。他同样重视医学教育。早在抗日战争、解放战争年代，他就为部队、地方培养了大量医学人才。中华人民共和国成立前夕，主持创办了冀中卫生人员训练所。中华人民共和国成立后，他按照党和政府的要求，在全省县级以上区划建立起各级医院、防疫站以及疗养院、医学教育、科研机构等。他还为团结中西医，开展群众性学术研究活动，创建了县级以上卫生工作者协会，并任省卫协主任、省中医研究院院长，为河北省中医教育、中医科研、中医医疗事业的发展作出了突出贡献。

2. 创办医学院校，培养中医人才

他虽是一位留日的医学专家，对西医有较深的造诣，但他热爱中医、崇尚中医，与中医是精神上的契合，并将支持、保护、发展中医作为后半生的奋斗目标。他曾写信给中共中央，提出重视保护中医的建议。他为发展中医教育、中医科研、中医医疗事业呕心沥血。他经常深入基层，到农村、城镇走访有一技之长的中医、中药人员，任用有真才实学的中医药人才，组织、发展、壮大了我省中医药队伍。由于他卓有成效的工作，在 20 世纪 50 年代中末期开创了河北省中医药事业蓬勃发展的可喜局面，奠定了河北省中医发展的基础，使河北省中医药工作居全国领先地位。为此，卫生部于 1958 年在保定召开了全国中医中药工作会议并举办了河北省中医药展览会。

3. 传承中医精华，开创中医未来

段慧轩还主持组织整理了大量中医药专著、验方和资料，为继承、发展我国中医药事业作出了贡献。在他任省中医研究院院长期间，广泛在省内外访贤荐能，曾邀请江湖人士王芗斋用他的站桩法，到省中医研究院为病人治病。打破中医学术交流的壁垒，搜集民间单、验方和聘请名中医，整理、抢救名老中医经验。此外，段慧轩还经常为发展河北中医事业向有关领导提出建议。1978 年他双目失明，行动困难，听力也严重减退，但他仍关心着河北省的医学事业。在他 95 岁高龄时，还口述请人代笔向省委领导提出建议加强中医药工作。

4.作风简朴，知足淡欲，为医学奉献终身

在生活中，段慧轩生活朴素，作风严谨。他虽是一位高级知识分子，但一直保持着战争年代养成的艰苦奋斗的作风。在中华人民共和国成立后 30 年内，只为接见外宾做了一身灰色毛料制服和一件老式皮大衣。他在 20 世纪 50 年代买的一身青色制服，到老仍穿在身上。室内家具也十分简陋，为不给组织增加负担，多年日常生活由老伴照顾，直到双目失明，老伴也身体欠佳时，才找人照顾。一个高龄且双目失明的老人总躺在床上是痛苦的，但他仍对中医的发展密切关注，从未停止过对中医的研究，从治病医学到养生医学，千人千方，但殊途同归。

段慧轩还带头移风易俗。早在 1960 年他就投书《健康报》《光明日报》建议推行火葬，提倡把遗体献给医学科学事业。他曾两次写下遗嘱，要求在去世后把遗体献给医学事业。段慧轩逝世后，遵照他的遗嘱，家属把他的遗体献给了河北省医学院进行医学研究，将自己生命的余晖献给了医学事业，完成了自己毕生的夙愿。他以自己的实际行动，践行了"为共产主义奋斗终身"的誓言，体现了一个共产党员为人民服务直到生命最后一刻的高尚品格，他怀揣信仰，忘我奉献，培养万千的中医学子，为传承中医谱写下壮丽诗篇。他是红医精神的传承者，红医精神的践行者，是"医者仁心，甘于奉献"的最好诠释。他以榜样的力量，激励着万千学子勇担医者的责任与使命。

（六）孟老清：铁骨铮铮，宁死不屈

孟老清（1889—1943）平阳镇柳河村人。孟老清自幼年起就立志成为大医，他刻苦学习，在长期的学习与实践中，孟老清的医道逐渐高明，成为当地有名的医生。孟老清极其擅长针灸之术，他的针法立竿见影，声名远扬。

七七事变后，日本发动全面侵华战争，战火很快便蔓延到孟老清的家乡，孟老清恨透了这帮日本人，更恨那些投靠日军甘为走狗的日伪军。保定是敌后抗日战场的重要地点，中国共产党在此活动频繁，孟老清认定中国共产党是真正抗日的重要力量，因此，他积极向中国共产党靠拢。

1943 年 11 月 18 日晚，平阳区的干部贾炳福、周振华、林超等人来到柳河村开会，孟老清知道后非常高兴，和村干部们一起忙东忙西，为这些干部们提供食宿。为了保证会议的安全，他不断地在村边勘察敌情，几个小时过去也毫不放松警惕，生怕有敌人靠近而影响了会议的进行。

11 月的保定月明星稀，微风轻起，静谧的环境不时被一声声犬吠打破，孟老清翻弄着自己随身携带的针灸包，脑中回忆着一个又一个穴位来巩固自己的医术。突然，孟老清的思绪被远方传来的汽车轰隆声打破，孟老清急忙跑向会议点通知大伙儿撤退，但双腿哪跑得过"四个轮子"。为了给大家争取撤退时间，孟老清义无反顾走向日军，与其周旋。然而日军识破了孟老清的计谋，推开孟老清向村子里搜去，可为时已晚，干部们早已成功撤退。

日军气急败坏，为了得知干部们的去向与埋藏粮食的地点，一场对孟老清惨无人道的拷问开始了……不管面对怎样的严刑拷打，孟老清始终一口咬定"不知道"三个字。日伪军气急败坏，看到孟老清带的针灸包，竟将针一根一根刺进孟老清的身体。刺在骨头上，钻心挖骨；刺在神经上，撕心裂肺；刺在血管中，血流如注。一根、两根、三根、十根、二十根……最后在他身上竟扎满了 100 多根针！孟老清痛得昏过去，日伪军用水浇醒他，他仍然铁骨铮铮地回答说："不知道！"日伪军又将孟老清操进火里烧，扔进冰河里冻，能想到的折磨人的方法都用在了孟老清身上，可他还是不肯向敌人透露一个字！日伪军没有办法，只好将孟老清压回村里，在路上，孟老清想到自己的国家正在遭遇如此之大不幸，可这些日伪军竟然背叛自己的人民与祖国去做汉奸，不禁义愤填膺，张口大骂日伪军，日伪军怒火中烧，拔出了枪，于是，抗战史上又多了一个烈士。

红医人不怕流血，不怕牺牲，孟老清一生救治国人无数，却死于汉奸之手，在如今的和平年代，我们更不应该忘记历史、忘却英雄，像孟老清这样默默无闻的政治坚定、技术优良、无私奉献的红医们不在少数，他们的事迹值得我们深挖，深究，深思，使红医精神永流传，烈士之魂永不灭。

（资料来源：《阜平县志》第 817-818 页）

（七）赵溯堂：茶水不扰

赵溯堂（1890—1979），又名赵窖生，是后杨武寨村人，赵溯堂出生于医学世家，天资聪颖，从小就展现出学医的天赋。15 岁时跟随祖父学习中医，耳濡目染下，赵溯堂对中药的四气五味、毒性禁忌颇有理解，医术更是进步得飞快。17 岁就开始诊脉，开方治病，此后一直从医。

赵溯堂医德高尚，医术精湛，精于内、外、五官和小儿科，方圆十里八乡的百姓常请他看病。他行医几十年如一日，不分昼夜，风雨无阻，只要病人求治，随请随到，对儿童尤为细心，即使儿童哭闹，赵先生还是不厌其烦地为他们针灸按摩。

赵溯堂从医多年一心济世救贫，面对贫苦人家看病，甚至分文不取。他信奉救死扶伤是医生的天职。行医舍药，就是为了治病救人，病人能够痊愈就是他最为欣慰的，不谈钱财。同时，赵溯堂对于自身的医术从不保留，带出了许多徒弟，留下不少家传秘方和"绝招"，为护佑人民健康、振兴祖国中医事业作出了很大贡献。

抗日战争时期，赵溯堂看到共产党一心为人民，便十分拥护八路军，积极参加抗日救亡运动。他家院内挖有地洞，多次掩护重要抗日干部脱险，是武强的"老堡垒户"。同时，赵溯堂非常重视对后代的教育，给孩子们讲了一个又一个燕赵大地上振奋人心的英雄故事，点燃了孩子们的爱国热情。在那艰苦的战争年代，他的三个儿子都参加了革命工作，在党的培养教育下，均对革命工作作出了贡献。赵家一向忠于国家忠于人民，据后来统计，赵溯堂的后辈儿孙在抗日战线上工作的有几十人之多。

赵溯堂思想进步，勇于进取，一心为民，1954 年当选为县首届人民代表大会代表。又在 1958 年，当选为县人民委员会委员。赵溯堂在工作中，对医术精益求精，对患者无微不至，对后辈帮扶提携。1962 年，他应聘到县医院中医科，任主治大夫，每次休假回家期间，求医者接踵而至，从不厌烦，且不收分文。病重不能来者，他必须亲自去诊治。

赵溯堂晚年回乡后，也未曾停止行医。由于年迈行动不便，他就拄着拐杖出诊看病。后来因病不能起床，他就给病人诊脉，诊脉后，口述药名，叫儿子赵书名（医生）代笔开处方。就在他临终前两天，他还为两个病人诊了脉、治了病。赵溯堂去世后，人们十分怀念，纷纷前往吊唁。

赵溯堂行医 60 余年，从不收礼，也未曾在病人家吃过一顿饭。诸多患者痊愈后，为感谢他的救命之恩，携带礼物，登门拜谢，均被他婉言谢绝。人们常夸他是个好医生，称赞为"茶水不扰的赵溯堂"。对人民的好，人民不会忘记，那些真正一心为民的人，在岁月的丰碑上镌刻成不朽的印记，成为燕赵大地永不磨灭的红色记忆。

（资料来源：《武强县志》第 704 页）

（八）刘璞：在八路军里，我才真正找到了光明

刘璞，原名刘钟奇，字伯英，1891 年出生于河北河间东凉村的一个地主家庭，1912 年，适逢天津陆军军医学校招生，刘璞以第一名的好成绩考入，开始了医药专业的学习。1917 年，刘璞以优异的成绩毕业，被分配到北洋陆军二师当军医，后又被保送到陆军军医学校军医研究所深造，专攻细菌学。毕业后，担任北洋军旅及北洋军师军医处长，后回到陆军军医学校任军医和教官。

九一八事变后，日军入侵，国家处于危难之中，刘璞反对国民党政府卖国求荣的丑恶行径，毅然离开军队，在故乡开设西医诊所，面向百姓，服务军民。

1935 年，在殷希彭教授推荐下，刘璞到保定河北省立医学院任细菌学教授。好景不长，1937 年，保定被日本侵略军攻陷，刘璞不得已弃教回乡。

1938 年冬日的一个大雪天，原河北省立医学院学生张禄增带着殷希彭的亲笔信来到了刘璞的家乡找到了他，一进门就说："刘老师，我是来请你去参加抗日救国工作的。"刘璞看过信没有一丝犹豫，果断地说："我现在就跟你走。"

刘璞深知有国才有家，因而在张禄增找上门邀请他去参与革命时才会义无反顾，即便当时他妻子刚刚生产不久，孩子尚在襁褓。第二天，刘璞仅带着两麻袋的医学书籍就到冀中军区卫生部报到，在医务科进行工作。

1939 年 7 月，晋察冀军区成立卫生学校，刘璞被调去任教。建校初期，条件十分艰苦，师资严重缺乏，刘璞主动承担细菌学、药理学和外科总论等多门课程。他结合军队特点和战时实际，编写了药理学和外科总论，内容非常实用，被广泛应用在军队中。刘璞在任教的同时，还兼任晋察冀边区医药指导委员会副主任，经常为《卫生建设》杂志写稿，回答基层单位提出的各种疑难问题。

1942 年，刘璞的夫人由北平到学校驻地和他团聚。当时他是全校年龄最大的教员，每天生活费仅四角钱，老伴生活费仅一角五分。刘璞白天上课，老伴上山拾柴。有时他也与老伴一起上山背柴，以便赚取些微薄的薪水来补贴家用。尽管生活艰苦，但他非常乐观，曾感慨地对老伴讲："在八路军里，我才真正找到了光明。"正所谓一箪食，一瓢饮，在陋巷，人不堪其忧，璞未改其乐也。

1948 年冬平津战役后，为了迎接天津解放，刘璞奉命任天津卫生接管处处长，后改任天津市卫生局局长。1950 年 2 月加入中国共产党，入党后他激动地说："我 47 岁参加八路军，59 岁加入中国共产党，这是我人生中最大的转折点。我在旧社会活了大半辈子，虽说有一颗爱国之心，但找不到一条爱国之路，是共产党、八路军把我引向光明大道的。"之后，刘璞任河北医学院院长，并当选为河北省党代表、中共八大候补代表、河北省政协委员。年过花甲，刘璞依旧精神矍铄，经常深入实践，研究教学改革。他常说："我热爱医学教育，愿为培养高级医务干部贡献力量，为祖国的卫生事业奋斗终生。"

刘璞走过炮火连天、枪林弹雨的战争年代，将自己扎根于中国革命、建设时期，为保卫人民生命安全和身体健康保驾护航，为医学教育事业奋斗终身，是医德精神的时代闪光，也是红医精神的传承与弘扬。红医精神将继续鼓舞新时代的红医传人不忘初心、牢记使命，发挥护佑人民群众生命安全和身体健康的中流砥柱作用。

（资料来源：《沧州市志》第2944页，《石家庄长安区志》第617-618页）

（九）刘光锡：义无反顾纾国难

1937年10月，日军大举入侵，在中华民族面临生死存亡的危急时刻，平山县掀起了踊跃参加八路军和抗日救亡的高潮。其中，一个已过不惑之年的中年人，不仅毅然决然地带领全家数口参加了八路军，还将自己苦心经营多年的"光天医院"义无反顾地捐献出来，创建了晋察冀军区第四军分区后方医院。

他就是晋察冀军区第四军分区首任卫生部部长刘光锡同志。

刘光锡，又名刘洛粗，平山县北贾壁村人，1895年出生于一个富裕中农家庭，初中毕业后，他先是在获鹿和山西平定的耶稣教堂当过一段佚役、帮课，后来进平定友爱医院当看护，学习医道。1923年他又到北平协和医院进修学习，3年后结业。1928年他与一名叫刘天福的医师在平山县郭苏镇创办了"光天医院"。1930年，他从该医院分离出来，在平山城南街另起炉灶，仍叫"光天医院"。

1937年，卢沟桥事变爆发，在日军猖狂进攻下，大片国土沦陷，日寇所到之处奸淫烧杀，无恶不作，生灵涂炭，刘光锡感到无比愤慨。面对国民党军队节节败退，各级政权自行解体，政府官员携带眷属和细软纷纷弃职而逃作鸟兽散的丑恶行径，刘光锡义愤填膺。正在这时，八路军三五九旅一部来到平山县扩军，指战员们纪律严明、尊老爱幼、公买公卖、平等待人，受到平山县人民的热烈欢迎。这些使得刘光锡耳目一新，对八路军产生了由衷的敬佩之情，他决心用自己一腔热血为抗日救亡献出一份力量。

10月初，敌人已向平山县境逼近，日军飞机也不断在石家庄周围狂轰滥炸。4日，刘光锡将自己"光天医院"药品器械进行了坚壁，又将全家老小送到天桂山避难。然后就开始了寻找八路军、报名入伍的历程。在天桂山，他曾遇到十几名八路军同志，他们指引他到洪子店找陈宗尧团长。他来到洪子店，陈团长已去回舍，他赶到回舍，可陈团长又去了井径径里，他又赶往径里。在径里，刘光锡虽然仍未见到陈宗尧团长，却见到了该团政治处主任于英川同志，于英川主任被他的爱国精神所感动，正式批准他参加八路军。

刘光锡参军后，按领导安排，来到南望楼、南贾壁一带村庄扩军，不久，便建立起一个新兵排，刘光锡任排长。在这里接受整训期间，中共冀西特委负责人栗再温来到回舍。栗再温原是平山县地下党组织重要领导人，与刘光锡有很深的交往。他见到刘光锡，高兴地说："原来你在这里，我正想找你呢。"栗再温表示，由于抗日战争需要，急需筹建一个后方医院，想请刘光锡去担任院长，并说："还是干老本行吧，这比带兵打仗更需要你。"刘光锡毫不犹豫地答应了。但后方医院开始时一无医疗器械，二无医护人员，只有刘光锡这个"光杆司令"，刘光锡未加思索，便把自己苦心经营多年的"光天医院"药品器械全部捐献出来，以之作为后方医院的基础；同时将"光天医院"的原班人马全部招来参加了八路军，其中有他的两个女儿刘青萍、刘青菊，四哥刘润连，以及徒弟、朋友等14人。这样在平山县洪子店创建成立了"平井正获游击司令部后方医院"。刘光锡被任命为后方医院院长，刘光锡爱人带着4岁和2岁的孩子，也随后方医院一起活动，帮干一些杂务。同年11月，第四军分区成立后，周建屏司令员、刘道生政委又任命刘光锡为第四军分区卫生部部长。12月12日，根据晋察冀军区整编命令，"平井正获游击司令部"统一整编为第四军分区第八大队，后方医院归属第四军分区领导。

后方医院一成立，即发挥了极大作用。由于日军猖狂进攻，八路军战斗频繁，我军以劣势装备抗击装备优良的日军，每次战斗都异常艰苦激烈，伤病员急剧增加，医护人员整天忙于为伤病员治伤换药。当时药品缺乏，刘光锡一方面号召大家节约，将脓血纱布、棉花洗净消毒后再用，同时还亲自带人上山采挖中草药，制成丸、散、膏、丹等剂，保证了部分药品的供应。医疗器械不足，他又组织大家自制探针、镊子、离断刀等器械，保证了对伤病员的及时治疗，减轻了伤病员痛苦，提高了治愈率。

随着八路军队伍的不断扩大和伤病员的增加，为完成治疗任务，刘光锡首先要求现有医护人员尽快提高医疗技术，开办医护训练班，大量吸收新人员参加，他亲自讲课。由于医护队伍的不断扩大，后方医院逐步建立健全了各科室机构，如重伤员换药组、轻伤员换药组、轻伤外科室、重伤外科室、手术室、内科诊断室、留医门诊等。短时间内，后方医院就建设得颇具规模。

后方医院的工作不仅赢得八路军伤病员们的交口赞誉，各级领导对刘光锡的工作也十分满意。第四军分区周建屏司令员是位老红军，与方志敏、邵式平等一起创建了红十军和赣东北革命根据地。刘光锡十分尊重这位老红军，并在长期交往中与他建立了深厚情谊。在周建屏司令员病重期间，刘光锡日夜守护在床边，为其进行精心治疗，并遍邀各方名医和专家会诊，千方百计进行诊治抢救。病愈后，周建屏司令员多次在不同场合提起刘光锡，对他在第四军分区卫生工作的突出贡献给予高度评价。

1938 年 7 月下旬，军区卫生顾问白求恩大夫专程来到平山县庄富村，视察四分区后方医院的工作，详细听取了刘光锡的情况汇报。白求恩对他们中西结合、土洋并举的施治方法十分赞赏，还亲自为 60 余名重伤员进行了手术治疗。为了更好地向白求恩大夫学习医疗技术，刘光锡开始学习英语，至今，他当时的英语学习笔记还被家人珍藏着。

1938 年 9 月 16 日，晋察冀军区第一次卫生工作扩大会议在五台耿镇召开，会上第四军分区后方医院受到军区卫生部的表彰。会后，聂荣臻司令员单独接见了刘光锡，与他进行了亲切交谈，并合影留念。

刘光锡在战斗频繁的艰苦环境中，长期奔波操劳，积劳成疾，几次吐血后身体日渐虚弱。1939 年 9 月，军区卫生部派游胜华来接任他的工作，调他到军区休养并另行分配工作。刘光锡经过一段时间休息治疗，感到病情有所好转，就要求继续工作，宋肋文主任让他暂时到边区保卫营帮忙。某日下午，宋肋文主任召集政府机关全体人员开会，说日寇多路进攻边区，机关和部队当晚要转移。刘光锡当时身体尚未完全康复，又拖家带口，经请示后单独留下。后来在军区卫生部刘处长帮助下，刘光锡在庄子河村开设了诊所，负责救治来往的机关部队伤病人员，同时为地方群众行医治病。

1941 年，刘光锡的爱人因染上瘟疫一病不起，不久离开人世，留下两个幼子无人照顾，刘光锡只好再婚，留在家里没有再归队。

1943 年，由于刘光锡全家参加八路军，被坏人告密，不幸被捕。被捕期间，刘光锡多次被提审、遭毒打，敌人要求："把两个女儿叫回来，不再当八路军，就放你回家。"刘光锡一口咬定自己没有女儿。敌人拿出告密信让他认可，他坚决否认，说："那是诬告。"对于刘光锡同志被捕，聂荣臻司令员指示"要积极营救"，最后在栗再温同志的具体关照下，通过关系出面做保，一年后敌人才将刘光锡释放。

抗日战争结束后，刘光锡任平山县第 11 区合作社医务股股长。在土地改革运动中，因向上级反映村干部问题，而遭诬陷，被县人民法庭以"特务嫌疑"之名收押，经庭审调查及本村贫农团、新农会多次投书保释，最后被宣告无罪，释放回家。之后，刘光锡调至新乐、正定工作。1951 年 4 月因病去世，享年 56 岁。

（资料来源：党史博采 / 燕赵群英，1999 年第 2 期；宋文海，张玉梅，中共平山县委党史研究室）

（十）范立轩：名门英烈，抗日报国

范立轩（1896—1942），原名铭鹤，系北宋政治家范仲淹后裔，先世由江苏省迁居河北省威县南章台村。1923 年毕业于直隶省立医学院，后任天津杨村民众教育馆健康部主任，为当地培养了一批民间医务人员。1928 年到邢台，任华北兄弟医院医师。后入东北军任军医，他目睹旧军队种种弊端，愤而辞职返乡，自备多种药品，为邻里乡亲解除病痛。

卢沟桥事变爆发后，各地抗日武装风起云涌，范立轩与任丹需、董良卿等将威县第 5 区民团改编为抗日游击大队，他任医务主任。1938 年，被 129 师卫生部聘为医师。

冀南行政主任公署成立后，建立冀南行署医院，被行署主任杨秀峰委任为院长。在战斗频繁、人才和医疗用品奇缺的情况下，他到处聘请医护人员，添置医疗器械，很快健全了医院机构，并在农村设立了隐蔽的住院病房，确保伤病员的安全。

1942 年年初，范立轩主持开办医务人员训练班，培训医务人员。后因劳累过度，酿成重疾，返乡休养。在养病期间，常以耽误工作为憾。病情好转后，立即返回医院，继续主持医务训练班工作。1942 年 4 月 29 日，在高公庄乡高公庄村壮烈殉国，时任冀南军区行署医院院长，享年 46 岁。

（资料来源：《冀南行署医院院长　范立轩烈士》，河北人物，搜狐网，2019 年 7 月 31 日）

（十一）邓亚新：得道“新”诚

邓亚新（1897—1971），河北省唐山市石庄人。幼年家贫，17 岁跟随同村伙伴，离开父母闯关东。几经辗转，在哈尔滨的一家店铺当学徒。邓亚新踏实肯干，深得东家赏识，当东家吃官司后，便把店铺委托于他。东家出狱后，很是感激，便答应他学医的请求。这样，年满 20 岁的邓亚新就读于哈尔滨宏仁医学专科学校，开始了医务生涯。

1. 辗转追梦 创办事业

邓亚新十分珍惜这得来不易的学习机会，在校期间刻苦努力学习，于 1921 年毕业，开始行医生涯。6 年后，心系故土的邓亚新回到唐山，在东新街创办华英医院，开设华英药房。医院有房屋 10 余间，病床、手术室、化验室和药房等，在当时环境下基础设施较为完善，同时设有内、外、儿、妇、五官、皮肤等科，具有较为系统的治疗水平。

行医路上，学无止境。邓亚新渴求深造，不满足于现有的知识与临床经验，于 1934 年考入北京协和医学院进修，1937 年跟随邓源和教授在上海内科研究所学习。进修经历让邓亚新的医学理论知识更为系统，同时也积累了丰富的临床经验。在唐山，他的听诊技术，尤其是对肺、心的听诊，为当时医务界所敬仰。

2. 技德同一 本色如一

行医，精诚方显本色。邓亚新不仅医术高超，更是医德高尚。面对病人，他心系病人身体健康，毫不计较费用，特别是当劳苦大众前来看病的时候。有一次，一位靠捡拾破烂与乞讨为生的寡妇前来看病，邓亚新亲自给她看病用药，考虑到她家庭贫苦，尚有 5 名子女需要照顾，便多次分文不取。许多曾在华英医院就医的人后来提起邓亚新时，仍对他精湛的医术、高尚的医德赞不绝口。

1942 年，邓亚新开办的华英大药房不顾日伪禁令，将药品、绷带暗中卖给冀东八路军，并将药品运送到前线。可当药品运到古冶车站附近时，不幸被日本宪兵查获，运药的八路军同志被捕入狱，邓亚新也被传讯。为了援救八路军同志，也为了了结此事，邓亚新将华英医院和华英大药房进行拍卖。

1948 年，唐山迎来解放，邓亚新作为医务界代表参加了唐山市第一届政治协商会议。1956 年出任路南区卫生科科长，1960 年任路南医院技术院长，继续行医，1971 年病逝。

邓亚新的一生算不上顺风顺水，却一直在践行"医"这个字，沉甸甸满是责与德。大医精诚，在技炼精，在德铭诚，方不负白衣在身，济天地苦民。

（资料来源：《唐山市路南区》第 730 页，《唐山市志》第 3327—3328 页）

（十二）郭靖邦 杨春丽：为医疗事业奉献一生的神仙眷侣

郭靖邦（1897—1977），男，汉族，出生于辽宁西丰县的一个农民家庭。成绩优异，考上南满医学堂，毕业后便从事医学行业，在沈阳市和西丰县医院任眼科主任医师、院长等职。1932年与杨春丽结婚，同年任山海关国境卫生检疫所所长。

杨春丽（1910—1969），女，汉族，出生沈阳市的一户贫民之家。小学毕业后，在沈阳市立医院做护理工作，正是因为这份工作，她与郭靖邦相识，并在他的帮助下得以继续求学，在南满医大学习到诸多医学知识。毕业后，在山海关铁路医院任妇科医师，兼任海关嘱托医。

1942年，郭、杨夫妇二人怀揣着一份爱国热忱，毅然辞去公职，开办东亚医院，该医院设备较为齐全，成为山海关第一座能收住院病人的医院，大大地改善了当地的医疗条件。他们饱含人道主义精神，一切以病人为主，面对贫苦百姓求医，分文不取，照治不误。

1945年，日本无条件投降，经商定，郭靖邦便把伪检疫所的药品、物资暂时保存在东亚医院，待八路军进城后全部转交，支援分区卫生部。解放战争时期，国民党军队进攻山海关，郭、杨二人便带领东亚医院全体医护人员救护八路军伤病员，面对物资、病房不够用的情况，便就地取材，绷带用完了，就用白布和床单撕成条代替，房间住满了，就在院中搭起帐篷，成功渡过难关。

1949年，中华人民共和国的成立再次大大激发了郭、杨二人的爱国热情。他们希望自己的孩子也可以为祖国做贡献，便送两个儿子参加了人民志愿军，抗美援朝，保家卫国。而他们夫妇俩便充分发挥各自所长，全力以赴投身于人民卫生事业。郭靖邦积极组织成立了卫生工作者协会，后担任了山海关卫生院副院长职务。杨春丽则是联合山海关的助产士成立了"东亚妇婴医院"，后妇婴医院也一并并入山海关人民医院妇产科。不久后，郭、杨二人将苦心经营了九年的东亚医院献给了国家，成立了"辽西省山海关市立妇婴医院"，杨春丽应聘为院长，助力国家医疗事业发展。

在医院工作期间，夫妇二人兢兢业业、忠于职守，常常早来晚走，甚至吃住在医院，以便在每一次有危重病人住院时，都能及时组织医务人员全力抢救。他们珍重每一条生命，为了每一份希望拼尽全力。

1952年，郭靖邦凭借着高尚的医德与高超的医术，被评为辽西省防疫工作二等模范，又被选为第一届到第五届区人民代表，杨春丽历任秦皇岛市政协委员、河北省第五届政协委员。

孙思邈曾言："凡大医治病，必当安神定志，无欲无求，先发大慈恻隐之心，誓愿普救含灵之苦。若有疾厄来求救者，不得问其贵贱贫富，长幼妍媸，怨亲善友，华夷愚智，普同一等，皆如至亲之想，亦不得瞻前顾后，自虑吉凶，护惜生命。见彼苦恼，若己有之，深心凄怆，不避险阻、昼夜、寒暑、饥渴、疲劳，一心赴救，无作功夫形迹之心。如此可为苍生大医，反此则是含灵巨贼。"郭、杨夫妇正是孙思邈所说的苍生大医，以一颗慈悲同情之心，决心拯救人类的痛苦，不管病人的贵贱贫富，老幼美丑，都同样看待，都像对待最亲近的人一样，尽心尽力地去救治他们。无论是在战争时期，还是在和平年代，他们不曾瞻前顾后，也不曾避忌艰险、昼夜、寒暑、饥渴、疲劳，全心全意地爱护病人，为人民的健康保驾护航。

（资料来源：《山海关志》第 640 页）

（十三）于植琴：杏林芳名多传世，为谁辛苦为谁甜？

中国人是总喜欢把美丽的意象托付给下一代的，这个传统在为孩子起名时便展现得淋漓尽致，正因为汉字独特的美感，我们才能更多地在他人的名字里体味到更多的情愫。例如，一想到"银池"，脑海便浮现出叮咚的小溪飞涧；一提到"植琴"，眼前就晃晃出现较山中月色还清冷的琴弦声。

而这，分别是于先生的名和字。于植琴出生于杏林村，可能他的父母也不曾预见，以后最常见自己孩儿名字的地方是那一沓沓药方末款的署名，这个名字将随着阵阵药香走进千家，以慰藉病人的躯体和心灵。

于植琴幼年立志学医，广读医书，并将所思所见之心得悉数记录下来。"冰冻三尺，非一日之寒"，学习中医岂是一年两年的事，其中需要大量的时间反复学习，才能将书中知识付诸实践。成年后于植琴走向临床，功效颇佳。中医博大精深，于植琴从不松懈，他应诊之暇学习各家学说，访良师结益友，切磋医技，经验日益丰富。于植琴主要对内、妇两科有所侧重，经过多年的潜心研究，细心总结，还对妇科杂症颇有创建。于植琴先生善用四诊合参，观察灵敏，见微知著，他的一大研究是运用补阳温中散寒的附子理中汤加减，治疗虚寒内生，寒凝气机的胃阳虚衰证。他留意到清代郑钦安的《医理真传》中云："非附子不能挽救欲绝之真阳，非姜术不能培中宫之土气。"经过长期的实践研究，他发现附子理中汤加减还可以用于治疗妇女产后血虚中风，并对妇女不孕及下痿等顽疾都有显著疗效。为此四里八乡，求医者应接不暇，就连天津等地的患者也慕名而至。

抗日战争爆发，日寇铁蹄侵我中华。于植琴怀揣着一腔爱国热血，将自己家作为抗日工作人员的堡垒，以便户、县、区干部住此工作，共同商议抵抗日军之策。战争期间，于植琴不顾危险，仍如常应诊，坚持为百姓看病。于植琴不仅医术高明、医德高尚，他还在抗日战争中为共产党做了许多有益的工作，是真正的医者仁心，以天下为己任！

就这样，于植琴同革命工作者一起从事党的工作，直到1954年，于植琴在当地的安排下到县卫生院工作。于植琴在中医内科、妇科方面的贡献很大，他对附子理中汤的妙用更是在县内医学界享有盛名。于植琴晚年历任大城县第二届、第三届和第五届人民委员会委员，广大人民群众对他的喜爱和信任可见一斑。1973年，于植琴病逝，终年76岁。

医者往往身怀兼济天下之心，范仲淹更是有言："不为良相，便为良医。"于植琴的一生可是将这句话表现得淋漓尽致，他一生都在为党的事业和中医事业呕心沥血、勇毅前行，他的一生就是一首不屈不挠、敢为人先的赞歌！

（资料来源：《大城县志》第 870 页）

（十四）殷希彭：教授从军，以医惠民

殷希彭，又名殷同寿，出生于 1900 年，河北安国小营村人。殷希彭自幼好学，对传统文化及西方现代科学文化知识均有涉猎，生活的动荡、国家的危难铸造了殷希彭的忧患意识和奋发精神，他立志学医，为人民的健康保

驾护航。

1926 年，他自保定河北省立医学院（今河北医科大学）毕业，因在校期间表现优异，留校任教，翌年被选送日本公费留学，获病理科医学博士学位。回国后，任河北省立医学院病理学系主任。他是河北医学院病理学教学的创始人，除完成正常教学任务外，他不遗余力多方搜集教学资料和病理标本，开展科研活动。他抽出自己每月的收入用于学术研究和交流，自费再度访日考察学习。

1937 年 9 月，日军侵占保定后，由于殷希彭不想为日伪政府做事，便愤然携眷回乡。但是日伪军仍以厚禄邀请他担任河北省教育厅厅长，他严词拒绝。国家危亡的痛楚煎熬着他的心，他想为抗日贡献自己的一份力。故而当儿子表现出想跟着参加八路军的本家侄子抗日时，他说："当八路军抗日是救国，每个中国人都应该有救国的责任，你虽然是十几岁的孩子，有这个志气，我自是高兴的。不然留在家，还不是当亡国奴？我也不能留在家里当亡国奴！"

1938 年，中共冀中军区卫生部部长张珍邀请殷希彭参加八路军，他欣然接受，让本来准备"三请诸葛"的张珍大吃一惊。殷希彭还说："我是赞成抗日的。不过，现在口头上讲抗日的人不少，真假难分。我的儿子在春天已经参加了八路军，看来我们父子现在都抗日，将来不会抗成仇人了。我答应参加就一定参加，君子一言，驷马难追！马不要派，人不必再来，我又不会骑马，准备好后，我会自己去的。"果然没几天他就租赁马车找到了军区机关，后担任了冀中军区卫生训练队教务长兼后方医院医务主任。

殷希彭的举动影响了很多教授和学生，他们也相继投入抗日的战线。

1939 年年初，殷希彭与国际共产主义战士白求恩、东征医疗队一起在冀中工作生活，白求恩很欣赏殷希彭认真负责的工作态度、渊博的学识和高明的医术。同年 6 月，晋察冀军区创办卫生学校（后改称白求恩卫生学校），殷希彭任教务主任，后升任校长。

医学院的教授在山地游击战环境下办学，客观条件上的困难不去说，单就教什么、怎么教的问题，也不好解决。办学初期，他提出"突出重点，适应对象"的教学要求。"突出重点"包括了培养目标和培养内容，"适应对象"则体现了怎样教和用什么方法教的问题。

比如"适应对象"方面，殷希彭为了使算数只有小学文化程度的学员听得懂、记得住，在讲课中费尽心思，想方设法从学员能接触到的事物和容易理解的道理出发，用常见的事例引发出科学知识。为了说明药量和治病的关系，他举例说："吃馒头你吃得够量才能增加营养，如果你一次要吃十个二十个，会使你上吐下泻，引起急性胃肠炎。什么东西都不能超过规定限度，超过就会变利为害。"

在学校里，殷希彭教课认真，督导严厉。从初到学校担任教务主任，负责全校的教学工作，再到当校长，他一直兼任很重的授课任务。同学们不仅从他身上学到了知识，学到了治学精神和方法，还在思想品德上受到了熏陶。

在殷希彭的领导下，白求恩卫生学校真正形成了团结、紧张、严肃的革命校风。学校除军医、调剂、护士班外，还办了老干部和高级军医班，先后培养了1000多名技术干部，在校学员最多时可达720人，成为战争年代我军最著名的医科学校之一。

殷希彭是严师，但他严得入情入理，令人信服。在一次欢庆学员毕业的晚会上，他讲的一番话至今还留在人们的心里。他说："俗话说，拿了人家的手短，吃了人家的嘴软，我吃了你们的，可是我的嘴还不能软。我不再讲祝贺你们毕业的话，要讲批评的话。听说你们快毕业，业务学习、生活管理都散漫了，这要不得。团结、紧张，是我军的优秀传统，你们要把在学校养成的良好作风带到工作上去。"

1942年，殷希彭加入了中国共产党，后出任晋察冀边区医药技术指导委员会主任，并创办《卫生建设》等刊物。

1943年，殷希彭的两个儿子先后牺牲在抗日战场。同志们怕他经受不住连丧两子的打击，劝他保重节哀。他说道："天下父母心一样，要说我不心痛，那是骗人。但是请同志们放心，这绝不会影响我的革命斗志，相反会使我更加坚强。"之后他化悲痛为力量，工作更加勤奋。

1947 年后，殷希彭历任华北人民政府卫生部部长、华北军区卫生部部长，先后参加了清风店、石家庄、太原、平津等战役。

中华人民共和国成立后，殷希彭先后担任华北军区卫生部部长兼军医学院院长，第一军医大学校长，军事医学科学院副院长、院长，中国人民解放军总后勤部卫生部副部长，为我军卫生工作的正规化现代化建设做出巨大贡献。

1955 年他被授予少将军衔，获二级独立自由勋章、一级解放勋章。

1974 年，殷希彭因病逝于北京。

一代医学教授走完了他自己的路，一条叫"医"的长征之路。殷希彭将军的人生以"学医"为开始，携笔从戎，以"治病救人"为终，不负韶华。他总是专心致志、一丝不苟地对待每一位病人、每一个学术问题，他是医生，也是老师，既治病救人，也教书育人。他从未离开最热爱的军队卫生事业，一直专注于军事医学教育事业，他以最厚重的医德与医术对抗着病魔，守护着战士们的健康。殷希彭的红医精神，在今天仍然适用，永不过时，他以无私之爱对待每一名战士，以博大胸怀对待每一位学生，他是红医精神的践行者，在医学之路上，无私奉献，救死扶伤，以医惠民，砥砺前行。

（资料来源：《安国县志》第 966-967 页，《红医将领》第 489-501 页）

（十五）张丁洋：医道尘心，积善余年

张丁洋，出生于 1900 年，河北省保定市涞水县史姑庄村人。青年时期的张丁洋敏而好学，为人正直，在北平白云观跟从一名隐逸道士研学中医，在参加的北平中医招考中取得第一的优异成绩，便留在了北京开始行医授药，教授学徒，造福了当地的百姓。

然而好景不长，受时势风云动荡影响，张丁洋从医的历程很快被打断，不得已而迁往他方。1929 年，张丁洋赴张家口警察署当了一名警察，后转入国民党六十五军，任上士文书兼军医。医道未荒废，军中有奇遇。他因治

愈了军长刘玉芬母亲的重病而受到其器重，被破格提拔为上校军医。自此之后，张丁洋得以拥有更便利的条件在军中行医，救治伤员，有效降低了当时将士队伍中的伤亡率。不久之后张丁洋又被派赴龙关县任县长，在此地，他也没有忘记自己所拥有的医学知识及医家修养，极为重视当地百姓的身体健康，并尽己所能地济世救人。

张丁洋始终如一地坚持着自己为国为民的思想，热爱祖国，投身革命。1947年，涞水县县长王玉泉派兵抓捕了史姑庄的8名共产党干部，对其中的农会主任卢玉才，民兵队长张喜禄等4人宣布枪杀。张丁洋之弟张仲明连夜找他设法相救，张丁洋立即致函王玉泉，使卢玉才等8人获释。王玉泉先后又抓捕了北白堡村干部卢秀峰、东租村干部王恩照等多人，都经张丁洋致函而获救。因此，本村群众特送匾额，上刻"积善之家"。1947年冬，张丁洋被调至傅作义部任参议，参与了和平解放北京的义举。1949年后，张丁洋在中国国民党革命委员会李济深属下任职，被统战部定为爱国民主人士。1952年，张丁洋因病在北京逝世，终年52岁。

回顾张丁洋的一生，他依靠所学之长意外成就了自己的仕途顺遂，又凭依着在政界的成就得以实现济世救人的医学抱负，相辅相成，缺一未可。

（资料来源：《涞水县志》第769-770页）

（十六）刘自仆："医"始"医"终，德医双馨

刘自仆，生于1901年，原名刘润泽，字滋圃，河北安国东佛落村人，后定居涞水。刘自仆自幼睿智聪敏，毕业于直隶省立顺德第四师范，参加了"五四运动"等新青年运动接受了新思想。毕业后，在校任教，后任安国教育局督学。但公仆难当，他只好洁身自仆，故取滋圃谐音，改名自仆。抗日战争爆发，接触了马列主义著作的刘自仆意识到，只有共产党才能救中国，便毅然辞去国民党政府的职务，返回冀中抗日根据地，任高小教员，为抗战出一份力。

刘自仆德政医艺四馨，儒雅、热情、廉洁、达观。刘自仆一边教书，一

边潜心研究中医药，走访了药乡很多名医和药师。他重视知识重视人才，教书育人，为涞水县培养了大量医教文卫人才。他为群众的身体健康着想，不遗余力为群众诊疗医病，精通妇科和杂病，深受人民群众的爱戴。在抗日战争中，医疗器械以及药品都很匮乏，他便采药制药，用中西医结合的方法医伤疗病，有力地支援了一线战场。刘自仆还自愿参加了涞水县支前救护队，在严寒中翻山越岭步行百多里赴昌平，随担架队救护伤员。作为一名医生，他用实际行动展现了高度的爱国热忱。

1941—1962 年，几年间，刘自仆先后担任了专职医生、制药股股长、主任医师、卫生院长等职务，也曾当选为涞水县副县长、省级民主人士、知名医师、河北省第一届人大代表和省政协第二、第三届委员。

1973 年 11 月 24 日，刘自仆因病长辞于涞水寓所。

刘自仆先生政治思想坚定，工作认真敬业，他高超的医术、耐心的指导，让病人和学生受益匪浅。他的慈爱让每一个遇见他的人都深深地将他记在心里，让每一个和他一起共事的人都称赞他的精勤认真与无私奉献。"医"始"医"终，他尽心尽力地对待每一位病人，不遗余力地教导每一个学生。他用自己最诚挚的爱国热情，为抗日战争的胜利作出自己的贡献，为后辈如今的幸福生活增添一份希望。

（资料来源：《涞水县志》第 770 页）

（十七）王育荣：淬仁者之心，铸红医之魂

王育荣（1901—1943），又名王锦春，1901 年出生于河北省饶阳县王桥村一个中医世家。受家庭的熏陶，他从小就对医学有所偏爱，1921 年考取了河北大学医科班。毕业时正逢军阀割据时期，战争四起，各地缺少军医，他被分配到广东，在国民革命军第四军张发奎部队任医官。在这期间，他目睹军阀混战导致民不聊生，而官僚大肆鱼肉百姓使人民生活雪上加霜。王育荣深感气愤，更对国民革命军失望，毅然离开部队，回乡从医，开办了医院和药房。

七七事变后，王育荣看到中国共产党一心为人民，便坚决拥护中国共产党的《抗日救国十大纲领》，又凭借自己行医之便，热情宣传抗日。1938 年初冬，八路军第三纵队兼冀中军区领导的军区后方医院从白洋淀转移到饶阳一带，当他听说医院需要优秀医生时，立即报名，想把自己的一技之长用在抗日事业上，就这样他参加八路军，并且将自己医院的药品、器械全部捐献给部队。同年，加入中国共产党。参军不久，即担任冀中军区后方医院第四休养所所长。

为了适应作战需要，1939 年 7 月，冀中军区在完县（今顺平县）南清醒村成立了"冀中军区卫生部手术队"，王育荣担任手术队主任。经常率部到战斗前线，为伤员做手术。作为卫生教导队任教导员，他也专门负责对医护工作人员的培训，同时也招收一些有文化基础的青年进行学习和培训，为培养医护人员做了诸多贡献。1940 年 5 月，卫生教导队扩编为军区卫生学校，他任教务主任，培养了一大批医护人员。王育荣曾和白求恩共同工作过，白求恩一丝不苟的工作态度，令他钦佩，他认真向白求恩学习，积极工作。王育荣做外科手术十分利索，白求恩对其医术表示肯定，说他是"具有国际水平的合格医生"。

1943 年年初，王育荣调任冀中军区卫生部副部长。同年 5 月，日军为打击八路军后方机关和医院，便集中兵力对唐县、完县河北一带进行大"扫荡"。当时，王育荣正带领学员在完县杨家台后方医院实习，得知敌情后，他立即将学员与医护人员分成几个小组，随同部队转移。7 日，王育荣与后方机关人员在撤退中不幸同敌人遭遇，他率部与敌人周旋，躲过敌人的追查，在夜间突围中，不幸在青虚山坠崖牺牲。时年 42 岁。2015 年 8 月，被列入民政部公布的第二批 600 名著名抗日英烈和英雄群体名录。

青山埋忠骨，翠柏缅英雄，王育荣少承中医传统，苦学医术，救死扶伤，心怀仁爱，悬壶济世，后寻得终生信仰，加入中国共产党，忠于革命，忠于祖国和人民，坚守初心，艰苦奋斗，不畏牺牲。择一业毕其生，他将政治理想与职业道德相结合，为新中国的成立贡献其一生，是医务工作者的模范和榜样，是红医精神伟大的传承者和发扬者，是河北人民乃至全国人民心目中的英雄!

（资料来源：《饶阳县志》第 730—731 页）

（十八）聂贯一：医生，一生

聂贯一（1903—1992），曾用名聂殿增，后刘家营村人，自小热爱学习，勤奋刻苦。年幼时便主动学习知识，曾在两个冬季读过私塾。受其身为中医外科医生的舅父的影响，聂贯一一直渴望可以同他一样，用医术来造福百姓，为穷苦大众解除疮痛之苦。但因为家庭贫寒和父亲的反对，聂贯一没能安心和舅父学习，只得瞒着父亲，利用农闲时间或阴雨天，偷偷去舅父家学习医术。然而功夫不负有心人，凭借天赋与不懈的努力，聂贯一 17 岁便学有所得，已经可以开方为人治病。

1. 炮火行医

硝烟炮火中，医术更显可贵。在抗日战争和解放战争期间，聂贯一效忠革命，多次为八路军指战员医伤。为防日伪军发觉，他经常夜间行路，或用青纱帐做掩护，行迹虽隐藏，济世之心依旧昭昭。一次，聂贯一到遵化为八路军某部政治主任吕光治疮，夜里发现敌情后，便冒着枪林弹雨随军渡河转移，坚持到吕光病愈。为医赤忱，便是如此。

2. 济世之心未曾减

远离炮火与硝烟，聂贯一仍奔走于行医途中，未曾懈怠。中华人民共和国成立后，聂贯一成为丰润有名的中医外科医师，先后任刘家营乡卫生所所长及卫生院院长等职。年岁虽长，济世之心未曾减。1962 年 9 月，邢台、衡水地区因连年水灾，有 3 个县成千上万人患浸淫疮，久治不愈。聂贯一已年近六旬，仍然坚持前去应诊。他奔走于邢台方圆百里间，不言疲累，仅 20 多天，便治愈了数以万计的病患。与此同时，他还将治疗方案毫无保留地传授给当地各医院，仁爱之心尽显。聂贯一医术精湛，20 世纪 70 年代，他到丰润城关卫生院工作，每天就诊者络绎不绝。70 余岁退休之后，他仍被聘请到丰润中医院工作，直到 80 高龄。

聂贯一从医近 70 载，治愈伤病者不计其数，著有《中医外科验方》一书。从战争到和平，从硝烟里到阳光下，使命不曾被辜负，初心不曾被遗忘。贯一，正如他的名字，认定一件事，贯穿其一生。

（资料来源：《唐山市新区志》第 445-446 页）

（十九）巩维汉：务实笃行，不负家国情

巩维汉，字敬一，1903 年生于河北廊坊，三河西曹庄人。1925 年考入燕京大学，毕业后于蓟县（今蓟州区）开办制革厂。抗日战争打响后，他积极参与到革命斗争中，尤其在医疗卫生方面做出突出贡献。1983 年逝世，享年 80 岁。

九一八事变爆发，日军侵略中华大地，中华民族处于水深火热之中，巩维汉痛感中华民族饱受苦难，通过学习进步书籍，他的爱国主义思想得到进一步提高。巩维汉曾在蓟县开办制革厂，制革厂倒闭后，他便与妻子孙玉琢一同回马坊镇县立小学任教。出于对医学的喜爱以及不懈的钻研精神，他一面教书，一面利用空闲时间和弟弟巩维文开设诊疗所，为乡亲治病，帮助当地百姓解除疾苦。

巩维汉回乡不久，三河地区早期的革命者刘向道就与他联系。在刘向道的影响下，巩维汉由心系革命逐渐发展为要求投身革命斗争。他们的来往愈加密切，巩维汉对敌斗争也更加积极、坚定。他凭借自己职业便利，积极为抗日政府征收粮款、购买禁运物资。

1941 年，冀东地区日伪当局开始实行禁运政策，限制抗日根据地的发展。正逢在盘山一带活动的冀东主力部队不少指战员患有眼病，因为缺乏药物治疗，很多战士出现了眼角溃烂等情况，急需在短时间内得到治疗。巩维汉虽然开诊所，但由于日伪当局对药物进行控制，导致药物购置出现极大困难。考虑到战士们的病情，巩维汉坚定地接受了任务，联络多方关系，最终从北京购得几百瓶眼药转运至盘山，及时治疗了指战员们的眼疾，恢复了部队战斗力。

1983 年，巩维汉逝世，享年 80 岁。有人读书是为名利，有人读书是为

自修，有人读书则是为家国大义。回望巩维汉的一生，无不笃行为党为国之大义，为人为民之情怀，他在学有所成时报效家乡，在乡野之间消除愚蒙，在家国需要之时勇担重任，如此气节，方是将仁医仁术融入本心，将热忱情怀融入家国。

（资料来源：《三河县志》第 725—726 页）

（二十）张文林：临危不惧，以血荐轩辕

张文林，字郁亭，1906 年生于河北石家庄，矿区中王舍村人。1926 年毕业于井陉师范学校，后回乡继承祖业开设"玉华鑫药铺"。1931 年春，加入中国共产党，并负责地下党联络工作。1940 年不幸为日军所捕，两年后于北平日军陆军监狱壮烈牺牲，年仅 36 岁。

张文林家境优渥，为人宽厚，尊崇仁义，常常周济穷人。1931 年，在李康、李悦民二人的介绍下，加入中国共产党，张文林深知救国救民之迫切，便毅然应下以"玉华鑫药铺"为掩护，秘密做地下党的联络工作。尤其在七七事变之后，"玉华鑫药铺"联络站成为传递情报和边区联系的主要据点。张文林自己也曾凭借刺绣专长，两次在白洋布上绣下秘密联络图，为抗日工作传递重要情报。

1940 年百团大战中，张文林等人一如既往地做好支援工作，把战时急需药品秘密转移到"玉华鑫药铺"。任务成功完成，但在战斗结束后，由于叛徒告密，张文林不幸为日军所捕。被捕期间，面对敌人，他镇定自若，坚守秘密，即使敌人严刑拷打也不屈服，暗自立誓，即使献出生命，也绝不丧失民族气节，出卖革命同志。

1942 年，张文林在狱中的非人折磨下壮烈牺牲，年仅 36 岁。没有人生来伟大，只是面对国家危亡，有人选择去承担大任；也没有人生来勇敢，只是面对人民水深火热，有人选择无畏前行。张文林的一生，无愧于先祖，无愧于人民，更无愧于医德。

（资料来源：《井陉矿区志》第 133 页）

（二十一）方治：白衣战袍，救死扶伤

　　方治（1908—1945），原名张伯仁，滦南县侯各庄连北店村人。由昌黎汇文中学考入北京医学院，毕业后在唐山开滦医院任职。1936 年返乡，到榛子镇开办"新新药房"。受中共地下党组织负责人王大中的影响，早早地投身于革命事业。在革命宣传、医疗救治、伤员救治等方面做出突出贡献，于 1945 年 1 月转运伤员途中惨遭包围，不幸牺牲，年仅 37 岁。

1. 宣传革命思想

　　方治毕业后曾在开滦医院就职，工作期间，因医术精湛、医德高尚，在当地颇有声望，后返乡开办药房时与中共地下党组织负责人王大中熟识，受其影响，对革命有了进一步了解。后经王大中介绍，认识了由天津来冀东开展游击战争的李运昌，交往中进一步受到革命思想的熏陶。

　　为了做好思想动员工作，方治秘密安装了一台收音机收听延安新华广播电台用以提供小报资料，并主持油印了抗日小报《海涛》，翻印《抗日救国十大纲领》，散发反对"冀东防共自治政府"的传单，不断将日军的真实面目、帝国主义的狼子野心、革命的思想、共产主义的真理传递给社会各界。

2. 投身抗日战线

　　1938 年，随着冀东革命转入低潮，方治毅然放弃诊所，赴平西抗日根据地，在区委机关救治病人，不久转到晋察冀军区卫生部工作。1940 年，印度援华医疗队柯棣华医生来到晋察冀军区白求恩卫生学校支援，方治不仅外科技术高超，又擅长英语，便被调到白求恩卫生学校任柯棣华大夫的外科助手兼卫校教员。二人配合默契，共完成 2000 余例手术，为军区战士的健康保驾护航。方治不仅医术高明，认真负责，在教学中，也是治学严谨，精益求精，深受学员敬重。

　　1944 年 10 月，冀东党委社会部部长钟子云等人在杨家铺战斗中身负重伤，只能先藏身在滦县李家沟进行休养。可是李家沟 2.5 千米外赵庄子便是日军的据点，为了保障伤病员的安全，方治便召集村里抗日的积极分子一同转移伤病员的住所，时而抬到安平村后山上的破庙里，时而又钻入狭窄的山坡地洞内。经过两个多月的精心照顾与阵地转移，伤员基本痊愈。

3. 舍己为人壮烈牺牲

同年12月，方治受命护送一批干部到晋察冀后方阜平。1945年1月，途经新城杨庄子村时，遭日伪军包围，在突围时中弹不幸牺牲，年仅37岁。

他是一名光荣的八路军战士，用生命换取革命胜利；他是一位正直的外科医生，用专业技能救死扶伤；他是一个负责的卫校教员，用知识筑起卫生战线。在中华民族生死存亡的关头，怀揣顽强抗战的决心和爱国主义情怀，他投入艰苦的抗日洪流，将青春热血洒在护卫军民安康的征途中，为夺取抗日战争的全面胜利做出了巨大贡献，用鲜血和生命凝成了弥足珍贵的"红医精神"。

（资料来源：《滦南县志》第855-856页，《滦县志》第806-807页）

（二十二）李质然：沧海桑田，只择"医"而终

李质然（1908—1975），字向臣，河北省廊坊市李贾村人。出生于清末名宦家庭，伯祖父李莲英为清廷总管太监。李质然少时便立志学医，20岁时便开始在私人药铺行医抓药。1944年毅然投身革命，参加医疗队伍，先后任职"大城县医药联合会"主任、卫生科副科长、臧屯卫生院院长等职。1975年因病逝世，终年67岁。

李质然幼年在北京生活，家境优渥，家中聘有专职教师学习，因天资聪颖，在学文习武方面成绩卓著。清朝覆没后，李质然返回故乡，家中虽仍然富有，但他却并不沉溺于骄奢淫逸的生活，而是同情贫苦百姓，并立下了学医治病、救死扶伤、解除人民痛苦的志向。

行医初期，李质然在贾村、堤北两处私人药铺行医，因用药、针灸方面医术突出，在当地享誉盛名。1944年抗日战争期间，李质然初心如磐，毅然投身革命，凭借自身医术，参加医疗队伍。在艰苦的环境下，他联系医生，进行预防、治疗疾病，同时随军抢救伤员，积极支持抗日战争。解放战争期

间，两个儿子在他的影响下，亦积极参军。

他先后担任了大城县医药联合会主任、县卫生工作者协会主任、省卫协会任秘书、县卫生科副科长、县人民医院中医科、臧屯卫生院院长等职，直至 1970 年退休还乡。

返乡后不久，李质然不幸查出患有肺癌，卧床不起，但他依然坚持为病人诊脉、开方，直到生命垂危，救护车都候于门外时，他仍坚持为候诊的 3 个病人诊疗开方，安排妥善才上车就医。此一去便未还，病逝于医院，终年 67 岁。

医者仁心，李质然不顾自身病痛，不错过每一位求医者，坚持开完最后一方。既择"医"，便择"医"而终，少时立志，无论更朝换代、战乱和平、世事变迁，济世救人的热忱丝毫未变。

（资料来源：《大城县志》第 870-871 页）

（二十三）朱琏：赤色相续的壮美

一、革命年华

1909 年，朱琏出生于江苏溧阳南渡镇。其父朱鸿茂在辛亥革命爆发后加入同盟会。朱琏深受家庭文化的良好熏陶，16 岁完成高中学业后，因家庭困难，便到附近的夏溪小学担任了国文教员。因她年纪尚小，大家都喜欢叫她"小朱先生"。

1927 年，朱琏考取了苏州志华产科学院。因成绩优异，1930 年 3 月提前毕业，前往上海普善医院，担任过医院产科主任兼司药主任。

1929 年，革命志士陶希晋、许闻天等领导了溧

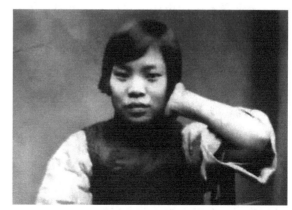

学生时代的朱琏

阳暴动以反对蒋介石背叛革命。他们遭到蒋介石镇压并受到通缉，逃往上海避难。经同学引荐，朱琏结识了陶希晋，经许闻天夫妇从中牵引红线，二人结为夫妻。

1931年夏天，朱琏跟随陶希晋到了安徽省明光中学，当了校医和兼课教员。九一八事变后，朱琏和陶希晋等立即组织各界群众和明光中学师生，成立抗日救亡组织，开展抗日救亡运动。

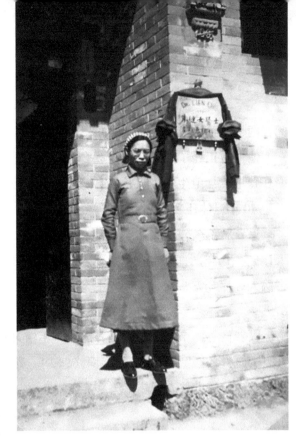

朱琏在诊所门口留影

1932年10月，正太铁路（今石家庄市人民医院）收归国有。陶希晋和朱琏先后来到了石家庄，陶希晋任正太铁路局的职员，朱琏在正太铁路医院妇产科当了医生。

1935年，北平市委组织部部长刘汉平来到石家庄宣传马列主义。经刘汉平介绍，她夫妇二人一起加入中国共产党，朱琏成为石家庄第一位女共产党员。陶希晋不久后担任中共石家庄市委宣传委员、书记。1936年1月，按照党组织的决定，朱琏辞掉正太铁路医院医生的职务，自开了一家诊所，作为市委机关的联络点。1936年3月1日，朱琏诊所在石家庄西横街爱华里一号开业了。

朱琏诊所开业以后，党组织交给朱琏的任务是"搞好医务工作，扩大朱琏诊所的社会影响，掩护党的工作，并利用看病宣传党的主张，发动群众参加抗日救国运动，组织抗日团体，搞好统一战线工作"。为了完成党组织交给的任务，她把接产、看病作为联系群众的好时机，她还经常和她的助手一起背着药箱在正太铁路和大兴纱厂的工人宿舍中进行巡诊。

　　1936 年年底，石家庄特务机关怀疑朱琏和陶希晋是共产党。纪慕堂（石门市美孚洋行行长）听说后，马上找到警察局为陶朱夫妇开脱。之后警察局凡是要进行全市搜查，一些警察便事先到朱琏诊所告知，搜查时，他们便匆匆到诊所各房间转一下，然后在门上贴上一张"查讫"的黄色字条，一走了之。就这样，党的会议在朱琏诊所召开，市委、直中特委的领导人和地下党员也得到保护，中共石家庄市委的工作日益活跃。

　　1937 年，七七事变爆发后，陶希晋、朱琏等领导石家庄人民积极投入到抗日的洪流中。周恩来在石家庄期间，市委以抗日救国会的名义，召开群众大会，大会由朱琏主持，周恩来、彭德怀在大会上号召人民团结起来，打败日本帝国主义，实现抗日民族统一战线。彭德怀等在会后到朱琏诊所探访了地下市委机关的工作人员。

　　1937 年 9 月下旬，日本侵略者不断南侵。朱琏根据平汉线省委关于西上太行山开展敌后游击战争的决定，带领一部分职工家属，携带朱琏诊所的药械，离开石家庄到太行山参加了正太铁路工人游击队。

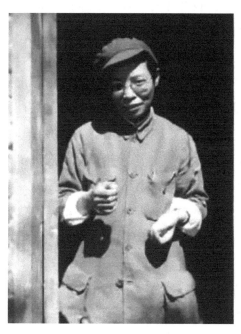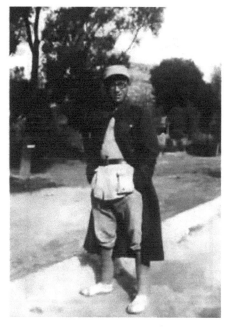

朱琏、陶希晋参加工人游击队

不久，正太铁路工人游击队并于八路军129师。1937年冬，朱琏随129师来到山西辽县（今左权县），刘伯承、邓小平任命朱琏为129师卫生部野战医院院长。徐向前副师长亲自接收了朱琏从石家庄带来的医疗器械和银圆，并高度赞扬她的爱国精神。

在师部干部大会上，129师参谋长倪志亮代表刘伯承师长邓小平政委授予朱琏"刚毅果敢"的光荣称号。不久朱琏被任命为129师卫生部副部长兼野战医院院长。

1940年年初，朱琏和陶希晋一起北上到革命圣地延安马列学院学习。同年，朱琏去杨家岭看望蔡畅（时任中共中央妇委书记），在蔡畅家里见到了分别两年多的周恩来同志。周恩来一见面就认出了朱琏，热情地和她握手问好，风趣地称她"陶夫人"，并鼓励她："要遵照毛泽东同志的教导，努力学习中医，要团结新老医务人员，用中西医两种方法为部队为人民防治疾病，搞出一套我们中国的新医学来！"从此朱琏把周恩来同志的教导作为自己搞好医疗卫生工作的行动指南。

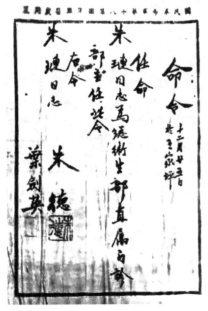

朱琏任卫生部门诊部主任任命书

1942年1月1日，朱琏被任命为军委总卫生部门诊部主任。

1944年10月，毛泽东同志在陕甘宁边区文教工作者会议的讲话中指出："新医如果不关心人民的痛苦，不为人民训练医生，不联合边区现有的一千多个旧医和旧式兽医，并帮助他们进步，那就是实际上帮助巫神，实际上忍心看着大批人畜的死亡。"朱琏参加了这次会议，认识到了中医的重要性。随后，在边区政府召开的中西医座谈会上，来自前方野战部队的一些西医医生，发起签名拜任作田为师，朱琏、鲁之俊（时任和平医院院长）当场报名，随任作田先生学习针灸，朱琏从此走进了中医针灸的大门。

1945 年冬天，朱琏从延安回到一别六年的太行山，上级决定由朱琏担任晋冀鲁豫边区政府卫生局局长兼边区医院院长。为了解决边区人民和部队缺医少药的困难，朱琏大力推广针灸疗法，开办了三期针灸训练班，培养针灸人才。

1948 年 9 月，华北人民政府（中央人民政府的前身）成立，朱琏任卫生部第一副部长、哈励逊医院院长、华北局妇委委员。1949 年 2 月，在华北人民政府董必武同志的支持下，朱琏在平山县创办华北卫生学校并兼任校长。1949 年 5 月，朱琏随华北人民政府到了北京。

二、北京岁月

朱琏来到北京后，被任命为中央卫生部妇幼卫生局副局长、中央防疫委员会办公室主任。她心系针灸，曾在电台讲谈"我与针灸"，充满了对针灸的无限热爱，吸引着越来越多的人开始关注祖国传统医学，关注针灸。

1951 年 3 月，由朱琏精心编纂的《新针灸学》出版。此书由朱德题词，董必武作序，这是新中国的第一部以神经学说立论的针灸专著。《新针灸学》的出版，引起了国际医学界的广泛重视。朝鲜、越南等国，分别译成本国文字出版。苏联还派来三名医学专家，专程到北京跟朱琏学习针灸。

1951 年 7 月，成立了中央人民政府卫生部针灸疗法实验所，朱琏被任命为主任（首任所长）。

1955 年 4 月 14 日，毛泽东在杭州接见朱琏。15 日，朱琏被邀请与毛泽东共进晚餐，大家都举起面前的酒杯，毛

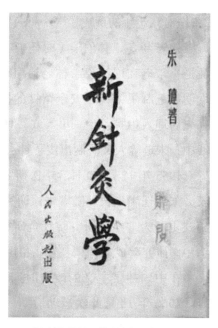

朱琏编著的《新针灸学》教材

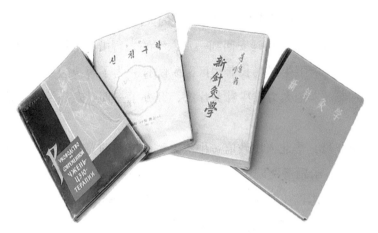

朱琏编著的《新针灸学》教材外文译本

泽东也站起来，举杯说："今天——"他沉吟着，"该说什么祝酒词呢？"叶子龙接过话说："今天祝各界大团结万岁。"毛泽东同志说："不是。今天是祝针灸万岁！"毛泽东接着说："针灸不是土东西，针灸是科学的，将来世界各国都要用它！"

1958 年，毛泽东与朱琏在广州会面，在与朱琏交谈后，毛泽东感叹道："中医有几千年的历史了……针灸大有名堂！"

1955 年冬，林伯渠（时任中央政治局委员）因病手术，术后患上顽固性呃逆，朱琏在用针灸给林老治疗时，为尽可能保持长时间留针以缓解病痛，发明、赶制了第一根安全留针的横柄针（又称为丁字针或 T 型针），并用此针先后埋入中脘、足三里等穴，林老病情得到很好的控制。在后续的临床实践中，朱琏等人义研制出皮下针、图钉形针等"安全留针法"钊具。

1955 年 12 月 19 日，中医研究院宣告正式成立，鲁之俊任中医研究院院长，朱琏任副院长。随着中医研究院的成立，"中央卫生部针灸疗法实验所"正式更名为"中医研究院针灸研究所"，朱琏兼任针灸研究所所长。周恩来为中医研究院成立题词"发扬祖国医药遗产，为社会主义建设服务"。

在中国社会主义的改造时期，朱琏本人在运动中受到了错误批判和审查。1960 年 10 月此次运动后期，朱琏与陶希晋一起被下放广西南宁。1962 年 6 月，中共中医研究院委员会发文为朱琏甄别平反。

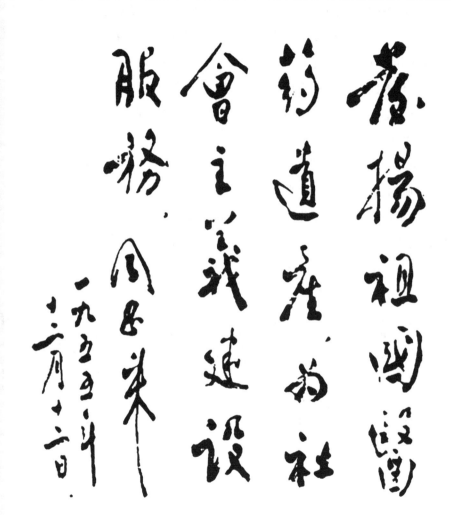

发扬祖国医药道产，为社会主义建设服务。

周恩来

一九五五年十二月十二日。

周恩来为中医研究院成立题词

三、广西时光

1960 年朱琏随陶希晋来到了广西南宁，任南宁市委常委、副市长。1961 年 4 月，国务院副总理习仲勋让张云捎话给朱琏：他很关心朱大姐，尤以关心朱大姐的专业（针灸），希望她不丢掉！朱琏得知后，深受鼓舞与振奋。

1961 年，朱琏创办了南宁市针灸研究组（后改为针灸门诊部）。同时在南宁、桂林地区开办了针灸训练班。在南宁工作期间，朱琏还带教了一批弟子，其学术思想现已传承至第三代，朱琏和她的弟子们被称为"新针灸学派""广西针灸流派"。

1966 年 1 月，董必武（时任国家副主席）在广州突发旧病三叉神经痛，痛如刀割饮食困难。朱琏带病两次前往广州为董老诊治，经过 20 多个日夜的精心针灸治疗后止住了疼痛。董老两次激情赋诗，《又赠朱琏同志》："万里传针灸，能人遍市乡。随身带工具，行箧即药囊。大众皆称便，孤贫更不忘。我邦古医术，赖尔好宣扬。"

董必武赠诗朱琏

1978 年 1 月朱琏突发脑出血昏迷，醒来后又继续投入修改第三版《新针灸学》。1978 年 5 月 18 日，朱琏因再次脑出血与世长辞，享年 69 岁。追悼会于 5 月 25 日在南宁举行，邓小平、陈云、徐向前、秦基伟、王震、宋任穷、江华、习仲勋、陈锡联、胡乔木、韦国清及全国政协、卫生部等有关部门纷纷送去花圈。

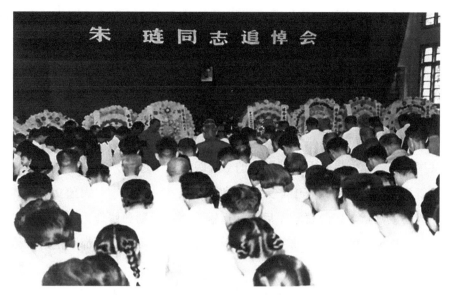

朱琏同志追悼会

遵朱琏生前遗嘱：百年后她的部分骨灰保留在石家庄，余下的部分骨灰撒入南宁邕江。

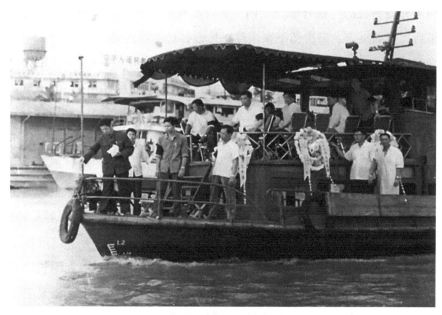

朱琏部分骨灰撒向南宁邕江

2002 年，她的部分骨灰安放回了石家庄。2006 年朱琏被评为"石家庄十大革命名人"。如今，朱琏的铜像屹立在河北省双凤山英烈园。

（二十四）谷广善：踏踏实实做事，堂堂正正做人

开国将军谷广善，来自由周恩来亲自授旗的屡建奇功的"娃娃师"——少共国际师，他也是我军为数不多的"红医将领"之一。1955 年被授予中国人民解放军少将军衔，获中华人民共和国二级八一勋章、一级独立自由勋章和一级解放勋章。曾负责陆军后勤和运输，空军后勤和修理，国防部导弹研究，第七机械工业部卫星研究和发射等工作。但其实，这些都不是这位传奇将军的本行，他的本行是军医。

1909 年 5 月，谷广善出生于河北高邑县塔张村一个农民家庭，父亲去世早，母亲为供他读书，变卖掉全部家当。1924 年，15 岁的谷广善到磁县的刘公馆当杂役，后随刘公馆的主人参军任勤务兵。1928 年，谷广善加入国民革命军做文书、医兵，先后从事看护生、司药生、看护长、军医等职务。但他对蒋介石奉行的"攘外必先安内"的反动政策十分不满，当他看到红军的政策后，当即决定：坚决留下来当红军！谁打日本就跟谁走！

1932 年 7 月，异常惨烈的水口战役虽然取胜，但红军自身伤亡很大，病人突增。谷广善带着卫生队观察伤员的情况，从主要的病情中，查找病因、分类施策，最终找出了战士们久病难愈的原因。战士们烂腿，多是因为不打绷带行军，划破了腿部皮肤而造成感染。本来上点药就可以好，可是战士们缺乏相关的医疗知识、不讲卫生，导致伤口多次感染化脓，反复难治。身体见好的同志管不住嘴乱吃东西，使胃肠病反复发作。再加上部队里的卫生管理不严，吃食不干净，导致战士们身体素质下降，免疫力降低，容易得病，病了也不好治。于是谷广善便给军长提了医治建议。军长听了以后很是赞成，还在干部会议上讲道："今后哪个单位病号多，首先要追究团长、连长的责任。"很快，部队开始宣传卫生知识，提出防病治病要求，抓紧卫生制度落实。没过多久，部队里的情况有了明显改观，病人基本都被治愈。

1933 年 12 月，谷广善担任五军团 15 师卫生部部长。15 师是一支年轻的部队，战士们的平均年龄在十八岁左右，不少战士只有十四五岁。战士们风里来、雨里去，打仗很辛苦，却得不到适当休整，导致身体素质下降，全师 5000 多名同志，80% 患有疥疮。有的人疥疮生在头上，连军帽都不能戴，使部队的战斗力也受到了影响。

谷广善看着战士们受苦，心里也很着急，他向政委建议：发动部队，统一行动，要一次根治疥疮！谷广善根据医书里的药方，经过连续一个月的摸索，购买硫黄、配制药膏、熬洗涂抹，以及烧水洗澡、煮衣杀虫等突击治疗，并执行不准吃辣子的硬性规定，终于全部治愈了全师战士们的疥疮。小战士们人人兴高采烈、个个精神抖擞，政委也连连称赞谷广善，说这是"硫黄治天疮"。

1934 年 7 月，长征开始。为了保证战士健康与安全，谷广善等人一路上努力收存医药用品和食品。战斗中，把看护、医生也分成几组，及时进行治疗，并以照顾伤病员为先。

红军三大主力会师后，谷广善调到一军团卫生部担任副部长，主持建立了医疗工作制度，建立病历表，整理烈士遗物至政治机关寄给烈士家属。

之后，由于在敌后开展游击战，需要远距离转移伤员，困难很大。谷广善仔细思考，正式向师长林彪提出了自己的夙愿——成立野战医院。林彪很支持，还亲自签发命令，调来一百多人成立医训队。就这样，野战医院很快建立起来。

1939 年 3 月初，根据作战需要和鲁西地形，谷广善等医护人员在当地百姓的帮助下在植被茂密的地方挖洞，容纳伤员，建立了山东抗日战场最早的地下隐蔽医院。后来，谷广善带领大伙创办的医疗所、隐蔽医院也形成了一个特殊的战斗体系。

工作中，谷广善把卫生部的力量尽可能充实在基层，从小抓起。每个医疗所配备一定数量的医生护士、强有力的行政领导和优秀的政工干部。从抗日战争到解放战争，他带领的 115 师在山东战场历经战役战斗数百次，救治伤病员数万名，没被敌人抓住过一个八路军伤病员，没被打垮过一个八路军医疗所。

谷广善善于深入现场调查研究，从实践中总结经验。他还善于团结协作，发挥组织协调能力，关心群众，动员群众。多次临危受命，他都不负众望地扛起了重担。

近五十个春秋冬夏，谷广善给每一个人都留下了深刻的印象，他是个好党员、好医生、好院长。他不求名利，不逐荣誉，在抗战中坚守一线救援任务，不惧炮火的威胁，于艰难处总能看到他的身影。

堂堂正正做人，实实在在干事，他不以从前的成绩为荣，而是专注于病人的安危，给病人在战争中缕缕温情和关爱。他无私奉献、精益求精，尽自己全力为每一位受伤的战士带来生的希望。他奉献了宝贵的青春，换来战士们的幸福和安康，真正做到了至人无己的大爱。

心中有家国，心中有人民，他不畏困难迎难而上，始终坚守自己心中信仰，他的精神值得我们所有人学习和敬仰！

（资料来源："红医将领"谷广善，党史频道，人民网；"红医将领"谷广善，陕西党建网；从"红医将领"到首任空军后勤部长：河北籍开国将军谷广善，光耀燕赵，承德党史网）

（二十五）刘国柱：红医"冀"忆，薪火相传

刘国柱（1909—1945），字树仁，回族，河北新县镇人。1926年拜师学医三年，学成后开办"刘国柱济民药堂"，通过所学医术，坐堂行医，诊治了诸多病患。他医德高尚，医术精湛，深受广大人民群众的爱戴。

九一八事变后，战争爆发。国难当头，刘国柱一心报国，1933年7月，在王庄子地下党负责人冯宗凯的介绍下加入中国共产党，并把自己的药店作为共产党秘密联络点，助力革命。刘国柱因着职业上的便利条件，在看病行医救人的过程中积极宣传先进革命思想，发动人民群众，并利用夜间出诊的机会来贴标语、撒传单，大力传播和弘扬共产主义精神，以此推进革命的胜利。

七七事变前夕，刘国柱受组织派遣，去沧州学习救护工作。1938年，被任命为"华北民众抗日救国军"战地救护队副队长。1940年7月，担任"冀鲁边区回民救国总会"秘书长。1942年，兼任一分区民运部长，经常深入敌占区活动，开辟回族地区的抗日工作，促进抗日民族统一战线的形成和发展。刘国柱曾率手枪队夜间潜入敌人据点附近的南皮县柳孟春村，击毙了亲日反共的伪乡长林玉成，并在该村秘密建立起"回民救国会"，在敌人眼皮下建立起一座坚实的抗日堡垒。

1942年10月，刘国柱在突围中不幸胸部中弹，被捕押往沧县。敌人使用各种卑劣的手段和方式对他进行劝降，并施以各种酷刑，但他不畏强暴，坚守初心。1944年春，刘国柱被押往日本做华工，在此期间，他作为流亡党支部领导成员，带领工友以消极怠工、破坏机器设备等手段进行斗争。1945年日军战败，刘国柱立即组织难友游行示威。站在游行队伍最前列的刘国柱，遭到日本军警的开枪镇压，壮烈牺牲。

一代仁医，以医药铸剑斩恶疾之魔，救民众于危难之中；一名战士，深入敌区杀敌报国献忠诚，救国于战乱纷争之中。刘国柱将毕生奉献给了人民和国家，凭借高超的医术救助患者，加入中国共产党，坚定政治立场，积极宣传革命文化，多次参加抗日战争活动，不畏牺牲，无私奉献，用实际行动谱写出红医之魂！

（资料来源：《孟村回族自治县志》第718页）

（二十六）李杏阁：战火中的铿锵玫瑰

李杏阁（1910—1964），女，安国流昌村人。家贫，15岁被父母卖给了安平县报子营一个光棍汉，生下3个孩子后，丈夫无钱医病命丧黄泉，剩下了寡母孤儿乞讨度日。七七事变后，国家危难当头，李杏阁加入八路军，投入支援前线的工作。1944年11月，冀中军分区授予李杏阁"冀中子弟兵的母亲"的光荣称号。1945年1月，她出席了晋察冀边区群英会。1949年后两次到北京参加全国群英会，受到毛泽东和周恩来的亲自接见，是冀中抗战期间堡垒户的优秀代表，1950 年被评为全国劳动模范。1964 年因病逝世，终年 54 岁。

1. 披星戴月救伤夷

1942 年，日军发动"五一"扫荡，革命环境异常残酷，她不顾个人安危，千方百计掩护抗日干部，精心护理伤病员，成为村里第一个掩护抗日干部和八路军伤病员的"堡垒户"。她在家里挖了两个地洞，供伤员隐蔽、疗养，军分区派卫生员长住她家，并备有医疗器械和药品，她家成了名副其实的"地下医院"。李杏阁冒着生命危险，承担起照顾重伤员的工作，从接收第一个伤员——安平五区游击小队的战士刘建国开始，她家伤员来来往往，从未间断，先后有 73 名伤员前来养伤。重伤员抬来，轻伤员转走，今天来三个，明天来两个，有的住三四十天，有的住几个月。她对伤员关怀备至，自己吃糠咽菜，也要把节省下的粮食换鸡蛋，给伤员增加营养，伤员拉着她的手说："你真比俺亲娘还亲！"有的伤员不能小便，她端着盆去接，伤员不肯，她嗔怪道："俺是你娘，亲娘俩不拘细礼儿。"她还学会了简单的护理技术，当时缺乏麻醉剂，她给伤员换药、洗伤口非常小心，尽量减少伤员痛苦。有 5 名重伤员来时，已经做好了牺牲的准备，可是在李杏阁的精心照顾下，又奇迹般地恢复了健康，重返了抗日最前线。

2. 柴米油盐倾家尽

对待八路军伤员，李杏阁拿出仅有的小米白面为他们补充营养。给八路军吃小米饭，自己的孩子吃高粱面粥；给八路军吃白面条，自己吃榆树皮面加野菜。儿女 3 人轮番在房顶放哨，查看情况，守护伤员安全。夜晚她让儿子到邻居家借住，与女儿 3 人合盖一个被，把被子腾出来给伤员盖。这样还不够，她把多年积攒下来的棉絮也拿来垫到伤员身子下边。

3. 护得龙腾虎凌跃

为了掩护伤员，李杏阁在家中的菜窖、猪圈等处挖了地洞，轻伤员入地洞，重伤员住炕上。有时遇有敌情，她要背着比自己沉得多的伤员在地洞里爬上爬下。好多次，附近据点里的鬼子来李杏阁家中搜查八路和抗日人员，她都将伤员隐蔽好，从容巧妙应对。在艰苦的环境下，她曾数次落入敌手，任凭敌人严刑拷打只字不露，保护了伤病员的安全。当时有一首广泛流传的歌谣这样唱道："冀中抗日战鼓响，报子营出了个李大娘，李大娘好心肠，子弟兵的母亲美名扬，做汤熬粥不怕累，接屎端尿不怕脏。掩护伤员不怕死，伤员把她当亲娘。"

李杏阁为抗日战争时的医疗工作做出了卓越贡献，救护了 73 名八路军伤病员，轻者住三四十天，重者住 400 多个昼夜，不管伤势轻重都直到痊愈才离开。

在硝烟弥漫的战争年代，为保护伤员，她不惧风险，出生入死，义无反顾，舍弃了八路军庇护下的安稳生活，毅然决然踏上支援前线的征程，用弱小的身躯，扛起无数伤员的希望，她无愧于"为共产主义事业奋斗终生"的誓言，无愧于作为医护工作者的使命担当。没有人生而英勇，只是选择无畏。她诠释了红医精神，护佑生命彰显使命担当。她是生命的守护者，是舍生忘死的医护工作者，是当之无愧的"冀中子弟兵的母亲"！

（资料来源：《安国县志》第 962 页，河北共产党员网）

（二十七）张金钟：大慈恻隐济人世，誓救含灵暖人心

张金钟（1910—1986），唐县花盆村人，他出生于轰轰烈烈的辛亥革命时期，这场伟大的革命不仅推翻了统治中国两千多年的封建帝制，更是一次思想上的大解放，张金钟先生就是在这场炽热的风暴中百炼成钢，从此心怀大医之梦，身践大医之行。

张金钟自幼随伯父学医。伯父待人温和，但在教导张金钟学医时却格外严厉，"冬练三九，夏练三伏"皆是常事。在伯父的教导下，张金钟一边自己领悟前人之道，一边看诊积累经验，一步一个脚印，夏日骄阳似火，手不曾释卷，西风料峭霜寒，亦精勤不倦。一分耕耘一分收获，内外妇儿，中药方剂，挽救苍生之道，皆运化在其手中。18 岁起，张金钟便可以独立行医。他好读古籍，每有会意，便欣然忘食。在行医期间，不避昼夜寒暑，风雨兼行，道路不便，他不惜磨破自己的脚翻山去病人家中。在他看到一位老妇因

为自己的牛病死而哭瞎时，便立志：不仅要医人，还要医治家畜。

张金钟年轻有为，深受花盆村百姓的爱戴与尊重，但是他并没有骄傲自满，而是把眼光放在民间古方遗笺上。他收集古书土方，亲身验证疗效，为人胆大心细，行医斟酌谨慎，大家都赞美张金钟以土方验方治疗人、畜病症，花钱少见效快。

抗日战争全面爆发后，神州沉沦，举国哀鸣，花盆村的美好与简单被打破。在1938年张金钟被选为花盆村村长，尽己之力为人、畜医病，全力保护花盆村的村民。是年10月，有部分八路军伤员被送到花盆村，张金钟悉心救治伤员，还号召村民们为部队的战士们提供水和食物。在为伤员处理伤口时，张金钟握着他们满是创疤的手，看着这些年纪尚小的战士们被冻红的脸，把自家仅有的棉被给伤员盖上，自己则在伤员身边守了他们一夜。

1939年晋察冀军区进驻和家庄村，受部队之邀，张金钟三次为驻军医治战马，经他治愈的病伤战马30余匹。"自古名贤治病，多用生命以济危急，虽曰贱畜贵人，至于爱命，人畜一也"，能做到这般的，少之又少，无论是济人救畜，张金钟一视同仁，皆竭力拯救。在他任村长期间，还两次护送由军区组成的几百人和450头牲畜的支前大队，往山西繁峙运送公粮。张金钟担任后勤组长兼医生，一路上收集草药，磨砺针石，历时半月，完成任务后，人畜无一伤亡，安全返回。同年9月，白求恩大夫来到花盆村，住了40多天，几次与张金钟交谈，两人皆是救人活命之大医，句句相投，相交甚欢。白求恩赞叹张金钟道："他是用一根铁针、一把青草治病的良医，中国医学真是了不起。"

时至1949年，解放的号角传遍神州大地，人民当家做主的时代终于到了！唐县民主政府批准张金钟为医师职务，并为他颁发行医许可证。在当时兽医很少，很多医生嫌累嫌脏，不愿做兽医工作。而张金钟先生考虑到牲畜是山区老百姓的命根子，主动报名任专职兽医。张金钟一辈子淡泊名利，只求治病不慕名利，他先后在军城、川里等兽医站任负责人，1960年调回军城兽医站继续在他热爱的岗位上燃烧。

在他57年的行医生涯中，不收取额外报酬，徒步出诊，从不骑驴坐车。

北到涞源，南至安国、定州，西至曲阳，东至完县（今顺平）、望都，160 余乡镇、千余村庄都留下了他的足迹，徒步行程 3 万多里。用双脚丈量大地，用巧手挽救生命，一辈子经历了祖国的沧桑巨变，不谓苦，不叫难，不慕名利，不图享受，带走的只有患者的病痛，一双粗糙的手将多少鲜活的生命拽回了美好的人间。

1986 年 9 月张金钟病逝于花盆村，1988 年唐县人民政府批准，由军城区公所、县畜牧水产局、羊角乡政府、军城兽医站、花盆村委会共同为张金钟立碑纪念。周围乡村，远至涞源县、银坊等村群众上千人皆眼含热泪参加了立碑典礼。

张金钟青年立志笃医，精于方书；中年奋力践医，悬壶济世；老年潜心治医，以助后人。先生早年不辞辛苦，只为将来可以为病人治好病，如同成熟的麦穗，愈饱满愈谦虚，用行动践行着无私奉献、救死扶伤的红医精神。

（资料来源：《唐县志》第 789-790 页）

（二十八）林金亮：白求恩的得意助手

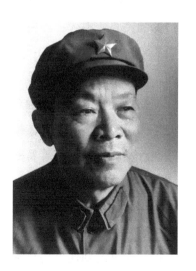

林金亮，1911 年 9 月出生于福建省上杭县才溪乡发坑村，1930 年 1 月参加中国工农红军，1932 年 21 岁时担任连长，在一次战斗中负伤住进红军医院。因曾上过几年私塾并懂得一些中医药基本知识，伤愈后组织上决定把他留在后方医院工作，不久又将他送到江西瑞金红军卫生学校学习，从此他将毕生的精力贡献给了中国革命的卫生事业。红军长征前学习毕业，先后在红五军团卫生部、红军第一后方医院任军医。红军到达陕北后他担任红军总司令部卫生所所长。抗战初期，他在晋察冀军区后方医院，有幸同伟大的国际主义战士白求恩一起战斗生活了 18 个月，成为白求恩信得过的学生、战友

和得力助手。

1. 一个医生的技术成长

1937 年 11 月，晋察冀军区后方医院成立，林金亮担任医院第一任医务科科长。医院当时设备十分简陋，医务人员缺乏，却收治了 500 余名伤病员，而且大多是在平型关战役中受伤后入院的。林金亮是当时军区卫生部门医疗技术最好的医生之一。他在 1934 年经过红军卫生学校一年学习的基础上，凭着自己勤奋好学以及在实践中的积累，不断取得野战医学临床技术上的进步。1938 年 6 月，林金亮担任了该院院长。

在北美享有盛名，曾任英国皇家医学博士的白求恩大夫辗转来到晋察冀军区。聂荣臻司令员在与他的第一次会面中，就聘请他担任了军区卫生顾问。白求恩到医院的当天，就立即投入紧张的工作中。白求恩在与林金亮第一次见面谈话时问他："你做过什么手术？"林金亮回答说："医院大都是四肢伤，最大的手术是截肢。"林金亮还将医院伤病员及医疗条件等情况做了全面汇报。经过一段时间的观察，白求恩发现这位 27 岁的医生对病人情况非常熟悉，临床医学技术基础较好，能够掌握医院医疗情况，能对伤病员提出较好的治疗方案，临床的基本操作也都拿得起来，便将他作为助手进行培养和关心。不久，经白求恩提议，林金亮担任医院院长。林金亮后来回忆说："我有幸和诺尔曼·白求恩同志朝夕相处一起工作了 18 个月，我们之间，虽然语言不通，但是为共产主义奋斗的理想，反法西斯战争的现实，把我们在思想感情上完全融合在一起了。我们有时夜以继日地在手术台边紧张的工作，有时不避艰险在枪林弹雨中抢救伤员，有时冒着酷暑严寒在深山峻岭间行军。特别是在著名的摩天岭战役，河北省涞源县孙家庄村外小庙为抢救重伤员万分紧张手术的一幕（著名摄影家吴印咸拍摄的那幅为国内外人士所熟知的著名照片——白求恩与三位助手为伤员施行手术的历史镜头）使我永不忘怀。这一切使我们之间建立了深厚同志友谊，白大夫不仅直接向我们传授了先进的创伤外科技术，我还向他学习了一整套现代医疗管理的方式方法。最重要的是他教育我作为医生要全心全意为病人服务的精神，使我终身受益。"

2. 永不忘怀的教诲

在山西省五台县松岩口村，当时军区模范医院（石家庄白求恩国际和平医院前身）所在地，一天前方转来一批伤员，白求恩正指导一位军医给新来的伤员检查伤情，林金亮因有事从担架旁匆匆走过，这时白求恩在背后喊道："林大夫，请你回来！"白求恩严肃地说："你不觉得你刚才的行动不妥吗？"同时，他让周围一些医护人员围拢上来，白求恩十分中肯地对林金亮和大家说："一名医生或者护士是不应该在伤员面前仰首而过的。"他接着又说："怎样才是正确的呢？我现在给大家做做看。"接着就开始示范。他先轻轻地走到担架旁，俯下身子仔细地询问和查看伤员的伤势，并亲切地安慰伤员几句。然后向大家解释说："这样做是不是有些虚伪呢？不是的！对这些光荣负伤的抗敌战士，我们除了给以最大的注意、关怀和技术处理外，没有别的办法对他们所忍受的痛苦进行补偿。因为他们负伤不仅是为了挽救今日的中国，而且是为了实现明天伟大的没有阶级剥削的新中国，为了全人类的解放。"白求恩对工作极端负责任，对同志对人民极端热忱的精神，深深地感染着林金亮和医院所有的医护人员。林金亮把这段故事广为传颂，并将白求恩的教诲作为他终身的座右铭，使之成为激励鞭策自己前进的动力。

3. 在病人面前他像慈父

白求恩来到晋察冀后方医院不久，就同林金亮建立起忘年交式的深厚情感，在工作中成为林金亮卫生管理、医疗技术等方面的导师。林金亮则在生活中、饮食上给予白求恩多方面的照顾与关心。但白求恩更像兄长或父辈一样，对他更用心的关爱。有一次，林金亮在土炕上为一位股骨骨折的伤员做钢针牵引，术后下炕时忘记地下滚热的消毒锅，不慎一脚把锅碰翻，滚烫的开水立时把脚烫起一个个的水泡。大家立刻将他抬回宿舍，白求恩大夫亲自为他敷药包扎。夜晚人们都入睡后，白大夫身披大衣，轻轻地走进林金亮的房间，在他床前伏下身关切地问："林大夫，怎么样？疼得厉害吗？要不要吃点止疼药？"林金亮挣扎着坐起身说："不用了，现在疼得轻些了。"白大夫一直默默地坐在林的身边守着，时间很晚了，翻译劝他早些休息，他才站起身，为林金亮掖掖被角，摆摆手，走回自己房间。林金亮的脚还是火辣辣地疼，已经是半夜了，仍是睡不着。这时门外响起一阵脚步声，白大夫又悄然进屋看望林金亮。他是来检查包扎敷料是否脱落，见林金亮还没有睡，就说："大概是疼得厉害，还是服一点止痛药吧！"说着就倒了一碗开水，把随身带来的止痛药给林金亮服下，又整了整被子，亲切地说："要静一会儿，好好休息。"林金亮服下止痛药，疼痛减轻许多，不知不觉闭上眼睛，陷入似睡非睡中。不知过了多少时间，隐隐约约有声音，林金亮猛地一睁眼，见白大夫仍站立在他床边，他望着那慈祥熟悉的面孔，久久说不出话来……一连好几天，白大夫天天来看望他。在白求恩精心照料下，烫伤渐渐地好转，他拄着拐杖到病房巡视，但白大夫坚决不同意他活动，像慈父般的关心着他，这都使林金亮一生不忘。

4. 林金亮为白求恩开刀

白求恩在晋察冀边区救死扶伤，不辞劳苦。在紧张艰苦的环境中，不免有过几次疾患，在这期间，他先后患过牙痛、急性扁桃腺炎，手部受过三次伤。为他治病的是他的助手林金亮大夫。1939 年 8 月，白求恩同志脚部受到感染，形成一个脓包，不能走动。当时住在军区司令部孙家庄，他一边休养一边编写《师野战医院的组织和技术》的教材，完成最后的翻译制图、校对。聂荣臻司令员得知白大夫脚部发炎，特意打电话让卫生部安排医生给白大夫诊治，恰好林金亮要向白大夫汇报工作，同时又给白大夫看病，林金亮接受任务后迅速赶到司令部。白大夫坚持先听汇报，再接受治疗。待汇报完工作，白大夫才指着自己脚上的脓包说："林大夫，这个脓包可以给我切开了。"林大夫准备器械时，白大夫问他："你准备用什么方式麻醉？"那时，为了节省药品，一般是用局部麻醉，所以林大夫不假思索地说："用局部麻醉呗。""不，你准备全身麻醉。"林大夫显出诧异的神情。白大夫接着说："今天我教给你一种简单的全身麻醉法，你在我身上做一次试验。"林大夫按白大夫所说的一一准备了器械，又找来司令部卫生所梁文才护士长当助手。白大夫仰卧在床上，把两手举起来，他说："现在你们可以给我滴麻药了。看到我的手倒下来的时候，迅速切开脓包，麻醉药也马上停止。就这样，你们试试看。"他们按白大夫讲的步骤做起来。护士长开始滴麻醉药，林金亮在开刀的部位消好毒，准备好手术刀和纱布，见他的双手一倒，便迅速地把脓包切了一个十字口，排了脓，填塞好纱布条，绷带还没扎完，他就笑着坐起来。他们都为白大夫为这一试验的成功高兴，白大夫说："你们看这个方法怎样？在目前条件下，为了节省药品，一些时间短暂的手术，我们就可采用这种麻醉方法。"白大夫把个人的生命安危完全置之度外，有意识地培养教育他的助手，使林金亮非常感动，更加深了他们之间的战斗友谊。

　　另一次，林金亮给白求恩开刀是在河北省唐县黄石口村。1939 年 10 月 21 日，正准备回国的白求恩强烈要求参加在河北省涞源县摩天岭冬季反"扫荡"斗争。在孙家庄村边小庙里做手术时，由于敌情严重，重伤员多，忙乱中不幸把手指划破。11 月 1 日，白求恩大夫在伤口发炎肿胀的情况下，在手术台上给一位患有颈部丹毒合并蜂窝组织炎的伤员做手术时，手套又被划破，病毒侵袭了他受伤的左手中指。此后病情越来越重，聂荣臻司令员得知消息，立即向党中央汇报并要卫生部派最好的医生前往抢救。所派遣的医生就是后方医院院长林金亮和卫生部医生陈仁华。两人冒着严寒，骑马赶到黄石口村时，已是 11 月 11 日黄昏，他们立即对白求恩进行抢救，对其左肘窝脓包开刀排脓，但病毒已扩散全身，此时已无回天。11 月 12 日晨，经全力抢救无效，白大夫与他的亲密助手林金亮及战友们永别了。对于白求恩的去世，林金亮非常痛心，在他一生中一提起白求恩，他总向人们说道："如果我能劝说白求恩按计划回国不参加摩天岭战斗，如果负伤后我能早几天到他身边劝他做截肢手术，如果当时有抗生素……他就不会离开我们。"可见他们之间情感的深厚。

5. 带着儿子学习《纪念白求恩》

　　林金亮同志多次被白求恩国际和平医院邀请回院介绍院史及白求恩的事迹。他也一样关心着白求恩国际和平医院的一切。他于 1965 年写的"一个高尚的人"的回忆文章，为医院的工作人员所熟悉。1968 年 5 月的一天上午，林金亮带着他的儿子林青，从山东济南专程来石家庄学习白求恩。他们一下火车首先赶到石家庄华北革命烈士陵园，为白求恩、柯棣华扫墓，向林青介绍他们的英雄业绩，随后来和平医院参观，会见了医院其他领导人和部分老战友。林金亮还计划带着孩子到白求恩曾经战斗过的地方去看看。先去唐县军城、黄石口，后到山西省五台县松岩口，一是为写回忆录准备材料，二是为教育下一代（后来听说林青继承父业，成为一名军医，现为某空军医院科主任）。他不愧是白求恩大夫的战友，白求恩精神的宣传员和白求恩医术的传人。下午，他热情地向群众介绍白求恩的事迹，共同学习毛泽东同志"纪念白求恩"一文。那时他已经离休多年，却把宣传白求恩精神，让更多的青年人了解白求恩、学习白求恩作为己任。1982年6月17日他在济南安然长逝，享年72岁。

（资料来源：节选自《红土地》杂志，2006年11期，第22-24页）

（二十九）徐萍：笃行致远，方为人生正解

徐萍（1911—1963），又名徐云章，保定博野县解营村人。徐萍自小热爱农业培育工作，中学毕业后便开始务农。抗日战争爆发后，徐萍怀揣满腔爱国热情毅然参加中国革命。1941年加入中国共产党，任职博野农场场长，又于1949年调任安国任太平山农场，十几年间借助药材集散地优势不断探索培育中草药，推动我国中草药事业的发展。1963年4月11日，徐萍病故，享年52岁。

徐萍自幼便对农业抱有浓郁兴趣，青年时期就开始深入学习农作物的繁育与栽培。正所谓"厚积薄发，行稳致远"，天生的热爱与不懈地努力使他成为中国共产党在博野领导创办的首个农场的场长，1949年6月又调安国任太平山农场推广科科长，正式走上中医药的探索培育之路。

到达安国后，徐萍经过综合考量，走访调研，提出县政府应该借助安国的药材集散地优势，大力发展中药材种植。于是，徐萍除了做好农业技术推广的本职工作外，开始在农场试种大黄、白芷、木香等10余个中草药品种，并坚持田间观察，探索研究中药材栽培管理技术，取得高产经验后，再向农民推广。1956年1月，农场正式更名为安国药材场，愈加激发了徐萍对药材

引种、试种及栽培管理技术系统研究的热情。

无法说是徐萍成就了安国的中医药事业，抑或是安国的中医药事业成就了徐萍，只能说二者相辅相成，才使得徐萍研究总结出薏米黑穗病防治、天南星和白术摘穗、木香秋块切除顶芽和菊花打顶等增产技术，并带领安国药材种植研究指导组进行野生和外地药材的驯化、移植试验，将安徽白芍、浙江枸杞、江苏元胡、山东金银花等 10 多个品种引种成功，在全县大面积推广种植，取得较好经济效益，带动了安国的农业及中药材产业的发展。

1963 年 4 月 11 日，徐萍病逝于东山药材场。其实早在一年前，他的心脏病就经常发作，可他仍然坚持观察记录药材的生长情况，即使病重卧床依旧毫不松懈。自更名"安国县药材场"到去世的 6 年里，他手写药材观察资料长达 20 余万字。于徐萍而言，生命的长度早已不再重要，唯有笃行致远，久久为功，方为人生正解，他与安国的中草药事业早已不分彼此。

（资料来源：《安国县志》第 961—962 页）

（三十）张华麟：医者初心报家国

张华麟（1912—1985），隆尧县人。1932 年考入南京医学院，毕业后凭借优异的成绩成为医学院实习生，并被聘为外科医师。1943 年在兰州医院任外科主治医师、副主任，并兼任兰州大学医学院讲师、副教授。1948 到美国密执安大学进修泌尿外科。1950 年返回祖国，历任中国人民解放军第一医院院长兼外科主任、国际外科学会会员、原兰州军区总医院副院长兼泌尿外科主任，兼任兰州大学医学院外科教授。1956 年加入中国共产党。1976 年指导肾移植成功。

1. 投身祖国发展新征程

1942 年，为了支援我国西北贫穷落后地区卫生建设，张华麟毅然决然地踏上了西去的征途。在兰州期间，张华麟先后担任兰州医院外科主治医师、副主任，并先后兼任西北医专讲师、副教授。在医院，他是救死扶伤、医术精湛的好医生，在学校，他是教书育人、备受爱戴的好老师。

1948年，张华麟赴美国密执安大学医学院进修泌尿外科，进一步精进自身的医术。学习期间，凭借优异的成绩、卓越的能力得到了教授的肯定与赞赏。学成之时，正值中华人民共和国刚刚成立，他满心激动，谢绝多方请求，毅然登上了归国的远洋轮船。

2. 开辟泌尿外科新局面

1951年，张华麟任中国人民解放军第一医院院长，结合自身专业优势，积极筹建全国第一家泌尿外科，开创了我国泌尿外科治疗的新局面。在抗美援朝战争中，张华麟携众多医生接收并治疗了大量的泌尿系统伤员，这里成了全军救治泌尿系统伤员的主要基地，大批伤员在这里恢复了健康，重新走上战场。

1953年，为壮大医疗队伍，培养新中国泌尿外科的骨干力量，他招收了泌尿外科专修生，编写教材，制订教学计划，认真授课，亲力亲为。1959年，张华麟调任原兰州军区总医院副院长兼泌尿科主任，并将泌尿外科建成了全军第一个泌尿外科教学和科研基地。

3. 谱写肾脏移植新篇章

1963年，张华麟带领学生们开始全国首例肾移植动物实验，经过反复实验，于1965年11月25日获得成功，并于1977年5月8日，成功完成全军首例人体肾移植手术，因其对我国肾脏移植技术的开创性贡献，得到了全国科学大会的表彰。

张华麟对医术的探索从不曾停止，1983年，已是71岁高龄的张华麟仍心系祖国肾移植技术的发展。他不顾个人身体疾病，工作至深夜，潜心研究异种体外肾移植试验，并写作《性功能》一书。然而，多年的肝病愈发的严重。1985年9月9日，张华麟逝世，享年73岁。遵照遗嘱，尸体交由病理科解剖，书籍全部交医院图书馆。

张华麟同志的一生，充分彰显了政治坚定、救死扶伤、技术优良的红医精神。他用精湛的医术保障战士们的生命健康。他有着一个共产党员不计个人得失、一心为公的坦荡胸怀，亦有着一个医生救死扶伤、舍己为人的高尚品德。正是这样人的存在，我国医疗事业才能不断进步，我国革命斗争才能取得胜利。他的精神将带领着后代医者不断创新、不断挑战、不断迎接机遇，为我国医疗卫生事业扬帆远航。

（资料来源：《隆尧县志》第 965 页）

（三十一）常云卿：政治坚定，舍己为人

常云卿（1913—1942），化名鲁健之、常征，回族，唐山市人。开滦护士学校毕业后，任开滦医院护士长。1937 年加入中国共产党，曾任随军医院院长，后调任抗日总队政治部主任，任丰、玉、宁县委书记。1942 年壮烈牺牲，时年 29 岁。

1. 传播革命思想

在国民党政府与日军签订《何梅协定》时期，常云卿不顾个人安危，在医院积极宣传中国共产党的全民抗日的主张，揭露国民党蒋介石屈膝投降的罪行，号召青年誓死不当亡国奴，并身体力行，报名去绥东抗日前线，救护伤病员。他的才能被一个英国人发现，便以重利邀他一同前往英国发展，但常云卿不为所动，拒绝了邀请，一心立志报国，积极投身到革命事业之中。1937 年，他光荣地加入了中国共产党。

加入中国共产党后，常云卿坚持做好革命宣传工作，进入中共北方局党校学习，后任丰、玉、宁县委书记。常云卿常常深入基层调研，掌握各区工作开展的情况。为发动群众抗日，他编写《还乡小调》，在抗日军民中广为传唱，他的宣传发动工作，进一步增强了丰玉宁地区的干部群众战胜敌人的信心。

2. 守护卫生战线

1938 年春，常云卿在丰润王官营镇开设复生药房，守护卫生战线，同时将药房作为党的地下联络点，在可以发展党员，扩大抗日力量的同时，掩护来往同志，为冀东暴动做准备。常云卿在复生药房工作期间，既是医生又当

护士，还经常到附近各村进行抗日暴动前的宣传和组织工作。

冀东人民抗日武装暴动后，根据李运昌司令员的指示，常云卿在复生药房的基础上，组建随军医院。面对缺医少药、经费不足、医疗器械短缺的情况，常云卿紧密依靠群众，招收有志之士，扩大医疗队伍，医院工作人员由几个人发展到 30 多人，同时加强医院基础设施建设，扩充病床和病房，为医治伤员保驾护航。他医疗技术精湛，并且待伤病员如亲兄弟一般。抗联部队西撤时，医院有伤员需随部队转移，为使伤员及时转送，常云卿总派人先行一步，解决伤员吃饭休息和第二天行军运送问题，无微不至地关心伤病员。

3. 组织后备力量

1938 年 11 月，抗联西撤受挫，返回冀东后，根据党的指示，常云卿等人到丰润北部小岭、黄昏峪一带潜伏下来，寻找暴动失散人员，秘密发展党员、恢复党的组织。同时领导武装游击小组，采取分散隐蔽的方式进行斗争，白天隐蔽，夜间出击，破坏敌人的交通、电线并袭扰进驻之敌，使敌人胆战心惊。一次在政治攻势配合下，游击小队一连拿下 4 个炮楼。

1942 年 11 月，常云卿带通讯员到路北区北部与唐山市关系人完成接头任务。返回途中，在大官庄遭到数百名日伪军包围，壮烈牺牲，时年 29 岁。

在常云卿短暂的一生里，他深入基层，进行抗日宣传，开展革命工作；他不怕牺牲，在枪林弹雨的火线上救治伤员；他赤诚为民，帮根据地群众治疗疾病。他有着天下兴亡匹夫有责的爱国情怀，有着视死如归、宁死不屈的民族气概，有着百折不挠、坚韧不拔的必胜信念。

（资料来源：《唐山市路北区志》第 790 页）

（三十二）罗泰生：保家卫国，救死扶伤

罗泰生（1914—1987），1914 年出生于冀县桥北店（今河北省衡水市冀州区）。23 岁参加青年抗敌义勇军，24 岁加入中国共产党。战争中，他是奔赴前线的医疗救护者，和平年代，他是人民的健康守护者，为中国医疗事业

奉献一生。

罗泰生出身贫寒，年仅 15 岁就背井离乡，外出学徒，他在人生成长中关键的青少年时期颠沛流离，深谙祖国积贫积弱下的满目疮痍，对旧社会的黑暗十分憎恨。

1931 年九一八事变爆发，日寇对中华大地进行侵略与迫害，怀有报国救民志向的罗泰生主动联络并组织十几人携带部分药品参加了青年抗敌义勇军（1938 年 8 月后被改编为八路军三八六旅十六团），即八路军的前身之一。

1938 年 1 月，罗泰生正式加入中国共产党，入党后，他积极宣传党的抗日民族统一战线的方针政策，为党组织发展进步势力和义勇军改编为八路军作出了积极贡献。在抗日战争和解放战争时期，罗泰生参加了百团大战、淮海战役等诸多战斗。他身处前线，夜以继日地工作，不畏生死，救治伤病员无数。曾获 129 师刘伯承师长亲自题字的"卫生模范"和 386 旅模范工作干部的光荣称号，立二等功 3 次，1957 年被授予三级独立勋章和三级解放勋章，获朝鲜民主主义人民共和国三级国际勋章。

从抗日战争开始至中华人民共和国成立初期，在长达 20 余年的时间里，罗泰生奔赴于一个又一个的战场上，救治了一个又一个的伤员，在战火纷飞中他抵抗死神的镰刀、遏制无常的镣铐。20 年间，罗素生历任军医、主治军医、卫生队队长、野战所所长、医务处主任、医政科长、医院院长、卫生处副处长、处长等职，改变的是职位，不变的是从一而终的医者仁心、救死扶伤。

从朝鲜战场归来之后，罗泰生服从党组织的安排前往哈尔滨军事工程学院工作。在工作中，他认真贯彻"预防为主，防治结合"的现代化卫生工做方针，将 20 年以来从军医疗经验应用于教学实践，为学院的建设和卫生保障作出了重大的贡献。1957 年在哈尔滨防汛工作中评为防汛模范，1964 年晋升为上校军衔。

罗泰生于 1987 年 12 月 9 日在长沙病逝，终年 74 岁。

也许今天有些青年根本无法想象，他们在政治课上死记硬背的知识点，曾经真的被一群人当作毕生的理想信念为之奋斗和牺牲。从艰苦的旧社会中走来的罗泰生，他为国为民的情怀激励着自己一次又一次地无畏炮火、奔赴战场，用实际行动践行着"红医精神"。红色，是为人民，是为百姓，不畏牺牲，唯愿国家变得更加美好；医者，乃是守护，是奉献，是仁心仁爱，以妙手济苍生。没有生而英勇，只是有人选择无畏。

（资料来源：《冀县志》第 771 页）

（三十三）孙润斋：贯通各家学说，民族医药之星

孙润斋（1914—1991），字心泽，出生于中医世家，一生行医，1991 年 1 月 11 日病逝。

孙润斋的祖父生前经营一间兼营药材的杂货店，对于中医药理有所了解，到了父亲一代，因精通中医外科便将杂货店进一步发展为中药铺。在家庭氛围的影响下，孙润斋毕业后就开始研读中医经典，边读书边实践，拜乡里老中医为师，和县内外著名中医交往，在交流与学习中，逐渐学习了去腐等民间验方、秘方，增长了见识，提升了医术。20 岁时，他在内、外、妇科和针灸等方面都有了一定造诣，登门求医者络绎不绝。

战争爆发，孙润斋参加了东进纵队平汉支队，在队伍里全心全意为战士们治疗各种顽疾。抗战胜利后，他又回村任教兼行医。1943 年冀南大旱、瘟疫流行，他行医施药，方圆百里的百姓对他的医术都赞不绝口。后在村开设中医诊所。1956 年，调宁晋县医院任中医科医生。历任宁晋县医院中医科主任、邢台地区中医学会副理事长，副主任医师，县政协委员。

在长期的医疗实践中，孙润斋形成了辨证准、查因细、用药稳的风格，主张"用方之妙，加减为贵；中药疗效，剂量为要"。同时，孙润斋善于总结并形成理论，根据行医实践经验撰写并发表学术文章多篇。1980 年，在儿子孙献珍的协助下，将一生病例、病案结集整理成《孙润斋医案医话》一书。孙润斋一生行医的事迹先后被《河北日报》《人民日报》等多家媒体报道，并载入《河北科技精英》《中国当代名人录》。"孙润斋自拟升益宣化汤

治疗癃闭的经验"获国际优秀成果奖，并载入《第三届医学优秀成果奖大赛中国赛区获奖作品芸萃》，孙润斋本人也被授予"民族医药之星"称号。

孙润斋先生一生致力于救人民于疾病、救国家于战火。他勤于研究，孜孜不倦汲取各医家学说之精华，形成自己的治病思路；他诲人不倦，为国家培养出一批中医人才；他尽心尽责，将病人视为自己的孩子，不论辛苦还是疲惫，他始终和善地对待每一位病人。他的一生，始终不忘初心，不忘最初从医的信念，不忘爱国爱党，不愧为"民族医药之星"。

（资料来源：《宁晋县志》第 821 页）

（三十四）袁同印：素衣赤胆豪侠义，白发苍颜圣贤心

袁同印（1915—1986），马村乡李营村人。他自幼聪颖好学，受到族叔中医袁文昌的重视，被其收为徒弟。袁同印从还没有板凳高的时候，便手不释卷，从中医名著《伤寒论》学起，效仿前贤张机之苦学勤练。袁同印专攻中医伤寒派理论，他历尽清苦，年纪轻轻便小有建树，成为载誉潭（河）、洹（河）的名医。

1947年，八路军129师在李营村休整。一天，一位军人到袁同印家看病。袁同印结合中医理论，准确辨证，指出因胃中的正气虚弱，外邪乘虚进入胸膈，风热之邪向内陷入胃脘部，所以他咽燥舌干、身重厌食、客气动膈、舌覆白苔、日前必发过烧，确认病症后便立即开方让病人按时服药。不日，那位军人的病症便大大减轻。部队临走时，袁同印收到一短笺及一个红纸封。短笺上写道，"袁先生鉴：医术高明，方药极简，三服即愈，妙手回春，军务繁忙，不及面谢，十块大洋，以充脉资、望笑纳。刘伯承。"袁同印一向热心革命，看到求医之人竟是刘伯承将军时，非常激动，急忙找年轻军人退钱，但队伍已经走远了。袁同印只好作罢，这件事被乡人传为佳话。

时间来到1954年，那年柳园集董村突发严重的伤寒病，传染快，死亡率奇高，不到三周，全村无一人幸免。此时整个柳园仿佛被阴霾浓雾笼罩，疫病的魔爪悄无声息地带走大片老弱妇孺，所有人都惴惴不安。时任柳园区卫

生所所长的袁同印，立即在董村村公所内挖坑支药锅熬药，首创了大钢煎药的方法，他还亲自为卧床不起的患者送药上门，不分昼夜，风雨无阻。在他的救治下，董村 300 余名患者 40 天之内无一人死亡，全部治愈。董村全体村民男女老少万分感激，争相赞颂。

1960 年秋天，柳园公社流行伤寒，县里派医疗队进行大面积防治。面对病人，年老的袁同印不顾家人劝阻，一一为病患查舌诊脉，发现与秋日天气寒暑错时有关，"寒热太过""非其时有其气"则易生疫病。袁同印坚持为病人开药，不顾自己安危，守在医院里处理危重病人。治病之余，他为病人讲解中医经典，并告诉乡亲百姓：需要保持良好生活习惯，及时寒温调适，可避免外邪入侵。袁同印的对症下药，结合医疗队的定期消杀，终于消灭了疫病。

袁同印幼年即嗜学，终生钻研医学，在治疗时疫方面犹有贡献；1949 年后曾任柳园区卫生所所长，第一、第二届县人大代表。他是老百姓心中的好医生，在那个医学不发达的年代，为驱赶瘟疫、救济百姓奉献了全部心力，如同一盏油灯映照了人民的心房，恰如后人称赞他的"素衣赤胆豪侠义，白发苍颜圣贤心"。

袁同印一生便是如此。

（资料来源：《临漳县志》第 857 页）

（三十五）赵金铎：教书育人，治病救人

赵金铎（1916—1990），字宣文，一生治病救人，教书育人。历任中国中医研究院学术委员会委员、学位评审委员会委员、人民卫生出版社中医书籍出版委员会委员、北京中医研究院广安门医院副院长、中华全国中医学会副秘书长、全国中医理论整理研究委员会副主任、全国著名中医内科专家、副主任医师。1990 年 11 月 23 日，赵金铎因病在北京逝世，终年 74 岁。

赵金铎 1916 年出生于深泽县西河村的一个中医世家，幼年丧父，一直与母亲相依为命。因家境贫寒，小学后便辍学在家。在母亲的教诲与期望

下，赵金铎找到了努力的方向，下决心立志学习中医，并立誓一定要努力学好它，为国家和小家做贡献，成为一个对社会有用的人。

身边的老中医相继离世，周边的百姓就医愈加困难，为方便大家就医，也为了使自己所学真正加以应用，学医 3 年多的赵金铎便毛遂自荐，首次诊治的便是邻居之妻的痛经之证。经过他的诊治，病人病情有明显好转，登门求医的病人也日益增多，而且所来求治的疾病种类也日益增加。他行医的足迹遍布远近乡里，为方便病人取药治疗，他又开了一间小药铺，有时遇到贫苦的患者，他也从不收取任何费用。赵金铎的医术与品德受到乡里乡亲的一致赞赏。

1938 年，赵金铎加入中国共产党。国难当头，他积极参加抗日救亡运动，凭借医术专长，在小药铺的基础上创办了一所"救护医院"，免费为抗日的军政伤病员治病。由于日军封锁，医药用品奇缺，他就把家里的被子拆掉，经过蒸煮消毒，被里子用作纱布，棉絮用作药棉，还用柳树叶子煎汤浓缩成膏代"依比膏"用，解决了不少困难。

1939 年冬，日军扫荡加剧，救护医院难以为继，但赵金铎一刻也不曾放弃，他在家中修了地道，办起地下诊所，承担起救护和医疗伤病员的任务。1945 年秋，晋县（今晋州市）县城遭到攻击，受党组织委派，他加入解放晋县城前线医务所。为及时诊治病人，赵金铎不顾危险，不分昼夜，时刻准备着出诊，常常夜里步行七八里路去为抗日部队治病。在支持抗战的同时，赵金铎也一直心系百姓，为解决农村当时缺医少药的困难，精心研制了一些治疗内、外、妇、儿各科疾病的简便有效的药方，如用"雷击散"治瘟疫，用"简化生化汤"治产后儿枕痛，用自制的"脐风散"治初生儿破伤风，切实为群众解决病痛。

1949 年后，赵金铎前往北京中医进修学校学习。一年后，调到中医研究院筹备处工作。1955 年中医研究院正式成立，赵金铎便留下任教，并连续两期承担全国西医学习中医班的教学与组织工作，亲手培养了实习生、进修生、研究生。他说："这些人是中医界的后起之秀，须尽力培养。"

20 世纪七八十年代，他着重对"头风""肠痈""中风后遗症"（脑血管意外半身不遂）、"水肿"以及腹部手术后所致的肠粘连等棘手疾病的治疗进行了研究，并在广安门医院组建了"内科研究室"主要探讨"痹症"（风湿、类风湿性关节炎）的临床治疗研究，突出发挥中医特长，疗效颇佳。并组织广安门医院多位中医集体编写了《医论医话荟要》一书，由人民卫生出版社1982年出版。该书集历代中医学术经验于一册，为医家独到见解之结晶。它的成书为开展学术交流、启迪后学，发挥了很大作用。

1981年，在中医研究院领导的支持下，由赵金铎任主编《中医症状鉴别诊断学》《中医证候鉴别诊断学》和《中医疾病鉴别诊断学》三部书，并获中医研究院科技成果奖。这是一套系统完整的中医鉴别诊断学专著，它的问世标志着中医诊断学的新进展，填补了中医鉴别诊断学科的空白。

赵金铎注重实践，善于融会贯通诸家学说，主张师古而不泥古。他的宝贵经验已汇集成《赵金铎医学经验集》并出版，特别是他治疗头痛的经验已编制成计算机软件。他为中医事业的发展竭智尽力，奉献了一生。

赵金铎的一生兢兢业业。为医者，廉洁行医，敬畏生命，救死扶伤，妙手回春。为师者，从学生实际出发因材施教，传道授业，筑牢基础，用真诚和蔼的教诲为祖国培养出一批又一批中医人才。他行医一生，鞠躬一世，不求闻达，但求利民。

（资料来源：《深泽县志》第 620-621 页）

（三十六）赵洪贵：精诚大医，躬行之君子

赵洪贵（1917—1972），1917年生于河北沧州，罗屯乡罗屯村人。14岁小学毕业后，在本村老中医罗先生家学医。1946年，参加中国人民解放军，随军南下，同年加入中国共产党。1966年任中医大夫。40年来，他对求医者有求必应，热忱地服务于医疗卫生事业。1972年1月24日，赵洪贵病故，终年52岁。

在赵洪贵的一生中，他不仅博览群书，明大理，重医德，更虚怀若谷，谦逊待人，深谙为医之法。闲暇时刻，他常常向同事们讲述明代著名医家龚

廷贤的《医家十要》，提醒大家行医为人务求"存仁心，通儒道，精脉理，识病原……莫嫉妒，勿重利"。尤其提起其中"莫嫉妒"一语，他总感触颇深，向众人明言："嫉妒，是人才的腐蚀剂。纵观历史，由于嫉妒而毁掉的人才真可谓是数不胜数！"感慨至动情处，赵洪贵也会义愤填膺地为大家讲述在战国时期，名医扁鹊到咸阳为秦王治病，反因非凡医术遭秦太医李醯嫉妒而惨遭杀害的历史，言语之间无不悲叹惋惜，感念医学前辈之陨落，三令五申劝众人应戒骄戒躁，切勿陷入嫉妒的泥潭。不仅这般，如此精诚之医德更是贯穿了他整个行医生涯。

一次王温村的一个小孩子患急病来医院就诊，但因床位短缺而被医院拒绝收治。赵洪贵正巧也因病住院接受治疗，当他了解到这一情况之后，不顾抱恙之躯，毫不犹豫地把小患者抱到了自己的病床上，亲自开方取药，悉心看顾治疗，一直到小孩子病愈，方才继续安心养病。不仅如此，具体到治病救人方面，赵洪贵亦从未马虎分毫，以大医之体博学笃行。当时有一位患三叉神经痛的患者，多次住院治疗后仍无甚疗效。在他听说赵洪贵的事迹后便赶忙前来求医。当时医院工作极为紧张忙碌，赵洪贵却依旧收治，按时到患者家中看病。一次他为了一味药的取舍，还特意返回医院查阅资料，再三斟酌，才又回到患者家中敲定了最终药方。在赵洪贵精湛的针灸疗法及严谨的药物配伍之下，患者摆脱了难以忍受的头痛，疾病得以痊愈。

医乃仁术，唯有躬行奉献，一心施救，方可大展医者本色。在赵洪贵的晚年生活中，更可谓是将"病人在先，个人居后"的苍医精神体现得淋漓尽致。当时的他，已身患重病难以康复，更由于昼夜不分地为患者看病医治，他的身体愈发虚弱，很难再继续坚持工作，可他却丝毫不顾患病的身体，依旧坚守在医疗工作第一线。直到 1971 年，医院领导强行勒令其在家静养休息，高强度的工作才得以作罢。但每天前来求医的患者依旧络绎不绝，后来更有一位来自南皮县的肝腹水患者，不远百里慕名前去求医。病情恶化的赵洪贵一听说有人求诊，仍挣扎着坐起来，如他几十年来每一次行医一般，对患者望色、闻声、问病并诊脉，在自己口授之下由其子执笔，为病人开具处方。就这样，他完成了行医 40 年以来的最后一张方剂，不慌不忙，游刃有余，一如初时模样，圆满地为其医者生涯画下句号。

孙思邈在《大医精诚》中曾言，医者应以大医之体，为医之法钻研精通医技，不矜名计利，不皎不昧，方可称精诚大医。赵洪贵的一生正是将何谓"精诚大医"体现得淋漓极致，年轻时不断突破自我，挽回造化；中年时不忘急人所急，立起沉疴；晚年时坚持抱病施医，为医者楷模。学深有限，德高无价，赵洪贵"忘我工作，无私奉献"的红医精神值得我们学习与思考，他"博极医源，精勤不倦"的红医情怀同样值得我们缅怀纪念。像赵洪贵这样的红医还有很多，前有先辈前赴后继共筑中华骨魂，现有后辈孜孜不倦绵延精神之火，红医精神必将永远传承延续。

（资料来源：《吴桥县志》第 558—559 页）

（三十七）王维汉：择一业终一生，战火动荡守初心

王维汉（1917—1984），完县（今顺平）东下叔村人。1937 年 7 月参加八路军，1938 年加入中国共产党。1956 年毕业于南京军事学院，历任医生、卫生队长、分区卫生处医务主任，野战医院院长，晋察冀军区军政干校卫生处长，华北军政大学卫生部副部长，第十九兵团六十五军后勤部副部长，第六十九军代理后勤副军长，第二十四军后勤部副部长，中国人民解放军原北京军区后勤部司令部副参谋长，原北京军区后勤部副部长、顾问等职。

抗日战争时期，王维汉参加了雁宿崖、黄土岭、百团大战等战役战斗。解放战争时期，参加了解放张家口、平津、太原等战役。中华人民共和国成立后，参加了抗美援朝战争，曾多次负伤。1955 年授予上校军衔，1958 年晋升为大校军衔。1955 年获独立自由三级勋章，解放二级勋章，朝鲜民主主义人民共和国二级国旗勋章，二级民主独立勋章，两次立战功。

1937 年，七七事变爆发，家乡危在旦夕。王维汉与同乡共四个青年秘密商议去参军抗日救国。他们悄悄离家，直奔西山方向去寻找八路军。几经周折，终于在曲阳县灵山镇一带找到了八路军晋察冀军区第三分区筹建动员会所在地。由于具有一定的文化水平，他被直接分配到分区卫生部学当医生。

1937 年 12 月底，第三军分区正式成立，下辖十、十一、十二共三个大队，王维汉经初步学习培训之后即被任命到十二大队当了卫生队长，同时成为了一名光荣的共产党员！

在多次战役、战斗中，王维汉指挥有方，带领卫生队克服设施简陋、缺医少药的困难，出色完成了战场医疗救护任务。后因工作需要，他又被调到二团、骑兵团担任过卫生队长。不论到哪里，他带领的卫生队都很受部队官兵的欢迎。他为人正直，性情爽快，又多才多艺，许多领导和同志们都愿意与他交朋友。战友中，只要从战争年代活过来的，几乎都成了他一生的至交。他生前曾多次说过："那时同志们的阶级感情很深，互相间比亲兄弟还要亲。"

特别值得一提的是，王维汉与国际主义战士白求恩也结下了深厚友谊。他在担任十二大队和二团卫生队长期间，多次陪同被军区派来抢救伤员的白求恩大夫。白求恩认为他勤奋好学，不仅与他谈论过对部队卫生医疗工作的看法和建议，还利用各种机会言传身教，向他传授医疗技术和工作经验。除此之外，白求恩还曾把珍藏多年，画满标注的一套外科手术图谱和部分医疗器械，连同一个手提箱一并赠送给了他。王维汉非常珍爱这套专业资料，不管战争多么残酷，条件多么艰苦，始终带在身边。可惜，在一次转移救治过程中，王维汉全部家当丢失，包括这一套珍贵资料，给他留下了终生的遗憾！好在白求恩赠送的部分医疗手术器械因委托专人保管而得以完好保存下来。1949 年后，石家庄白求恩学校派人来到王维汉家中征集文物，他将这套医疗器械全部无偿捐献给了学校的白求恩纪念馆。

1939 年，王维汉先后参加了雁宿崖、黄土岭两次著名战斗，黄土岭战斗击毙了日军称为"名将之花"的阿布规秀中将。在日寇疯狂扫荡的最艰苦时期，王维汉带领医疗保障分队巧妙与敌周旋，多次化险为夷，创造性地完成了本职任务，手下官兵很少伤亡，因此受到分区的隆重表彰和奖励，整个抗日战争防御和相持阶段，他始终坚守在部队医务部门第一线，救助伤员，支持抗战。

1943 年 7 月，王维汉被分区推荐到白求恩学校去学习深造，在校学习期间，经历了日军秋季大扫荡。学校让学生们化整为零，分散上山打游击。他负责的小组共十余人，隐蔽在阜平县大台的神仙山上，利用复杂地形，与敌巧妙周旋近三个月，全组无一伤亡。最危险的一次，鬼子近得连皮靴声响都听得很清楚。1945年8月15日，日本宣布无条件投降，抗日战争终于取得了全面胜利。同日，张家口市也解放了，晋察冀军区机关迅速转移过来，并组建了军区野战医院，任命王维汉为院长。

1951年1月4日，王维汉参加了抗美援朝战争。在第五次战役中，最初我军攻势强劲，占明显优势，但因部队战线太长，补给不足，后被美军反突击而全线后退，遭受重大损失，大量人员伤亡、失踪、被俘。王维汉临危不惧，沉着应对，成功组织野战医院和伤病员400余人安全后撤。此后，敌我双方战斗处于胶着状态。王维汉坚持亲自前往细菌弹袭击现场指挥洗消灭菌，出色地完成了每一项任务。

由于常年超负荷工作，1965年前后，王维汉患了糖尿病。短暂住院治疗之后，他又回到了紧张的工作岗位上。1982年，王维汉接到了正式的离休命令，因长期糖尿病引起的并发症开始频繁发作，前后两年多时间里，两次心肌梗死，不得不一次又一次住进医院。1984年年初，王维汉突发脑梗，陷入深度昏迷，医院多方抢救无效，享年67岁。

王维汉一生身经百战，杀敌无数，也救人无数，握得紧杀敌报国的枪，也拿得稳救人救民的刀，他是战士中的医生，亦是医生中的战士，一腔热血唯报国，医术高明济苍生。在激扬动荡的战争年间，他择一业终一生，始终坚决拥护中国共产党，热爱人民，热爱祖国，坚持医者仁心，敬畏生命，救死扶伤，始终秉持艰苦奋斗的工作作风，埋头苦干，投身于祖国建设之中，直至生命的尽头，以实际行动诠释红医精神的深厚内涵，是河北人民心中的英雄，亦是医疗卫生事业全体人员的楷模和榜样。

（资料来源：《顺平县志》第1037页）

（三十八）马惠民：尊古不泥古，创新不失宗

马惠民（1918—1986），字恩昌，回族，城内回民街人，民主建国会会

员，马应龙眼药创制者马金标第 11 代孙。1946 年，任定县国民协会理事。1952 年出任马应龙制药厂厂长。1954 年、1956 年被选为武汉市武昌区第一、第二届人大代表，曾任武昌区工商联委员。1984 年当选为武昌区第七届人大代表、武汉市伊斯兰教委员、武汉市商联合会执行委员。1986 年国家医药总局授予他"老药工"称号。同年 8 月 3 日病逝，终年 68 岁。

马惠民毕业后继承祖业研究马应龙眼药的制作。1936 年，带领马应龙眼药于南京铁道部国货展览会上获超等奖。1952 年，武汉马应龙药店改为马应龙制药厂，他出任厂长，为我国制药事业做出了巨大的贡献。

战争期间，他将利益得失与个人生死置之度外，为家国复兴而奋斗，始终与地下党员保持密切联系，经过多方努力，协助中共地下党员营救百名被捕的革命干部、群众。

1949 年后，马惠民保持一贯无私的作为，将珍藏 400 多年的家传秘方和制药绝技贡献给国家，并亲自指导中断多年的眼药生产，推动了中医药古方的传承发展。

1982 年，马惠民成功研制了马应龙麝香痔疮膏，打开了海外市场，远销美国、加拿大等国，在一定程度上改变了外国人对中医药的刻板印象。

马惠民在抗日战争时期，不顾自身得失，营救百名被捕的革命同志；在中华人民共和国成立前期，担任厂长推动制药事业的发展；在许多中医药技术与方法面临失传的风险时期，义无反顾将八宝古方家传秘方和制药绝技上交国家，打破了独门秘方不外传的现实惯例，将中医药古方公众化，促进中医药古方后续研究发展，有效地防止古方遗失。在中医药的研究上，马惠民并没有拘泥于古方，反而在古方上推陈出新但又未失根本，促进中医药古方传承精华、守正创新，让经典中医药绽放不朽光彩！

（资料来源：《定州市志》第 1160-1161 页）

（三十九）杨正泉：萤萤之光，可照旷野

杨正泉（1919—1991），1919 年出生于直隶省盐山县高湾东街（今河北

省海兴县高湾东北村）。原名杨鸿芳、杨长江。杨正泉青年时代因家境贫寒而投身于军中，最初在北平的国民党军队从医，任医士，九一八事变爆发后，他看清了国民党的真面目，毅然回到家乡，并经人介绍加入了中国共产党，成为海兴区域内第一名中共党员，秘密从事党的地下工作，开启了自己医人救国的一生。

1932 年，杨正泉同杨洪德、刘占元、李白侯等人在高湾十字街开设了"正泉医院"，在为高湾的众多百姓提供了寻医问药之所的同时，为党提供了秘密的工作开展基地。不幸的是，1934 年冬，中共盐山县委组委员王连壁被捕叛变，高湾地下组织遭到破坏，杨正泉也根据党的指示暂时离开家乡来到了山东禹城房寺镇，他在此地继续运用自己所学的医学技术知识，造福本地的军民将士们，坚持救死扶伤、防病治病，为革命战争服务。

1936 年，"西安事变"之后，蒋介石被迫放弃"绥靖政策"，开始抗日。在新的形势下，杨正泉得以回到家乡，重新开办"正泉医院"，在高湾救死扶伤。

1937 年 7 月，全国抗日战争爆发，杨正泉根据上级党委的指示，积极发动群众，在组织抗日救国"五人团"（每人发展 5 人，5 人再各发展 5 人，滚雪球式发展）和抗日游击队的基础上，组织建立了高湾一带抗日救国会和抗日救国军。10 月，救国军被编为华北民众抗日救国军特务团，路牟班任团长，杨玉泉任卫生处长。但是在当时，部队医院条件很差，药品奇缺，许多伤病员由于缺乏药品而得不到救治。杨正泉将自己的药品、医疗器械全部捐献给部队，仍是杯水车薪，解决不了问题。他心急如焚，多次冒着生命危险到京津一带购买药品、药具，谱写了一个又一个感人肺腑的"智过敌关卡"的动人故事，救护了无以数计的伤患，使其早日康复，重返抗日前线。抗日战争胜利后，杨正泉又投身于人民解放战争中，历尽艰辛，后随部队南下，直至全国解放，才结束了部队戎涯生活。中华人民共和国成立后，杨正泉坚持从事卫生工作，1983 年离休前任南京铁道医学院党委常委、副院长，为国家培养了大批卫生医疗人才。杨正泉于 1991 年 7 月 29 日因病故于南京，享年82 岁。

　　杨正泉的一生与一个"医"字结下不解之缘，少年学医，青年从医，老年育医。杨正泉老先生用60余年的岁月诠释了何为"红医精神"。他政治坚定、技术优良、救死扶伤、无私奉献，正是红医精神的生动写照，反映了当时党的卫生医疗队伍坚信革命必胜的理想信念。与革命时期的延安精神、西柏坡精神等一样，红医精神也将在新时代焕发出新的光彩，它不仅传承着红色基因，更对于推进健康中国战略的实施具有重要的理论和实践意义。

　　　　　　　　　　　　　（资料来源：《海兴县志1990》第875-876页）

（四十）米毅：不忘初心，两袖清风

　　米毅（1919—1947），1919年出生于大西丈村。1937年毕业于绥远公立医科学校，立志要用所学专业报效祖国，毕业后便投身于抗日战争。米毅不惧战火，在党和人民的培养下成为一名优秀的外科专家，凭借精湛的医术在战争中挽救了包括高级将领在内的众多伤病员。历任晋冀军区四分区后方医院医务科长，司令部卫生所长，第四纵队野战医院和华北军区第三后方医院总院医务主任、副院长等职。

　　1950年，米毅任河北省第一人民医院院长，在任期间，他主动作为，注重医院的精神文明建设，和善地对待每一位病人，同时带领全院医生加强医疗技术上的钻研与学习。米毅对外科、妇产科和放射科方面有较深造诣，善于总结反思，著有读书笔记、医疗经验几十本，对医院的建设发展做出了重大贡献。

　　1968年3月，为救治身患巨大肿瘤的患者张秋菊，米毅不顾自身病痛，应人民解放军驻保定某部卫生科的邀请，强忍着身体的伤痛在救护车上为其检查，并根据检查结果，建议病人进行了相关的身体指标的化验。在明确了"腹膜后巨大神经纤维瘤"的诊断后，米毅及时与部队同志共同商定手术方案及术前准备工作，以保证手术的顺利完成。在历时7小时的手术中，他一直带病坚持站在手术台旁，为手术中的各个环节做具体指导，最后成功地为病人切除了重达90斤的巨大肿瘤。术后，他参与会诊，指导医疗团队的术后治疗与护理。他虽未执刀，但在整个过程中进行技术指导，在精神上鼓舞了医生与病人，为手术成功提供了巨大的信念支撑。米毅带领团队切除巨大肿瘤的病例创造了世界医学史上的罕见的奇迹，故经毛泽东同志亲自批准，中央军委命令，授予驻军某部卫生科以"全心全意为人民服务的先进卫生科"荣誉称号。

1970年8月，他又带领医务人员为博野县西许村王新爱成功地完成了右肩区14.5千克重肩胛骨瘤根治术和断肩断臂合拢再接手术，手术组集体荣立三等功。《人民日报》《河北日报》争相报道了这一先进事迹，《人民中国》还以7种语言向全世界介绍了这场手术。

米毅一生清正廉明，两袖清风，1974年11月18日因急性心肌梗死不幸逝世后，留给亲人的遗产仅有两箱医书。他坚守岗位，守护病人直到治愈疾病，真正做到了救死扶伤。他大爱无疆，将自己的积蓄也用来为病人治病，救助贫困家庭。他是光明的使者、希望的使者，是最美的天使，为病人带来生的希望和无微不至的关怀，是真正的英雄！

（资料来源：《定州市志》第1157页）

（四十一）辛育龄：医者仁心济苍生，医术精湛铸医魂

辛育龄（1921—2022），男，汉族，1921年2月出生于河北省高阳县留祥佐村。毕业于中国医科大学，获苏联医科院医学博士。曾任北京胸部肿瘤研究所外科主任、副所长，中日友好医院首任院长、首席专家，胸外科主任，教授，博士生导师，中国胸外科事业的开拓者和奠基人。1938年5月参加八路军，翌年加入中国共产党，曾跟随白求恩医疗队参加伤员救护工作。1949—1950年间任中国医大附属医院院长、东北区卫生部保健处处长。1951—1956年赴苏联学习，回国后在卫生部直属结核病胸部肿瘤研究所工作，为我国胸外科的创建和发展做出了重要贡献，开展了国内第一例人体肺移植手术，并首次将针刺麻醉应用在胸外科。他是电化学疗法的发明者，创造性地将电化学疗法应用于临床，在治疗肿瘤方面取得重大突破。他主持了

中日友好医院筹建工作，为医院的建设发展打下了坚实的基础。他先后完成了国家级、省部级科研项目30多项，发表医学论文130多篇，编写专著10余部，获国家级科技成果奖8次，北京市科技成果奖5次，获全国劳动模范、全国先进工作者、白求恩式医生、七一勋章等荣誉。

1. 战火中闪烁的信仰之光

1937年7月，战争爆发、国家危难之时，辛育龄满腔热血奋勇加入了冀中人民自卫军。1938年5月，辛育龄正式参加了八路军，成为冀中卫生部后方医院的卫生员。后又被分配到制药厂，成为制药股股长，并光荣地加入了中国共产党，由此确立了他毕生的信仰，开启了为之奋斗终生的历程。1939年4月，辛育龄被派到白求恩医疗队担任司药，在与白求恩近距离的接触与生活过程中，白求恩不顾个人安危，亲自赴身前线，抢救病人，毫不利己，专门利人的国际共产主义精神深深影响到他，一颗救死扶伤、立志从医、服务人民的种子在他心中扎下了根。在一次战斗中，日本人的飞机轰炸惊吓到驮药箱的马匹，导致药品撒了一地，辛育龄拽住惊马、整理药箱时左手臂意外被划伤，鲜血淋漓，白求恩曾为他包扎。左臂上由白求恩同志缝合过留下的疤痕陪伴他走过了那段艰难的岁月，也时刻激励着他以白求恩为榜样，在医学道路上坚定地走下去，发扬救死扶伤的人道主义精神，去救助更多的患者。

2. 困境中绽放的创新之花

1940年5月，部队里疟疾和疥疮流行，影响了部队的战斗力，急需得到治疗。卫生部没有治疗疟疾的特效药，于是指示制药厂组织专家设法研制有关治疗药剂。时任制药厂厂长的辛育龄经过调查，采纳当地郎中建议，决定用青蒿、常山等草药治疗疟疾，并组织全厂职工由老乡带路上山采药。经药剂专家反复研究提取有效成分，终于制成药片，取名为抗疟母星，患病战士服用后疗效非常好。同时，辛育龄还研制成功一种治疗疥疮的皮肤擦剂软膏，效果同样良好，很快便消灭了疥疮，恢复了部队的战斗力，他也因此受到卫生部的表彰。

中华人民共和国成立初期，肺结核病严重威胁人民的健康和生命，他受命承担重症肺结核合并大咯血的急救手术治疗的研究，挽救了众多危重患者，获1958年卫生部医药技术革新奖。十多年从事中西医结合的研究，并成功地应用针刺麻醉施行一千余例肺切除手术，在国内外引起极大反响。1950年2月，东北人民政府卫生部成立，任命辛育龄为保健防疫处处长兼干部保健委员会副主任、部党组成员。上任后，辛育龄赴鼠疫地区调查并筹建鼠疫防治院，指导建立克山甲状腺肿大防治所；陪同苏联工业卫生专家考察鞍山钢厂、抚顺煤矿厂，建立工业卫生监督保障机构；与苏联妇幼保健专家联合调查幼儿和小学生的健康状况，编写《妇幼保健手册》，开展妇幼健康教育。同年冬，他积极投身抗美援朝运动，组织医疗队赴朝鲜前线，负责收容伤员并把他们运回吉林、黑龙江两省进行治疗。

1951年8月，辛育龄赴苏联攻读胸外科研究生，回国后，于1956年负责创办北京结核病研究所胸外科研究室，并在我国首先使用胸膜外油（气）胸法治疗急性大咯血，改进了肺切除支气管残端缝合方法，完成了肺段切除技术的标准化。1965年开展了针麻肺切除术。1978年获卫生部重大科研成果奖一等奖；同时他还研究成功支气管黏膜外缝合法，使肺切除治疗效果得到进一步提高，获国家重大科研奖。经多年研究，1979年，他率先完成2例人体肺移植手术，为我国开展脏器移植提供宝贵经验，并获全国劳动模范称号。1982年主持筹建中日友好医院，由国务院正式任命为中日友好医院首任院长。1989年他研制成功快速血管吻合器，应用于创伤急救和脏器移植手术，从而获第十三届世界技术博览会银杯奖。1990年开始，主持中国各族人群白细胞分型的调查工作、电化学治癌仪的研制应用以及克癌7851的实验研究与临床应用等科研工作，获国家中医药局科技进步奖二等奖。为克服开胸探查给患者带来的痛苦，辛育龄经过长期反复研究，终于同瑞典学者合作创造成功电化学（直流电）治疗肿瘤新技术，对于开胸后不能切除的肿瘤即可在直视下插上电极针进行通电治疗，能将肿瘤溶解掉。他将电化学疗法推广到治疗先天性海绵状血管瘤上，并获得成功，特别在治疗颌面部巨大血管瘤和四肢多发型肌间血管瘤方面，取得突破性疗效。

辛育龄在医学创新的道路上从未停止脚步，在艰难的条件下，他埋头苦干，攻坚克难，开拓创新，从研发治疗疥疮的皮肤擦剂软膏，到成功发明针麻肺切除术、支气管黏膜外缝合法，再到直流电治疗肿瘤新技术的产生，通过技术的改进和创新，减少患者了的痛苦，救治更多的病人。这一项又一项的科研创新成果凝聚着他在医学事业上屡次创新突破的智慧结晶，和热忱守护广大人民群众生命健康的医者仁心。这些成果的背后是难以数计的不断尝试和实验，更是他对患者病情心心念念的牵挂和关心。

3. 人民心中信赖的一代良医

在长达 70 多年的医学生涯中，怀着一生奋斗只为做个"好医生"的初心，辛育龄始终践行着为人民服务的宗旨，始终坚定共产主义信念，不忘初心、牢记使命，用精益求精、孜孜以求的"工匠精神"铸就了一颗医者仁心。他经常说："病人对我们是非常信任的，要不然怎么会让我们把他的胸腔打开呢，这是何等的信任啊！"他给病人开胸后总会把手套洗一下，要让手很滑，在触摸病人的肺时，动作极其轻柔。他说，虽然病人在全麻状态，但医生要像病人清醒时一样对待他。如今，他的团队一直保持着这个好传统。此外，功成名就的辛育龄依然坚守在一线，80 多岁高龄还坚持每周出门诊，他曾说："我一息尚存，决不放弃，就还要干！"他当年从白求恩手中接过了一把手术刀，一直握到他 89 岁站不起来才依依不舍地放下，他用一生的奋斗完成了成为一名白求恩式好大夫的誓言。他曾说，自己最大的愿望，就是做一棵无影灯下的"不老松"。他时刻以患者为中心，辛育龄曾说："病人是我们学习的源泉。我们首先是为病人服务，从服务中学习。我同病人已建立了深厚感情，看病是我的乐趣。"医术高超、医德高尚、态度和蔼、心地善良，这是患者对辛育龄的评价。他被同事们称为"住院医师"，只因在北京胸科医院工作期间，他工作日基本住在医院里，一星期只回家一两次，夜里的抢救手术也经常参加。他以医院为家，医学事业就是他的命。他以自身实际行动展现救死扶伤、敬畏生命的革命人道主义精神，坚持以人民为中心，全心全意为人民群众的健康保驾护航，2021 年 6 月 29 日，中共中央授予辛育龄"七一勋章"。

辛育龄出生于党的诞生之年，与党同龄，与党同频，与党同行，经历了抗日战争、解放战争、抗美援朝战火硝烟的考验，在战火中淬炼砥砺，寻找到了他愿意为之奋斗一生的信仰，始终将个人理想和党的事业紧密联结在一起。当年少年辛育龄从白求恩手中接过的不单单是一把手术刀，更是凝结在这把手术刀里的那段与白求恩并肩作战的红色记忆和救死扶伤，奉献人民的红色精神。新中国成立后，辛育龄始终保持着求真务实、秉持科学严谨的工作科研态度，艰苦奋斗，埋头苦干，攻坚克难，勇攀医学高峰、争创一流，在多个方面取得"从 0 到 1"的突破，为我国胸外科事业发展作出卓越贡献。从小战士到大专家，与党同龄的百岁医者辛育龄，始终践行着永远与党和人民在一起的赤子忠诚，推动着红医精神在一代代年轻医护工作者中薪火相传！

（资料来源：《高阳县志》第 1025-1026 页；大医精诚济苍生 仁心慧术铸医魂，首都文明网）

（四十二）和书景：从农村娃到白衣战士

和书景，河北省临城县东贾村人。1923 年 8 月出生，1937 年 10 月参加冀西游击队，1942 年 4 月加入中国共产党。1955 年被授予少校军衔，1960 年晋升中校军衔。曾获共和国解放勋章、共和国独立自由奖章、独立自由荣誉章、抗日战争胜利 60 周年纪念章、解放华北、华中、西北纪念章和人民功臣奖章。

1938 年 10 月在太行第一分区看护训练队学习，任班长。1940 年 8 月参加百团大战，任卫生员。1941 年在八路军总部卫生学校学习。1942 年在太行第五军分区五分医院卫生二所任护士班长、护士长，被评为模范共产党员。1943 年 2 月到晋冀鲁豫军区野战卫生学校（后更名为"边区北方大学医学院"）学习四年。1945 年参加上党战役，任野战医院护士长。1947 年任晋冀鲁豫军区第二野战军野战医疗手术队实习军医、军医，参加了鲁豫地区城市解放战斗及山东巨野县羊山集战斗的救治工作。1948 年 7 月任陕南军区卫生二所副所长、所长兼教导员，参加了 1949 年解放房县、竹溪以及陕南的安康、牛蹄岭、关亚子等战斗的战地救治工作，此后，任十九军军医院和陕西省军区医院医务处主任。

1950 年任西北军区第十二陆军医院医务处主任。1953 年调任原兰州军区第一门诊部主任兼医政科科长。1956 年任原兰州军区临潼第一疗养院副院长、院长，参加了 1957 年甘南平叛战斗，任医疗手术队队长。1967 年任解放军第二十六医院院长，该院在 1975 年全军医院工作会议上被评为中西医结合模范医院并授予奖状。1980 年底离职休养，师职待遇。

（资料来源：《临城革命人物志：和书景》，家乡史话，搜狐网，2021 年 6 月 23 日）

（四十三）贾银芝：稳扎稳打，不忘初心

贾银芝，宁晋县换马店镇西及桥村人，1937 年，七七事变爆发，中华大地陷入水深火热之中，中华民族迎来了巨大的危机，年仅 14 岁的贾银芝不顾自身安危，毅然决然地参加革命，开启了为革命奋斗终生的道路。贾银芝曾任中国人民解放军总医院副院长、顾问。1955 年授中校军衔，1963 年授上校军衔，获三级独立勋章、三级解放勋章和独立自由勋章。

初入革命的贾银芝任八路军 129 师冀南东进纵队八支团队部通讯员。贾银芝在通讯岗位上兢兢业业，认真负责，并因此调任为八路军 129 师冀南东进纵队卫生处调剂员、护士，129 师 7 旅 20 团卫生队军医，太岳军区第二军分区独立团卫生队军医，第二军分区卫生处一所医生，自此开始了从医之旅。在医学道路上，贾银芝颇具天赋，表现突出，救治的病人越来越多，经验越来越丰富，医术越来越精湛。1945 年，任晋冀豫野战军第四纵队卫生部野战医院二所所长。1948 年，任西北民主联军第 38 军 17 师军医处医务主任，第 19 军 57 师卫生处副处长。1950 年，任第 19 军卫生部防疫科长，西北军区卫生部医疗处干部科长、卫生部检查室副主任、卫生部干部处副处长。1955 年，任原兰州军区后勤部干部处副处长。1959 年，任原兰州军区第三医院院长。1961 年，任原兰州军区第一医院院长。1969 年，任原兰州

军区后勤部第一基地兵站主任。1971年6月，任原兰州军区后勤部卫生部部长。1972年1月，任中国人民解放军总医院临床三部主任。1973年，任中国人民解放军总医院副院长。1979年，任中国人民解放军总医院顾问。

从14岁一腔热血投身革命到中国人民解放军总医院顾问，40年间，贾银芝稳扎稳打，不忘初心，救治了无数伤员，也见证了中国革命的发展与胜利。在为革命奋斗期间，贾银芝还撰写了《东进纵队改编宁晋县联庄会的情况》《回忆二十团营救刘志坚同志》《二十团奇袭虎穴，歼灭新五军，解放林县城》等宝贵的一手历史资料。

贾银芝在祖国最需要的时候，毅然参加革命，又在党和人民最需要的时候，挺身而出，救死扶伤。哪里需要他，他就往哪里去，他的一生贯彻了奉献二字。兢兢业业，任劳任怨，无私奉献，这便是红医，这便是中国革命者的觉悟。

（资料来源：《宁晋县志》第827-828页）

（四十四）孙彦增：医者仁心，无愧于天地

孙彦增（1924—1952），1924年生于河北沧州，吴桥镇人。1945年9月参加中国人民解放军，先后担任渤海11团，冀察热辽纵队一旅一团护士、医师、卫生所所长等职务。同时，他跟随第四野战军参加了东北的各大战役，在鄂西战役、解放四平、解放天津的战役中更屡立战功。1952年4月1日，其军部遭美军飞机轰炸，孙彦增为抢救档案而不幸中弹，牺牲时年仅28岁。

纵使英烈逝去魂归早，可生命的价值却并非长短所可以衡量的。抛却军功荣誉，在孙彦增短短28年人生中，他作为一名医务工作者所展现的红医精神同样值得铭记。1949年夏，孙彦增参加鄂西战役，当时的他是第四野战军后方医院第二分院的外科医生。炮弹轰鸣，战火无情，在医护人员短缺的情况下，很多伤病战士由于得不到及时救治而加重病情。在外界紧张焦灼的战事下，医院内生死难估的环境中，他为了使伤病战士早日康复并且减少外科手术所额外带来的痛苦，孙彦增从本就紧张的日程中挤出时间去刻苦钻研外科技术，深挖每一个基础要点，昼夜奔走忙碌在手术台上。

　　不仅如此，孙彦增还亲切体贴地对待每一位伤员，如同亲兄弟一般。许多伤员经过他的治疗之后，很快便恢复了健康，重返前线，继续为国尽忠。在孙彦增任职期间，他曾遇到了一位腿部受伤的小战士，初步诊断的结果是需要截肢。健全的身体对于一个人来说有多么重要，孙彦增感同身受。为此，他彻夜翻阅书籍，查找资料，想方设法地设计适宜的治疗方案，不辞辛劳，精心疗护，最终保住了这位年轻小战士的腿，使他可以重返前线。

　　医者仁心，这一点在孙彦增身上体现得可谓是淋漓尽致，他真正做到了"以高尚情操，行仁爱之术。无愧于天地，无愧于内心"。孙彦增家境贫寒，却坚韧不拔，短短几年就从起初担任护士工作直到担任到卫生所长；他生于战乱，却内心平和，无论环境如何恶劣，他都能挤出时间刻苦钻研；他一路颠簸，却始终不忘初心，一心一意只想着为人民服务。这种坚韧令人动容，这种红医精神的温暖与力量更值得被世人感知，传承弘扬。

（资料来源：《吴桥县志》第 562 页）

（四十五）闫培素：奉献一生，热情不减

　　闫培素，1925 年生于宁晋县城解放村。20 岁进入西北医学院学习，开启了自己的医学生涯。从小生活在战乱年代的闫培素对解放军有着特殊的感情，她希望有朝一日自己也能成为其中一员，1949 年，闫培素抓住机会，保留学籍参加了中国人民解放军，在解放军医院担任军医，1950 年返校学习，并于一年后完成了自己学业，被分配到第四军医大学，正式成为一名军医。

　　1959 年，闫培素转业到北京市儿童医院担任主任医师，结束了自己的军医生涯，在人民当中继续发光发热，奉献自己的力量。工作期间闫培素参加了支援三门峡水利工程的建设，还参加了河北保定抗洪救灾医疗队，在救援一线为人民的生命健康保驾护航。

　　中华人民共和国成立后，社会稳定，经济发展，医学上也得到更多的支持，闫培素所在的医院进口了婴儿复苏模型、硅胶复苏器、记录式成人复苏模型、输液训练器、脑电图描记仪等医疗器械，可由于医生们的英文水平有

限，应用起来遇到了诸多困难。为了改变这一现状，闫培素挑起大任，宵衣旰食，将这五种医疗器械的说明书由英文全部译为中文，共计十余万字，帮助医院工作人员对这些器材的使用有了更深入的了解，对提高医院医疗水平有着极大的推动作用。

1991 年，闫培素从医院离休后也不忘继续发光发热奉献社会，她结合医疗理论与自身 40 年的临床经验撰写了《怎样养育婴幼儿》一书，受到了广大家长的一致好评。

2000 年，闫培素回忆起自己年轻时所目睹的日军的恶行，便以中小学教师人生遭遇为主线写了《悲欢园丁》一书，控诉了日本侵略者给中国人民带来的灾难，是我国描写抗日战争的重要著作之一。

不论是年轻时一心服务解放军，中年投身社会支援服务，为医院翻译数十万字英文说明书，还是老年著书。闫培素的一生精研医术，治病救人，是为人民服务的一生，是为中华民族奉献自身的一生。

（资料来源：《宁晋县志》第 829 页）

（四十六）孙明：择一而终，精益求精

孙明（1926—1991），1926 年出生于河北省沧州市南皮县冯家口镇西林子村，中共党员，曾出任县人大常委会副主任。

孙明年仅 15 岁时便积极投身抗日战争，参加南皮县抗日大队，直面枪林弹雨。在抗日大队期间，他主要参与后勤医疗工作，先后任卫生员、调剂员、护士长等职。孙明出身贫寒，一直没有机会接受系统的医学学习，在工作中，他逐渐意识到要想拯救更多的病人、减少战士因为就医不当或不及时而失去生命的情况发生，他所拥有的浅薄的医疗知识和医疗技能还远远不够，所以在南皮县医院工作期间，孙明又于 1953 年 11 月至 1954 年 5 月到沧州医专进修，学习系统专业的医疗知识。

学成归来后，孙明历任外科医师、外科主任、业务副院长、院长、医院党支部书记等职，在从医的生涯中，孙明始终坚持救死扶伤，服务百姓。不

仅如此，更是将自己所在的医院化身为敌后根据地，积极开展敌后工作，在白色恐怖的包围下树立起鲜红的旗帜。

中华人民共和国成立后，孙明坚守一线医疗阵地的同时，也开始渐渐转向行政工作。他于 1979 年兼任县卫生局副局长、县计划生育委员会副主任，1981 年晋升为主治医师，1983 年当选为南皮县政协第一届委员会副主席。期间，曾兼任过一段时间的县医院院长、名誉院长、计划生育委员会主任等。从不及弱冠的少年到年至耄耋的老人，1985 年孙明离休时，已经在医疗岗位上整整奋斗了 60 年。

孙明在县医院工作了 30 年，其中担任院长 15 年，这期间他为医院的发展做出了很大的贡献，扩建院址，争取资金，购置先进的医疗器械，极大地改善了医院的医疗条件，县医院多次被评为省、地先进集体，他本人也于1982 年出席了河北省医院工作"双先"会议。

60 年来，孙明始终坚持只做一件事，随着岁月渐长，不断打磨，从生疏到纯熟，从青涩到老练，曾经懵懂战的新手成长为了独当一面的院长，他的一生都奉献在了服务军民、救死扶伤这一件事上。2006 年，在县医院创建60 周年前夕，为纪念孙明在医药事业上的贡献，为他树立了铜像并举行了隆重的揭幕仪式。

（资料来源：《南皮县 1987-2006》第 879-880 页）

（四十七）苗继武：传承有"武"

苗继武（1929—1968），滦平县滦平镇东街村人，性格内向，为人正直。

1945 年 12 月，苗继武参加中国人民解放军。在军旅生涯中，他历任热河军区卫生部看护员，冀察热辽区卫生部十八分院护士班长，冀察辽军区第七国际和平医院护士长，冀察热辽军区第一、第五野战医院医助，第四野战军十六医院医助。参加辽沈战役后，他随军南下参加了解放湖南、广西的战斗。苗继武在工作上任劳任怨、埋头苦干，对伤病员关心体贴入微，在思想上同党中央保持一致。1948 年 10 月，苗继武加入中国共产党。同年 11 月，东北野战军后勤政治部为苗继武记大功三次。1950年5月，苗继武因病退伍还乡。军旅生涯的卫生工作经历，为苗继武继续从事医学服务奠定了坚实的基础，红色基因于此时深植于苗继武的内心，与医护工作相结合更令这段过往折射出不一样的光彩。

1951年11月，苗继武到深平县卫生院重新工作，任医助。后被调到深平县汤河口（今属怀柔县）卫生所任所长，后被调到怀柔县医院任副院长。1958年9月至1963年9月，苗继武在上海第一医学院工农干部卫生系学习。他学习努力，刻苦钻研，并前往北京医学院和北京医学科学院进修。与前期文化方面的学习相比较，这一时期的学习内容令苗继武的医学理论基础更加扎实，专业技能更加过硬。后因怀柔县医院的需要，学成后的他第一时间返回到怀柔县医院，继续任院长一职。在地方医院工作中，苗继武认真执行党的各项卫生工作方针政策，心系人民，常常带领医疗队伍深入偏僻山区，为广大农民防治疾病。他的医疗技术和为人民服务精神，受到广大干部和群众的好评。《北京日报》曾报道他的感人事迹。

红色历史是催人奋进的力量之源，其中蕴含着简单深刻的为人哲理，蕴含着英模先烈从未忘却的那份初心，更蕴含着中华民族百折不挠的进取精神。作为一名红医，苗继武自少时便努力读书，在工作中兢兢业业，努力做好该做的事。他将人民装进心间，一以贯之"一切为了人民"的初心使命，一生虽平凡，却处处藏着伟大。他将赤诚、医德与人民深入骨髓，这一记挂，便是一生。

（资料来源：《滦平县志》第989页）

（四十八）苗之璞：人民的好儿女，部队的好医生

苗之璞（1931—1952），桑园西街人，苗希尧烈士的三儿子。幼时母亲去世，全靠父亲抚养。1932年东北全部沦陷，伪满洲成立，民不聊生，苗之璞从小目睹中华动荡之惨状，心中燃起了爱国之火。

苗之璞自小时受父亲抗日救国行动的影响，他亦决心尽己之力，保家卫

国，帮助受苦受难的穷苦大众。1943年，他的父亲苗希尧于阜城县英勇牺牲，年仅11岁的苗之璞失去双亲。苗之璞在悲痛后，擦干眼泪，痛定思痛，志愿为父报仇，去前线帮助战士们，打倒日本侵略者。为此他更加勤奋学习，打磨自己，即使身处战火纷飞中，他也没有放弃读书。最终他实现了自己的梦想，成为一名光荣的卫生员，投身到轰轰烈烈的反帝反侵略浪潮中。

1946年，苗之璞参加南京公安总队任卫生员，他工作积极，进步非常快。筹备伊始，医疗器械仅有两把镊子，人手也相当稀缺，医生护士身上都是伤痕累累，百姓伤员皆叫苦不迭。苗之璞没有气馁，充分利用手边一切材料来包扎伤口、抢救伤员。为了弥补药物器械的严重短缺，苗之璞和他的同事们自力更生，土法制做。如用自行车辐条磨尖做穿针、用锯铁的锯子代替截肢锯子，用芒硝代替"流苦"，用大黄和苏打制成健胃药等。闲暇时，苗之璞则会与伤员们谈心，在描绘未来中国的崭新图景时，他们都露出了向往的笑容，医者与患者互相鼓励，他们是那个时代的革命乐观主义精神的践行者，仿佛划破黑暗的一束阳光，无声却有无穷的力量。

苗之璞工作恪尽职守，做事认真负责，1947年，如愿加入中国共产党。此后，苗之璞谨遵党组织安排，什么地方需要他，他就去哪里发光发热。在救治病人中，苗之璞不断吸取经验教训，他的手法愈发精纯熟练，获得了伤员们的一致称赞。战争年代书籍贫乏，卫生员们互相传抄书籍，一起在夜晚朗诵马克思的著作，身体上的疲惫都被知识的充盈洗去了。在无数个寂静的深夜，苗之璞捧着书，在明净的月光下畅想着以后的中国：要是以后人人都能上得起学，看得起病，那是多么的幸福啊！

1949年后，苗之璞依旧坚持着自己热爱的医学事业，为人民谋健康，为社会做贡献。在这片青春的土地上，到处都有青春的力量。

1950年10月8日，朝鲜政府请求中国出兵援助。中国应朝鲜政府的请求，做出"抗美援朝、保家卫国"的决策，迅速组成中国人民志愿军入朝参战。苗之璞更是在第一时间奔赴战场，任炮兵七师卫生排排长，"雄赳赳，气昂昂，跨过鸭绿江！保和平，卫祖国，就是保家乡……"出丹东过鸭绿江时，将士们看着江两岸，丹东这边万家灯火，而朝鲜却漆黑一片，在那一刻，苗之璞深刻地理解了抗美援朝的意义。这种精神支撑着他，在战争期间，苗之璞不但是一位负责的排长，更是坚持自己的老本行——救治伤员。他用药反复考量，以药物为兵，围剿细菌病毒；他用兵亦如用药，严格谨慎，给敌人以沉重的打击。

1952年，上甘岭战役时，苗之璞在上甘岭一侧地下伤兵营工作，住在一个三层的地洞里（上层是警卫战士，中层是办公处，下层是伤病员）。美军不断派遣大批飞机狂轰滥炸，无数将士命丧异国他乡，苗之璞痛得眼睛都红了，他把自己的职责交代好，满怀着对侵略者的刻骨仇恨，主动到上层用自动步枪射击敌机，先后有十余架敌机被他们的步枪击中。在一次战斗中，美机向上甘岭投掷炸弹，一块巨石从上坡滚下来，落在卫生排藏身的洞上，他和一个战友为了保护二三层的伤员，用身子挡住巨石，二三层的战士、伤员和医务人员无一伤亡，而苗之璞壮烈捐躯。

医者，既要医病也要治心。苗之璞在艰难时代坚持为病人们解忧，用生命践行自己的梦想，立志求医，做到大医精诚，为国家，为人民，献出了青春年华；为医学事业的发展和战士的安全健康，献出了他的一生。

（资料来源：《吴桥县志》第 563 页）

三 国际红医人物

（一）诺尔曼·白求恩：伟大的国际主义战士

诺尔曼·白求恩（Norman Bethune）（1890—1939），加拿大共产党员，国际主义战士，著名胸外科医师。加拿大安大略省格雷文赫斯特镇人，出身于牧师家庭。青年时代，当过轮船侍者、伐木工、小学教员、记者。1916年毕业于多伦多大学医学院，获学士学位。曾在欧美一些国家观摩、实习，在英国和加拿大担任过上尉军医、外科主任。1922年被录取为英国皇家外科医学会会员。1933年被聘为加拿大联邦和地方政府卫生部门的顾问。1935年被选为美国胸外科学会会员、理事。他的胸外科医术在加拿大、英国和美国医学界享有盛名。

1936年，德意法西斯匪徒侵犯西班牙时，他曾亲赴前线为反法西斯的西班牙人民服务。1937年，中国的抗日战争爆发，他率领一个由加拿大人和美国人组成的医疗队来到中国解放区，1938年4月，经延安转赴晋察冀边区，在那里工作了两年，他的牺牲精神、工作热忱、责任心均称模范，直至以身殉职。

1. 纯粹的医者仁心

所谓医者，悬壶济世方为天职，甚至逐渐演变为一种深入骨髓的本能，这种本能，会成为医者强大的勇气源泉，带着穿越生死的决绝。这种医者天性，在白求恩的从医生涯中体现得淋漓尽致。

"我是来工作的，不是来休息的""请把我当成一挺机关枪来使用"，再华丽的辞藻，都不足以衡量这几句话的重量。听闻病患在十几里外，白求恩深夜到达后尚未休息就欲收拾行囊再度出发，劳顿一天赶路，赶到目的地时，记挂着的始终是伤病员。

1938 年 8 月，白求恩作为晋察冀军区卫生顾问，带领巡回医疗队来到唐县。在军城、于家寨一带医治八路军伤员，当时遇到众多伤员重伤需要截肢，为最大限度地保护伤员，白求恩拒绝盲目截肢，而是亲自为多名伤员做接骨手术，精心护理。在白求恩的治疗下，伤员们纷纷恢复了健康，得以重返前线。他说："我们每个医生都应当懂得，治好一个伤员，就等于消灭十个敌人。"

1939 年 10 月，黄土岭战斗打响。白求恩不顾自身病痛，风雪中奔赴前线，在涞源县孙家庄一座破庙里抢救伤员。抢救中，白求恩的左手中指被刀尖划破，但他毫不在意。11 月 1 日，白求恩准备到完县后方医院视察工作。一切准备就绪，白求恩坚持最后巡视一遍病房再走。检查中，他发现一名伤员，合并头部蜂窝组织炎，脑袋肿得很大，生命垂危。白求恩详细检查后，决定为他做手术。他命令把已经打包好的手术器械卸下来，亲自主刀、纵横切开、精心手术。谁知，就在这次手术中，他的手指被病毒感染，死神悄悄地向这位伟大的共产主义战士袭来。但受伤后的白求恩仍坚守在战争前线，顾不上诊治一下自己。

在晋察冀军区的多次战斗中，白求恩曾经连续 69 个小时为 115 名伤员动了手术。他的手术台，安在离前线五里地的村中小庙里，大炮和机关枪在平原上吼哮着，敌人的炮弹落在手术室后面，爆炸开来，震得小庙上的瓦片咯咯地响，白求恩大夫却在小庙里认真地做手术不肯转移。他说："离火线远了，伤员到达的时间会延长，死亡率就会增高。战士在火线上都不怕危险，我们怕什么危险。"两天两夜，他一直在手术台上工作着，直到战斗结束。

为了保住伤员的性命，没有血液供应，白求恩把自己的鲜血输给了战士，并愉快地称自己是万能输血者，因为他是 O 型血。他还拿出自己带来的荷兰纯牛乳，亲自到厨房煮牛奶，烤馒头片，端到重伤员面前，带着微笑看着他们吃下去；他用自己的生命来探索新型的、更节省时间和药材的麻醉方式；为方便战地救治，组成流动医院，组织制作了"卢沟桥药驮"，运送医疗器械和药品；编写了《游击战争中师野战医院的组织和技术》《战地救护须知》《战场治疗技术》《模范医院组织法》等多种战地医疗教材。白求恩始终坚守在战场的最前线，用精湛的医术支援抗日战争。

2. 赤诚的人民情怀

白求恩的医术不局限于手术台前，更蕴藏于平凡的生活与阔远的格局胸怀间。他亲自打字、画图，编写教材，给医务人员上课。制定了一套适应游击战争的药材分类保管、运输、供应制度，还根据当时简陋艰苦的医疗条件，编写出《消毒十三步》，在树荫下为医务人员讲授。一个扩音机，几幅人体解剖图，这是简单的教具；幽静的丛林，这是简单的教室；三百多名埋头记笔记的医务人员，这是最纯粹的学生。白求恩还曾制订"五星期计划"，建立模范医院，作为示范来推动整个根据地的医务工作。他说："一个战地的外科医生，同时要是木匠、缝纫匠、铁匠和理发匠。"他自己用木匠工具几下子把木板锯断、刨平，做成靠背架，让手术后的伤员靠在上面使呼吸畅通。他一有空闲，就指挥木匠做大腿骨折牵引架、病人木床，铁匠做妥马式夹板和洋铁桶盆，锡匠打探针、镊子、钳子，分配裁缝做床单、褥子、枕头……在敲敲打打间，他将救治伤员的常识与知识传授给大家。

白求恩在老姑村检查工作时，十分关心伤员的伤势，一晚上巡查病房检查伤员多达八次，发现很多伤员生疥疮，立即用硫黄、猪油配制了药膏，创造日光疗法、无菌疗法、热敷、冷敷疗法，亲自给伤员洗澡敷药。为改善简陋的医疗条件，在白求恩曾向牛眼沟村的军区卫生学校赠送自己从加拿大带来的显微镜、小型 X 光机、一套手术器械和内外科书籍等物资。

正当白求恩大有可为的时候，却不幸在一次为伤员做手术时感染败血症，在河北的唐县以身殉职。在他病情急剧恶化之际，他心系的仍旧是前线的战士，他说："我十分惦念的是前线流血的战士，假若我还有一点支撑的力量，我就一定要留在前方！"为了中国人民的解放事业，白求恩贡献了自己的一切，他以此为己任，付出生命亦无悔。

白求恩病逝后，晋察冀边区党政军领导和驻地群众为白求恩举行了隆重的葬礼，1939 年 11 月 21 日，晋察冀边区又举行了追悼白求恩的大会。毛泽东给大会题了挽词，亲笔写了"学习白求恩的国际精神、学习他的牺牲精神、责任心与工作热忱"，并于 12 月 21 日撰写了那篇人人知晓的文章"学习白求恩"。1940 年 4 月，唐县军城南关建立了白求恩墓。晋察冀军区决定将军区卫生学校和模范医院分别命名为白求恩卫生学校和白求恩国际和平医院。1952 年，白求恩的灵柩迁入石家庄烈士陵园。

"高尚的、纯粹的、有道德的、脱离了低级趣味的、有益于人民的人"，白求恩同志就是这样的人，他的身上，有着一种很迷人的特质——纯粹。捧出一颗心，滚烫，热烈，鲜活。白求恩把这样的一颗心，连同这样的一个他，献给了中国革命的医疗事业，献给了中华民族的解放大业。追寻红色踪迹，白求恩的红医精神跨越国界，穿越时空，成为全党全军全国人民、特别是医疗卫生战线的宝贵精神财富，激励着全国人民奋勇前进。

（资料来源：《唐县志》第 569–571 页，《易县志》第 1144 页，《顺平县志》第 786–787 页）

（二）哈励逊：一位伟大的国际和平战士

铁尔生·莱孚·哈励逊（Tillson·L·Harrison）（1881—1947），亦译为夏理逊，1881 年 1 月 5 日出生于加拿大安大略省铁尔生堡镇。1903 年，进入多伦多大学医学院学习，医学院毕业后长期服务于国际战争中的救护工作。1912 年，他来到中国广州，投身于孙中山先生领导的民主主义革命事业。1937 年参加中国红十字会，在新四军从事医疗救济工作。1947 年 1 月 10 日凌晨，哈励逊于山东省张秋镇病逝，终年 66 岁。

哈励逊与白求恩、柯隶华作为国际和平战士，因其在战争年代为中国医疗事业所做出的巨大贡献被并称为"三个志愿军"。用"始终对正义事业满怀热忱"来形容哈励逊可谓是完全不为过，短短 11 个字，完美诠释了哈励逊的一生。哈励逊自小便有着远大抱负，成年后更是站在人类正义的立场上，热爱和平，支持被压迫的民族，长期从事国际战灾救援工作，积极投身于世界各国人民的革命斗争。1912 年，正值壮年的哈励逊来到了中国广州，毅然投身于孙中山先生所领导的民主主义革命事业。翌年，因工作需要，他又参加了墨西哥的班邱·维拉暴动，并在第一次世界大战爆发后先后在加拿大、法国参与医疗服务工作，永远奔走在战争一线，从未退缩恐惧。

哈励逊同中国的再次结缘是在20世纪30年代，1937年中国抗日战争爆发，哈励逊闻讯后便毅然参加中国红十字会，在新四军从事医疗救济工作。在这期间，他还在上海参加了联合国善后救济总署的医务工作，并多次被派往北平筹备救助解放区的医药物资。当时，他携带280箱医药物资从北平出发去往邯郸，正在北平军调处执行部工作的叶剑英、黄华以及马海德博士都纷纷来为他送行。在他抵达邯郸后，更受到了晋冀鲁豫军区首长邓小平、杨秀峰等人的亲切接见。在这之后，哈励逊顺道视察了邯郸的白求恩国际和平医院第七分院和医学院，经过深入的考察和咨询后，他对解放区缺少医务工作者及常用药品这一严重情况焦虑非常，遂马上返回上海，向国际组织汇报了这一情况。

于是，1946年12月4日，哈励逊受联合国善后救济总署、中国福利基金会、解放区救济总会、加拿大红十字会和美国红十字会等机构的委托，将40吨医药器械和20吨纺织品经铁路由上海运往邯郸国际和平医院。在运送途中几遇坎坷，受到国民党军队的严重阻挠和刁难，几近寸步难行，加之北方的恶劣气候与饥寒交迫的生活环境，哈励逊的身体受到了严重的伤害。但他却并未被打倒，他依旧在为内心的坚守所拼尽全力，成功将物资安全送达，并坚持带病回返开封，继续护送装有大批物资的卡车队伍来邯郸。而噩耗就此传来，当哈励逊再次送药绕道山东省阳谷县张秋镇时，病情急转恶化，救治无效，凌晨逝世在了张秋镇的天主教堂。

感怀哈励逊一生的伟大事业，无不令人动容致敬，虽然离世长眠已久，但他永远鲜活在中国人民的心中。哈励逊所展现出的红医精神就是一个光辉的榜样，那是一种超出职责本身所要求的，为人民无私奉献精神的体现，更是抛却小我、救死扶伤、致力和平的真实写照。

（资料来源：《国际和平战士夏理逊》，上海中国福利会辑印）

（三）海德姆：火一般热情的时代，火一般热情的人

乔治·海德姆，祖籍黎巴嫩，出生于美国，于1933年来到中国考察，并在5年后加入红军的医疗队伍中。在此期间他奔走于神州大地，尽自己最大的努力去救死扶伤。为了更好地服务病人，他还学会了普通话和甘肃、宁夏的方言，并改自己的名字为马海德。他曾说："从此，我能够以主人翁的身份，而不是作为一个客人置身于这场伟大的解放事业之中，我感到极大的愉快。"

乔治·海德姆，1910年出生于美国纽约州水牛城一个炼钢工人家庭，乔治的少年时期极为艰辛，饥饿、贫穷、瘟疫，死亡的乌云笼罩着工人区。就在这时，一个同死神斗争的勇士出现了，他头发花白，提着药箱，蹒跚奔走于哀号中。老人敲开了小乔治家的门，一手提着药箱，另一手提着一包沉甸甸的东西，为小乔治一家做了检查，注射了针剂，留下珍贵的药物，还把那一满袋的粮食硬塞到小乔治手里说："这是我给你们预备的，没有吃的，你们怎么能抗得住疾病的侵袭。"小乔治望着老大夫的背影，不禁流下热泪，这一幕情景久久回荡在小乔治的脑海，他对妈妈说，"妈妈，我也要当医生，我要给所有穷苦的人治病。"

美丽的理想，给乔治带来无穷的力量。他勤奋读书，考上了医科大学，依靠奖学金和勤工俭学读完大学，通过不断努力又获得医学博士学位。当他戴上博士帽时，那位老医生的面孔又浮现在他的眼前。当他听说中国这个神秘古老的东方大国遭受传染病困扰时，挽危济困、人道主义的强烈责任感鼓舞着他，他告诉自己："到中国去，去帮助那里受苦受难的百姓们。"是的，乔治作为一个热忱的人道主义者来到中国，他怀着一腔沸腾的豪情，期待着为被病痛所折磨的中国人民带来福音。

马海德先生在上海行医过程中，他越来越清楚地看到，中国人民最缺少的不是医药，而是食物。同来的伙伴忍受不了在上海的艰难境遇，纷纷离华回国。而马海德这时却在思考另一个问题，中国的出路在哪里？他结识了许多具有献身精神和革命热情的人，他们几个拥有强烈人道主义并打心眼喜爱

中国的外国友人组成了学习小组,每日阅读马克思的著作,并就大家关心的问题展开讨论。最后,他们一致认为,在中国,假如有人真心为整个社会问题而拼搏,那一定是中国共产党和中国工农红军。

根据党的指示,乔治来到了陕北根据地,并在贺龙将军的帮助下学会了骑马,成为一名勇敢的骑士。人们经常可以看到他身背药箱纵马奔驰,在风雪弥漫之夜出诊救治山区农民,在枪林弹雨中抢救身负重伤的战士。骏马是军人的忠实伙伴,是勇士的可靠战友。也许是出于这一层关系,乔治在给自己取的中国名字中,冠上了"马"这个中国姓氏。至于另一半,则是他的原姓"海德姆"的一半,据说"海德姆"在阿拉伯文中就是"马"的意思。在中文中,这两个字的首项含义是大海和道德。无论以哪一种语言来解释,马海德这个中西结合的名字都十分符合他的性格和信仰。这种中西贯通的思想不仅在生活中显现,在他的医术上也有所体现,他是个西医,但是他深刻体会到根据地西药奇缺的严重困难,便以百倍的热情学习和研究中医中药,他对中医药的摸索探究不亚于任何一个医生。他以自己热忱的爱和精湛的医术,救活了无数人的生命。人们都亲切地称呼他为"马大夫"。他究竟为多少人看过病,这已经是一个难以统计的数字。有人做了一个粗略地计算,仅仅是1944—1947年这3年间,他就为陕北军民诊治病痛达4万余人次,平均每天在30人次以上。

在陕北工作后,马海德换上了一套红军的灰布军装,怀着满腔热情开始了自己的工作。毛泽东同志委托他到各个卫生部门去巡视,并报告了解到的情况,马海德立即投入紧张的工作。一个月后,他向毛泽东同志做出调查报告,既肯定了目前的成绩,也提出改进落后的办法。毛泽东同志欣赏他的这份实事求是的报告,任命他担任军委卫生部顾问。马海德告诫自己:"从今以后能够以一个主人翁的身份,而不是做一个客人置身于这场伟大的社会革命之中,这是多么愉快的啊!然而要把根据地和整个红军的卫生工作搞好,这个担子可不轻啊。"

一个外国人在中国定居,首先遇到的是语言不通这一难关。但马海德是个性格直率、意志坚强的人,他绝不允许自己长久地依靠翻译,能一个人干的事情非让两个人去做。他下定决心，在最短的时间内把汉语学好。功夫不负有心人，不到一年的时间，马海德就学会了汉语，此后又逐渐可以阅读中文书报，进行中文写作。在延安时，他甚至可以用地道的陕北话演唱陕北民歌，除了长相不同外，他完全是一个老八路了。在医疗工作中，他认真学习贯彻我军医疗卫生工作的方针、政策和优良传统，在加强预防工作、培养医务人员、实行中西医结合、救治伤病员等许多方面，他都做得很出色。医院里、课堂上、营地里、大树下，到处都可以看到他的身影。节假日、白天、夜间、风雪里、炮火下，只要有伤病员，他就像一阵风一样赶到他们身边。愈是艰难，人们愈期盼美好，中国人民不屈的革命乐观精神深深感动了马海德，他是那个年代的星星之火，将自己壮丽的一生寄于中国的革命事业，这份火一样的热情将会有燎原之势，把将来的环球变成赤旗的世界！

马海德除了为人看病，还到工厂调查、学习马列主义著作，拿起笔来战斗，当时美国《工人日报》上发表的介绍红军长征的文章就是出自他之手，《中国呼声》等进步刊物上也刊登过他的文章。1987 年 10 月，马海德在"我在中国从医五十四年"一文中这样写道：我于 1933 年来到中国。当时很多人问我为什么要去中国，我说有两个理由，一是要看看那里的情况，二是要研究热带病的医药问题。我们抵达中国的晚上，曾在团市区的南京路上闲逛。我们看到，南京路上人山人海，那些带着孩子的妈妈显得是那样温柔可爱。我的一个同学说："像她们这样热爱孩子的，肯定是好人。"我想，这是使我在中国住下来并且一住就是 50 多年的原因之一。

1949 年，中华人民共和国成立，马海德立即申请加入中国国籍，成为中华人民共和国第一个外国血统的中国公民。1950 年，他正式加入中国国籍，并被任命为中央人民政府卫生部顾问。此后马海德又向令人生畏的传染病麻风病发起挑战。在防治麻风病的过程中，他依据科学事实，身体力行，破除了人们头脑中根深蒂固的恐惧心理，并且探索出更为安全有效的防治方案。他的目标是在 20 世纪末消灭中国的麻风病。为确保上述目标的如期实现，在马海德的主持下，我国成立了麻风防治协会、麻风福利基金和麻风防治研究中心，经过艰苦的努力，我国的麻风病患者已由解放初期的 50 万人大量减少，到1986年年底，强杀菌联合药疗在全国麻风防治工作中得到了推广，使全国每一个麻风病人的治疗都有了可靠的保证，大大加速了消灭麻风的进程。

在去世前，马海德自豪地留下遗言："我最聊以自慰的是我没有站在外面指手画脚，我没有站在外面，我是和人民站在一起。"这就是马海德的一生，他把自己的一生完整地献给了人民的医疗事业。他是中国人民的好朋友，马海德不单单是在为人民服务，同时也在以他们的行动启迪那些想为人民服务的人。在那个充满红色热情的年代，他如火般燃烧自己，给穷苦的工农大众带来希望，他用他的勤勉与乐观谱写了一曲崇高人道主义的乐章。

这是多么炙热的红医精神，这是多么伟大的人道主义。马海德先生成了那个年代的炬火，是红色的光，是赤燃的希望，值得我们永远感恩与铭记。

（四）柯棣华：绽放在华夏大地的国际红医

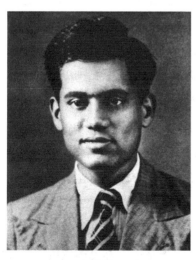

柯棣华
（德瓦卡纳斯·桑塔拉姆·柯棣尼斯）

柯棣华（1910—1942），原名德瓦卡纳斯·桑塔拉姆·柯棣尼斯（Dwarkanath S.Kotnis），出生于英属印度马哈拉施特拉邦的绍拉浦尔市，家庭出身属于较高的种姓，但由于兄弟姊妹共有 8 人，生活并不富裕。他的母亲有残疾，爸爸有民族解放思想，幼年时即随同爸爸参加抵制英国货的斗争。后来考入孟买著名的G.S.医学院，因为参加反对英国殖民者的斗争，被迫辍学，又以顽强不屈的精神重新考学，终于在 1936 年从孟买助学医学院毕业并考取英国皇家医学院。

1937 年 7 月 7 日，卢沟桥事变的枪声，觉醒了沉睡的中国。中国军民拿起武器，奋起反抗日本侵略者的入侵。印度国大党领袖尼赫鲁应中国红军总司令朱德的请求，决定派一支小型医疗队到中国去，表示印度人民对中国人民的同情和支持。这一决定，得到了印度社会各界的热情支持和热烈响应。

1938 年 6 月 29 日，这一天被孟买的居民命名为"中国日"，柯棣华在这一天申请加入了医疗队，组成了一个 5 人的"印度援华医疗队"开赴中国，支援中国的抗日战争。医疗队的组成为队长爱德尔、副队长卓克、队员莫克、巴苏和柯棣尼斯（柯棣华）。他的父亲知道后，尝试劝柯棣华在本地享受衣食无忧的生活，但柯棣华态度坚决，一定要前往真正需要自己的地方去奉献自己，柯棣华的母亲不舍地流下了热泪，柯棣华擦去母亲脸上的泪水，望着自己父母和弟弟妹妹们期许的目光，欲言又止，沉默了许久，许久……9 月 1 日，柯棣华带着对家乡的不舍和对未来的期许，登上了驶往中国的客轮，9 月 17 日，柯棣华抵达广州，受到了宋庆龄等人的热情欢迎。接着，他们在武汉受到了董必武、叶剑英和周恩来的接见，周恩来建议他们先在国统区武汉、宜昌和重庆工作，然后再考虑去延安。

12 月 9 日，谭云山以中印学会的名义接待了医疗队。会见中，爱德尔代表大家提出了一个要求，为了表达自己与中国休戚相关的决心，他们都想有一个中国名字，希望谭云山为他们每人取一个中国名字。谭云山考虑了一下，爱德尔原名马登·莫罕拉尔·爱德尔，给他取了一个叫"爱德华"的三个字中国名字，其他几个按照相同的方法，分别取名"卓克华""巴苏华""莫克华"和"柯棣华"。谭云山说，每个人的名字中都有一个"华"字，既可表示他们与中国的休戚相关，又可以表示他们对中国的热爱。从此，爱德华、卓克华、巴苏华、莫克华和柯棣华的名字永远活在了中国人民的心中。

之后，柯棣华跟随国民党先后从广州撤到武汉，又从武汉撤到重庆，在这一过程中，柯棣华看到国民党的官员们个个沉迷享乐，弃民族危机于不管不顾，通过比较，柯棣华看清了谁才是真正抗日的中流砥柱，于是，柯棣华一行人不顾国民党当局的劝阻与威胁，一心一意奔赴延安。

　　1939 年 2 月中旬，柯棣华一行人来到了延安，此时正值冬天，来自亚热带的柯棣华心中的热情并未因此熄灭，刺骨的寒风也吹不熄中国人民的热情，在这里，延安各界代表共同为 5 位印度医生举行了盛大的欢迎会。从此，柯棣华便在红区开始了自己无私的奉献之路。

　　像白求恩一样，柯棣华严格要求自己，吃和大家一样的饭食，从不接受组织的特殊照顾，生活上也极为节俭，工作上认真负责，他始终把大家的利益放在第一位。在柯棣华启程奔赴延安时，突然接到父亲去世的消息，大家都劝他回国照顾母亲与妹妹，可是，当想到中华大地上无数被日军残忍杀害的中国军民，柯棣华决定牺牲小我、成全大我，一心一意为中国军民服务。柯棣华不满足在抗战后方的工作，坚持要到前线去，在百团大战中，柯棣华在前线战斗了 13 天，收治了 800 多名伤员，施行了手术 588 次，出色地完成了前线的救治任务。在印度援华医疗队工作期限到期后，毛泽东同志发电报让前线的柯棣华取道回国，可柯棣华却坚持留在中国，坚持为中国军民奉献自己的力量。在白求恩去世后，晋察冀军区扩建了白求恩国际和平医院，柯棣华便是这医院的第一任院长，在任期间，柯棣华不仅亲自动手术，还负责教学工作，连护理工作自己也要亲自去做。柯棣华还致力于编写《外科总论》来指导军区医务人员的工作，其间柯棣华的癫痫病反复发作，可是他不顾个人安危，在自己身体极度虚弱的情况下仍然救助伤员，没有手术的时候也不休息，而是致力于医学教材的编撰工作，柯棣华的病发作越来越频繁，可他却仍然不肯放下手中的工作。1942 年 12 月 9 日，终于因积劳成疾，病情再次发作，32 岁的柯棣华牺牲在了自己的工作岗位上，全军区军民无不为此悲恸。在柯棣华的追悼会上，毛泽东同志挽词写道："印度友人柯棣华大夫远道来华，援助抗日，在延安华北工作 5 年之久，医治伤员，积劳病逝，全军失一臂助，民族失一友人。柯棣华大夫的国际主义精神是我们永远不应该忘记的。"朱德总司令宣读了悼词和祭文，并为他的陵墓题词："生长在恒河之滨，斗争在晋察冀，国际主义医士之光，辉耀着中印两大民族。"周恩来同志也向柯棣华印度的家人们发去了慰问信。

在条件恶劣的敌后战场上，一位位红医闪烁着耀眼的光芒，柯棣华无疑是其中最耀眼的明星之一，身为一个外国人，柯棣华不追求自身地位、名誉、财富，为了内心崇高的理想毅然决然放弃了优越的生活不远万里来到中国，只为了拯救一群异国他乡的战士。这是什么精神？这是国际主义精神，这是共产主义精神。政治坚定、技术优良、无私奉献、救死扶伤、艰苦奋斗、勇于开创的红医精神在柯棣华的身上展现无余，他将自己的青春与热血永远献给了中华大地，他的国际主义精神永垂不朽，中国人民永远不会忘记他！

（资料来源：《柯棣华大夫》）

（五）米勒：来自德国的米大夫

汉斯·米勒（1915—1994），内科专家。1915 年出生于德国莱茵区杜塞尔多夫城。1939 年获瑞士巴塞尔大学医学博士学位，同年 7 月来中国。1950 年加入中国国籍。曾任延安和平医院门诊部主任、晋东南国际和平医院医生、第十八集团军卫生部流动手术队队长兼 129 师医务顾问、冀察热辽军区医院院长、第四野战军医院管理局主任。1949 年后，历任长春军医大学附属医院院长、教授，沈阳医学院第二附属医院院长兼儿科系主任，北京积水潭医院教授，北京医学院副院长、教授。

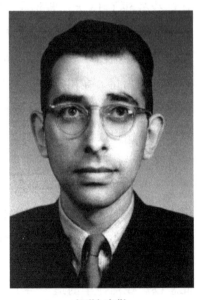

汉斯·米勒

1933 年中学毕业后到瑞士，进入巴塞尔大学医疗系学医。1939 年获瑞士巴塞尔大学医学博士学位。1939 年 5 月到香港，通过宋庆龄领导的保卫中国同盟会见了廖承志，同中共地下党组织接上了关系。1939 年 9 月，经廖承志和爱泼斯坦介绍到延安，并将国外援助中国抗战的 600 箱医药用品和 1 辆大型救护车送往延安。在延安，他见到了毛泽东同志，并参加了八路军。一个月后，随印度医疗队到达太行山区。1943 年 1 月，返回延安，在联防司令部门诊部当医生，后在国际和平医院担任内科主任。

在艰苦的战争年代，他以忘我的工作精神和精湛的医术，为中国人民的解放事业作出了贡献。抗日战争时期，他和中国军民一起战斗在太行山上，为抗日战士治伤救命；在延安国际和平医院里，他救治了无数名伤病员。解放战争时期，他担任冀察热辽军区野战总医院院长。解放军攻克天津后，他随军进城，同早在 1945 年就参加八路军医院工作的日本护士中村结婚。1951 年 1 月加入中国国籍。先后任长春第三军医大学附属医院院长、教授，沈阳医学院第二附属医院院长兼儿科系主任。1957 年加入中国共产党。1960 年到北京积水潭医院任内科教授。1972 年到北京医学院任副院长、党委委员。后任北京医科大学顾问等职，1983 年当选为全国政协委员。

20 世纪 70 年代初，他根据我国肝炎流行的实行情况，积极组织力量开展防治乙型肝炎的研究工作，亲自从日本引进较为先进的诊断技术及疫苗制作技术，以北京医学院人民医院为基地，开始乙型肝炎研究。人民医院肝病研究所在他的指导下率先研制成功国内第一批乙型肝炎血源疫苗，并将其在人群中试用，使我国乙型肝炎防治处于世界先进水平。

他在中国工作的 55 年中，勤勤恳恳、任劳任怨，为中国人民解放事业、社会主义建设事业作出了贡献。1989 年 11 月 15 日，国家卫生部授予他"杰出的国际主义白衣战士"荣誉证书，1994 年 12 月 4 日逝世。

（资料来源：百度百科 米勒·汉斯）

（六）傅莱：中国是我的第二故乡，我的事业在中国

理查德·傅莱（Richard Frey）（1920—2004），原名理查德·施泰因（Richard Stein），1920 年 2 月生于奥地利，维也纳人。1939 年来到中国，并于 1941 年 12 月奔赴晋察冀边区参与中国革命。1944 年 10 月，经过聂荣臻同志介绍加入中国共产党，解救大量八路军伤病员，并在新中国成立后先后

担任数职，连续 4 届任全国政协委员。2004 年 11 月 16 日，傅莱于北京病逝，享年 84 岁。

如同每一位致力于共产主义的革命者一般，傅莱可以舍弃一切，但却不能舍弃党，舍弃阶级，舍弃革命事业。青年时期他就接受了马克思主义的熏陶，并决心为共产事业奋斗终身。傅莱加入了奥地利共产党，积极参与反法西斯斗争，在遭遇纳粹党卫军和秘密警察的追捕后，他只身一人来到中国上海，因为他听说中国共产党在为老百姓们谋求利益，这样的组织与他的信念和追求一致。在上海期间，傅莱虽已有了自己学有所用的稳定工作，但他仍未停止寻找党组织的脚步。后几经辗转，傅莱终于在 1941 年年底到达了晋察冀边区，并受到边区司令员聂荣臻的接见。后来他曾形容自己当时的心情说："就像黑暗中见到了光明，像孤儿回到了母亲的怀抱。"

傅莱来到晋察冀边区后，便积极参与前线战斗，并主要从事医学教学和科研工作。1943 年，晋察冀边区麻疹和疟疾肆虐，可由于日本侵略军的军事封锁，前线治疗疟疾的药品非常缺乏，部队因传染病造成的减员有时甚至超出了战争所带来的伤病。在危急当中，傅莱找到了一位当地的老中医，虚心请教，潜心研究，终于习得治疗疟疾的针灸疗法，并大胆应用于临床。没有太多的针灸用针，他就教战士和老百姓用缝衣针来代替。没有便捷的推广方式，他就亲自走遍了边区大部分军队野战医院、卫生队和地方医院。经过他的努力，最终有效地控制了边区疫情的蔓延，并受到毛泽东、朱德的赞扬，边区政府主席林伯渠、副主席李鼎铭给他颁发了奖状。

不仅如此，傅莱更有一项造福无数军士的创举，即成功研制出粗制青霉素。在战争条件下，无数的八路军伤病员都因伤口感染而牺牲，青霉素作为医治战伤和多种感染的特效药，就显得尤为重要。在当时所处的恶劣环境之下，傅莱研制粗制青霉素绝非易事。他先利用自己"美国援华联合会晋察冀代表"的特殊身份，向英国、美国相关机构索取青霉素菌种和相关资料，后带领两位助手，在连铁钉和缝衣针都很难找到的穷山沟里，建立起了实为土作坊的"生化研究室"。除了从美国运输的蒸汽消毒锅、菌种培养物等物资外，其他仍然是打气筒、火炉、炭盆等简陋设施。最终，在傅莱历时一年的不懈努力之下，粗制青霉素得以研制成功，成为无数兵士的救命良药。

　　起初，由于战争期间的环境条件，傅莱在前往中国时无法随身携带奥地利共产党组织的介绍信，而按照中国共产党的规定和党组织的慎重考虑，他暂时还不能参加根据地的党组织生活，并希望他能以实际行动来证明自己是一个合格的共产党人。终于，傅莱历经几年磨砺，在聂荣臻的介绍下，于1944年正式被批准加入中国共产党，并旁听了1945年在延安召开的中共第七次代表大会。1962年，傅莱父亲离世，在周恩来批准后，他携夫人回国探亲，不少人猜测他此行恐怕不会再回到中国。然而，傅莱不仅按时回到了中国，还把年迈的母亲接到北京居住。有人问起，他便回答说："我从没想过要离开中国，中国是我的第二故乡，我的事业在中国。"

　　2004年，傅莱于北京逝世，享年84岁。"辗转万里投身中国革命事业，奉献一生弘扬国际主义精神！"这是傅莱唐县墓地正门两侧处的挽联，更是对他生命的诠释。他是共产主义的伟大践行者，他是红医精神的承载者，他用高尚的医德和精湛的医术，拯救了无数抗战军民的宝贵生命，他的医德医风，革命精神，值得我们进一步铭记、传承和弘扬！

　　（资料来源：《今古传奇》（人物版），2018年第3期；《中国卫生产业》，2018年第32期，第132-134,139页；《华声文萃》，2020年第6期）

第五部分

红医故事会

在中国共产党成立「100」周年之际，作为全省唯一一所独立设置的中医药本科院校、河北中医药大学深入贯彻习近平总书记的重要讲话精神和指示要求，在党史学习教育中充分结合专业特色，主办「党史百年红医『冀』忆」红医故事宣讲会，通过六位讲述人的生动讲述，将抗日战争和解放战争时期生活、战斗在河北的红医先辈救死扶伤的感人事迹展现给广大师生，激励他们弘扬红医精神、坚定从医初心，汲取前行力量，勇担新时代医者使命，为推进健康中国战略、实现中华民族伟大复兴做出应有的贡献。

一 殷希彭：
殷殷赤子心，浓浓报国情

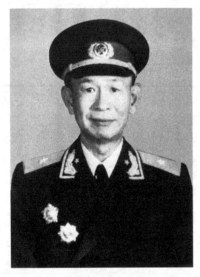

殷希彭将军

尊敬的各位领导、老师，同学们，下午好。

我也是河北中医学院人，1995 年到 2002 年，我任河北中医学院人事科科长，在座的有许多是我的领导、同事和朋友，在中国共产党建党 100 周年之际，我非常高兴能回到我们中医学院，目前我一直在做河北中医的一些历史研究。

今天我与大家分享的是一位从民国教授到开国将军殷希彭教授的故事，我宣讲的题目是"殷殷赤子心，浓浓报国情"。

殷希彭原名殷同寿，字希彭，医学博士，1900 年 7 月 14 日，他出生在河北安国小营村，1920 年以优异的成绩考入河北大学医科，也就是现在的河北医科大学的前身。1926 年毕业后留校任外科的助教，1927 年被公派日本庆应大学医学部留学。1931 年 7 月毕业后，第一时间回到了祖国，创建了河北省立医学院病理学教研室并任主任教授。他在拒绝导师川上渐先生时说："现在我的祖国正处在水火之中，外敌乘虚而入，割我土地，辱我百姓，覆巢之下岂有完卵，国家、民族、个人这三者密不可分，我们这些青年更应该肩负起中国的未来。"

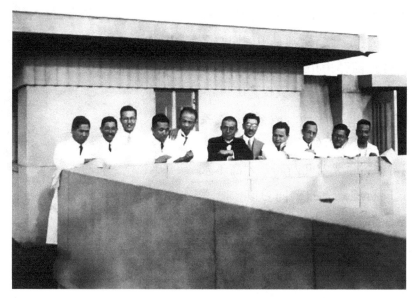

殷希彭在日本留学时与导师川上渐先生（中）的合影

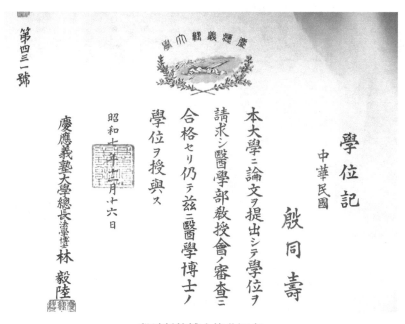

殷希彭的博士毕业证书

上官悟尘老师也是殷希彭走向革命道路的引路人，师生情深，保持了 54 年的密切联系。上官老师是中国同盟会会员，曾追随孙中山先生参加辛亥革命，也是孙中山先生的私人保健医。

1974 年 12 月 5 日，殷希彭教授逝世，上官老师为他的学生写的挽联："惊闻君作古，哭君几断肠，才高不永寿，党国折栋梁；四载同习宴，分手去扶桑，革命称元老，千古留芬芳！"这也是一个老师对学生的最终的评价。上官老师后来做了营养学，活到了 106 岁。

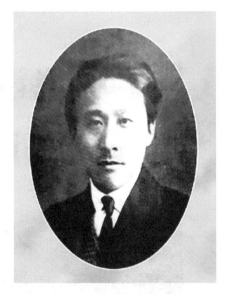

上官悟尘

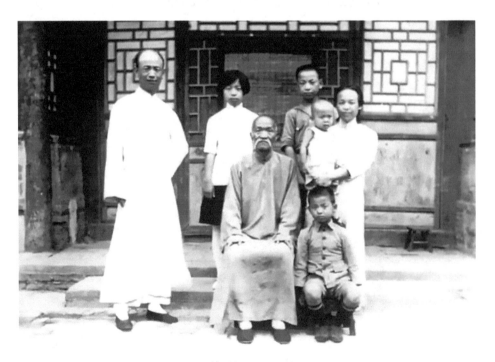

1934 年殷希彭（左一）在保定四合院内的最后一张全家福

　　这张照片是 1934 年殷希彭在任河北省立医学院主任教授的时候，在他们家四合院的一张合影，也是他们家最后的一张全家福。实际上殷希彭在河北省立医学院主任教授的时候，月薪是 300 大洋，当时骆驼祥子一个月拉洋车只是两个大洋，所以他们家的条件是非常优越。在民族危亡的时刻，他毅然舍弃安逸的生活选择了抗日救国。1938 年 10 月，他毅然参加了八路军，在冀中军区开始培训医护人员。

　　1939 年 2 月，白求恩来到冀中平原巡视战地救护工作，就和殷希彭相遇了。当时我们在考证的时候，一直觉得殷希彭是从日本回来的，他和白求恩语言交流应该是有问题的，后来才知道殷希彭在学校认识一个德文的老师叫秦文中，所以他和白求恩是用德文进行交流，完全没有障碍。在 1939 年 9 月，白求恩和殷希彭共同创建了晋察冀军区卫生学校，也就是白求恩学校的前身，殷希彭任第一任的教务长。

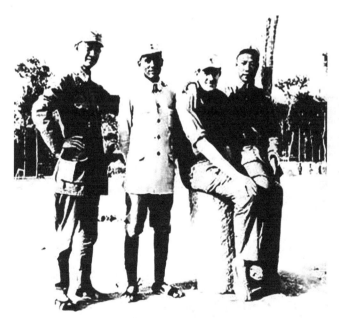

1940 年 1 月，殷希彭任白求恩学校校长的照片

　　这张照片拍摄于 1940 年 1 月 5 日，白求恩在 1939 年 12 月逝世后，晋察冀军区卫生学校改成了白求恩学校，殷希彭也做了白求恩学校的校长。

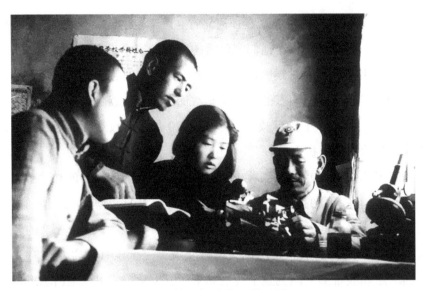

殷希彭（右一）在指导学员学习

这个是 1944 年殷希彭在白求恩学校做校长的时候，指导学员学习，我每当看到这张照片心里都特别的痛，因为这个时候他的两个儿子刚刚为国捐躯不久。

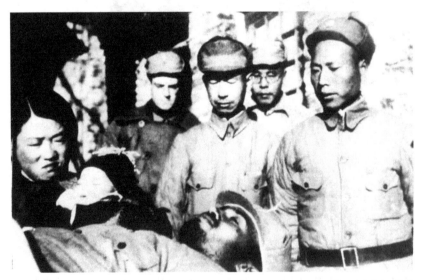

1942 年 12 月 9 日，江一真（右一）、殷希彭（右三）等在唐县葛公村向柯棣华遗体告别（左一柯棣华爱人郭庆兰，左二柯棣华儿子印华）

再有一个这张照片是 1942 年柯棣华逝世的时候，当时柯棣华来到中国，开始就在殷希彭的教务处做教员，殷希彭教授是柯棣华和郭庆兰的证婚人。

1943 年的春秋两季，殷希彭的两个儿子殷子刚、殷子毅为国捐躯了，二儿子殷子毅当时牺牲的时候只有 17 岁，当时，殷老正好在神仙山的半山腰，殷子毅来到了神仙山的山底下，我们学校有个细菌学教授叫刘普，他还找到殷希彭说孩子就在山脚下，你好长时间也没见了，去见一见。殷老说药局的孩子年龄都比较偏小，他说我自己去影响不太好，父子俩只相距几分钟的距离，谁知几分钟之后敌机轰炸，孩子就牺牲了，由于离他比较近，就报告给他，殷希彭去了以后看到孩子左边的脑袋已经炸掉了，可还没等他掩埋孩子，就来了一道命令，让他急行军马上离开神仙山，因为神仙山马上又要遭到敌机的轰炸了，所以殷老生前最大的遗憾没有找到殷子毅的遗骸。直到 2016 年，在殷子毅牺牲地的一个墙垛子下发现两个大人和一个年轻男孩的尸骨，两个大人为女性，应该是司校长和蔡明霞，男孩的尸骨经 DNA 鉴定是殷子毅，目前已经安葬在了平山烈士陵园。

殷子刚是殷希彭的大儿子，他牺牲的时候只有 21 岁，是游击队的政委，在一次攻打敌人炮楼的时候牺牲了。殷子刚烈士墓在晋察冀军区的烈士陵园里，实际上墓里面什么都没有，就埋了一顶他儿时的帽子，他什么也没留下。

一年之内连丧两子，我们无法想象殷希彭当时的心情，我们只知道面对巨大的不幸，殷希彭没有退缩，没有畏惧，而是在革命的征程中继续前进。

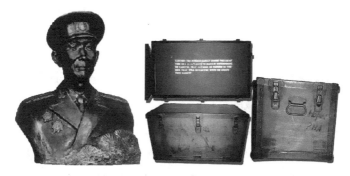

殷希彭将军的外孙李杜生先生捐赠的殷希彭铜像和他曾使用的木箱

这个是 2016 年 9 月，殷希彭将军的外孙李杜生先生将殷希彭的铜像和珍贵的木箱捐回了学校，寓意殷希彭教授永远和他的母校在一起。在捐赠仪式之后，我们向全校公演的以殷希彭生平为蓝本，我们自编自导自演的一个原创剧目，叫《殷殷赤子心》，现在已经演了 60 多场了，已经进入到学校的思政课当中。

1948 年，殷希彭被任命为华北人民政府卫生部部长，从这一刻起"全心全意为人民服务"这 9 个大字就成了殷希彭镌刻在心中的神圣使命，恪守终生而不渝。

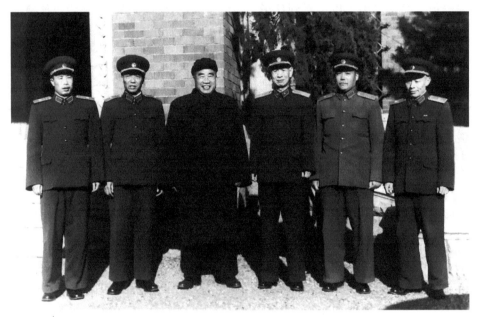

1958 年殷希彭（右三）和朱德将军（左三）合影于长春

1954 年，殷希彭担任第一军医大学校长，主持创立我军第一个航空医学预防原子放射医学系。他开展的飞行疲劳与飞行员睡眠等课题研究，填补了新中国在航天医学教育领域的空白。

1974 年 12 月 5 日，殷希彭病逝于工作岗位，1983 年被追授为革命烈士，他们家一共三名烈士！殷希彭老师从教授到将军的一生，从三尺讲台为人师表，到烽火战场保家卫国，再到新中国建军强军，他的一生是为教育救国、教育强国无私奉献的一生，是为共产主义事业奋斗不已而又忘我工作的一生。

殷希彭教授具有坚定的共产主义信念，对党无限忠诚，他的一生无愧于国家，无愧于党，无愧于人民军队，无愧于养育了他的中国人民。

殷希彭老师以实际行动践行了"早年学成归国止，以期对学校有所建树，对社会有所补益"的宏伟志向。殷希彭老师用对党对祖国对人民的无限忠诚之笔，为自己的人生轨迹画上了圆满的句号。殷希彭老师寿终德望在，身去音容留，他的精神长存，他的风范永存！

谢谢大家。

讲述人：张冶，河北医科大学机关党委书记兼党委办公室副主任、校长办公室副主任。主要研究方向：信息系统区域发展动力研究，中国高校医学教育史、高等学校发展史，创建河北医科大学校史研究室，现开设校史思政课程两门。获得河北省科学技术奖两项，发表多篇学术论文、出版多部相关著作。

三 朱琏：
红医朱琏革命事迹以及针灸学术成就

尊敬的各位领导，尊敬的各位老师，亲爱的同学们，大家下午好。

今天我向大家汇报的是"红医朱琏革命事迹以及针灸学术成就"。朱琏先生是石家庄市第一位女共产党员，参与建立了石家庄最早的地下市委机关，创建了新中国第一个针灸研究所和第一所针灸大学，撰写了新中国第一部创新性针灸专著《新针灸学》。她多次受到毛泽东同志、周恩来同志的接见，她用自己的一生的努力诠释了"不忘初心、牢记使命"的革命精神，她被评选为"石家庄十大革命名人"。下面我从五个部分向大家介绍。

（一）革命年华 青春激情 梦想

1909 年，朱琏出生于江苏溧阳南渡镇，其父朱鸿茂在辛亥革命爆发后加入同盟会，朱琏深受家庭文化良好的熏陶。16 岁完成了高中学业，毕业后到附近的下溪小学担任国文教员。因为她年纪尚小，大家都喜欢叫她小朱先生。

1927 年，朱琏考取了苏州志华产科医院，因成绩优异 1930 年 3 月提前毕业前往上海普善医院，担任过医院产科主任兼司药主任。1929 年革命志士陶希晋、许闻天等领导溧阳暴动，以反对蒋介石背叛革命，他们遭到蒋介石镇压并受到通缉，逃往上海避难。经同学引荐，朱琏结识了陶希晋，许闻天

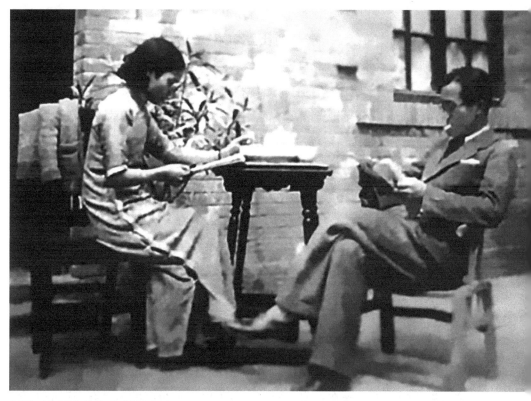

新婚不久的朱琏和爱人陶希晋

夫妇从中牵红引线，二人结为夫妻。1931 年夏天，朱琏跟随陶希晋来到了安徽省明光中学，当了校医兼教员。

九一八事变后，朱琏和陶希晋等立即组织各界群众和明光中学的师生，成立抗日救亡组织，开展抗日救亡运动。1932 年 10 月，正太铁路归为国有，陶希晋和朱琏先后来到了石家庄，陶希晋任正太铁路局的职员，朱琏在正太铁路医院妇产科当了医生。1935 年，北京市委组织部部长刘汉平来到石家庄宣传马列主义，经刘汉平介绍，他夫妇两人一起加入了中国共产党，朱琏成为石家庄第一位女共产党员。不久，陶希晋担任了中共石家庄市委宣传委员、书记。

1936 年 1 月，按照党组织的决定，朱琏辞掉了正太铁路医院医生的职务，自开了一家诊所，作为市委机关的联络点。1936 年 3 月 1 日，朱琏诊所在石家庄西横街爱华里一号开诊，朱琏诊所开业以后，党组织交给朱琏的任务是搞好医务工作，扩大朱琏诊所的社会影响，掩护党的工作，并利用看病宣传党的主张，发动群众参加抗日救国运动，组织抗日团体搞好统一战线工作。

为了完成党组织交给的任务，她把接产看病作为联系群众的好时机，她还经常和助手一起背起药箱，在正太铁路机场和大兴纱厂的工人宿舍中进行巡诊。正太铁路医院后改成了石家庄铁路医院，后来又改成石家庄铁路中心医院，现在归属于石家庄市人民医院。

1936年，石家庄特务机关怀疑朱琏和陶希晋是共产党，当时石门市美孚央行行长纪慕堂听说后马上找到警察局，为朱琏夫妇进行开脱。以后警察局凡是要进行全市搜查，警察局的警察都事先通知朱琏，为什么朱琏有这个能力叫美孚央行行长为其开脱？是因为纪慕堂的妻子难产，朱琏给她做了剖宫产，母女平安，纪慕堂让自己的儿子拜朱琏为干妈。因为有了这层特殊的关系，以后，党的会议都在朱琏诊所召开，市委、冀中特委的领导和地下党员也得到了保护，中共石家庄市委的工作日益活跃。

1937年，七七事变爆发后，陶希晋、朱琏等领导石家庄市人民积极投入抗日洪流中。周恩来在石家庄期间，市委以抗日救国的名义召开群众大会，朱琏主持会议，周恩来、彭德怀在大会上号召人们团结起来，打败日本帝国主义，实现抗日民族统一战线。彭德怀等在会后还专门到朱琏诊所探望了地下市委机关的人员。

1937年9月下旬，日本侵略者不断南侵，朱琏根据平汉线省委关于西上太行山开展敌后游击战争的决定，带领一部分职工家属，携带朱琏诊所的药械离开石家庄到太行山，参加了正太铁路工人游击队。不久，正太铁路工人游击队并入八路军的129师。

1937年，朱琏随129师来到了山西辽县（今左权县），刘伯承、邓小平任命朱琏为129师卫生部野战医院院长，徐向前副师长亲自接收了朱琏从石家庄带来的医疗器械和银圆，并高度赞扬她的爱国精神。在师部大会上，129师参谋长倪志亮代表刘伯承师长、邓小平政委授予朱琏"刚毅果敢"光荣称号。不久，朱琏被任命为129师卫生部副部长兼野战医院院长，右图是她的标牌"陆军第十八集团军 129 师卫生部副部长"。

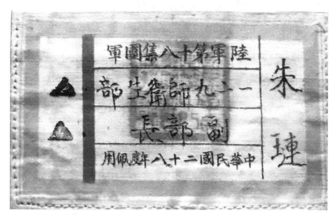

朱琏"陆军第十八集团军 129 师卫生部副部长"的胸牌

　　1940 年年初，朱琏和陶希晋北上到革命圣地延安马列学院学习。同年，朱琏去杨家岭看望蔡畅，在蔡畅家里见到了分别两年多的周恩来同志。周恩来一见面就认出了朱琏，热情地和她握手问好，风趣地称她为"陶夫人"，鼓励她要遵照毛泽东同志的教导，努力学习中医，要团结新老医务人员，用中西医两种方法为部队、为人民治疗疾病，搞出一套我们中国的新医学来，从此朱琏把周恩来同志的教导作为自己搞好医疗卫生工作的行动指南。1942 年 1 月 1 日，朱琏被任命为军委总卫生部门诊部主任。

　　1944 年 10 月，毛泽东同志在陕甘宁边区文教工作者会议上讲话指出，"新医如果不关心人民的疾苦，不为人民训练医生，不联合边区现有的一千多个旧医和旧时兽医，并帮助他们进步，那就是实际上帮助巫神，实际上忍心看着大批人畜死亡"。朱琏参加了这次会议，认识到了中医的重要性。随后在边区政府召开的中西医座谈会上，来自前方野战部队的一些西医医生发起签名，拜当时延安的老中医任作田为师，朱琏、鲁之俊当场报名，随任作田先生学习针灸，朱琏从此走进了中医针灸的大门。

　　1945 年冬天，朱琏从延安回到了一别六年的太行山，上级决定由朱琏担任晋冀鲁豫边区政府卫生局局长兼边区医院院长。为了解决边区人民和部队缺医少药的困难，朱琏大力推广针灸疗法，开办了三期针灸训练班，培养针灸人才。

1948 年 9 月，华北人民政府成立，朱琏任卫生部第一副部长、哈励逊医院院长、华北局妇委委员。1949 年 2 月，在华北人民政府董必武同志的支持下，朱琏在平山县创立了华北卫生学校，并兼任校长。1949 年 5 月，朱琏随华北人民政府到了北京。

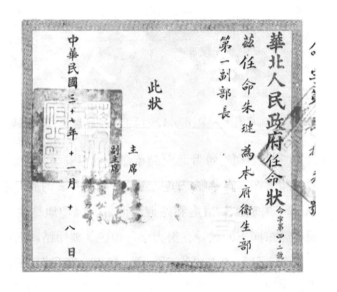

1948 年，华北人民政府任命朱琏为卫生部第一副部长的任命状

（二）北京岁月：开拓 执着 追求

朱琏来到北京后，被任命为中央卫生部妇幼卫生局副局长、中央防疫委员会办公室主任。她心系针灸，曾在电台开办讲座"我与针灸"，充满了对针灸的无限热爱，吸引着越来越多的人开始关注祖国医学，关注针灸。

1951 年 3 月，由朱琏精心编作的《新针灸学》出版，此书由朱德题词，董必武作序，这是新中国第一部以神经学说立论的针灸学专著。《新针灸学》专著的出版引起了国际医学界的广泛重视，曾先后翻译成朝鲜文、越南文、俄文，苏联还派了三名专家专程到北京跟朱琏学习针灸。

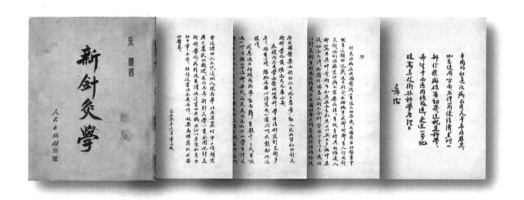

朱琏编作的《新针灸学》出版，朱德题词，董必武作序

1951 年 7 月，成立了中央人民政府卫生部针灸疗法实验所，朱琏被任命为主任，也就是当时的首任所长。

1955 年 4 月 14 日，毛泽东在杭州接见了朱琏，次日，朱琏被邀请与毛泽东共进晚餐，大家都举起面前的酒杯，毛泽东也站了起来，举杯说："今天，该说什么祝酒词呢？"叶子龙接过话说："今天祝各界大团结万岁。"毛泽东说："不是。今天是祝针灸万岁！"毛泽东接着说："针灸不是土东西，针灸是科学的，将来全世界各国都要用到它！"1955 年毛泽东说的话，到 2000 年年底这个预言已经全部实现，全世界 186 个国家和地区都在应用针灸。

1958 年，毛泽东与朱琏在广州会面，在与朱琏交谈后，毛泽东感慨道："中医有几千年的历史了……针灸大有名堂！"

1955 年冬，林伯渠因病手术，术后患上顽固性的呃逆，朱琏在用针灸给林老治病时，为了尽可能长时间留针以缓解病痛，发明、赶制

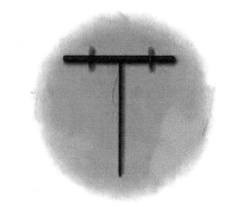

朱琏发明的第一根安全留置针——横柄针
（又称为丁字针或 T 型针）

了第一根安全留置针——横柄针（又称为丁字针或 T 型针），并用此针先后埋入中脘、足三里等穴位，林老病情得到很好的控制。在后续的临床试验中，朱琏等人又研制出皮下针、图钉形针等"安全留针法"针具，朱琏所发明的这些针具现收藏在中国中医科学院针灸研究所。

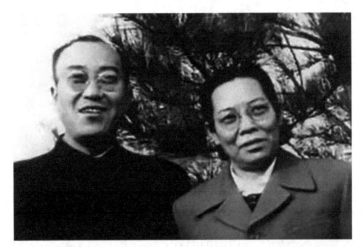

朱琏与陶希晋离开北京赴广西任职，途经山西太原时留影

1955 年 12 月 19 日，中医研究院宣告成立，和朱琏同时拜任作田为师的鲁之俊担任了中医研究院院长，朱琏任副院长。随着中医研究院的成立，"中央卫生部针灸疗法实验所"正式更名为"中国中医研究院针灸研究所"，朱琏兼任针灸研究所所长。周恩来为中医研究院成立题词。

在中国社会主义改造时期，朱琏本人在运动中受到了错误批判和审查，与陶希晋一起下放到广西南宁。1962 年 6 月，中医研究院委员会发文为朱琏甄别平反，这张照片是朱琏和陶希晋离开北京赴广西任职，途经山西太原实地考察的留影。

（三）广西时光：坚定 奉献 无悔

1960 年朱琏随陶希晋来到广西南宁，任南宁市委常委副市长，当时朱琏的行政职位并未降低，陶希晋原来是副部级和正部级，到了南宁市后任科委任副主任，科委的副主任等于降了级。1961 年 4 月，国务院副总理习仲勋让张云捎话给朱琏：他很关心朱大姐，关心朱大姐的专业，希望她不要丢掉。朱琏得知后深受鼓舞和振奋。1961 年，朱琏就创办了南宁市针灸研究所（后改称针灸门诊部），同时在南宁、桂林地区开展了针灸的训练班。在南宁工作期间，朱琏还带教了一批弟子，其学术思想现已经传承到第三代，朱琏和她的弟子被称为"新针灸学派""广西针灸流派"。

1966 年 1 月，董必武在广州突发旧病三叉神经痛，痛如刀割饮食困难。朱琏带病两次前往广州为董老诊治，经过 20 多个日夜的精心针灸治疗止住了疼痛。

1978 年 1 月朱琏突发脑出血昏迷，醒来后又继续投入修改第三版《新针灸学》。1978 年 5 月 18 日，朱琏因再次脑出血与世长辞，享年 69 岁。追悼会于 5 月 25 日在南宁举行，邓小平、陈云、徐向前、秦基伟等许多国家领导人以及全国政协、卫生部门送去了花圈。遵照朱琏生前的遗嘱：百年后她的部分骨灰保留在石家庄，余下的部分骨灰撒入南宁的邕江，邕江是广西的母亲河。

（四）永远的怀念

遵照朱琏先生遗嘱，2002 年将她的部分骨灰安放在了石家庄，2006 年朱琏被评为石家庄十大革命名人。

从 2005 年一直到今年，15 年期间，我们几乎每年都去双凤山烈士陵园敬献花圈、悼念朱琏夫妇。而且我们经常接待中国中医科院针灸研究所、广西南宁第七人民医院他们一起进行悼念活动。

河北中医学院及河北针灸学会于 2018 年开展"纪念朱琏先生诞辰 110 周年"的活动，中间坐的是学校高维娟院长，她的左边是世界针灸学会联合会主席、中国针灸协会会长刘保延，最左边是我在主持大会，这是到目前为止，纪念朱琏先生规模最大的一次会议。

石家庄市人民医院党委书记曹琴英、原铁路医院党委书记孙广生和我共

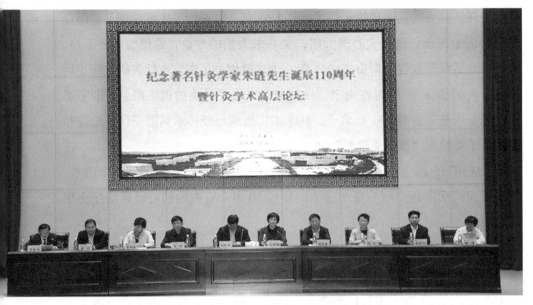

2018 年，河北中医学院及河北针灸学会"纪念朱琏先生诞辰 110 周年"活动

同撰写的纪念朱琏的文章，发表在《党史博采》杂志上。中国中医科学院针灸研究所张立剑教授用了近 20 年的时间研究朱琏生平事迹，以及针灸学术思想，采集了大量的资料，编著了《朱琏与针灸》一书。

2021 年 3 月 31 日，在河北省双凤山革命烈士陵园祭奠革命英烈及朱琏同志，这是由石家庄市人民医院主办，中国中医科学院针灸研究所、南宁市第七人民医院和河北中医学院针灸推拿学院参加。在祭奠仪式结束后，我们返回石家庄市人民医院，开了缅怀朱琏主题党日活动。原石家庄市铁路医院党委书记孙广生、原针灸所所长朱斌、南宁市第七医院副院长黄云波和我在大会上做了主题发言。

2021 年 4 月 9 日，河北中医学院党委书记姜建明为全校师生做党史学习教育宣讲报告中提及红医朱琏的革命事迹以及朱琏在我学校的传承。

（五）学术传承

1948 年，王雪苔教授从沈阳医学院西医本科毕业后，选择前往平山县华北卫生学校，协助朱琏编著《新针灸学》，协助朱琏创建针灸疗法实验研究所，并任针灸研究所学术秘书和室副主任，后任针灸研究所第二任所长、中国中医科学院副院长、中国针灸协会常务副会长、第二届世界针灸协会主席，是我们国家第一批国家级非物质文化遗产项目代表传承人。王老师为新针灸事业的迅猛发展及世界上的普及和推广建立了丰功伟绩。

下图是朱琏接待三个苏联专家时的合影，右边第二是朱琏老师，左边第一是王雪苔老师。

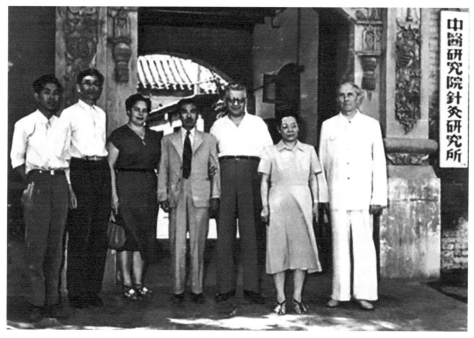

朱琏（右二），王雪苔（左一）与来访的苏联专家合影

（六）结语

朱琏同志是优秀的共产党员，革命家、教育家、针灸家，她刚毅果敢、不畏艰险的革命精神，救死扶伤、无私奉献的优良作风，丰富的临床经验，求真务实、积极创新的科学态度，永远是我们后辈的宝贵财富。

讲述人：贾春生，研究生学历，医学硕士学位，二级教授，主任中医师，硕士与博士生导师，曾任河北中医学院针灸推拿学院院长。"十一五"国家中医药管理局针灸学重点学科带头人，全国第六批名老中医经验继承指导老师，河北省刺灸法效应特异性重点研究室主任，河北省政府特殊津贴专家。本科毕业于河北医学院中医系，研究生毕业于中国中医科学院针灸学专业，师从于著名中医针灸学家王雪苔教授，朱琏学术传承人。

⊜ 刘世钺：
从小八路到白衣战士

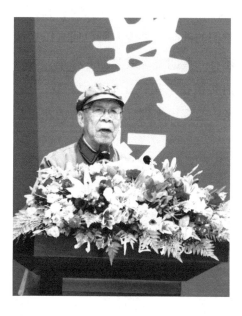

老八路、"七一勋章"获得者、
国内知名眼科专家：刘世钺

　　我叫刘世钺，今年 92 岁，原中国人民解放军白求恩国际和平医院眼科主任。我是第一次到中医学院，我看咱们学院非常美，我很喜欢。来到咱们学院非常高兴，所以我在这儿祝青年同志们学业进步，身体健康。前面两位同志把殷希彭部长和朱琏副部长的历史都给大家说了，他们都是我在太行山上最敬爱的老师和领导。我今天把我参军的一些情况给大家汇报一下。

　　我的父亲叫刘合一，他在山大医学院学习的时候，他的同窗好友叫史书翰，1945 年时候，史书翰担任延安医大校长，中华人民共和国成立以后，他担任军委卫生部部长（应为"副部长"）。父亲受史书翰革命思想的影响，和他一起，不断地帮助他传递一些情报。因为我父亲当时在学校是做学生会工作，所以他在学生会里边组织一些学生的活动，搞一些地下活动，就是他受是史书翰思想的影响，所以他帮助地下党的工作。

他毕业以后就是受组织的委托，在山西长治开了一个医院，来来往往的病人很多，也有伤员，还有一些来传递情报的人员。实际上医院是当时我们党的一个情报联络站，但我是不知道，我是听我叔叔跟我说的，我父亲从来没跟我说过这些事情。我父亲弟兄5个，我四叔帮助父亲主持医院工作。

当时我和我母亲也在这生活，我在长治上小学。1937年7月7日卢沟桥事变以后，我父亲把医院关闭了，连夜把我和我母亲送回老家山西榆社县，他和我叔叔去当八路军去了。1938年春天，我父亲骑着大马回到我们老家，他说他回来的任务是扩军。因为那时候咱们的部队人员少，所以回来以后他就在村里、县里，动员他的一些同学，还有一些朋友亲戚参加八路军，进行抗日，当时他召集了90多个人。我大伯父留在家里，让他看家。我二伯、五叔、两个堂哥，还有我姑姑、我和母亲一起都出来到辽县，现在的左权县

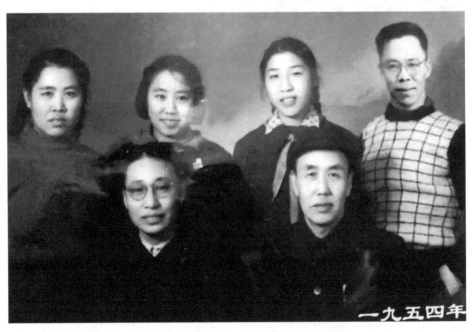

刘世钺（后右一）一家1954年合影

八路军驻地，到了那以后就进行分配，凡是年轻小伙子能够扛枪的，都分配到连队去当兵，上前线打仗。女同志基本上是分到医院当看护，就是照顾伤病员，每天负责洗绷带、换药等等。我当时8岁扛不起枪，他们就把我送到八路军129师宣传队，让我在那里工作。

宣传队一共60多个人，有男有女，我最小，所以他们叫我小刘，当时就发了一套灰色的粗布衣服让我穿上，因为那时候武器比较困难，平均3个人一支步枪，其他两个人就用木头刻成的步枪，木头刻的步枪用锅底灰染黑，把它背到身上，敌人远远一看，认为我们都背着枪，实际上不能用。宣传队的活动范围是在晋冀鲁豫这4个省，在解放区里进行活动，以唱歌、跳舞、演戏、刷标语来宣传抗日救国、打倒日本帝国主义。我们的任务一个是到前线去鼓励慰问战士，鼓动他们战斗热情。有时候我们就和他们在战壕里面一起生活。当年百团大战的时候，我们就和他们在一起生活战斗。我亲眼看到有不少战士负伤了，轻伤不下火线，还看到有一些被炮

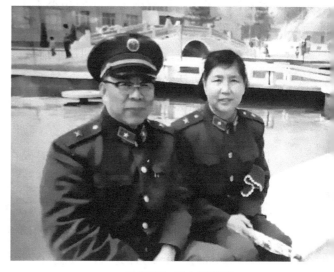

刘世钺与爱人福慧妹

弹打伤了，或者被子弹打穿了，肺部和腹部当时出血很多，来不及抢救，就看到他们的脸由红变黄再变白，就躺在那牺牲了，所以当时我们更加深深感到日本帝国主义的可恨，战争的残酷。

第二个就是我们有时候去后方医院慰问伤病员，给他们唱歌跳舞，鼓励他们安心养伤，伤好以后再重返前线。再一个就是我们和当地的群众一起联欢，宣传抗日救国等节目。我们宣传队最主要的活动范围是在太行山上，就是129师范围内。日本帝国主义每年对解放区要进行两到三次扫荡。大扫荡是非常残忍的，他们实行三光政策，看到人就杀，看到东西就抢，看到房子

就烧，所以当时有一些村庄就成了无人区，他们残暴的连婴儿都不放过，用刺刀把婴儿活活地挑死！

当时我们解放区的居民也是奋起反抗，来进行反扫荡斗争。我的大哥和五叔就在一次战斗中牺牲在战场上了，我的妈妈和我的4个亲人被日本鬼子抓去关到一个房子里边，点火，活活把他们烧死了。所以我们家有7口人被日本鬼子残害了。

我们宣传队一些同志在活动中、战斗中也光荣牺牲了，我们经常受到日本鬼子袭击和围攻。我有几次也是脱险了，我们演出以后，大部分都是住到老乡家，鬼子把城包围了，我们跑不了了。有一次我就藏到老乡的羊圈里，藏到羊的肚子底下，所以他们没有抓住我。还有一次是我爬到下水道里面，也没有就搜到我，还有很多类似这个情况。

我们出去活动，有时候好几天都吃不上一顿饭，有时候我们吃野菜、树皮、糠，好几次都是吃糠大便不下来。我们好多时间都是在山上，背靠着一个大树睡觉，所以谈不上洗澡什么的。我们身上衣服就那么一套衣服，所以没有时间来换衣服、洗衣服，所以有时候在身上一摸就是一个虱子，特别是女同志留长头发，虱子更多。我们经过了这些战斗生活，虽然很艰苦，但是坚定了我们坚强的革命意志，加强了我们打倒日本帝国主义的决心。

1945年，组织上决定送一批年轻的同志到延安去学习，我有幸被列入其中，我们经过一个多月的步行，通过了不少封锁线，渡过黄河，终于在1945年春天到达延安了。

这以后的经过我不说了，我就暂时说这些。下面我对同学们提两点希望，第一个希望，你们现在能够坐到非常和谐安定的地方来好好地学习，过着幸福生活，我们一定要记住这是来之不易的。今天的幸福生活，是共产党领导，奋斗了百年，艰苦奋斗，流血牺牲换来的。仅仅是抗日战争时期，我们就付出了3700多万生命（注：中国军事科学院《中国抗日战争》中数字为3500多万），所以大家一定要珍惜。我们要好好地学习党史，从中进一步领悟为什么说我们共产党是光荣的、正确的、伟大的党，希望大家进一步来领悟这个问题。第二个希望，希望我们大家刻苦认真地学习我们祖国医学，我们祖国医学是一个伟大的宝库，有着几千年的历史了。我在唐山时候，好多人都得了疟疾，没有药我们就用针灸来治疗，针灸刺大椎，来治疟疾，我们的疟疾都是用针灸治好的。还有一个故事我给大家说一下，1965 年，我从石家庄出差，要到外地会诊，到了汽车站以后，买票说时说没有票了，我就只好等下一趟车，结果我看这车都装满人了，但是车老不开，我就去问问看是为什么不开车，结果在车上有一个人肚子疼，在车上打滚，车没法开，然后我问了情况以后就上去，我上去摸了摸他，判断不是急性阑尾炎，我看没有压中点，所以我就怀疑他是不是胃痉挛，我就找车上老太太有圈子里边有那个针，我就问她要了个针，拿酒消毒以后，就给他扎了足三里，不到一分钟，病人不疼了，起来了，车上人看得都瞪眼了，我说让他休息一下，结果开车的就不让我走了，我说"我没买票"，他说"你不要买票了，你就在这坐着看他，要不然他在路上要再有毛病，我们车还不好开"。后来他们就找了个地方让我坐下了。所以我希望你们各位同学很好地来学习，来领会我们祖国医学奥妙。

我希望我们同学们，要向国际主义战士白求恩学习，他对工作极端热忱，对同志非常热情，对工作极端负责。我希望我们每个同志、同学们要学习他，将来要做一个有道德的人，高尚的人，一个能有益于国家、有益于人民的人。谢谢大家。

讲述人：刘世钺（1930 年 11 月），男，山西榆社人。中国共产党党员，原白求恩国际和平医院眼科主任。1938 年 3 月入伍后在八路军 129 师宣传队工作。1945 年 3 月部队选送到延安学习，1946 年 12 月入党，1949 年华北医科大学毕业后参加太原战役，担任战地救护和接管国民党医院工作，同年 6 月，分配到白求恩国际和平医院眼科任医师工作。1994 年 3 月离休，享受正师职待遇。

刘世钺同志全国最早能做泪囊穿刺造影术的医生之一，帮助无数患者重见光明。离休后依然要求继续留在一线工作，即便是妻子福慧妹在 2008 年因意外成了植物人后，他依旧每天坚守自己的岗位。2015年，医院考虑他年事已高，不再给他安排出诊。为此，他专门给医院党委写了一封信："我是一名老共产党员，从事眼科临床60余年，虽年已85岁，但愿将我的知识和技术传授给更多年轻人，为广大病人服务。出专家门诊，是尽个人义务，不求任何报酬，如果领导能允许我继续工作，传承白求恩精神，就是对我最高的待遇，也是我最大的快乐。"

四 哈励逊：
"人道博爱、大义为民"的哈励逊精神

尊敬的各位领导，各位同学，大家下午好：

我是哈励逊国际和平医院郝晓宁，很高兴今天下午能与大家一起来分享铁尔生·莱孚·哈励逊的故事。哈励逊是加拿大医病外科医生。这些年以来我们深切缅怀纪念哈励逊，之所以纪念他，是因为他在第二次世界大战结束之际，以 60 多岁的高龄加入联合国救济总署志愿者行列，他始终坚持不分种族，不分宗教信仰，不分政治团体，一律平等实施战后救济的人道主义精神。

他先后两次前往晋冀鲁豫解放区，为中国人民运送急需的医疗物资，在他第二次前往解放区途中，为中国人民献出了自己宝贵的生命。

当时邓小平同志对哈励逊高度评价，1958 年卫生部顾问马海德同志曾把哈励逊、白求恩、柯棣华称誉为援助中国人民进步事业而献身的"三个志愿军"。今天我们有来之不易的生活，但我们不应该忘记像哈励逊一样为我们和平事业献出生命的那些人。多年来，我们在海内外尽力搜集关于哈励逊的文章、资料等这些文献，力求展现哈励逊的一生以及他在中国的事迹，以便让更多的人认识他、了解他。下面我从四个部分来讲述哈励逊的故事：一是哈励逊的生平，二是哈励逊的家族，三是哈励逊医生在中国，四是纪念哈励逊和传承哈励逊精神。

（一）哈励逊的生平

哈励逊 1881 年 1 月 7 日出生在加拿大安大略省铁尔生堡镇，他在那里度过了他的童年还有少年时期，1894 年他考入多伦多中学，1903 年他进入多伦多大学医学院，1907 年毕业。1905 年他与他的妻子结婚，在 1909 年有了一个孩子。医学院毕业后的哈励逊长期在国际从事医疗救护工作。

1913 年他曾参加墨西哥班邱·维拉暴动。第一次世界大战期间，他在法国的一个医疗队医治沙眼和麻风病。1938 年 9 月他首次来华，他先后两次来华为中国运送医疗物资，在第二次运送医疗物资途中，不幸于 1947 年 1 月 10 日凌晨病逝于山东省张秋镇，终年 66 岁。

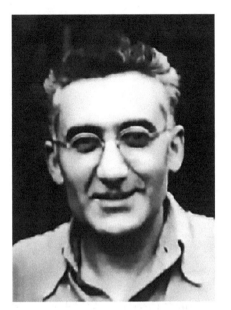

铁尔生·莱孚·哈励逊

（二）哈励逊的家族

在 19 世纪初，加拿大安大略省铁尔生堡镇就是一个工业很发达的一个城镇。当时它有铁矿，在 19 世纪初它有汽车销售了，还有电话这些通信系统。据我们了解，这个镇子是他的祖父创办的，他的家族在加拿大是很富裕的。他的父亲，叫亨利·贝雷·哈励逊，哈

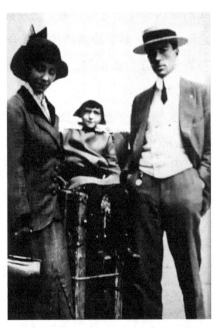

哈励逊一家三口合影

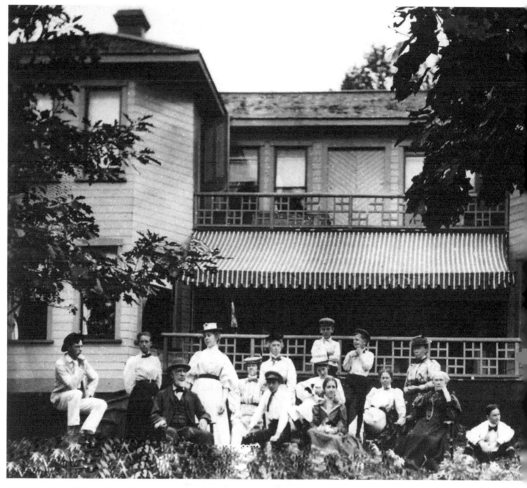

哈励逊（左一）与家人在安大略省马斯科卡湖边别墅留影

励逊一共有兄妹三个。这是哈励逊一家三口的照，这个中间是哈励逊他女儿成年后的一张照片。最后那张照片是哈励逊的家族在他家湖边别墅的一张合影，从这张照片可以看出在那个年代他家很是富裕。

　　这些照片是 2015 年我到加拿大铁尔生堡市后有个安内达尔展览馆里展出的，很多地方都是哈励逊家族的一些史料，也有很多文献，我也从中搜集到很多照片，有他童年，还有他们青年，他的上学时期，还有他在美国参军的一系列照片。

这是在 1907 年多伦多大学医学院的外景照片，这是他的学生档案，有他的毕业照，还有他的毕业合影。

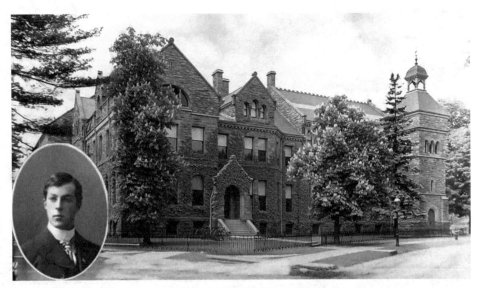

1907 年多伦多大学医学院的外景及哈励逊毕业照

这是哈励逊加入加拿大医疗军团，参加第一次世界大战期间的一些系列照片，最后他成了上尉军官。这些照片都在加拿大一个教学楼道里，迄今为止还悬挂着。

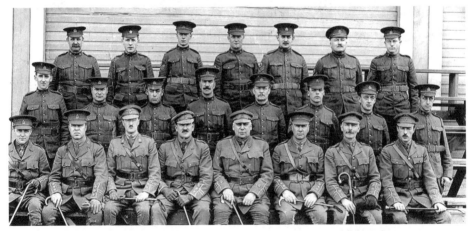

第一次世界大战期间，哈励逊（一排右一）参加加拿大医疗军团的照片

（三）哈励逊在中国

哈励逊三次来华，两次为解放区运送医疗物资。1938 年 9 月，哈励逊首次来华，在上海以志愿军的身份参加中国红十字会，不久到新四军做医疗救护工作。

1946 年 1 月，哈德逊在上海参加联合国善后救济总署的医务工作，4 月被派驻北平筹备救助解放区的医疗物资，并视察邯郸国际和平医院。1946 年 8 月哈德逊携带 280 箱医疗物资从上海出发，途经北平到邯郸，9 月 9 日哈励逊抵达邯郸，受到晋冀鲁豫军区首长邓小平、杨秀峰领导等亲切接见，在邯郸工作三个月。

哈励逊到邯郸和平医院工作三个月，当时史料是没有记载的，今年（2021 年）3 月份，我们单位组织的医疗队到邯郸武安县王二庄村进行义诊时，很多有老百姓跟我讲，说 1946 年下半年有个洋医生在我们这给我们看病，当时我们感到很吃惊，问："他在这边待了多长时间？"老乡说有两个多月。后来有个 40 多岁的人说："我爷爷当时

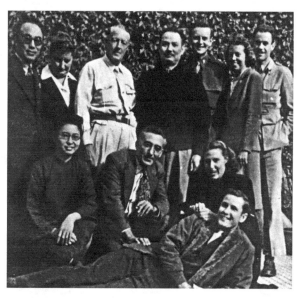

1946 年 8 月，叶剑英、王荫圃、马海德等和哈励逊医生（后排左三）合影

脑部有疾病，是一个洋医生在这做手术治好的。"1946 年 12 月，哈励逊受联合国善后救济总署、中国福利会等医疗等机构的委托，将 40 吨医疗物资，还有 20 吨纺织品经铁路由上海运往邯郸国际和平院，这是哈励逊第一次运送医疗物资。途经北平时，在北平受到中共领导叶剑英，还有李克农、马海德、

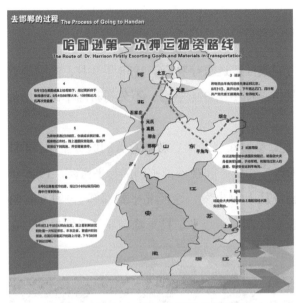

哈励逊第一次运送医疗物资的路线图

黄华、王葆圃等领导的亲切接见，并在翠明庄宾馆宴请了哈励逊。

这张运送物资的照片也是有故事的，1987年黄华在全国提供的一张珍贵的照片，这张照片在国内掀起了寻找哈励逊的一系列事件。

这是哈励逊第一次运送医疗物资的路线图，第一次运送，是从上海出发，途经水路到烟台、天津，后来到北平，从北平与中共代表王葆圃一起运送物资到了邯郸国际和平医院。当时哈励逊医生在运第一次医疗物资时写的一篇日记中，详细记载了在运送医疗物资的时候，国民党当局如何阻挠他、刁难他，但是最终在1946年9月9日下午3点，把280箱医疗物资安全地运送到了邯郸国际和平医院。

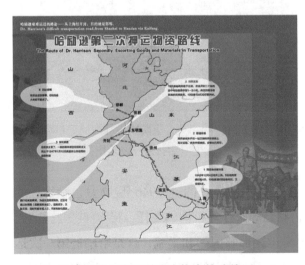

哈励逊第二次运送医疗物资的路线图

这是哈励逊第二次运输医疗物资的路线图。它的第二次运输医疗物资是受中国福利会委托，当时中国福利会主席是宋庆龄。第二次是陆路，途经南京、徐州、开封再到张秋，但最终他病逝于张秋。后来他的同事把物资运送到了邯郸。这是当时运送的一些医疗器械，这是一个档案照片，后面是它的实物照片。这是当时用的马背箱，还有手术外科手术器械，还有一个病床，这边是在1946年运送过来的显微镜、电风扇，还有做脑外手术的腔镜。

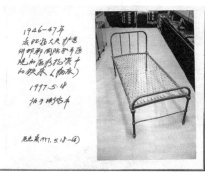
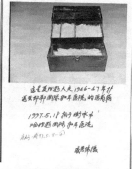
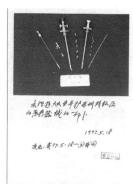
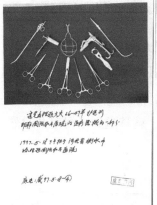
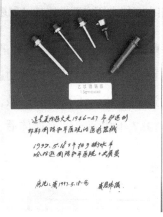
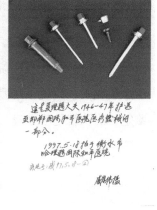

当时运送的一些医疗器械

1947年1月10日，哈励逊病逝于山东张秋镇，这个张秋镇的镇志对这段历史有详细的记载。他在山东张秋镇去世，却长眠于河南开封，有一段历史，当时在1947年1月10日，他病逝后，国民党当局就陷害中共，说哈励逊是被迫害死的。当时我们党为了澄清自己，就把他的尸体运到了河南省开封。因为哈励逊是一个基督教徒，开封有基督教医院，在开封基督教医院把他尸体解剖后，确认是积劳成疾重病而亡的，就把他埋在基督教医院的后花园。

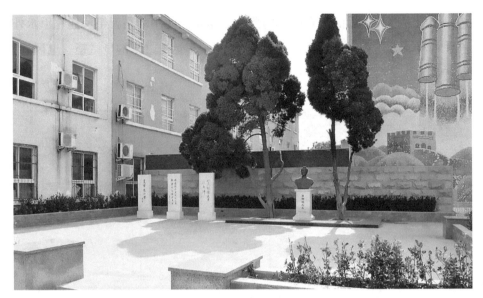

哈励逊在河南省开封市原安葬地遗址（现夏励逊小学）

现在开封有个墓碑，墓碑的地方就是当年埋葬的地方，1987 年全国寻找，当年这里已经是开封医院前街小学。为了寻找哈励逊的埋葬地，就把小学翻了个底朝天，发现了哈励逊的金牙，还有他的尸骸，最后通过对骨骸的基因鉴定，确认就是哈励逊。1987 年找到哈励逊遗体后，就移送到了河南开封烈士陵园。

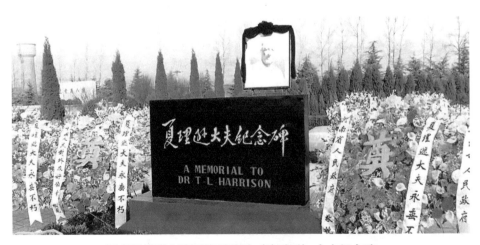

河南开封烈士陵园的夏励逊（哈励逊）大夫纪念碑

张秋镇志对哈励逊的病逝详细记载，当时冀鲁豫军区还有边区政府就在山东张秋，1946 年 11 日开了一个追悼会，当时就命名了张秋镇一个医院为是哈励逊医院分院，在张秋撤县时医院就到了阳谷郝楼，是历史有记载的，这是当时的《大陆报》《人民日报》对当时开追悼会的一些报道。

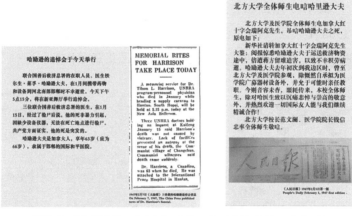

当时的《大陆报》《人民日报》对开追悼会的一些报道

1947 年 2 月，当时咱冀鲁豫边区还有中国福利会，为纪念哈励逊就把"邯郸国际和平院"更名为了"哈励逊国际和平医院"，当时的《大陆报》《人民日报》对此有相应报道。

（四）纪念哈励逊和传承哈励逊精神

这张照片是马海德同志当时的卫生部顾问拍摄的。在 1987 年，黄华同志任卫生部部长时就说道："我有一张珍贵的照片，

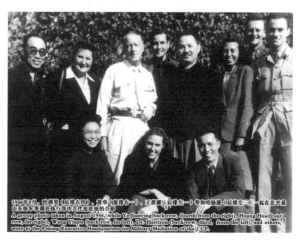

1946 年 8 月，叶剑英（后右四）、黄华（前右一）、王荫圃（后左一）等和哈励逊（后左三）在北平合影

这张照片中有一个国际友人，他为中国解放区运送的医药物资，为了帮助解放区发展医疗事业，改善解放区居民缺医少药的状况，他不顾艰辛，置个人生死于不顾，想方设法筹集医疗物资，并亲自押运到解放区，有力地支援解放战争，对他的工作，邓小平同志等都曾给予高度评价。在1946年12月一次押运过程中，由于受到国民党当局的重重阻挠破坏，病恶交加、心力交瘁，以身殉职，长眠在中国土地上。

这是1988年，宋庆龄还有沈海平两位同志一起回忆的哈励逊押送医疗物资，病逝于山东张秋的一副连环画，刊登在《儿童时代》。

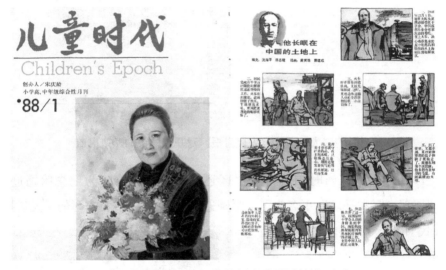

刊登在《儿童时代》上的纪念哈励逊的连环画

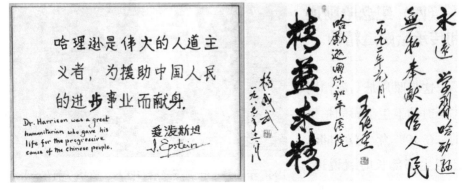

党和国家领导人、国际友人对哈励逊的题词

　　这是为了纪念哈励逊，党和国家领导人对他的一些题词，有杨成武、王任重，后面还有吴阶平、钱信忠，还有卫生部副部长顾英奇。

　　哈励逊大夫纪念碑（夏励逊），因口音问题，哈励逊在黄河以南被译为夏励逊，和哈励逊是同一个人。这是 1987 年，在上海国际妇幼保健院门口给他建立的一个纪念碑，纪念碑是邓小平同志亲自题词，上面是一个铜像，这是当时在哈励逊逝世 100 周年的时候，在上海办的一系列的活动。

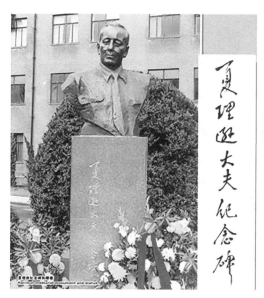
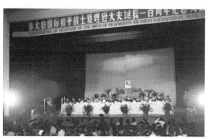
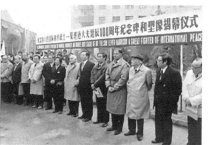

由邓小平题写的夏励逊大夫纪念碑和纪念夏励逊诞辰一百周年的活动照片

　　哈励逊逝世和哈励逊国际和平医院命名 45 周年、50 周年，还有 60 周年时，我们医院办的系列纪念活动。在 2015 年 9 月，我们联同北京外国语学院，还有浙江人民出版社正式出版一部书，也是（汇集了）我们历时三年找寻哈励逊的相关文献资料。我们在中国友好协会办了一个"哈励逊医生在中国"历史图片展，暨《哈励逊医生在中国》新书首发式。2015 年 9 月，中国友协副会长户思社先生带队一行 7 人到了加拿大，在加拿大共同策划了一个图片展"深厚的友谊，伟大的贡献——第二个白求恩：加拿大国际和平战士哈励逊医生在中国"，分别在温哥华哥伦比亚大学、多伦多大学医学院举办。我去的那一年当时的院长是加籍华人刘明耀，是山东德州人，他也知道哈励逊的故事，对我们提供了很多的帮助。这个活动进一步加深了中加医疗界交流合作，当时我们进行了很深入的会谈，后期有很多合作项目。

我们深切缅怀哈励逊，以表达我们对他的敬仰和思念。我们悼念、铭记哈励逊，就是要一代代传承，永远传承哈励逊精神。他的精神已经融入哈院人的血脉，成为哈院文化的根和魂，多年来已经成为我们医院独特的文化。

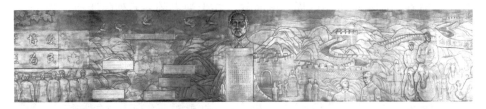

哈励逊国际和平医院住院大楼内的铜浮雕（13.46 m ×2.25 m）

2013 年我们建了一个新的内科住院大楼，一进大楼门口就能看见一个展现哈励逊在中国足迹的一个铜浮雕。我们医院建有哈励逊的一个展室，展室是在 2015 年建成的，让来参观的人，还有医护人员能了解哈励逊的其人其事和哈院的渊源，这些还有实物和实物照片，让人们可以感受到"人道博爱、大义为民"的哈励逊精神，让哈励逊精神也真正融入我们医院的一个实际工作中，让医务工作者时刻牢记使命和担当。同时，在手术室外做的一个文化墙，文化墙长达 30 米，也是展现了哈励逊的一生，让更多人了解他。

2021 年我们医院到邯郸武安县王二庄村开展义诊活动。当时我们一进村，老百姓就开始敲锣、打鼓，特别热情，就感觉哈励逊又回来了，哈励逊国际和平医院又回来了。在 1947 年 2 月命名的院区外墙还在，但里面已经坍塌了。1948 年 5 月搬迁至平山杨西冶，目前手术室现在还在。

下面简要说一下哈励逊国际和平医院的转迁过程。1946 年 4 月 15 日，成立的是邯郸国际和平医院，当时的院长是朱琏，她是第一任院长。1940 年 10 月，搬到了武安王二庄，当时也称邯郸国际和平医院。1947 年 2 月命名为哈励逊国际和平医院。1948 年 5 月，搬到了平山杨西冶。1950 年 6 月，搬到石家庄。1962 年 9 月建衡水专区，医院全部搬到了衡水，这是我们医院发展的一个简要脉络。

我们医院从 1962 年的 76 个人、18 张床，发展到现在员工 2214 人，开放床位 1659 张，新建的一个南院区将在 2022 年年底投入使用，这个院区是占地 93.8 亩，一共投资了 20 亿。我们是集医疗、教学、科研、急救、预防和保健为一体的三级甲等综合医院。我们也是河北医科大学、承德医学院的教学医院，我们一代代哈院人以实际行动践行哈励逊精神，治病救人，在为衡水人民服务的道路上接续奋斗。

哈励逊一生那种坚韧不拔的意志，对工作极端负责的态度，对正义事业的满腔热忱，是值得我们永远传承的宝贵精神财富。伟大的国际和平战士、加拿大人民优秀的儿子、中国人民的忠实朋友哈励逊，他的英名将永远铭刻在我们心中，和平与幸福是人类永恒的愿望，我们敬仰这些像哈励逊一样为人民、为人类的和平与幸福做出贡献的人，我们也将世世代代传承"人道博爱、大义为民"的哈励逊精神。

感谢您的聆听，谢谢！

讲述人：郝晓宁，哈励逊国际和平医院纪念哈励逊项目办主任，宣传处副处长，中国共产党党员，高级政工师，长期从事医院宣传工作。曾协助拍摄哈励逊纪录片，探寻哈励逊历史足迹，2015 年参与大型历史纪念画册《哈励逊医生在中国》的编辑整理工作，前往加拿大多伦多、温哥华开展《深厚的友谊，伟大的贡献——第二个白求恩：加拿大国际和平战士哈励逊医生在中国》历史图片展等交流访问，在医院文化建设、哈励逊历史、红色基因传承方面有较深的研究，发表论文及新闻报道百余篇。

⑤ 柯棣华：
"印度白求恩"柯棣华！

尊敬的各位领导，各位老师，同学们，下午好！

我先就加拿大白求恩故居纪念馆的情况和它的相关背景做一个简要的介绍。

1989 年是白求恩大夫逝世 50 周年，作为中加两国文化交流项目的一部分，我应邀前往加拿大白求恩故居纪念馆，进行了为期半年的工作交流，距今已经有三十几年了，但是我觉得让同学们了解一下白求恩当年在中加建交史上所发挥的作用，以及加拿大政府为什么修缮白求恩故居，并且把它作为白求恩故居纪念馆，我觉得了解一下这些情况也是很有意义的。我想讲两点：第一点，白求恩在中加建交史上发挥了重要的作用。在中加建交之前，白求恩在加拿大并没有得到充分的认可和应有的荣誉。在 1968 年 4 月，皮埃尔·特鲁多任加拿大总理，他在 20 世纪四五十年代先后两次来过中国，对中国是比较友好的，但是特鲁多的思想比较"左倾"，他曾经上了美国的黑名单，甚至禁止他入境美国。

在他上台之后，他认为在对华政策方面应该有所改变。他曾经公开地表示，加拿大现在要干一些美国不同意也不喜欢的事，他还表示如果不与世界上人口最多的中国建立正常的外交关系，那不符合加拿大国家的利益。另外他还非常敏锐地认识到，能够把这两个国家联系到一起的关键人物就是白求恩。因此他决定开展白求恩外交。在 1969 年 2 月 6 日，加拿大驻瑞典使馆致函我们中国驻瑞典使馆，希望就加中两国建交事宜进行接触，并且做了精心的安排。

　　加方还在瑞典的斯德哥尔摩宴请了中方的谈判代表，餐后专门播放了由加拿大电影公司拍摄的白求恩的纪录片。此后经过中加双方多轮的磋商，在1970年10月，中国与加拿大正式建交，加拿大也成为与新中国建立外交关系的最早的西方国家之一。中加建交以后，白求恩大夫在加拿大的影响也就日益扩大了。1972年，白求恩获得了加拿大历史名人的称号。1973年加拿大政府出资将安大略省格雷文赫斯特市约翰街235号的白求恩故居买下了。其实白求恩大夫的一家人只是在故居里生活了3年，在他3岁的时候就离开了这里，此后先后有15户人家在小楼里居住过。加拿大政府出资把它买下以后，经过3年的维修和装点，把它完全恢复到了白求恩大夫出生时的原貌，并且把它设为纪念馆，于1976年8月31日正式向游人开放。

　　格雷文赫斯特白求恩的故居，距离加拿大最大的城市多伦多只有160千米，距离加拿大的首都渥太华也只有200千米的距离。由于白求恩的名气和影响，许多人就把这个小镇称作是白求恩小镇。白求恩的故居是一个木结构的双层小楼，这里边的陈设和用具都属于白求恩大夫出生那个年代的用具和展品，有一少部分是属于白求恩大夫家庭捐赠的，都是原件。

　　故居的楼上还有一个小展室，用100多幅照片记录了白求恩在加拿大、中国、西班牙工作的情形。白求恩在小庙手术那张照片尤为醒目，每每都给参观者留下了十分深刻的印象，就是刚才我们介绍的，在来源孙家庄小庙那张手术照片。另外格雷文赫斯特还是一个旅游小镇，它是位于莫斯科卡湖的湖边，在湖上有一艘游轮，每年到了夏季有很多游客都来到格雷文赫斯特，我在那工作的时候，据他们介绍，每年他们大概接待有17000名参观者，其中有1/3的人来自中国。

　　在纪念馆工作期间，我就深深感到纪念馆的工作是非常的细致和严谨，工作人员都能够用英语、法语、汉语三种不同的语言给游客进行讲解。对于聋哑人，他们还专门聘请聋哑手语翻译，对于盲人他们是一边为他们讲解，破例允许他们触摸展品，因为展品都是原件，按照规定是不允许触摸，也不允许用闪光灯拍照的。对于行动不便上楼参观的客人，他们还准备了画册，以便他们了解楼上的展览情况。另外他们还经常举办"中国日""维多利亚日""巡回展览"这些活动。我就曾经跟着纪念馆的馆长到蒙特利尔市白求恩工作过的皇家维多利亚医院和圣心医院去筹办白求恩的临时展览，目的就是为了让工作在这两所医院的医务人员能够更多地了解和认识白求恩。另外在蒙特利尔市还有一个白求恩广场，有一尊白求恩站立汉白玉雕像，是中国政府在 1973 年赠送的。

第二点我想讲的是白求恩是中加人民之间友谊的桥梁。1996 年白求恩的故居被列为加拿大历史名迹，它属于是加拿大国家级的历史文物，也是为了纪念我们中国人民的老朋友而保留的古迹建筑。

2000 年 8 月，就是有着中国血统的加拿大总督伍冰枝，专门从渥太华赶到格雷文赫斯特，在白求恩故居的广场为新设立的白求恩铜像揭幕。当时，江泽民同志代表中国政府和人民在铜像落成之际向格雷文赫斯特市发了贺电，当年我也随着中国对外友好调派团参加了这次具有历史意义的仪式。

2007 年伍冰枝女士再次来到中国，她专程到我们医院去访问，来到石家庄白求恩国际和平医院，她征集了一部分白求恩的资料，回去之后她也写了一本白求恩大夫的书籍。

故居旁边有一个展览中心，展览中心非常小，可以容纳的人有限，要遇到旅游团的时候，还得在外面排队等候。2009 年的时候，加拿大政府又出资 250 万加元，把这个展览中心进行了扩建，2012 年的夏天正式对外开放。加拿大有一位作家叫斯图尔特，他在谈到白求恩的时候就说过一句话："加拿大给中国提供了一名医生，而中国则给加拿大塑造了一位英雄。"

我在加拿大工作期间就了解到，对于加拿大人民来说，白求恩是一位他们值得自豪的历史人物，他的事迹在加拿大日益广泛地传播，越来越多的人前来安大略省的格雷文赫斯特参观白求恩大夫的故居，凡是到过加拿大的中国人，要是有条件的话，几乎都会到这个白求恩故居去参观。

在纪念馆的展览中心有一个别致的中国纪念品展厅，开馆以来，我们党政代表团和中国游客赠送的纪念品几乎都陈列在这里。这些展品真实地表达了中国人民对白求恩大夫的崇敬和热爱，是中加两国人民友好的象征。

白求恩纪念馆的情况我就介绍这些。下面简要介绍一下柯棣华大夫来华的工作情况。

1937 年的 11 月，八路军总司令朱德致函印度国大党领袖尼赫鲁，申请印度派遣医疗队来华援助抗日。印度国大党通过会议决定派遣一支医疗队来华，医疗队成员由 5 名大夫组成，队长艾德是一位德高望重的外科医生，副队长卓克是印度的一个胸外科专家，队员巴苏是印度共产党员，还有慕克和柯棣华大夫。

柯棣华出生在印度的马赫拉什特拉邦沙拉普尔市克拉斯米尔纺织厂的职工住宅，他的父亲是市场的办公室主任，母亲是家庭妇女，他还有兄弟姐妹 8 个人。从格兰特医学院毕业以后，他听说要派遣医疗队来中国的消息就积极报名参加，并且得到了家人的支持。

医疗队携带着两辆救护车，54 箱药品，还有 X 光机和其他医疗设备，在 1938 年 9 月 1 日启程来华，他们先后到了广州、武汉、宜昌、重庆、延安，还有晋东南前线工作，受到了宋庆龄、毛泽东、周恩来，还有朱德的欢迎。

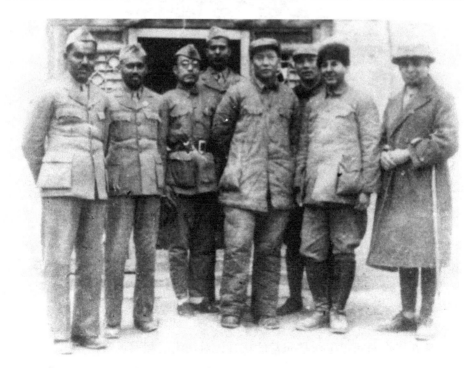

1939 年 3 月 15 日，毛泽东同志在延安会见柯棣华（左二）等医疗队全体成员

1939年3月15日，毛泽东同志在延安的凤凰山路会见了医疗队的全体成员，并同他们一起合影留念。

1940年8月，柯棣华大夫来到了河北省的唐县葛公村，在白求恩卫生学校和附属医院工作。9月20日他参加了著名的百团大战的战地救护工作，在短短的13天的时间里，为580多名伤员实行了手术。1941年年初，附属医院就改名为白求恩国际和平医院，军区就任命名他为白求恩国际和平医院的首任院长。

在他担任院长之后，他的工作就更加忙碌，除了负责医院的行政管理工作以外，还兼任着外科教员，每天还要给为八路军伤员做手术。就在他担任院长期间，就曾经为450多例病人做了手术，他做的手术有胃肠吻合术、截肢术、腰椎骶骨手术、妇产科手术，等等。

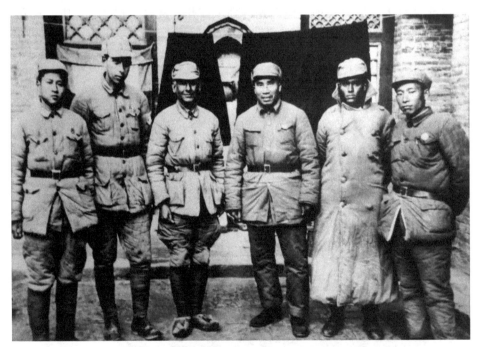

朱德在晋东南会见到前线工作的爱德华、柯棣华（右二）、米勒

他在工作期间对工作是非常的认真，对伤病员和蔼可亲，无论工作多么繁忙，他都没有放弃对中文的学习，因为他觉得中文学好了，更便于学习和

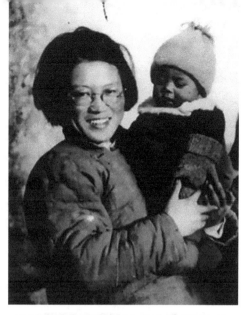

柯棣华的爱人郭庆兰与他们的儿子印华

交流。到了晋察冀以后，他的中文水平就有了很大的提高，他可以讲中国话，而且中文字写得也不错。

由于长期艰苦的生活，在1941年6月，柯棣华的身体就出现了状况，他开始得的是绦虫病，后来引起癫痫病，经常发作。我们的白校领导对他身体很关心，多次劝他离职到延安去休整一段时间，或者是去香港或者回印度进行治疗，都被他婉言谢绝了。

也就是在1941年的时候，他认识了白校的护士教员郭庆兰，郭庆兰女士毕业于山西汾阳的护士学校，毕业以后她是留在北京协和医院工作。1939年5月，由新西兰友好人士何明清介绍来到解放区参加了八路军，她对柯棣华是非常的崇拜，白校领导知道这个事情以后很高兴，认为有必要促成他们这门婚事。

在1941年10月25日，在河北省唐县葛公村一间普通的民房里，白校的领导还有医务人员以及当地的老乡为他们举行了隆重的婚礼。1942年7月7日，柯立华大夫申请加入了中国共产党，他的入党介绍人就是江一真。在1941年8月23日，他们的儿子降生了，聂荣臻非常高兴，为这个孩子起了一个很有意义的名字叫印华。

在1942年12月8日这一天，他整整忙碌了一天，上午他为学员们讲课，下午为伤员手术，晚上又开始编写《外科各论》。但是就在这天晚上，他的癫痫病再次发作，经过医务人员的全力抢救，没有能够挽回他的生命。1942年12月9日凌晨6时15分，他心脏永远停止了跳动，当时只有32岁。他牺牲以后，白校的领导江一真、殷希彭，奥地利医生弗莱，还有他的妻子郭庆兰抱着他们的儿子印华向他的遗体告别。他牺牲以后，边区军民怀着沉痛的心情为他召开了追悼大会。当时延安的解放日报、晋察日报都发表了柯棣华大夫不幸去世的消息和纪念文章。他的遗体安葬在了河北省唐县军城南关的白求恩大夫墓的旁边。

1953 年，白求恩和柯棣华的陵墓就迁移到了石家庄的华北军区烈士陵园。柯棣华牺牲以后，朱德同志在陵墓题词中这样写道："生长在恒河之滨，斗争在晋察冀，国际主义医士之光，辉耀着中印两大民族。"毛泽东同志也为柯棣华大夫题写了挽词，他写道："印度友人柯棣华大夫远道来华，援助抗日，在延安华北工作五年之久，医治伤员，积劳病逝，全军失一臂助，民族失一友人。柯棣华大夫的国际主义精神是我们永远不应该忘记的。"

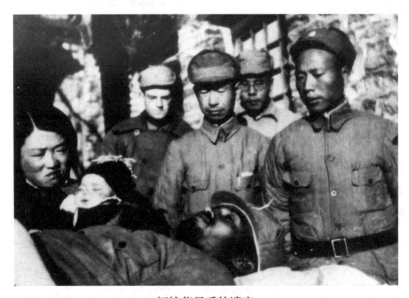

柯棣华最后的遗容

（左起夫人郭庆兰、儿子印华、傅莱、殷希彭、陈淇园、江一真）

柯棣华牺牲以后，朱德同志，还有周恩来同志，宋庆龄女士先后为柯棣华大夫的印度家人写了慰问电。柯棣华大夫的夫人郭庆兰在 1949 年以后，在大连工作，是大连儿童保健所的所长，离休以后她热心于社会的各项活动，曾经是大连市政协的常委，还担任着妇联的执行委员等职务。

她先后 5 次访问过印度，在他们的儿子印华 16 岁那年，也就是 1958 年，她还带着印华出访印度。在临行之前，周恩来同志在百忙之中会见了他们母子俩，希望他们为中印两国人民的友谊多做工作。到了印度之后，他们还受到了印度总理尼赫鲁的会见。最为痛心和令人惋惜的就是他们的儿子印华，印华从小就乖巧懂事，他是在北京读的小学、初中和高中，1964年的时候被保送到了西安的第四军医大学学医，1967年5月29日，他即将毕业的这一天，印华患了重感冒，高烧不退，腹泻不止，同学们就把他送到了附属医院的急诊科进行治疗，结果发生了输液反应，经过抢救无效，不幸逝世。他去世的时候只有25岁，非常可惜。郭庆兰先后失去了两位亲人，在她有生之年，为中印两国人民的友好付出了毕生的心血。她是在2012年去世的，享年96岁。

讲述人：冀军梅，女，1956年5月出生，1969年12月参军入伍，退休前任白求恩国际和平医院外事办公室主任兼白求恩纪念馆馆长、副研究馆员。1976年5月，参加原北京军区在军事博物馆进行的柯棣华纪念馆筹建工作。2000年12月，任医院外事办公室主任兼白求恩纪念馆、柯棣华纪念馆馆长、副研究馆员。担任外办主任和纪念馆馆长以来，接待了党和国家领导人及军队领导到馆视察，接待了来自美国、加拿大、日本、印度等20多个国家的150余批外宾来"两馆"参观访问。

⑥ 白求恩：
为中国抗战而牺牲的国际共产主义战士

对一切为国家为民族、为和平付出宝贵生命的人们，不管时代怎样变化，我们都要永远铭记他们的牺牲和奉献。

1890年3月3日，白求恩出生在加拿大安大略省格雷文赫斯特镇约翰街。

1914年7月，第一次世界大战爆发，在大学读书的白求恩作为多伦多市第八个报名的人应征入伍，他随军辗转英法，在加拿大第二战地医疗救护团任担架员。1916年12月，白求恩获得了多伦多大学医学院学士学位。1917年春末，白求恩二次参军，在英国皇家海军任上尉军医，两年后退伍，在伦敦大奥蒙德街儿童医院做实习医生。1921年2月，白求恩第三次参军，在加拿大空军航空队任上尉军医，1935年10月，白求恩秘密加入了加拿大共产党，1936年夏天，西班牙法西斯分子佛朗哥发动武装叛乱，德国、意大利法西斯军队入侵西班牙，白求恩第一个报名奔赴西班牙战场。白求恩发明了世界上第一个流动输血站，后来各国军队的流动野战医院就是从此演变而来。

1937年7月7日，卢沟桥事变爆发，7月8日中共中央迅即向全国发出通电，号召紧急动员抗日，指出必须实行全民族抗战。1938年1月8日，受加拿大共产党和美国共产党派遣，白求恩和加拿大护士琼·尤恩、美国医生帕森斯三个人组成加美援华医疗队，从温哥华启程前往中国。

1938 年 4 月 2 日深夜，在延安一间简朴的窑洞里，毛泽东同志亲切地会见了白求恩。八路军卫生部希望白求恩能留在延安工作，白求恩坚决要求到抗战前线去，经报请毛泽东同志批准，同意了白求恩的请求。

1938 年 6 月初，白求恩与加拿大籍传教士医生理查德·布朗到达山西省岚县八路军 120 师师部所在地，受到贺龙的欢迎。

6 月 17 日，白求恩医疗队来到晋察冀军区司令部，山西省五台县金刚库村，聂荣臻见到了旅途劳累的白求恩，劝他先休息几天。白求恩说："我是来工作的，不是来休息的，你们要拿我当一挺机关枪使用。"聂荣臻很受感动，聘请他为晋察冀军区卫生顾问，第二天一早，白求恩就赶到军区后方医院松岩口村，在后方医院的第一周内，白求恩就为 521 名伤员做了检查，又连续 4 周为 147 名伤员做手术，经八路军总部批准，白求恩担任模范医院院长。

1939 年 9 月 18 日，晋察冀军区卫生学校在白求恩的建议下，在河北省唐县牛眼沟村正式成立。

1939 年 10 月 20 日，日寇纠集 5 万多人突然发动大规模的冬季扫荡，白求恩率领医疗队赶到了涞源摩天岭前线，手术室就设在距火线 3.5 千米涞源县孙家庄的小庙里，白求恩把左手中指伸进伤口掏取碎骨，碎骨刺破了他的手指，当时没有消炎药，他的手指发炎了。

11 月 10 日，病重的白求恩被抬到河北省唐县黄石口村，11 月 11 日，白求恩用生命中的最后一丝力气写下了最后的遗言："我唯一的希望是能够多有贡献，最近两年是我生平最愉快最有意义的时日。"

1939 年 11 月 12 日凌晨 5 时 20 分，白求恩在河北省唐县黄石口村逝世。白求恩牺牲后，延安和晋察冀军区分别举行追悼大会，毛泽东同志书写挽联："学习白求恩同志的国际精神，学习他的牺牲精神，责任心与工作热忱。"中共中央发出唁电，并致电白求恩的亲属表示慰问。1940 年 6 月 21 日，晋察冀军区在唐县军城南关举行白求恩陵墓落成典礼，聂荣臻司令员撰写祭文："呜呼！……君不辞劳，万里长征，深入敌后，赞助吾军。寒衣土布之服，饥餐粗粝之粮，救死枪林之下，扶伤炮火之场……"聂荣臻郑重宣布：

将"晋察冀军区后方医院"更名为"白求恩医院"。毛泽东在"纪念白求恩"一文中指出："白求恩同志是一个高尚的人，一个纯粹的人，一个有道德的人，一个脱离了低级趣味的人，一个有益于人民的人。"

1965年8月30日，毛泽东题写了"学习白求恩，学习雷锋为人民服务"。从国家领导人到普通民众，白求恩精神始终被倡导成为中国人的精神动力。

1979年6月，邓小平同志题词，"做白求恩式的革命者，做白求恩式的科学家"。

1997年7月，江泽民同志题词，"继承和发扬白求恩精神，全心全意为人民服务"。2007年，胡锦涛同志为执行维和任务的部队题词，"忠实履行使命，维护世界和平"。

2013年10月18日，国家主席习近平在人民大会堂会见加拿大总督约翰斯顿，习近平表示，中国人民对加拿大人民怀有深厚的友好感情，白求恩大夫支持中国人民反对法西斯斗争的事迹在中国家喻户晓。

白求恩国际和平医院是白求恩精神的发祥地，创建于1937年11月7日，原名"晋察冀军区后方医院"，1940年1月5日命名为"白求恩医院"。1941年1月，印度援华医疗队柯棣华大夫担任白求恩国际和平医院首任院长。

白求恩国际和平医院历经了血与火的考验，先后参加了百团大战、解放平津、抗美援朝、抢险救灾、国际维和、中国加蓬联合军演等重大卫勤保障任务，活跃在抗击非典等抢险救灾的第一线。

白求恩精神激励着无数的中国人，一代又一代的白求恩式的好医生层出不穷：新时期的白求恩石磊、人民的好军医华益为、白求恩式的好军医张笋、白求恩医疗队等一批先进个人和群体，他们是白求恩传人的代表，是传承白求恩精神的典范。伴随着历史的发展，白求恩精神也被赋予了新的内涵，他那无私利人的奉献精神、两个极端的服务精神、精益求精的科学精神、救死扶伤的人道精神，成为中华民族精神的宝贵财富。

白求恩精神是一面旗帜，一种象征。白求恩精神在广袤的神州大地，在辽阔的枫叶之国，在亿万人民的心中竖起了一座永恒的丰碑。

毛泽东同志曾经赞扬白求恩：他以医疗事业为职业，对技术精益求精，他的技术是很高明的。

白求恩在来中国之前，已经是在国外是很有名望的一个胸外科专家了，他的医学事业有成的成因有5个方面：第一，他对医学事业从小就有浓厚的兴趣。白求恩出生于一个牧师家庭，父亲是一个牧师，母亲是一位传教士，他的祖父是一位杰出的外科医生，受其影响，他自幼就对医学职业有热爱和向往。第二，他坚持系统地完成了他医学院的专业学习。他从1909年入加拿大多伦多大学，学习生物化学和生物物理学，到1916年毕业，其间7年时间，中间有两度中断学业，一个是他到边远的林区是做工人，兼任文化教员，还有一个是他参军应征到欧洲战场，最后负伤，痊愈以后又回到了学院学习，坚持了完成学业。随后他又自己攻读了内科学和外科学。系统的学习，为他今后的医学事业发展打下了非常坚实的基础。第三，在1923—1924年，他以游学的形式到德国、奥地利、瑞士等几个国家，观摩了当时的几个名医的外科示范手术，这使他开阔了眼界，丰富了经验。第四，他跟随一流专家的学习。1928年4月，白求恩到维多利亚医院工作，成为当时北美著名的胸外科专家阿奇博尔德的第一助理，在任助理这两年期间，对于白求恩专业技术的提高有很大的帮助。阿基伯尔德非常欣赏白求恩的才华，曾这样评价白求恩：一个不可多得的前途无量的年轻人。第五，白求恩的刻苦钻研的精神和对事业的忘我投入。为此他也做出了牺牲，其中就是再婚的妻子又离婚了。他的妻子容貌靓丽，气质典雅，两人相差11岁，结婚后因为白求恩患有肺结核，第一次他坚持要跟妻子离婚，后来又复婚，但是第二次就是因为白求恩对工作的忘我投入，影响到家庭的稳定，最后他们俩又离婚了，白求恩从此没有再婚，一直到生命的最后一息，他在遗书中还专门提到了他夫人。

白求恩兴趣爱好、系统学习、游学观摩、名师带教、刻苦钻研这5个综合因素，使白求恩的一些技术水平达到了科学领域的一个高峰。

咱们国家有一位医学专家曾经这样讲，他说把医生可以分为三个层次：第一个层次是合格的医生，什么叫合格的医生？他可以按照指南教科书去看病，他会循规蹈矩。第二个层次是优秀的医生，这个层次的医生积累了丰富的经验，并把经验用于他的实践的病人的个体，他的病人的愈后情况会更好。第三个层次就是卓越的医生，这个层次的医生除了能把病人的问题解决好，关键是他有前瞻性的思维，还有突破性的勇气，总是不再满足追求更高的层次，他同时能创造新的理论、新的方式、新的方法，惠及更多的患者。在管理学上有一个悖论，就是因为优秀所以难以卓越，意思你优秀了很难突破自己。所以这位专家就说我们国家有很多优秀的医生，但缺少卓越的医生。白求恩无疑是一位卓越的医生，在他身上卓越包含什么样？超越一般与众不同，追求极致，这也就是说它包含了他对工作对病患两个极端的精神。

白求恩在这方面表现非常突出，他在年轻的时候就敢于挑战，思维非常活跃，他在手术室做手术做多了以后，感觉手术器械非常不得手，他当时就说，要给手术室来一个"大扫除"，他自己亲手设计制作并跟一家公司合作，发明制作了30多种手术器械，其中比较有名的就是包括"人工气胸止血带"，还有大伙沿用至今的"白求恩肋骨剪"，这几样东西现在我们医院的白求恩纪念馆都有陈列。

白求恩在西班牙战场创造了战争史上的一个奇迹，就是世界第一个流动输血服务站，实际上是一个流动输血车，因为白求恩的这项创造，使当时西班牙战场的伤员治愈率提高了75%以上，为此白求恩也成为世界上第一个把血库带到战场上的医生。

白求恩援华抗战来到中国，他把自己视为一名战地医生，做出了超乎常人的举动和卓越的贡献。

第一个贡献就是表现在他坚决奔赴抗战前线，救死扶伤，对八路军伤病员的态度上。他来到中国以后注意到一个现象，就是咱们的伤员后方送过去以后，四肢伤很多，头部胸腔腹部伤很少，结果一了解是怎么个情况，就是因为没有得到及时有效的治疗而感染，在路上都死亡了。所以白求恩坚定地表示："我的岗位在前方在火线，我要和战士们在一起。"

说到这里，他是从到了香港入境以后，经武汉、西安，到延安以后，八路军总部卫生部当时考虑到他年近50，他的腿部在欧洲战场负过伤，他也做过畸形手术，就考虑把他留在延安总部做卫生顾问工作。当时请八路军的卫生部部长姜齐贤，还有马海德（黎巴嫩人），也是一个援华的国际友人，当时任八路军卫生总部顾问，他们两个打算去说服白求恩，结果还没有等马海德把话翻译完，白求恩抄起一把椅子，从窗户就扔出去了，把窗棂、窗户纸弄了一地，当时姜齐贤很尴尬，马海德就赶紧制止白求恩说："白，你这个行为是很不好的，很不礼貌，显得你也没有教养，你要向姜部长道歉。"白求恩铁青着脸回答说："我可以道歉，但是我告诉你们，我愿意为我的冲动道歉，但你们必须向那些靠双拐行走的伤员道歉，向前线的战士道歉。"后来在白求恩的坚持下，他来到了晋察冀的抗日前线。

说到卓越，白求恩两个极端的精神非常突出。这里有两个小故事，一个是他到了后方医院，有一个前线来的伤员右手全部几乎被炸烂了，5个手指都模糊不清了，一个医生制定了一个方案，就全部截肢。白求恩很不满意地批评这位医生说："你这个方案很大胆，你想没想他今后的生活，你们看，这个大拇指如果保留下来再套上一个套，他就能生活，他就能拿一小勺，如果再留一个小拇指，他今后的生活就会更便利，我们要想到这位战士今后的生活。"最后，白求恩亲自做手术，很成功地保留了他的两个手指。第二个就是白求恩对伤病员的极端负责，几乎不近人情。当时由于缺少化验设备，白求恩有的时候要用鼻子嗅一嗅、闻一闻粪便。有一个医助，他可能也是怕有味，他拿过来时候离得比较远，白求恩上去一把摁住他脖子，直到他鼻尖快触到粪便为止。所以，后来我们收集细节就说到，白求恩是无情，看似不近人情，但是他对患者却有一种很深的感情。

白求恩在晋察冀的第二个卓越贡献就是创立了三所战地医院：三所医院，一所是模范医院，一所是特种外科医院，还有一所是马背医院。因为时间的关系，对前头两个医院我就简单地做一个概述，第三个稍微展开一点。

第一个模范医院的地址在山西省五台县松岩口村，这个医院创建的主要成就，是白求恩把西方的先进的医学理念带到医院，然后做了规范性的建设和示范。当然这里有故事，它当时不太符合战争规律，这个医院也在半个多月以后，由于日军的扫荡被摧毁了。事后，白求恩还跟晋察冀司令员聂荣臻亲自做了一个检讨，说我也不了解战争规律，这个想法是不对的。但是建立这所医院的最大成就是展示了一个示范性作用，规范了医院的管理，对八路军今后的卫生事业发展是有意义的。

第二个杨家庄的特种外科医院，这个地址在山西省大同市灵丘县的杨家庄，主要收治的是战外伤伤员。他发动群众、依靠群众，把老百姓的家里都改造成病房，把老百姓培训成医护人员，帮助他们来进行维护。另外当时他还发动老百姓踊跃献血，创造了一个群众血库。可以说杨家庄特种外科医院是一所新型的更符合人民战争实际的医院。

第三个马背医院。白求恩到前线以后意识到这个战地医疗必须适应机动灵活的平原游击战特点，要围绕三个特点"走得快，搬得动，展得开"进行改革创新。他观察到老百姓往地里送粪的一个粪驮子，驮在牲口身上，于是受到启发，他在战斗间隙亲手设计图纸，又找来木匠制成原型，实际上是一个马鞍形，就是这个展开，上面是一个平面，可以搁一些夹板，两边分三个抽屉，然后分若干小格，里头摆放手术器械、药品和耗材。白求恩又提议说：药坨子像一个桥，为了纪念抗日战争就叫它"卢沟桥"。他弄的马背医院实际上是两个驮子上面横上一两块门板就是一个简易手术台。两匹马、一头驴、一个辅料筐，能携带 100 次的手术和 500 次换药的辅料的药品。流动医院非常方便，是对抗日前线的一个突出贡献。我们医院的展览馆也有这个模型，它的创造使大部分的伤员基本上能在 6 小时之内得到救治。

白求恩的第三大卓越贡献是他创建了战地手术三原则。三原则就是近、早、快。近就是靠近前线越近越好，早就是手术越早越好，快就是手术速度越快越好。白求恩明确地提出，组织医疗小分队，哪里有战斗就到哪里去，最大限度地靠近火线，在最短的时间内进行清创处理，最大努力地降低伤残率和死亡率。

1938 年 11 月的一个凌晨，白求恩接到 359 旅旅长王震的一个急信，说要在广灵公路打一个伏击战，你能不能带医疗队赶到？

白求恩当时就答应下来了，带领医疗队冒着风雪急行军 60 千米，早晨出发，晚上赶到了。到了以后他跟王震旅长见面，马上就问手术站设在什么位置？王震旅长告诉他说离这有 6 千米，白求恩说不行，还要近。因为他当时提出来一个口号"再靠前",就是一定最大地接近火线抢救伤员。大伙都知道越靠前越危险,但是最后还是按照他的要求,手术室布置在离前线不到5千米的一个小山村。

由于这一次紧靠前线的救治,争取了时间,并对伤员做了正确的处理,特别是对腹部、胸部、脑部受伤的伤员,在几小时之内实行了手术,使伤员不仅绝大多数获得了生命,而且85%的伤员的伤口愈合良好。

40年后,也就是1985年的10月,当年359旅旅长王震专门回忆这场战地救护,他这样写道:"白求恩夜以继日地给前线下来的伤员做手术,连续40多小时不休息,71名伤员中只有1名死亡,85%的伤员疗效都是良好的,此情此景我至今记忆犹新……"

白求恩的第四大贡献就是在前线撰写了一部《游击战中师野战医院组织和技术》的军事医学专著。1939年7月,他根据八路军的医疗卫生状况,结合敌后游击战争的环境特点,将自己战地实际工作的经验和医学知识融合一体,开始撰写这部专著。

当时写这部书的时候,他的脚部因为化脓发炎,而且是夏天非常艰苦,他光着膀子打字。爱马仕打字机从国外带来一直跟着他,用半个月的时间,他用英文写的,翻译完了是14万字,并配有119幅插图,这个非常有价值,而且是很有水平。说到卓越贡献,这部书就是其中之一,这部书就是紧贴战场和八路军的卫生工作实际,图文并茂,通俗易懂,针对性强,引起极大反响。1940年,印度援华医疗队的队长柯棣华大夫到达边区后,看到这本书由衷地称赞说:"这真是一本不可多得的好书,好就好在他把西方现代医学手段运用到中国战争的实际当中。"这部书出版的时候,白求恩已经病逝,这部书的序言是晋察冀司令员聂荣臻写的,他写道:"这是白求恩大夫送给我们的不可多得的最高贵的礼物。"

白求恩极端负责的精神,前瞻性的思维,科学的态度,因地制宜的发明创造,无与伦比的勇气和能力,值得我们学习。白求恩为我们中华民族的解放事业,做出了卓越的贡献,更为我们树立了卓越的榜样。

白求恩的人生只有短短49岁,从他1938年1月8日从温哥华坐轮船启程开始，到他 1939 年 11 月 12 日病逝，在中国是 1 年零 9 个多月的时间，确切地说是 674 个日夜，但是却创造了永恒。

讲述人：侯志宏，男，1969 年 12 月参加工作，1974 年 12 月入伍，退休前任石家庄白求恩国际和平医院医务部、护理部政治协理员（医务部党委副书记）。参加和平医院白求恩纪念馆，柯棣华纪念馆新馆）展陈布展专班，负责《白求恩纪念馆》展陈大纲（脚本）撰写工作，在部队专职宣传岗位工作十余年。1976 年为河北省作家协会会员、石家庄市作家协会理事。长期从事白求恩、柯棣华宣传工作。先后在中央和省、市级报刊、电台发表稿件及文学作品 2500 余篇，合著《白求恩的故事》一书。

第六部分

红医研究与实践

习近平总书记在党史学习教育动员大会的讲话中明确要求，要注重用党的奋斗历程和伟大成就鼓舞斗志、明确方向，用党的光荣传统和优良作风坚定信念、凝聚力量，用党的实践创造和历史经验启迪智慧、砥砺品格。作为医学院校，河北中医药大学结合学校实际，突出专业特色，对河北境内的红医元素进行了深入挖掘，分别到石家庄、保定、邯郸、邢台、衡水、沧州6市19个乡村、4个纪念馆、2个烈士陵园进行实地考察，深入了解抗日战争和解放战争时期生活、战斗在河北的红医人物，以及在河北建立的医学院校、战地医院旧址，收集了许多军民鱼水情深的感人故事，并以红医朱琏革命的一生为主线，创作编演了话剧《红医朱琏》。

━ 朱琏话剧

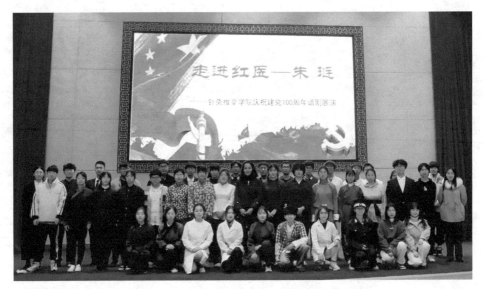

话剧《走进红医——朱琏》参演人员合影

朱琏，是石家庄第一位女共产党员，她创建了新中国第一个针灸研究所和第一所针灸大学，她用毕生的经历为针灸医学事业作出了重要贡献，她用艰苦奋斗和我将无我的精神展现了"红医"最鲜明的时代特色，她是广大针灸人和针灸学子汲取奋进力量的楷模榜样。

河北中医学院针灸推拿学院牢记立德树人的根本任务，注重以文育人，充分发挥高校文化传承创新的重要功能。学院结合专业特色，以开拓创新校园文化建设为载体，以学习传承红医朱琏精神为导向，以激励中医学子传承红医精神、坚定四个自信和为实现民族复兴不懈奋斗为落脚点，在历史史实的基础上，把朱琏的不同时期的故事搬到舞台上，通过师生的演绎，展示她一生为追求民族解放事业、为人民的健康事业不懈追求、无私奉献的精神。

第一幕：革命年华（1909—1949 年）

场景：朱琏穿着功法服装和男孩子们一起练武术。

其中一个男孩子对朱说："朱妹妹，你是个女孩子，怎么整天跟着我们练武啊？"

朱："父亲去世的时候曾告诉我，我们国家积贫积弱，要想驱除鞑虏，恢复中华，赶走列强，就得要坚韧自强，止戈为武。"

此时跑到书桌处，捧起书本翻书两页面向观众。

朱说："其实，去世的哥哥也告诉过我，我们要救亡图存，还要多读书，多学知识和本领，才能救国救民。"

朱下场。

朱穿民国时期学生装，背着书包，手里拿着录取通知书上场，嘴里说着："我被苏州志华产科学院录取了，我要发奋学习，早日成为救死扶伤的好大夫。"畅想一下后下场。

旁白：朱由于学习努力，成绩优异，提前毕业，被分配到上海普善医院，后担任妇产科主任。

场景：朱穿着白大褂和同事一起上场。

朱同事对朱说："朱主任，反对蒋介石的爱国青年正在上海避难，他们刚强果敢，他们的斗争精神和爱国行动真让人敬佩。"

朱："对，我也觉得很受感动，我们要用实际行动支持和声援他们。"

旁白：朱对陶希晋的斗争精神十分敬佩，经同学引荐，朱琏结识了受难中的陶希晋。

朱走向从舞台另一边走来的陶（身穿立领青年装），说："希晋同志，你受苦了，我对你非常敬佩，我们国家就是需要像你这样有责任有担当的热血青年，你有什么困难，我会不遗余力地帮助你的。"

陶希晋同志不说话看着朱，两个人的手紧紧相握。

旁白：政治上的一致，促进了他们生活上的结合，后经人牵引红线，二人结为夫妇。九一八事变发生后，朱琏和陶希晋（中山装）等组织各界群众成立抗日救亡组织，开展抗日救亡运动（两人不下场）。

陶希晋跟朱说："听说正太铁路收归国有了，一大批追求光明的青年知识分子云集石家庄，我们也要贡献我们的一份力量。"

朱坚定地回答："好的，我们一起去，发挥我们的光和热。"

背景：石家庄正太铁路医院照片。

旁白：1935年冬，经刘汉平介绍，她夫妇二人一块加入了中国共产党。夫妇二人面向党旗宣誓："严守秘密，服从纪律，牺牲个人，阶级斗争，努力革命，永不叛党。"

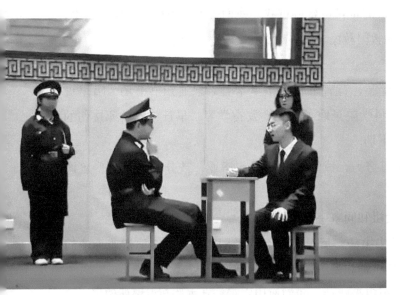

话剧《走进红医——朱琏》剧照

旁白：从此，朱琏成为石家庄第一位女共产党员。1936年，按照党组织的决定，朱琏自开了一个诊所，作为市委机关的联络点。1936年，"朱琏诊所"在石家庄西横街爱华里一号开业了。

场景：朱在给排队的患者看病（前面三个患者依次看完后），最后一个患者低声对朱说："朱琏同志，党组织委托我向你传达，要依托这个诊所，搞好医务工作，掩护党的工作，利用看病宣传党的主张，发动群众参加抗日救国运动。"

朱说:"我一定完成好组织交代我的任务。"

旁白:1937年七七事变爆发后,陶希晋、朱琏等领导石家庄人民积极投入到抗日的洪流中。随着日本侵略者不断南侵,朱琏离开石家庄到太行山参加了正太铁路工人游击队。

场景:朱换上八路军军装并带着同事上台,走到舞台中间的129师首长面前。在朱和首长之间放医疗器械和银圆道具。

朱琏:"首长,部队现在医疗条件落后,医疗资源匮乏,我把我在石家庄开设诊所期间的医疗器械和全部银圆捐赠给咱们129师,尽我的一份微薄之力。"

首长:"感谢朱同志,你不仅是救死扶伤的好医生,还是一位信仰坚定,值得我们每一名同志学习的优秀共产党员。下一步,我们还要组织部队的医务人员向你学习卫生医疗技术。"

朱琏:"首长请放心,我绝不辜负党和同志们对我的期望。"

(舞台远处)周恩来同志并列站位1:朱走到周恩来同志面前后。

旁白:1940年,周恩来总理鼓励朱琏。

周恩来:"朱琏同志,你们要遵照毛主席的教导,努力学习中医,要团结新老医务人员,用中西医两种方法为部队为人民防治疾病,搞出一套我们中国的新医学来!"

朱琏:"请总理放心,我会牢记您的教导,把作为自己搞好医疗卫生工作的行动指南。"

(舞台远处)毛泽东并列站位2:朱坐在马扎上手里拿着记录本。

旁白:1944年,朱琏聆听了毛主席在陕甘宁边区文教工作者会议上的讲话。

毛泽东:"新医如果不关心人民的痛苦,不为人民训练医生,不联合边区现有的一千多个旧医和旧式兽医,并帮助他们进步,那就是实际上帮助巫神,实际上忍心看着大批人畜的死亡。"

朱边记录边思考,毛说完后,鼓掌。

朱琏自说:"中医太重要了,我一定要把她学习好,服务人民。"

(舞台远处)任作田并列站位3。

旁白：1944 年，在边区政府召开的中西医座谈会上，延安针灸医生任作田先生，自愿把他 30 多年的针灸行医经验贡献出来，希望西医界深入研究针灸治病的理论。任老先生讲完话后，朱琏走到任老面前。

朱琏坚定地说："任老先生，之前总理和主席都号召我们要努力学习中医，要中西医结合，刚才又听了您的讲话，我要向您学习针灸，把属于我们中国的新医学搞好。"

旁白：朱琏从此走进了中医针灸的大门。

第二幕：北京岁月（1949—1960 年）

旁白：1949 年 5 月，朱琏随华北人民政府到了北京，随后被任命为中央卫生部妇幼卫生局副局长。她心系针灸，充满了对针灸的无限热爱，吸引着越来越多的人开始关注祖国传统医学，关注针灸。朱琏曾在电台讲谈"我与针灸"。

朱琏（坐在舞台中间对着话筒）："针灸是一种我国特有的治疗疾病的手段，它是一种内病外治的医术，是通过经络腧穴的传导作用以及应运针法和灸法来治疗全身疾病，对于保卫健康发挥着不可替代的独特作用，我们应该将它发扬光大，服务于人民。"（朱坐着不动）

旁白：之后，随着人民日报"针灸治愈'精神分裂症'的经过"的一文，详细介绍了朱琏用针灸治愈精神分裂症的过程和朱琏"针灸疗法的重要性及其原理"的文章被人民日报连续发表，越来越多的人关注中医，要求针灸治病的人更多了，朱琏和她的同事们用针灸临床治疗大量患者。

旁白：在长期大量的针灸研究和实践过程中，朱琏形成了其独有的学术思想和临床技法特色，并在带教中，悉心为学员讲授和指导。

场景：学员已经站在医护床旁。朱琏走到学员身边，同时床上躺着患者。

朱琏（面向学员）："我们作为医生，不断钻研和改进针灸操作，更好地为患者服务，下面我给大家介绍下进针手法的一种核心技术——缓慢捻进针法，它的基本操作方法是：执针要平肘、举腕和抬手，用拇、示、中三指执住针柄；当针尖还没有接触皮肤时，要'指实'执针；针尖接触皮肤时，要近、轻、稳；针尖接触皮肤后，要'指虚'执针，捻捻停停，停停捻捻，停时指实，捻时指虚，指实指虚交替运用，并稍加压力，逐渐把针捻进。缓慢捻进法一般分为皮肤、浅部和深部三层的操作过程，通过皮肤后要行针捻转探找感觉，并给予一定的刺激量，最后捻进到预定的深度行针，使每层都产生针感。"

旁白：1951 年，由朱琏精心编纂的新中国第一部针灸专著《新针灸学》出版，引起了国际医学界的广泛重视。同年 7 月，卫生部针灸疗法实验所成立，朱琏被任命为主任（首任所长）。

旁白：1955 年，毛泽东主席在杭州接见朱琏。毛主席说，针灸不是土东西，针灸是科学的，将来世界各国都要用它！

旁白：1955 年，根据卫生部安排，针灸疗法实验所在朱琏的领导与组织下，举办"全国高等医学院校针灸师资训练班"，这些学员后来大多数成为全国各地著名的针灸专家。同年，在毛泽东主席和党中央的关怀和指示下，也在朱琏等老一辈创业者的艰苦努力下，中医研究院宣告正式成立。

旁白：1956 年，根据中苏技术交流协定，由朱琏主持创办了中华人民共和国成立后的第一个"国际针灸学习班"，自此以后，世界上许多国家有了中国针灸医疗队的足迹世界卫生组织也不止一次要求我国举办外国医生针灸学习班。

第三幕：广西时光（1961—1978 年）

旁白：1960 年，朱琏随爱人陶希晋由北京来到了广西南宁。1976 年，她主持创办了"南宁七·二一针灸大学"，这是我国第一所针灸大学，朱琏任校长亲自授课。由于工作过度劳累，1978 年 1 月朱琏突发脑出血昏迷，醒来后又继续投入修改第三版《新针灸学》，直到去世前一天下午。1978 年 5 月18 日，朱琏因再次脑出血与世长辞，享年 69 岁。

第四幕：永远怀思

旁白：遵照朱琏生前遗嘱，2002 年将她的部分骨灰安放回了早年参加革命工作的石家庄，她的纪念碑坐落在河北省英烈纪念园，这如同他们当年与石家庄人民并肩战斗一样，展示着光彩照人的英雄风姿！ 2006 年朱琏被评为"石家庄十大革命名人"。

显示相关图片。

旁白：朱琏在针灸学术成就的贡献是，在理论上，认为神经学说可以解释一些针灸作用相关的联络规律和腧穴内涵；在临床上，形成了一套颇有特色的针灸技法操作与临证思维，总结归纳"针感"与行针手法，改进艾卷灸法，发明"埋针"技术；教育上，毕生致力于针灸教育事业，培养了大量地方与部队针灸人才；创办南宁针灸大学，还言传身教地带出了一批优秀弟子等；国际交流上，主持了第一个国际针灸班，当时针灸国际交流活动曾一度频繁，与朱琏密不可分；科研上，创立了中国首个针灸科研机构——卫生部针灸疗法实验所，开启了中国针灸科研事业之门，将"针灸疗法"带入"针灸科学"的殿堂。

旁白：朱琏的一生，不仅体现了一个共产党员的初心使命和责任担当，也体现了一名医者救死扶伤、刻苦钻研的大爱精神和科学精神。她政治坚定、对党忠诚，她救死扶伤，全心全意为人民服务，她埋头苦干，无私奉献，她技术优良，精益求精，是红色医生精神的具体体现，是中国共产党红色基因的重要承载，我们要学习朱琏的精神，传承红色基因，坚定理想信念，苦练技术本领，她光辉的一生和事迹值得我们永远缅怀和纪念。

演员全体上台：我们要以红医朱琏为榜样，坚定理想信念，牢记使命担当，听党指挥，苦练本领，为振兴中医药事业贡献磅礴力量，让青春在祖国最需要的地方绽放绚丽之花。

⊜ 二 红色医疗寻根之行

（一）保定涞源孙家庄小庙白求恩战地手术室

孙家庄位于保定涞源县王安镇南约 3 千米处，在村西路边映入眼帘的是两块大型文化石，分别镌刻着"弘扬白求恩精神，做一个有益于人民的

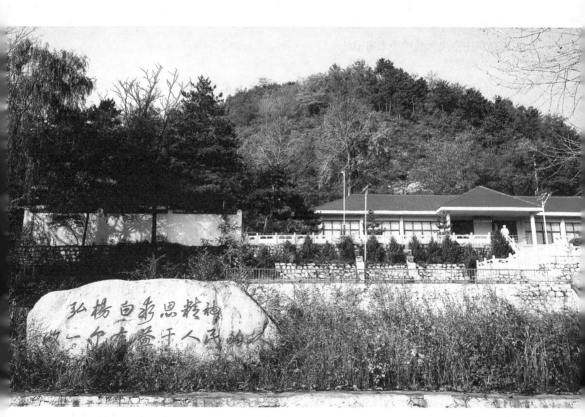

涞源县孙家庄白求恩战地手术室及纪念馆全景

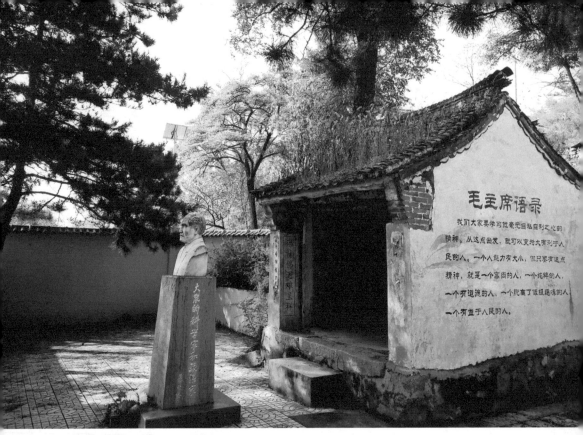

来源孙家庄白求恩战地手术室旧址

人”和“毫不利己，专门利人”，白求恩战地手术室和展馆就在对面的山坡上。到手术室和展馆，要经过一条不宽的小河，河上有一座木质吊桥，扶桥而上走到对岸，踏着石阶上去，正前方是“白求恩战地手术室展馆”，左手边是一圈围墙，灰白色的墙体上“白求恩战地手术室旧址”的牌子格外醒目。

步入院内，苍松翠柏掩映下，只见中央坐西朝东立着一座白求恩半身汉白玉雕像。灰色的水泥基座上，分别刻着“白求恩大夫传略”和聂荣臻、吕正操的题词。在雕像背后，是一座矮小的古庙，坐西朝东。小庙整体保存完好，内墙壁上仍保留着一些壁画，斑斑驳驳，残迹犹存。小庙的前梁高不过2 米，宽约 3～4 米，庙内空间大概有 10 平方米，这就是著名的白求恩战地手术室之一——孙家庄小庙。

1939 年 10 月下旬，日本侵略者调集两万多兵力，向我晋察冀军区进行冬季扫荡。日军担任北线总指挥的是被日军称为山地作战专家的“名将之花”阿部规秀（同年 11 月 7 日，在此次反“扫荡”中的黄土岭战斗中被我军击毙）。由杨成武司令员带领的八路军晋察冀军区一分区在涞源境内，同敌人在摩天岭展开了激烈的战斗。原本计划回国筹集资金、药品和器材的白求恩推迟了返程计划，带领医疗队从易县赶赴涞源前线，为八路军伤员做手术。

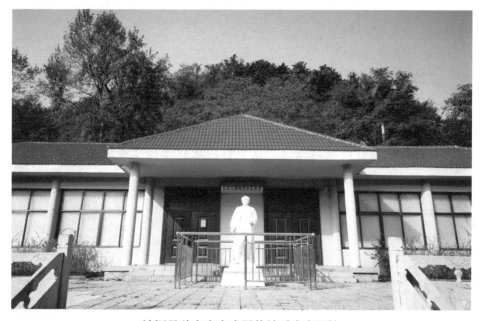

涞源县孙家庄白求恩战地手术室展馆

手术室设在距摩天岭前线仅 3 千米的孙家庄，白求恩说："离火线远了，伤员到达的时间会延长，死亡率就会增高。战士在火线上都不怕危险，我们怕什么危险？"从 10 月 28 日到次日下午，他在这里连续 30 多个小时为伤员做手术，直到日军到来前十几分钟，他做完最后一台手术，才跟在伤员担架后面转移。不幸的是，白求恩在这里为伤员施行手术时，左手中指第三关节被刺伤。11 月初，雁宿崖战斗打响后，白求恩拄着一根树枝带领医疗队又上了前线，在易县甘河净村后方医院，为一名丹毒患者做手术时，致使受伤的手指被感染转为脓毒败血症。11 月 10 日，被担架送到唐县花盆村的军区外科医院，当天下午路经黄石口村时，白求恩决定在村里休息。1939 年 11 月 12 日凌晨，白求恩长眠于唐县黄石口村，享年 49 岁。

白求恩战地手术室展馆最早是加拿大友人出资筹建的，2018年10月，由河北省审计厅驻村工作组申请180万资金对展馆重新装修布展并对外展示。展馆以大量宝贵的文字资料和照片，讲述了诺尔曼·白求恩的一生，用蜡像重现了当年白求恩在小庙抢救伤员的场景。同时，纪念馆还展出了白求恩自制的简易手术台"卢沟桥"，生前用过的英文打印机、显微镜、做医用夹板的木工工具等医疗器材。

（二）"顺平县白银坨惨案"——"白求恩卫生学校"惨案

位于保定市顺平县神南乡的白银坨，距保定市65千米，风景优美，是春看百花秋赏红叶的风景区，这里有白求恩学校学子遇难遗址纪念广

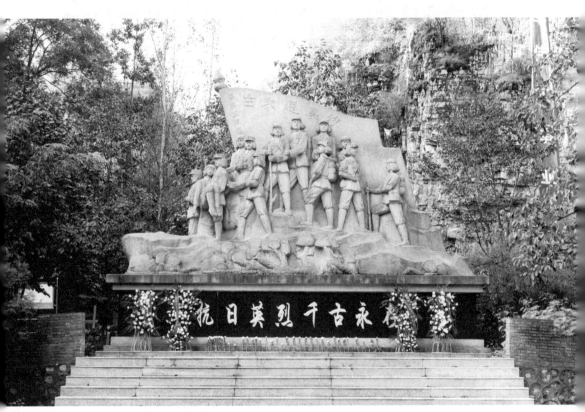

白求恩学校学子遇难遗址纪念广场群雕

场、纪念馆，有冀中抗战纪念园、纪念馆，是河北省爱国主义教育基地。在白求恩学校学子遇难遗址纪念馆里记录了 80 年前这里发生的悲壮的一幕。

1940 年 8—12 月，八路军发动的百团大战取得了空前的胜利。1941 年 9 月，日军华北方面军司令冈村宁次集中 7 万兵力，兵分三路在太行山一带成犄角攻击阵势，向我八路军主力围剿。唐县作为晋察冀军区卫生部、冀中军区卫生部与供给部所在地，成为日本华北派遣军进攻的重点。为保存抗日力量，跳出强大敌人的包围，晋察冀军区第一军分区司令员杨成武带领第一军分区指挥机关 700 多人，从阜平、唐县、完县（今顺平县）向易县狼牙山以北撤退，在完、唐二县交界处的神南、杨家台一带的花塔山、梯子沟被包围。

当时的白求恩学校所在地葛公村也被敌人占领，白校师生分两部分突围，一部分由校长江一真率领，包括军四期、调四期、护三期、高一期和妇产班，因为军四期、调四期、护三期快要毕业，为尽快讲完剩余课程，教员们也随这些学生行动，计划在游击途中继续上课。另一部分，由政委喻中良、队长丁一率领，包括军五期和六七合期。喻中良带着学校学生、后方医院的伤员和医护人员，在危急的状况下赶路，终于与正在撤退的八路军在梯子沟汇合。"说实话，如果光是我们这些惯于打仗的部队还会好些，难就难在还有这么多手无寸铁的群众，特别是这么多已经被追得'散了架'的学生。他们都是知识分子，他们是我们整个革命队伍中的宝贵人才，我们说什么也得把他们带出去。可怎么跳出去，突破这重重包围？"杨成武在后来的回忆中说道。

为了让白求恩学校的学子突围，杨成武当时决定，白求恩学校学生体力较差的先照顾伤员，其余人员跟随他们的部队尽快撤离。在八路军主力撤退后，白求恩学校学生与伤员开始向白银坨道士观、槐树青、永兴村一带撤退，但没想到的是，他们跳出了花塔山却没跳出白银坨。

10 月 6 日，白校师生在大队长丁一和政委喻忠良带领下到达道士观村附近，隐蔽在玉米地里待命休息，许多人一坐下，顾不得秋夜的寒气和浓重的雾水，依偎着打起瞌睡。一些学生到附近老乡家煮粥，可是粥还没吃上，敌人就出现了。丁一急促地对喻忠良说："敌人从大台那边上来了，部队赶紧转移！"此时，日军一排机枪已经对准了这块大洼地，还没等他们组织撤离，敌人的机关枪就响了。有的女学生被这突如其来的情况吓蒙了，竟冲着敌人的枪口跑了过去，一个个应声倒下。

面对全副武装的日伪军，喻忠良命令队伍向南冲，他和左克、后方医院的院长等带着仅有的几支枪阻击敌人，掩护学员们转移。当队伍已经快到道士观村头时，丁一突然警觉地停了下来，迅速查看了一下周围的地形，然后气喘吁吁地命令："叫同志们不要再往前跑了，前面可能有敌人，马上向东面转移。"丁一话音未落，侧面扫来一排敌人的子弹，白校的队伍立刻调转方向往东山坡跑去，大家奋力爬上山坡。

手无寸铁的白校学员和医务人员带着伤员沿白银坨峡谷向南冲，然而沟门很快就被日军堵住了，北面的鬼子也追了上来，学员和伤员被堵在了白银坨下的白银湖。白银湖东口有一条峡谷叫白银谷，一些学员们想从这里出

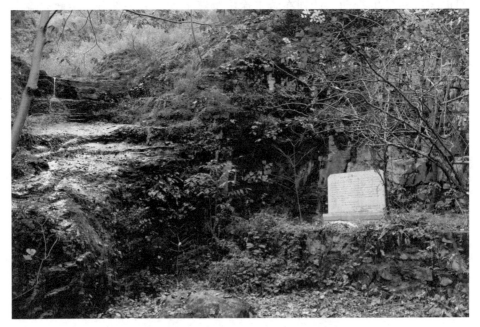

白校学子遇难遗址——道士观沟白银湖

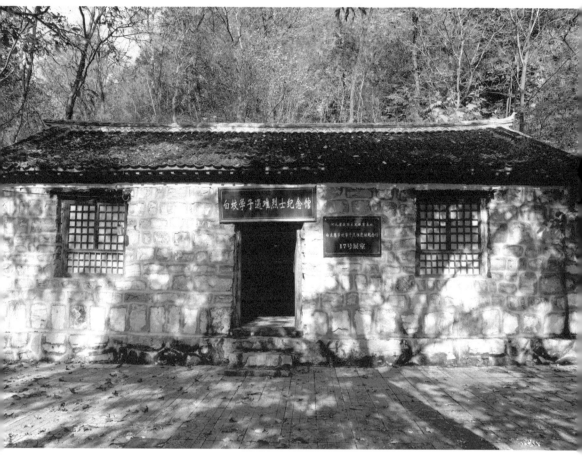

白校学子遇难纪念馆

去，却因地形而受阻。学员们赤手空拳，同敌人进行了殊死搏斗，但最后除小部分人生还外，左克、肖敏、陈金全等150余名学员全部遇难，而且大部分都是年轻的女学生。在展馆里记载着惨案见证人李登秀老人（当年13岁）亲历的情景："……开始鬼子用机枪扫射，后来到庄子上用刺刀杀人。医生护士还有担架队都护着伤员，拼命跟鬼子厮打。鬼子太多了，被鬼子们杀害的有一百多人，我当时藏在一个大石头缝里，鬼子没有发现我，我在石缝里往外看，亲眼看见鬼子杀人的情形，那种血淋淋的场面相伴我一生，常从噩梦中惊醒。"

碑文：

白校学子遇难遗址

一九四一年秋，日军对华北地区进行了大规模扫荡，企图消灭我晋察冀边区抗日主力，晋察冀军区一分区杨成武司令员率部掩护冀中后勤部同志、白校学员、后方医院医护人员、伤员和当地干部群众突破梯子沟包围，即向易县一带转移，十月六日，白校学员和后方医院医护人员救护伤员辗转到达永兴村道士观冀中后方医院一带时，遭遇一千多名日军包围。生死关头，这些年仅十五六岁、十七八岁的白校学子，英勇不屈，同敌人展开了殊死搏斗。终因寡不敌众，白校学子和后方医院医护人员、伤员共二百多名，除了少数冲出包围，一百五十多名同志壮烈牺牲，烈士的鲜血染红了白银坨。

白校学子英烈永垂不朽！

抗日英烈永垂不朽！

顺平县爱国教育基地管理办公室

二〇一二年三月十八日立

（资料来源：部分取材于白银坨纪念馆）

（三）沧州河间屯庄白求恩手术室旧址

白求恩手术室旧址，位于河间市东北 32 千米的卧佛堂镇屯庄村内，当年的手术室就设在一座小庙——真武庙内。真武庙建于明万历年间（1573—1620 年），几经风雨和战火洗礼依然保存完好。

现在的旧址是一座灰墙青瓦的小院，占地面积约 5500 平方米，小院外是广场，广场南边屹立着一座功德碑，对面就是纪念馆的正门，广场西面是一个水坑，据说是当年给八路伤员洗绷布和纱布用的。院内有四个主要建筑，正对大门的是真武庙，小庙宽约 3 米，进深约 4 米，里面墙上有

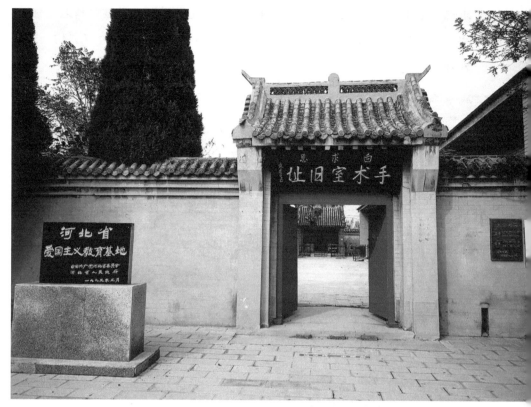

河北省重点文物保护单位、爱国主义教育基地——白求恩手术室旧址

古老的壁画，庙中是根据当年白求恩手术场景还原的蜡像群雕，人物形象栩栩如生。紧挨真武庙的左边三间平房是观察室，当年医疗队在这里对伤员进行手术前的诊断和术后的观察，屋内陈放着用板凳和木板搭成的简易病床。院子西侧的三间平房是消毒室，医疗队在这里为伤员进行消毒和初步疗伤。东侧的一排现代建筑是白求恩事迹展厅，展室陈列有170余张历史图片和33件实物，全面展示了国际主义战士白求恩自1939年随东征医疗队来到冀中，在这里工作、生活、抢救伤员的英雄事迹。展厅中还有一个齐会歼灭战模拟演示电子沙盘，另外还有老革命家的题词等。在院子中央两棵雪松前是一尊用汉白玉雕刻的白求恩半身像，他身着八路军的军装，两眼炯炯有神，凝视前方。1995年，为纪念抗日战争胜利50周年，白

求恩手术室旧址被河北省人民政府列为"河北省爱国主义教育基地"。1998年，省、地、市三级投资157余万元进行重建、扩建，2000年7月份正式对外开放。

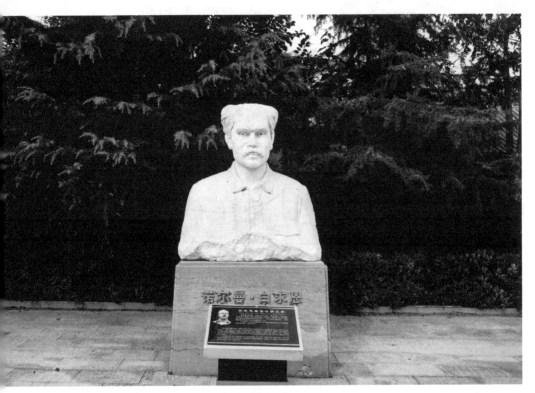

白求恩手术室旧址院内汉白玉雕刻的白求恩半身像

1939年4月23日，由贺龙指挥的120师在河间东北齐会地区打响了著名的"齐会歼灭战"。白求恩大夫率医疗队把战地医院设在战场东北方向仅3.5千米的屯庄村真武庙内，白求恩在这里连续工作了约69个小时，为115名八路军伤员做了手术，打破了他在广灵伏击战手术48小时的纪录，创造了火线治愈率85%的纪录。

刘国分，白求恩手术室纪念馆馆长。据刘国分介绍，抗日战争时期，屯庄村是个小村子，由于住房紧张，重伤员住在村里老乡家，轻伤员在村外简易窝棚。当年他家就在真武庙的后边，因为走动方便，白求恩就住在他家。

他的大伯刘廷攒是村里最早的共产党员，熟悉村子的情况，就做了白求恩的向导。刘国分说他从小时候就经常听大伯、大娘讲白求恩的故事。

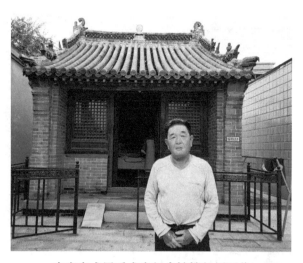

屯庄白求恩手术室纪念馆馆长刘国分

刘廷攒目睹了白求恩对120师徐志杰连长的抢救和护理过程。齐会战斗中，徐志杰身负重伤，肠子裸露，白求恩精心地为他进行了手术。后来，见他呼吸不畅，白求恩就请刘廷攒找来斧子和锯，亲自做了一个半躺半坐的靠背床档，使他可以仰靠，还把他自己的香烟送到他嘴上，一直护理了20多天，直到康复出院。

刘廷攒经常陪着白求恩到分散在老乡家的病房里查房，每次查房白求恩总是让刘廷攒背一个大布兜儿，里边装着预先备好的草纸，让刚做完手术行动不便的伤员把大便解到纸上方便观察，有一次刘廷攒跟着白求恩

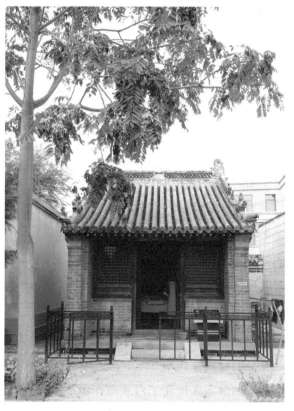

白求恩当年抢救伤员的战地手术室真武庙

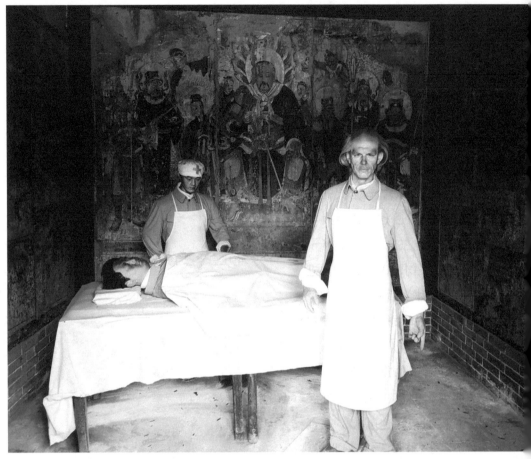

真武庙内白求恩蜡像

检查伤员，一个伤员正在大便，好长时间没解下来，白求恩就托着纸，耐心地等着，直到接下大便观察后才离开。白求恩在医院的口头禅是："我的孩子，你感到怎么样？"当听到伤员说一声"好"时，他就会开心得像孩子。

白求恩在屯庄村工作生活了 22 天，为该村 20 多名群众患者治好病，受到乡亲们称赞，其间有不少感人故事在当地广为流传。

刘国分老人讲述了白求恩在屯庄的几件感人事迹。有一天白求恩走在街上看到一位妇女（刘典）抱着孩子，孩子脑袋长着疮，就上前伸手想看看孩子的病情，由于语言不通，以为这个黄头发的外国人要抢她的孩子，就边跑边嚷，后来在工作人员的解释下带孩子去了医务室，等看到白求恩在手术室里给小孩动了手术、上好药她才明白了一切。得到白求恩的治疗，孩子的头疮很快就好了，这位村民很是感激，上门以中国的传统大礼给白求恩下跪，白求恩赶紧拦住笑着说："我们国外不行这个礼节！"她的丈夫深受感动，毅然报名参加了八路军跟着 120 师抗日了，不幸几个月后牺牲在战场上，在得知丈夫牺牲的消息后这个妇女很快就疯了，被白求恩救治的小孩因为当时的生活条件困苦，没多久也夭折了。

老支书刘西英的母亲在干活时被三齿耙子刨伤了脚找到医务室，白求恩给她包扎治疗，避免了伤口感染。村民张存是当时村妇联主任，常年受胃病折磨，身体状况很差，白求恩来了以后，在他的治疗下病情慢慢好转起来，更好地投入到村里的群众工作中。

（四）平山县观音堂乡花木村晋察冀军区后方医院

河北省平山县花木村是太行山深处的一个小村子，距省会石家庄 120 公里，几十户人家散落在山谷中，从高处看下去，只能看到重叠的草木，这样的地形在战争时期很利于隐蔽。据记载，1938 年 7 月 28 日，中国共产党领导的八路军晋察冀军区医院，从山西省五台县迁至平山县花木村一带，改为晋察冀军区第四军分区后方医院，主要负责救治四分区的伤病员。晋察冀军区司令员聂荣臻多次到该院看望伤病员，国际主义战士白求恩大夫曾两次前来抢救伤员，并在花木村居住过一个月。至今，花木村仍保留着白求恩曾经生活过的地方。

1938 年 9 月，晋察冀军区后方医院在花木村成立，这个当年只有 60 多户 300 余人的小山村在四五年时间里，先后入住收治了平山、五台、灵寿、阜平等战场转移下来的近 5000 名伤病员，有 700 多名重伤员在这里牺牲，由于当时条件有限，烈士遗体只能被掩埋在村边一个叫"大南沟"的地方。现在，地方政府在这个地方修建了烈士墓，并立碑纪念当年牺牲的英灵。

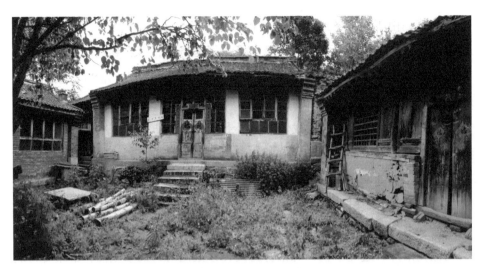

白求恩在花木村居住旧址

　　1938 年 10 月 25 日，白求恩到达观音堂乡花木村军区后方医院，看到医院的建设和工作方式仍然保持了模范医院的传统与作风时，甚为高兴。经聂荣臻司令员安排，白求恩就住在村里条件最好的村民张万红家里。这是一处完整的四合院，三大间北正房，正房是典型的青瓦"人"字形屋顶，东、西、南三面厢房，南厢房带过道，门朝东开，门前是一条小路，门上刻着

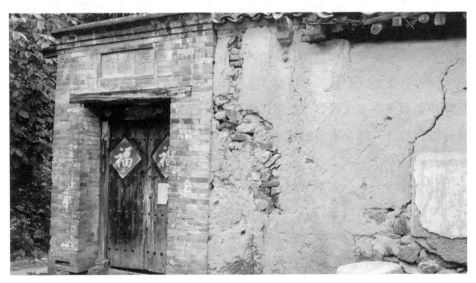

当年白求恩住在村民张万红家

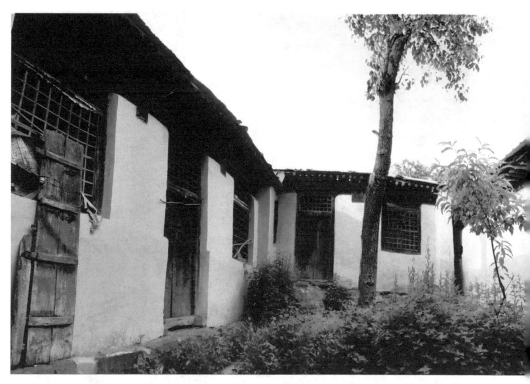

八路军晋察冀军区医院手术室旧址

"平为福"三个字。院内六级台阶都用长条石砌成，屋内路面也用平板石铺就，足见当时房东主人生活的殷实。

在花木村，白求恩曾为负伤的晋察冀军区参谋长唐延杰做过手术，给当地老百姓看病，还给2名日本战俘做过手术，其中1名是日军的高级军官。白求恩在为他们做过手术后，还特意同他们照了相。1938年11月2日，白求恩在常峪村给晋察冀军区司令部写报告说："……我于10月27日离开花木前，为这两名战俘和林大夫等拍了一张合影。林大夫穿着医务人员的长罩衫，上饰红十字和八路军袖章。我本人也和他们一起照了相。建议为该两战俘派去一日文译员，要他们写信给日本亲属，附寄上述照片。另需在寄片时加以说明，作为在敌占区和对外散发的宣传品。"

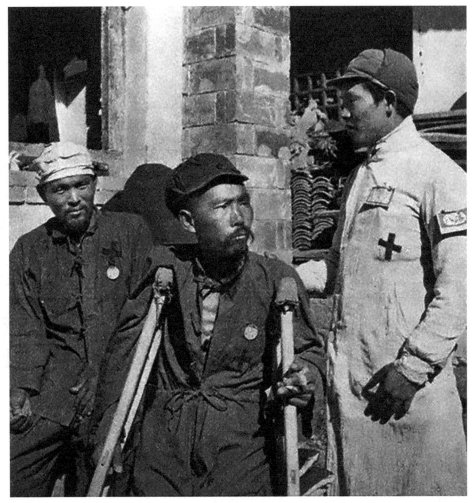

院长林金亮（右一）与两个战俘合影（白求恩拍摄）

白求恩在花木村救治伤病员的同时，也热心为村民们看病。曾任该村党支部书记的张四小回忆，他母亲当年胸部长了个大瘤子，由于家穷，没有条件医治，再加上家处深山，交通不便，只好硬扛着。白求恩就为她打了麻药，开了刀，做过两次手术就痊愈了。

还有个村民叫张喜红，40多岁，起了浮皮疮，浑身又痒又疼。经白求恩治疗后，症状全无，以后没有再犯过。这些事，数十年后回忆起来，村民们仍然满心的敬佩，白求恩以他的实际行动诠释了他对中国人民的深厚感情。

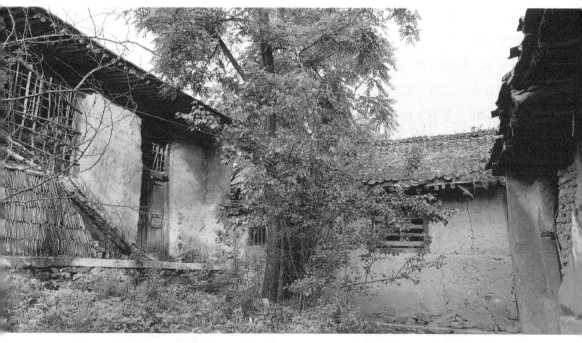

八路军晋察冀军区医院病房旧址

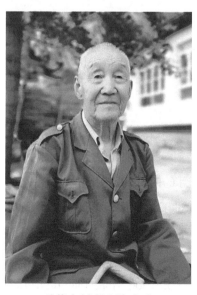

后花木村老人张金才

花木村老人张金才说，在花木村，几乎家家户户都住过伤员和医护人员，老乡从本不宽裕的口粮中拿出粮食给伤员吃，从地里包玉米磨面蒸饼子、煮粥。壮劳力负责抬伤员、伐木砍柴，妇女和年幼些的儿童负责照顾伤员，为八路军战士缝洗浆补。当年白求恩来村里时他六七岁，戴着母亲做的虎头棉帽，他看到一个骑着高头大马的黄头发的人，这个人看到他后下马冲他走来用手摸了摸他头上的帽子，笑着对旁边的人说着一些他听不懂话，临走时从口袋了掏出一块糖给他，后来听大人说这就是白求恩大夫，来村子给伤员治病了。

据他讲，他的舅舅是邻村的木匠，为八路军做木工，一次在锯树当中不小心砸断了腿，伤得很厉害，就被老乡抬到花木村找到医院，白求恩亲自做的截肢手术。他经常和伤员在一起玩儿，印象最深的是一个有南方口音的伤员，大概有十七八岁，受伤后双腿截肢了，他经常和这名战士玩"憨老将"等当地的游戏。鬼子来村里扫荡过两次，他的父亲负责在山上放哨，鬼子来了就给村里发信号，乡亲们就和伤员一起转移到附近山上隐藏起来，因为找不到百姓和伤员，就把村里的织布机、纺车还有部分住房给烧了。1938—1942年，5年里，花木村军区医院前后共收治了平山、五台、灵寿、阜平等抗日战场转移下来的近5000名伤病员。

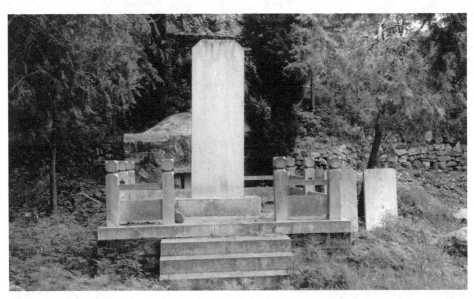

花木村抗日无名英雄纪念碑

从1938年6月抵达晋察冀的一年零六个月的时间里，白求恩在晋察冀西部山区和冀中一带巡回医疗，先后在平山度过了三个多月的时间，足迹遍及蛟潭庄、洪子店、苍蝇沟、花木、王家坪、常峪、卸甲河、上柳、下柳等十几个村庄。

（资料来源：桃杏，《白求恩在平山》，http://blog.sina.com.cn/s/blog_5d9fa7a00101w3ns.html）

（五）晋冀鲁豫边区太行区医院——邯郸市涉县南庄村

河北省涉县河南店镇南庄村，在县城南方向 2.5 千米处，南靠五指山，西距河南店镇 0.5 千米，309 国道从中穿过，东临青兰高速。

南庄村是一片红色的热土，有着光荣革命历史和传统，晋冀鲁豫边区太行区医院曾设在这里。八路军 129 师轮训队和朝鲜义勇军总部也在南庄村住了很长时间，距南庄村 6 千米处就是八路军 129 师司令部旧址。

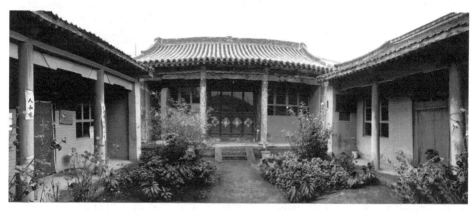

太行区医院旧址（今南庄村文化站）

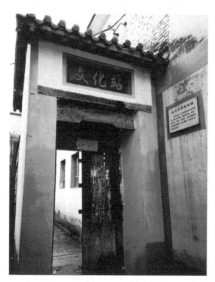

太行区医院旧址大门

抗日战争、解放战争期间，涉县曾是晋冀鲁豫边区太行区党政军领导机关所在地。为了适应解放区卫生事业的需要，1946 年 1—2 月，行署决定建立太行区医院，遂将太行区三专署医院（在山西省榆社县）医生白简青、阎海燕、杜正韩等人调来，3 月份建院于行署所在地涉县下温村，白简青任院长。同年秋季医院迁到涉县城西南 2 千米处的南庄村。这时，战备西迁的六专署的漳滨医院（在磁县）也并入太行区医院，医院设在南庄村北头后地庙及附近几家民房内，门诊部设在河南店镇正街，下温村留一医务所。

1947 年春，医院设有内科、外科、妇产科、药房、总务科和病人灶、职工灶，内、外、妇三科都有门诊和住院病房，病床有二三十张，工作人员有 30 余人，徐山医生任院长，原白简青院长到和平医院病休和学习。河南店门诊部以中医中药为主，有工作人员十余名，孟忠义医生任主任。春季以后，门诊部独立，改为太行医药卫生社，直属行署领导，党组织关系仍在太行区医院。

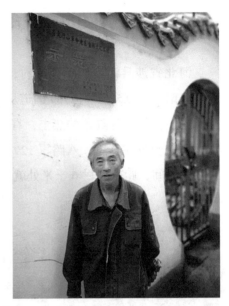

涉县南庄村村民张乃生家曾是太行区医院病房

1948 年，医院工作人员增加到 60 多名，病床达到 50 张，增设了秘书室、会计室、药材科、化验室、手术室和西药制剂室等部门。医院因陋就简积极展开了手术和药剂自制工作，诸如截肢、切除包皮、下产钳、碎颅等手术均能顺利进行；蒸馏水、生理盐水、葡萄糖注射液、奎宁注射液、硫酸镁注射液等药剂都能自制。但设备仍很简陋，没有 X 光机，没有大型蒸汽消毒锅，用大汽油桶做成蒸汽锅，消毒手术器械和外科敷料，手术室在民房，内部罩上白布，手术床也是自制的。行署医务所这时有工作人员四五人，所长是徐克明医生，同年夏季随行署搬迁至马布村，1949 年时，有工作人员七八人。1947 年冬以后，医院的领导为院长李述唐，政委连荣德，1948 年，白简青回院任医务主任。

太行区医院主要是为太行各机关人员负责医疗，同时承担太行干部休养所的医疗工作，还对涉县及附近县积极开展医疗预防工作。随着医院的发展，群众到门诊看病和住院治疗的逐渐增多。此外，医院还不断派出医务工作者深入农村出诊，巡回医疗扑灭疫情，宣传卫生知识，破除迷信，解救生命垂危的产妇、婴儿、病人、伤员，不少事迹在群众中传为佳话。如 1948

年春，响堂镇一产妇难产，胎儿已死在腹中，医助熊振铭等人连夜赶到，施行胎儿碎颅术取出死胎，救下产妇。会里村一产妇娩出婴儿后胎盘迟迟不下，产妇失血过多昏迷不醒，危在旦夕，熊文和医助等实施了胎盘剥离术，产妇转危为安，家属十分感激。县城北某村一壮年男人，因用土法碗片切血管放血治疗，将左上肢正中静脉切断，造成上肢大部坏死，到医院救治，经张尚德医生施行了截肢手术治疗，保全了性命，康复出院，当地群众纷纷褒义，说这个医院不简单，还会锯胳膊锯腿。河南店村民李安仲的一个儿子生下来没有肛门，全家焦急万分，抱到医院诊断为肛门闭锁，经施行肛门切开造型治疗，后排便自如。村里群众说这医院的医生是神医。医院数次派出医疗队，分别到涉县一些村庄和武安、磁县、黎城县（今属山西省）、平顺县和温县（今属河南省），防治天花、麻疹、猩红热等传染病，传授新法接生知识技术。

解放战争时期，为支援前线作战，1948 年医院抽调外科医生张尚德、内科医生王同琛、护士巩乃成，参加太行南下干部队伍，完成随队医疗保障并留在福建省工作。张尚德曾任福建省卫生厅副厅长兼省人民医院院长。1949 年春，解放安阳战役打响后，医院派出医助熊振铭、护士任冬生前往参加战地医院工作。

解放战争时期，老区军民生活仍很艰苦，医务人员也和机关干部一样过着供给制的生活，粮食按规定标准由当地县财粮科调拨，主食以小米为主，少有白面。医院也养猪种地，间或改善伙食。当时边区社会卫生基础很差，医务人员缺乏，医院的医务人员是逐渐充实和自己培养起来的，从二专署医院（左权县）调来几人，也从社会上吸收几位中医（在门诊部、卫生社），从新解放区医院吸收些。医助、护士主要是医院自办护士班和实践中培养，招考高小、初中文化程度的青少年，边学习边工作。

1949 年 8 月，太行区医院搬迁到山西省太原市晋祠镇，组建为山西省干部疗养院，大部分工作人员调至卫生厅及下属部门、医院工作。太行区医院在涉县近 4 年时间，和涉县人民及当地政府结下了深厚友谊。

（资料来源：《涉县文史资料》1994 年，第三辑）

（六）七步沟八路军129师六分区野战医院

1941年，日军69师团、36师团及独立第四混成旅团向我太行各分区大举扫荡，为广泛开展游击战，有力消灭日伪军，是年，在山西省辽县（今左权县）桐峪村成立了晋冀鲁豫边区政府，杨秀峰任政府主席。同时太行军区和八大军分区正式划定，李达任太行军区司令员，李雪峰任政委，范子侠任太行六军分区司令员。反"扫荡"开始后，战斗极为频繁残酷，伤员不断增加，为了及时救治伤病员，军分区便在河北赞皇县黄北坪村设立了临近战地后方总医院。但一是因为医院容量小，接纳不下更多的伤员；二是因为伤员运送路程远，不能及时得到救治；三是因为总院比较开阔暴露，经常遭到敌人袭击。军分区根据战场布局和战况需要，决定选择合适地方设立医院医疗分所。

六军分区于1941年5月选择在武安七步沟村建立战地医院，医院的名称为八路军太行军分区战地总医院第四医疗分所。

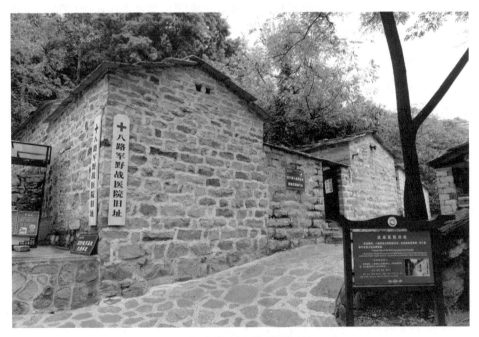

129师六分区野战医院旧址

　　之所以选择在这里建医院，一是七步沟村地处武安县城之西北，位置优越，运转方便。二是七步沟村四面环山，宁静隐蔽，山大沟深，不易暴露，加上漫山遍野都是药材，在日军严密封锁的恶劣环境下，伤员可以依靠村民上山采药来止痛消炎、接骨疗伤，进而达到重返战场的目的。三是七步沟村群众立场坚定，百姓淳朴忠厚，群众基础特别好，是一个可保护、可保密、可依靠的敌后根据地。

　　医院刚在七步沟建立时，医院就设在村民家中，部队的医生也在当地村民家中居住。1942年以后才在沟里建筑了几座石板房作为医疗室。村民把自己的门板、木板、家具等都拿出来，院内院外支起满满的床铺。有时床铺紧缺不够用，还把男女分开，调整村民和士兵住到一块儿。遇到实在住不下的时候，就在山上临时搭个简易棚。

　　医院刚刚进驻七步沟村的时候，条件非常艰苦，到了冬天士兵们仍然穿着草鞋，身着破旧单薄衣服，每天三顿饭吃的是玉米面糊糊。面对他们的艰苦生活，村民看在眼里，疼在心上，纷纷拿出自己并不富余的粮食送给医护人员，有时医院领导不允许随便收取群众的东西，他们就把手揣的窝窝头，

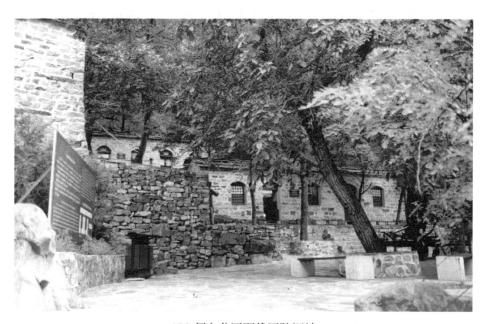

129 师六分区野战医院旧址

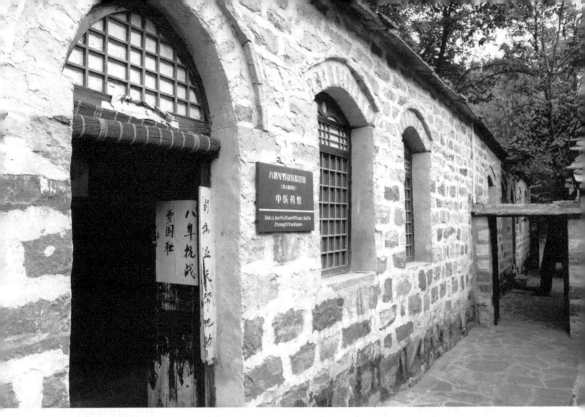

医院旧址的中医药馆

偷偷装进小战士和伤病员的衣袋里。医院在七步沟期间，村民除了同其他村一样完成上级分配的做军鞋、送军粮、出民兵、站岗哨等各项支前任务外，还无偿分担着医院打柴取暖、缝洗浆补、运送伤员等的困难，竭尽全力帮助解决。

部队的伤员以385旅十三团的最多，因为该部常驻武安，经历的战斗最多，部队伤亡也大。其他部队的也有，主要是参加"邢沙永战役"战役的部队，如太行一、五军分区部队，平汉纵队等。

日本来七步沟扫荡两次，其中一次是从木作过来的。1942年5月24日，日军对梁沟兵工厂进行了一次更大规模的袭击。其中一路从武安出发的日军，25日下午到达离七步沟不远的木作村，顺便对七步沟战地医院驻地进行了扫荡。

另一次是"邢沙永战役"之后的第二年的秋天，由于汉奸告密，藏匿八路军物资的罗汉洞和战地医院惨遭破坏，烈士坟地也被穷凶极恶的日军掘墓抛尸。

战地医院自1941年5月建立至1944年3月结束使命，医院存在的时间

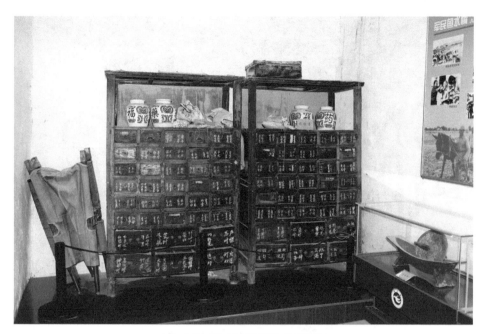

129 师六分区野战医院药房旧址

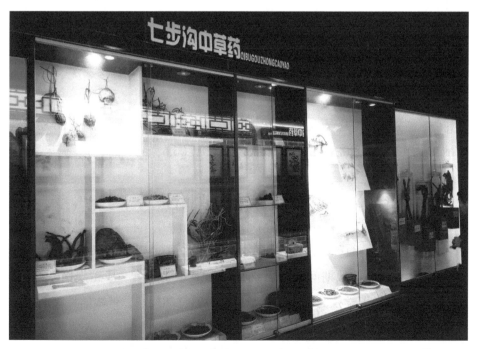

129 师六分区野战医院七步沟中草药展室

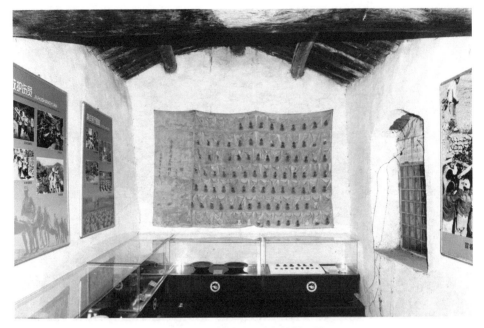

129 师六分区野战医院药械展室

为两年多。在医院遗址专门有个中医药馆展室，陈列着武安当地药材标本以及当年的部分制药工具。

在医院不远的山沟里有个无名烈士公墓，埋葬着五百多名无名烈士的忠骨。

（资料来源：原创力文档《七步沟八路军战地医院情况》，https://max.book118.com/html/2021/0315/7140062013003100.html）

（七）晋察冀军区卫生学校——神北村

白求恩学校，简称"白校"，原名"晋察冀军区卫生学校"，创建于 1939 年 9 月 18 日，是抗战期间在敌后抗日根据地建立的第一所正规医学院校。白求恩同志参加了学校的创建，并亲自编写教材和授课，带领学员参加战场救护，为学员做手术示范，为八路军培养了一大批优秀的医护人才。1939 年 11 月 12 日，白求恩同志以身殉职，为了弘扬白求恩精神，晋察冀卫生学校更名为"白求恩学校"。

1939 年 4 月，受聂荣臻指派，江一真负责卫生学校筹建工作，同时，抽调了病理学专家殷希彭、微生物学专家刘璞、小儿科专家陈淇园、眼科专家张文奇等参与建校工作，学校最初选址在完县（今顺平县）神北村。同年 6 月，白求恩从抗日前线回到完县神北村，参与指导创建晋察冀军区卫生学校和冀中后方医院，以及伤员救治工作。

神北村位于太行山支脉青墟山脚下的一个山村，属古城保定西北顺平县神南镇，唐河绕村西南而行。村里有一百多户人家，卫生学校的校部就设在村西南的一座坐北朝南的瓦房里。神北村村民张锁全家就在白校的附近住，爷爷张福堂在抗战时期是村里交通站站长。张锁全指着一户人家说，这就是当年白校的院子，在神北村只有一棵大洋槐树，就是在白校门口，白校是几间大瓦房、一个小门楼的大院子，现在已经被老乡翻盖成新房了，只剩下一段石头垒的地基还是当年的模样。

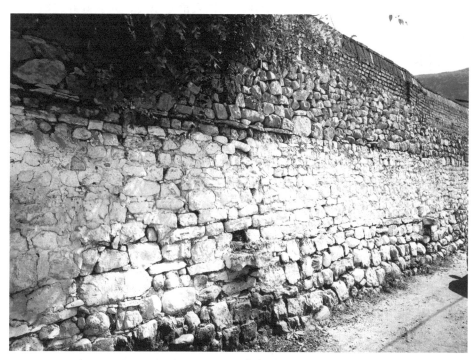

当年的晋察冀卫生学校已成民房，只剩下石头砌的地基

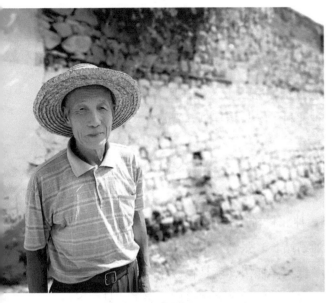

神北村村民张锁全

张锁全说，当时白求恩住在老乡张新月家，他的翻译郎林就住在李玉松家北房，殷希彭教授住在郝宝柱家，当时还有江一真、游胜华等都曾在这里居住。

张锁全的父亲生前也是一名抗战战士，他小时候经常听父亲给村子里的孩子们讲战斗故事，可以说一家人为革命前仆后继，问起老人现在享受啥待遇没有，老人说了一句话，很朴实："要啥待遇啊，我爷爷活了103岁、父亲到我三代人都是单传，人能好好地活着就足够了！"

白求恩在神北的那年夏天，连续下了好几天暴雨，村边的唐河发大水，山洪冲毁了村边的居民家，并威胁到白校的安全。就是因为这个原因，白校不久后就搬到唐河东边的牛眼沟村了。据资料记载，在选址方面，聂荣臻指出两个弊端：一是距离敌人据点较近，二是紧邻唐河。聂荣臻指着地图说："神北处于唐河以东，如果完县敌人出动，背水扎营违背军事常识，你们将来还是在唐河以西如葛公、张各庄建校为妥。"

当年白求恩从冀中回到冀西，在这里筹建晋察冀卫生学校。1939年7月1日，他在这里编写了《在冀中四个月的工作报告》，在报告中他提道：四个月中行程1504华里，新组织手术队2个，建立手术包扎所13处，实施战地手术315次，举办医护训练班2次。12天后，完成了6000余字的《关于改进卫生部门工作的建议》等，著名的《游击战争中师野战医院的组织和技术》一书，就是白求恩在唐县神北村的一间老百姓草屋里完成的，总共用时不到15天，全书达14万字（翻译成中文后），配有插图119幅。后因为腿

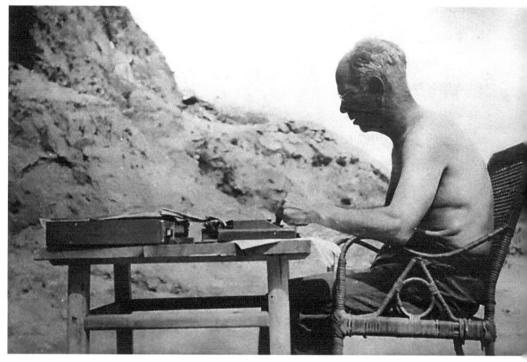

白求恩把桌子搬到树林边上，光着膀子，紧张地工作

部感染，白求恩转到唐县和家庄军区司令部休养。在神北村，留下了他在炎热夏天打字和到唐河游泳及在山头乘凉的珍贵照片。

（八）晋察冀军区卫生学校——牛眼沟村

　　牛眼沟村位于唐县县城西北 52 千米处，地处边区腹地，横卧在山中一条沟壑中，因形似牛眼而得名。这里有良好的群众基础，有利于学校的隐蔽。

　　1939 年 9 月 18 日，晋察冀军区卫生学校在唐河西边的牛眼沟村正式成立，江一真任校长，殷希彭任教务主任，白求恩在学校开学典礼上做了讲话。学校开办了军医、调剂和护士三个期，学制分别为一年半、一年和半年。学校成立不久，延安军委卫生学校部分师生从延安出发，突破敌人封锁，到达晋察冀军区，与之合编，壮大了学校的教学力量。合编后，江一真仍任校长，从延安过来的喻忠良任政委。

建校初期，他们克服各种困难，在教学中，用苇管代替胶管做听诊器，用裁衣剪代替手术剪，用剃头刀代替手术刀，用木工锯代替骨锯做尸体解剖，用猪肠子指导学生练习肠缝合，

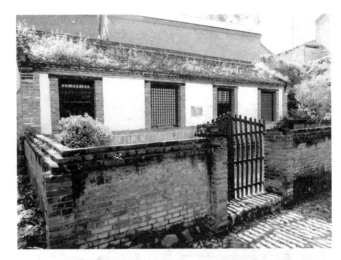

牛眼沟村晋察冀军区卫生学校旧址

既完成教学任务，又培养了学生艰苦奋斗、自力更生的革命精神。当时学校仅有两台显微镜，师生们把它们视如珍宝，在反"扫荡"中遇到敌机轰炸，学生就用身体保护显微镜，宁愿自己受伤。

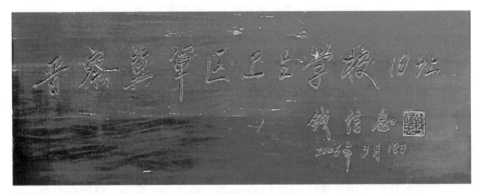

钱信忠题字

在牛眼沟村，学校的建筑保存完好，有机关大院、药房、校舍等。村副主任甄建雄说，白求恩当年来学校讲过学，并给村里的崔桂英老人看过胃病。如今，吉林大学白求恩学院、石家庄白求恩国际和平医院和石家庄白求恩医务士官学校把这里作为教育基地，每年都来这里寻根走访，为村里老百姓开展义诊。

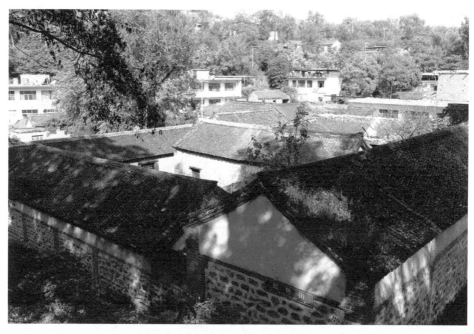

牛眼沟村晋察冀军区卫生学校机关大院

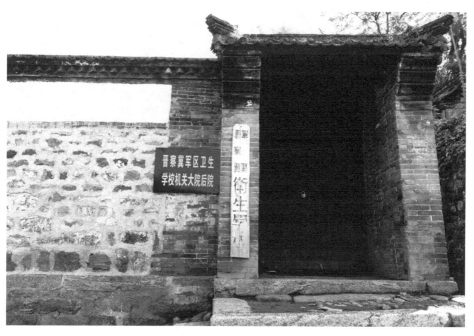

晋察冀军区卫生学校机关大院旧址

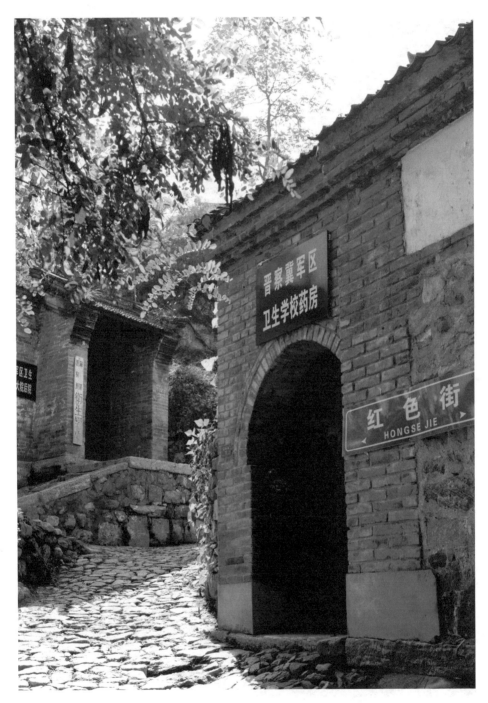

晋察冀军区卫生学校药房旧址

（九）晋察冀军区卫生学校——葛公村

1939 年 9 月 18 日，晋察冀军区卫生学校成立于唐县牛眼沟村，不久日寇"扫荡"牛眼沟村，村内 700 多间房被烧毁 400 多间，群众生活十分困难，军区卫生学校被迫转移到葛公村。1939 年 12 月反"扫荡"结束，晋察冀军区卫生学校确定了唐县葛公村为校址，共占用 7 户住宅，宅基面积 1242 平方米，共有旧瓦房 25 间。但是因为战争，学生不得不随着部队不断转移。

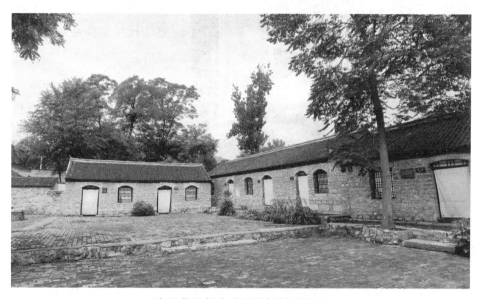

唐县葛公村白求恩学校校舍旧址

1940 年白求恩大夫以身殉职。为纪念白求恩医生，军区卫生学校改名为白求恩学校。1941 年 1 月，晋察冀军区决定将白求恩学校附属医院更名为白求恩医院。聂荣臻亲自找柯棣华，请他出任白求恩学校附属白求恩国际和平医院院长，柯棣华欣然同意。

柯棣华医术精湛，对病人十分负责，曾对大家说："作为一个医生，抢救病人是第一位的事，休息是第二位的事。"在唐县葛公村百姓中传颂着一副对联：华佗转世白医生，葛公重现黑大夫。老百姓还亲切地称他为"黑妈妈"。

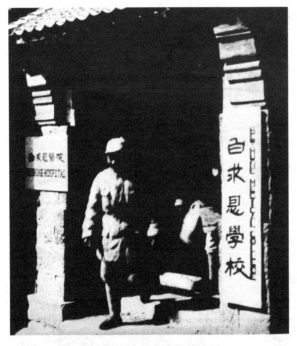

唐县葛公村白求恩学校旧址

1943 年 3 月，白求恩学校与冀中军区卫生教导队合编，江一真调任军区卫生部部长，殷希彭接任白求恩学校校长职务。学校由葛公村移迁阜平陈家沟，4 月又移驻阜平大台村。1945 年 9 月，白求恩学校接军区命令迁到张家口。

白求恩学校从 1939 年正式成立到 1945 年 9 月抗战胜利的 6 年时间里，为我党我军培养了各类医务人员 928 人。

1946 年 6 月，白求恩卫生学校与张家口医学院合并，扩建为白求恩医科大学。10 月，白求恩医科大学从张家口重返老根据地唐县，学校驻葛公村，附属医院驻大张各庄村。学校于 1946 年 11 月正式复课。学校附属护校在北洪城成立，并招生开学。护校由从延安回来的郭庆兰担任教导主任负责教学工作。1948 年 3 月，学校奉命由唐县葛公村移驻到石家庄北面的杜北、陈村，为进入城市做准备，至此，白求恩学校告别农村，走进城市，成为新中国医疗卫生事业的摇篮。

（十）晋冀鲁豫边区所属的邯郸国际和平医院——哈励逊国际和平医院

位于河北省衡水市的哈励逊国际和平医院是衡水市唯一的三甲医院，其前身是 1946 年 4 月在河北省邯郸市成立的晋冀鲁豫边区所属的邯郸国际和平医院。医院在武安龙泉村筹建，不久迁至武安市冶陶镇王二庄村。首任院长由时任晋冀鲁豫边区政府卫生局局长的朱琏同志兼任。

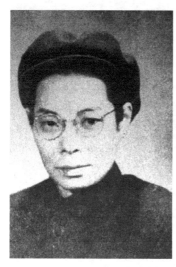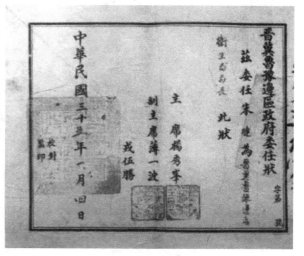

时任晋冀鲁豫边区卫生局局长朱琏院长和委任书

邯郸国际和平医院从 1945 年 8 月开始在武安龙泉村筹建，1946 年 3 月，转移到武安王二庄。1947 年 2 月，为纪念国际友人哈励逊（又译夏理逊）医生，改名为哈励逊国际和平医院。1947 年 5 月 15 日，南征会议结束后，医院一部随军南下。1948 年 5 月，医院转移到石家庄平山杨西冶、刘家会一带，与华北妇幼卫生学校合并，朱琏兼任校长。1949 年 5 月，医院迁到石家庄，10 月改称石家庄专区医院。1966 年 5 月，医院从石家庄迁到衡水，称衡水地区医院，地市合并后改称衡水市人民医院。1987 年医院恢复原名为哈励逊国际和平医院。

1. 武安市冶陶镇王二庄村

王二庄村位于河北省邯郸市武安市冶陶镇境内，哈励逊国际和平医院旧址就位于这里，医院驻王二庄历时两年。

1945 年 8 月 15 日，日本投降，抗战结束，内战酝酿爆发。为了加强我军战时救护，晋冀鲁豫中央局军区司令部决定组建和平医院第七分院，首任院长朱琏，筹备工作先在武安龙泉村进行，邯郸解放时，在丛台设立流动救

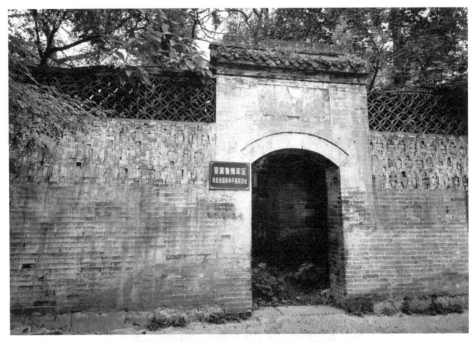

晋冀鲁豫边区邯郸国际和平医院门诊部旧址

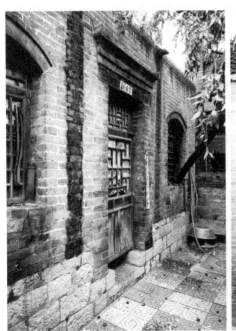
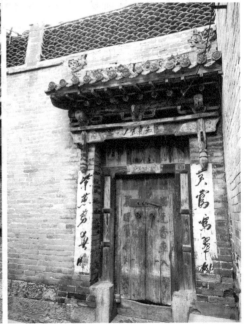

当年医院的药品库旧址

治所。1946年3月，边区政府主席杨秀峰特批经费11万元（冀钞），支持该院建设，随后，由于备战，医院移回冶陶王二庄村，因为这里是红色根据地解放区，晋冀鲁豫中央局、军区司令部及边区政府、《人民日报》社，《新华日报》社等党、政、军机关都驻留在这一带村庄，相互之间遥相呼应，反应灵敏，行动快捷。

王二庄作为革命老区，军民关系非常融洽，村民积极为医院提供各种服务。有的把村最好的房子腾出来做医院、当病房，又在户上建伙房、作仓库、喂骡子。有的主动到医院伙房担水、做饭，给医院打扫卫生、送水，妇女们帮助医护人员看小孩，有的妇女还教年轻女医护纺花织布，并送她们花粗布用。

村上的人有了病，就到医院看，有腰腿疼的、半身麻痹的、老胃病的、生坏疮的，到医院都治好了。王明德是村里的医生，家院大屋多，就都腾出来让医护人员住，他们在一起很融洽，既谈生活又交流医术医道，每天大院子都很热闹。村民王永辉说，当年母亲生他的时候难产，就找医院朱大夫接生，母子平安，后来就让王永辉认朱大夫做干娘。王永辉回忆说，当地流传着朱琏和她的战马的故事，听老人讲当年朱琏在当地工作时，有一次与日本鬼子遭遇，在撤退的路上，她骑着马被一条深沟拦住去路，情急之下朱琏连抽马三鞭子，马腾空跨过壕沟，朱琏得以脱身，后来这匹马一直跟随朱琏，马死后没舍得吃，葬在王二庄村村南的地里。

1946年9月，加拿大国际友人哈励逊为和平医院押送药品来到王二庄，并在医院展开伤员救治工作。老党员王礼河说，附近固镇村的一名叫潘振

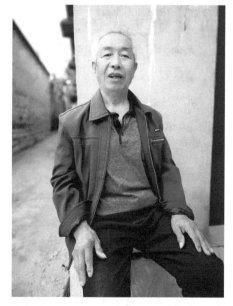

当年因母亲难产被医院救治出生的村民王永辉

生的八路军战士在战场上右下肢受伤，受当时医疗条件限制，曾在其他医院做了三次手术都没有痊愈，王二庄和平医院建院后，他来到医院治疗，哈励逊亲自为他重新做了截肢手术，彻底治愈了。

村民王计林家与医院对门，当年和平医院来村里时他6岁，医院张主任医师孩子张延藏（9岁）和他年龄相仿，经常在一起玩耍，分别后几十年书信来往不断，前后达30多封。有一年，王计林二儿子开三轮车出车祸，张延藏知道情况后，专门从北京寄来500元，给予补贴，以示慰问。2000年春，张延藏夫妇与刘太行夫妇（刘伯承之子）来王二庄忆旧回访，张延藏夫妇与王计林一家人合影留念，回忆起当年在一起玩耍的情景双方都很激动。

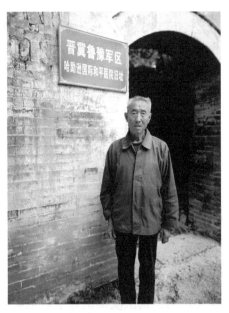

村民王计林与医院张主任医师孩子
张延藏是好伙伴

武安土山乡焦庄村，离休老干部李恒源，1946年从老家步行来根据地参军，到什里店被指分到王二庄和平医院，后随医院南下转移。1949年后，他在北京、山西两地工作，20世纪70年代转调回老家，任武安县医院院长多年。

2. 石家庄市平山县杨西冶、刘家会

1948年5月，医院转移到石家庄平山杨西冶、刘家会一带，与华北妇幼卫生学校合并，朱琏兼任院长。

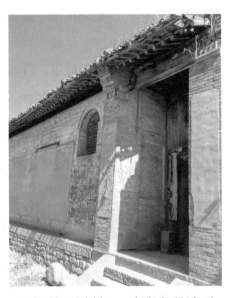

平山县杨西冶村——哈励逊国际和平
医院旧址

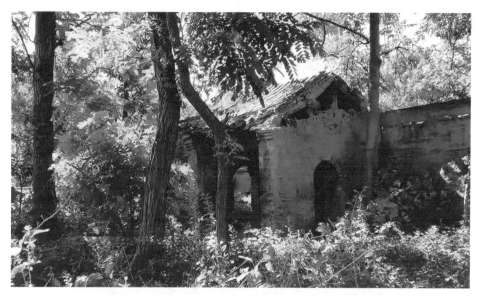

平山县杨西冶村——哈励逊国际和平医院旧址

哈励逊医院迁到平山后，与华北妇幼卫生学校合并，办院条件和医疗能力得到很大改善，当时共有医务人员 80 余名，其中有 4 名日本医生。医院设有 50 张病床，装备 200mA 德国西门子 X 光机一台、超声波机 1 台。

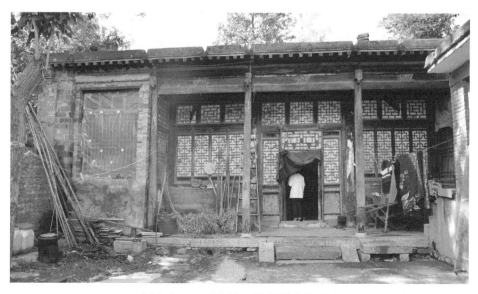

刘家会——延安第二保育院医院旧址

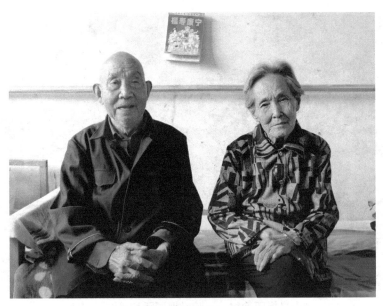

刘家会村民于喜忠夫妇讲述历史

老党员于喜忠曾是井陉（刘家会村当年归井陉管辖）县大队七大队长，参加过太原战役负责保卫军火库。于喜忠参加第一次太原战役负伤后回家在和平医院治疗养伤，当时不到 20 岁。他回忆说，当年村里有个保育院和保育院医院（注：据资料记载 1946 年 8 月，胡宗南在延安附近增兵两个师，战火随时可能燃烧到延安。党中央决定：延安的非战斗单位一律撤离，转移到安全的地方去。1946 年 11 月 11 日，保育院按照上级指示，开始撤离延安。1948 年 4 月，延安第二保育院从山西襄坦丝南里信村转移到平山县刘家会村，同边区福利托儿所合并。按此推算他说的保育院医院应该是华北妇幼卫生学校的一个附属医院，兼顾边区托儿所的医疗保障），医院在村里的栓王家。1943 年，他十五六岁，是村里儿童团团长，曾组织村里精干的儿童团员到百姓家中照顾伤员。他和爱人都是儿童团团员，一起照顾过伤病员，青梅竹马，太原战役负伤回家后来参加抗敌剧社。

1949 年 1 月，该医院移交河北省人民政府领导，迁至平山县城南关，同年 8 月 31 日划归石门专署，迁至石家庄郊区留营村。1950 年 6 月 15 日，迁至市内新华路福源街 2 号，改称石家庄专区哈励逊医院。1953 年改名为石家庄专区第一人民医院。1955 年迁到新开路 73 号新建院址（今市政府西院内）。1960 年 9 月又改为石家庄市第二医院。1962 年随行政区划变更，该院全建制划归衡水专区，迁走。原房舍改作石家庄专署领导办公室，一直到 1987 年建筑石家庄地区档案馆时才全部拆除。

哈励逊和平医院成立发展序变

1945 年 8 月 15 日，日本投降前后，决定组建八路军和平医院七分院。筹备工作先在武安龙泉村进行，首任院长是边区政府卫生局局长朱琏。

1946 年 3 月，边区政府主席杨秀峰特批经费 11 万元（冀钞）支持该院建设，随后因备战，医院移回冶陶王二庄村，当时医院 74 人，就在这年 6 月，蒋介石发动全面内战《人民日报》社，《新华日报》社也由邯郸转移到河西。

1946 年 4 月，哈励逊被派北平筹备援助解放区的医药物资，路过邯郸转冶陶王二庄了解情况。

1946 年 8 月 31 日，哈励逊押送 280 箱医药物资，从北平出发，来冶陶王二庄和平医院，来时叶剑英、黄华、王荫圃和马海德博士为他们送行。

1946 年 9 月 9 日，哈励逊押送物资到达王二庄医院，并留下带领工作，这段时间，曾为固镇村八路军战士潘振生重做截腿手术。

1946 年 12 月 4 日，哈励逊接受新任务，回上海，为解放区押送第二次医药物资 60 吨，3 车皮。

1946 年 12 月 19 日，哈励逊途中病倒。

1947 年 1 月 10 日凌晨，哈励逊病逝，终年 66 岁。

1947 年 2 月 7 日，在上海举行哈励逊逝世纪念会，并为医院易名，哈励逊国际和平医院，之后，薄一波、刘伯承、邓小平、杨秀峰以及王二庄和平医院人员、村群众，和在北平的叶剑英、黄华、王荫圃和马海德博士等，也在不同地方为哈励逊举行悼念活动，肃立默哀，三鞠躬。

1947 年 5 月 15 日，中央局军区司令部在冶陶召开南征会议，会后刘邓大军千里挺进大别山，和平医院也组织主力六七十人随军南下，进行战地救援。

1948 年 3 月，16 岁的李恒源从老家经武安城来王二庄和平医院参加工作。

1948 年 5 月，和平医院转移，到平山县西柏坡杨西治村落脚，与晋察冀妇幼卫生学校合住一处，学校改名华北妇幼卫生学校，朱琏兼校长。

1949 年 1 月，刘勤儒夫妇带人来平山县城南关居住。

1949 年 5 月，刘勤儒夫妇带医院七八人和设备药品到石家庄落脚，10 日后称石家庄专区人民医院。

1957 年，上级派 2 人回王二庄核实处理走时的遗留物品。

1962 年 9 月，河北省卫生厅将石家庄的和平医院划归到衡水。

1966 年 5 月 4 日，经筹建准备，和平医院从石家庄搬到衡水，刘勤儒夫妇留石家庄，医院改名衡水地区人民医院，地市合并后又称衡水市人民医院。

1987 年，衡水市人民医院恢复原名"哈励逊国际和平医院"。成立了哈励逊项目办公室，筹办了国内第一家哈励逊纪念馆，每年清明节到开封为哈励逊扫墓，医院规模机构迅速扩大。

哈励逊国际和平医院迁址流动、更名分解

1945 年 8 月 15 日，日本投降前后，八路军和平医院七分院在武安龙泉村酝酿成立，筹办人边区政府卫生局局长朱琏。

1946 年 3 月，医院移到冶陶根据地王二庄村。

1947 年 2 月，医院更名哈励逊国际和平医院。

1947 年 5 月 15 日，南征会议后，医院六七十人随军南下。

1948 年 5 月，医院转移到平山县杨西治村，与华北妇幼卫生学校合住一处，朱琏兼任校长，医院的业务工作主要由刘芳龄、张殿华负责。

1949 年 1 月，刘勤儒夫妇带人来平山县城南关居住。

1949 年 5 月，刘勤儒夫妇带七八人及器械药品迁石家庄。

1949 年 6 月 24 日，朱莲、刘芳龄、马坚之、张殿华率学校和医院人员进北平，奉命接管国民党 31 后方医院，并统一命名华北人民医院，院长刘芳龄，医务主任张殿华。

1951 年，医院归中央卫生部直管，改名中央直属机关第一医院。

1956 年，医院划归北京市管，改名北京市天坛医院至今。

1962 年 9 月，河北省卫生厅将石家庄和平医院划归到衡水。

1966 年 5 月，医院由石家庄迁到衡水，称衡水地区医院，地市合并后，又称衡水市人民医院。

1987 年，医院恢复原名"哈励逊国际和平医院"。

（资料来源：部分资料由王礼河提供。王礼河，武安冶陶王二庄村老党员、农行退休干部、武安文化学会会员）

（十一）晋冀鲁豫军区白求恩国际和平医院、附属护士学校（邢台）

1946 年 7 月 1 日在晋冀鲁豫解放区的邢台市，诞生了一座当时闻名华北的医院，她就是白求恩国际和平医院总院，它是由刘伯承、邓小平等老一辈革命家亲手领导创建的。

1945 年 9 月，抗日战争刚刚胜利，邓小平同志向中央请求委派医务人员开辟发展晋冀鲁豫军区的医疗卫生工作。于是，何穆、姚冷子夫妇带着不满两岁的女儿，和侯明、常宗礼、何智泉、陈志英等同志接受任务，离开延安来到了晋冀鲁豫军区总部。1946 年春，晋冀鲁豫军区预备医院成立，并开始接收伤员。几个月后，医院迁至河北邢台，军区首长又从各部门调来一些人员，于 1946 年 7 月 1 日正式成立了"晋冀鲁豫军区白求恩国际和平医院"，有医护人员 80 多人。1947 年，蒋介石在美帝国主义支持下进攻老解放区，白求恩医院不得不暂进山区，辗转于河北沙河安河村、武安西井村等地。后除少数医务人员随刘邓大军南下之外，医院于 1948 年 5 月正式迁往山西长治，更名为晋冀鲁豫边区白求恩国际和平医院。1986 年成为长治医学院附属医院，1999 年更名为长治医学院附属和平医院。

晋冀鲁豫军区白求恩国际和平医院及其护士学校在邢台的第一个旧址
——邢台师范学院

1946 年 7 月 1 日，是邢台历史上值得纪念的一天。这天，在邢台北关的邢台师范学院校舍（直隶第四师范学校旧址，今邢台学院），举行了"晋冀鲁豫军区白求恩国际和平医院总院"成立仪式。在硝烟弥漫的炮火中，这所肩负着和平、健康使命的医院诞生了。和平医院，有了一个正式的起点。

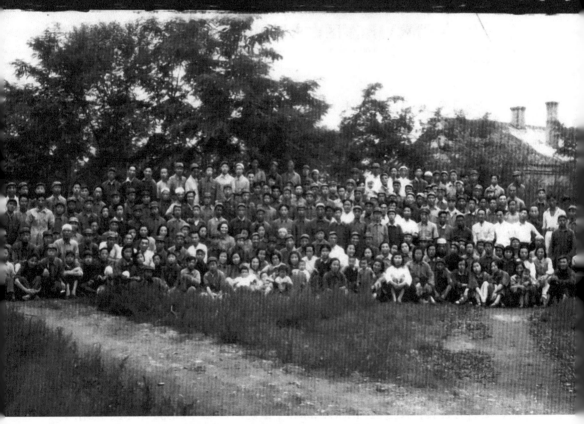

晋冀鲁豫边区白求恩国际和平医院成立两周年合影

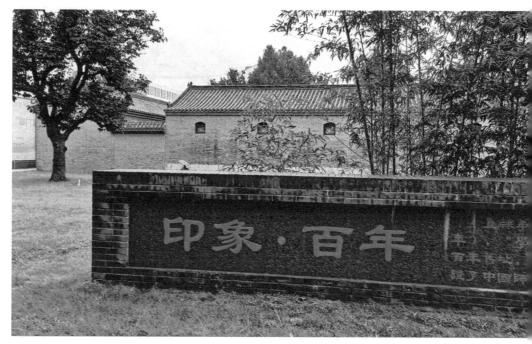

原直隶第四师范学堂旧址

晋冀鲁豫军区白求恩国际和平医院及其护士学校在邢台的第二个旧址——邢台市沙河市安河村

晋冀鲁豫军区白求恩国际和平医院及其护士学校在邢台的第二个旧址是安河村。安河村位于邢台沙河市柴关乡东北部的平坦山岭，东距沙河市区 32 千米。2016 年安河村入选第四批中国传统村落名录，现有 170 座古民居。2017 年被评为河北省省级历史文化名村。安河村是革命老区，抗日县政府驻地，现保存有和平医院药房、手术室、病房、伙房、院领导人及科室用房等。

1946 年晋冀鲁豫军区白求恩国际和平医院总院在邢台成立，同时开办了护士学校。邢台市地处平汉铁路线的要冲，是国民党军队打通平汉线的进攻重点，蒋介石曾经连续三次通电前方国军部队尽快占领邢台。在此形势下，白求恩国际和平医院被迫向邢台山区转移，于 7 月 20 日迁至邢台县固坊村。

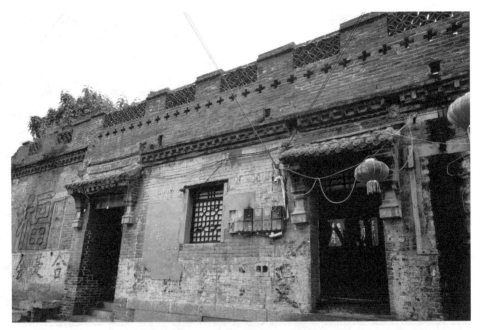

晋冀鲁豫军区白求恩国际和平医院旧址

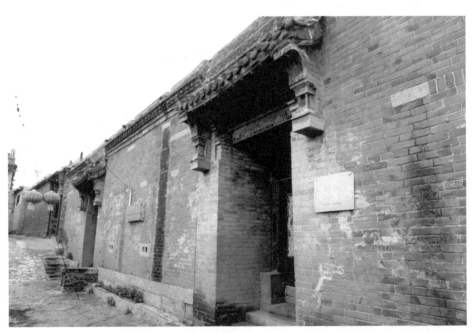

晋冀鲁豫军区白求恩国际和平医院养伤处旧址

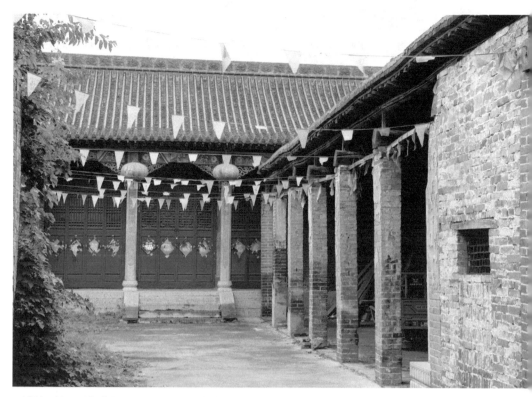

晋冀鲁豫军区白求恩国际和平医院伙房旧址

形势继续恶化，在固坊村仅驻 40 天，便于 1946 年 8 月底迁至安河村。医院设床位近 200 张，有医护工作者 225 名，院长为何穆。解放战争时期，上党战役、邯郸战役等在太行山区打响，地处安河的白求恩国际和平医院在担负起了重要的救护职责，同时培养了大量医护人才，为革命做出了不可磨灭的贡献。

当时安河村几乎家家户户都有医院的伤病员或医护人员借住。如今安河村 170 座古民居，都曾是医院驻扎过的旧址。医院为百姓免费诊病，深受当地百姓拥戴。退休教师李桂林说，他的哥哥右小腿感染，在医院的医护人员救治下得到康复。村民杨进明的奶奶在生他叔叔的时候难产，和平医院知道这一情况以后，由医护人员和家里人将他奶奶送到了和平医院，何穆院长亲自为她做的剖宫产手术，保住了他奶奶和叔叔的生命。之后家里多次送鸡蛋

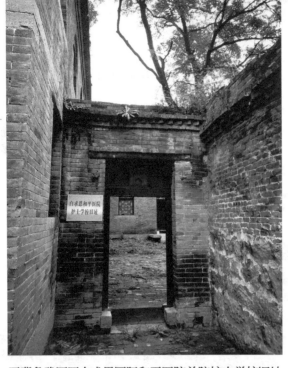

晋冀鲁豫军区白求恩国际和平医院总院护士学校旧址

送布匹去感谢，都被和平医院拒绝了，这是当时在全国属于早期的剖宫产手术。

1946 年 7 月 1 日，晋冀鲁豫军区白求恩国际和平医院总院在邢台成立，同时开办了护士学校。护士学校是中国共产党最早创建的医学院校之一，校长由何穆兼任。护士学校 1946 年 8 月底至 1947 年春驻安河，其间共培训两届学员 137 人，接收进修人员 30 多名。1948 年经武安西井迁至山西长治，改建为"白求恩国际和平医学专科学校"，1958 年更名为"晋东南医学专科学校"，1986 年升格为本科院校，更名为长治医学院。

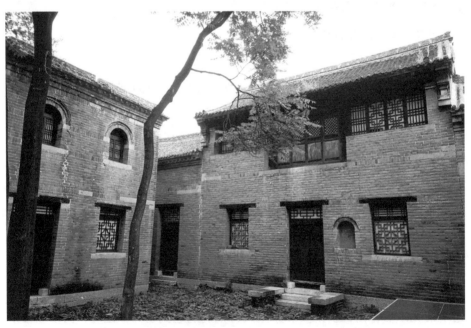

晋冀鲁豫军区白求恩国际和平医院总院护士学校旧址

现学校旧址保存尚好。据李桂林老师介绍，白求恩国际和平医院在安河村期间，为当地培养了一批医务人才。安河村的田广秀、陈万锁等人就深受和平医院的影响。田广秀刻苦钻研医疗技术，对技术精益求精，后来成为河北省

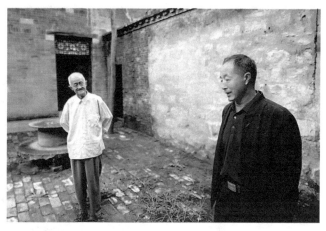

安河村支部书记杨现明（右）、退休教师李桂林（左）
在护士学校旧址讲述历史

人民医院的著名医生；陈万锁立足当地，服务于当地百姓，默默无闻地为安河村群众服务了40多年，把自己的毕生精力，奉献给了农村的医疗事业。

（十二）红色乡村杨家台

杨家台地处河北省保定市顺平西北部深山区，太行山东麓，是典型的革命老区。巍峨陡峭的太行山地区提供了充裕的战略纵深空间，是抗日战争时

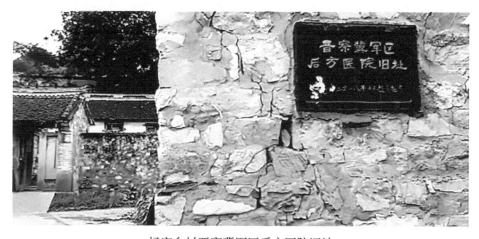

杨家台村晋察冀军区后方医院旧址

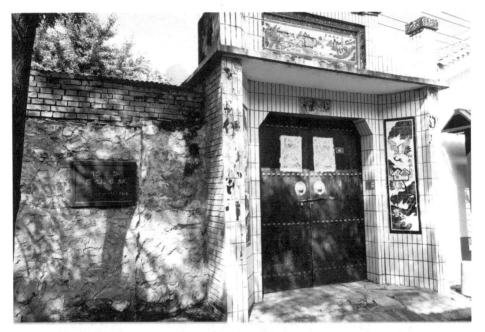

杨家台村柯棣华旧居

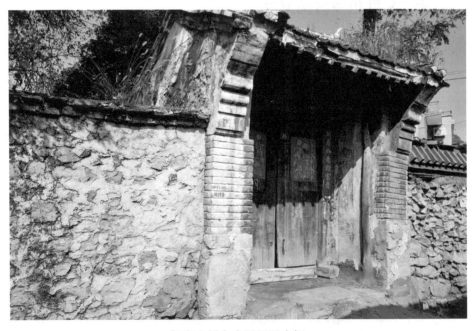

杨家台村白求恩旧居大门

期华北敌后抗战的重要基地，解放战争时期人民解放军的前沿阵地与可靠后方。老一辈革命家曾在此建立了晋察冀军区后方医院、边区银行和兵工厂，这些红色遗迹记录了杨家台人民支援抗战、为国奋斗的忠义精神。

此外，这里也是国际主义战士白求恩、柯棣华战斗过的地方，村内仍保留着白求恩与柯棣华旧居，供后人瞻仰缅怀，晋察冀军区后方医院旧址保存完好。1942 年 12 月，白校教员、奥地利籍国际友人傅莱同志带领白校高级班同学，到当时的杨家台冀中军区后方医院实习，为重伤员实行手术。杨家台村布满了红色文化的历史痕迹，具有光荣的革命历史。

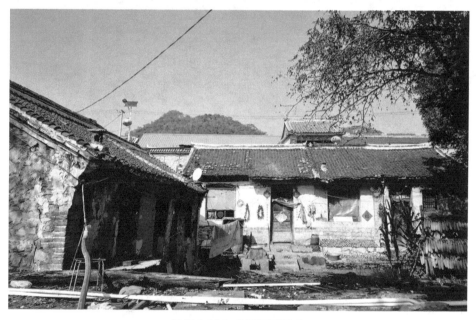

杨家台村白求恩旧居院内

（十三）邯郸市中心医院——冀南三专区人民医院

胡寨村，隶属于邯郸市经济技术开发区姚寨乡，位于邯郸市东北部，紧挨邯临路和青兰高速，1947 年 10 月至 1949 年 10 月，邯郸市中心医院的前身——冀南三专区人民医院曾经设在这里，历时两年。

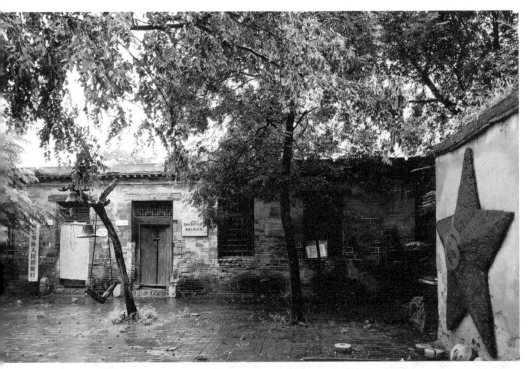

胡寨村冀南行署三专区人民医院旧址

　　1946 年 10 月，解放战争时期，在肥乡东关村创建的冀南行署三专区人民医院，是现在邯郸市中心医院的前身。1947 年 10 月，为配合解放永年广府城战斗需要，人民医院迁至永年胡寨村，胡寨村的父老乡亲为医院腾出了几

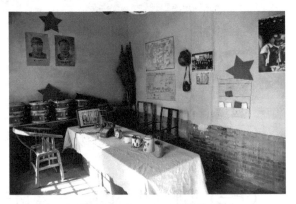

冀南行署三专区人民医院指挥部

十间房屋，稍加改造后作为战时病房和抢救室。乡亲们积极配合部队将伤病员及时从前线运送到这里，医护人员全力以赴不分昼夜抢救治疗，为胜利解放广府城作出了重要贡献。1949 年 10 月，冀南行署三专区人民医院迁往

邯郸。直至今日，胡寨村内
还保留着当时战勤支前医院
指挥部、医疗室、住院部等
旧址。

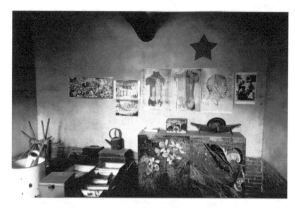

医务治疗室

　　永年胡寨村位于邯郸市
东部，当时十分贫穷。连年
的天灾人祸，伪顽土匪的骚
扰，使得这个村的许多贫苦
人家常常是家无隔夜粮，人
无遮体衣。贫穷和疾病是一对须臾不离的孪生兄弟。在这里，每年都有不少
无钱治病的贫穷患者死去。

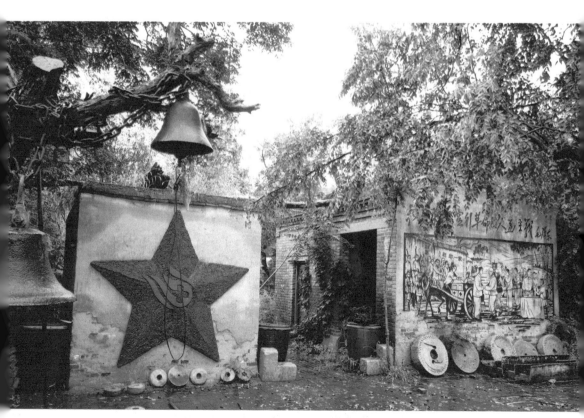

冀南行署三专区人民医院旧址文化墙

专属医院的到来就像久旱的禾苗盼到了一场及时雨，村民们人人都感到一种依赖和宽慰。

当时的医院，已由初建时的 10 多人，发展到 40 多人了。医疗设备也由原来简单的医疗用具如听诊器、注射器、刀子、剪子、镊子等，发展到拥有了一台显微镜；一些简单的常规化验如大小便、血液等，都可以由化验室处理了；药品也由原来的"红汞、碘酒、石炭酸"发展到了拥有磺胺一类的抗菌消炎药物。

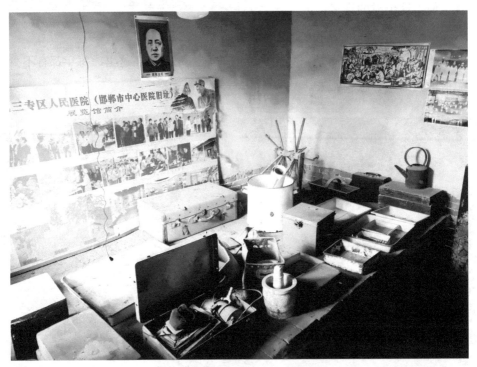

治疗室内展示的部分医疗器械

伤病员除了永年战场外，还有来自全国其他战场如安阳等地的伤病员。好房子留给伤病员，而医院的医务人员则都住到民房里，有炕睡炕，无炕则睡地铺，然而大家的工作劲头都很足。病人则主要是胡寨村的村民，许多久病未治的病人，都抱着很大的希望前来就诊，为解救病人的生命，在征得专属领导的同意后，对于胡寨村的村民，医院实行一律免费治疗。

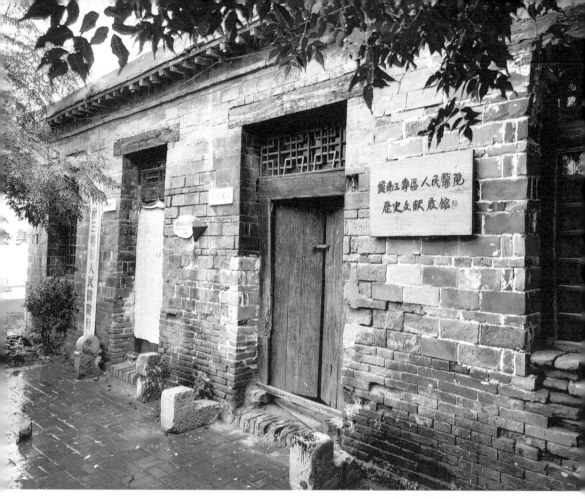

冀南三专人民医院历史文献展馆

　　有个年轻的村民，因患蜂窝组织病造成了脓毒败血症，生命垂危，经医院的治疗保住了一条性命。还有个孤寡老人，全身生满了疥疮，3年不能康复，医院知道后，专门派人将其接到医院，医护人员先对其全身进行了清洗，然后用自制的硫黄膏进行了涂抹，这位老人仅住院半月就治好了全身的疥疮。

　　1947年10月5日，永年残敌被我军全部肃清，围歼永年长达2年的任务圆满完成了。1949年3月，专区迁移到邯郸，专区医院也随之搬迁至邯郸，后发展为邯郸市中心医院。

（资料来源：部分资料参考冀南三专展馆）

（十四）黄家台八路军太行模范医院

邢台市信都区白岸乡黄家台村（又名黄台），位于邢台市正西70千米处，西邻山西左权县。抗日战争时期和周边的许家村、西口村、西就水村、南就水村这五个小村是敌后根据地，被称为"红五村"，当时八路军的兵工厂、被服厂、战地医院等重要军事机构就设置在这五个村里。目前，八路军战地医院第四所、兵工部四所一分厂、弹药库等遗址保存完好，已成为当地的红色教育基地。

黄家台八路军太行模范医院也称"太行模范医院第四所"，是129师卫生部和太行军区联合创办的一所野战医院，德国医生汉斯·米勒曾任该院院长。

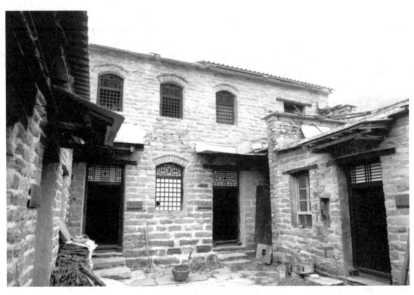

黄家台战地医院旧址

模范医院是国际共产主义战士白求恩根据八路军抗日根据地的实际，倡导创建的。1938年7月，白求恩提出建立一个正规化的战地医院，希望使伤病员得到良好治疗，并对部队医疗工作起到示范作用。1938年9月15日，在他的倡导下，拥有50张床位的"模范医院"在五台县松岩口落成。医院落成之时，正值世界和平会议闭幕，故又称"国际和平医院"。之后，八路军总部在太行山根据地建立了八路军太行模范医院及模范医院一所、二所、三所、四所。现黄家台八路军太行模范医院就是四所的旧址。

　　1940年，八路军总部一开始把后方医院设在邢台白岸村，不久即迁至黄家台村，并改称"八路军太行模范医院第四所"。在这所由模范医院演变而来的特殊医院中，群众的农家院落就是医院，百姓的炕头就是伤员的病床，男人就是担架员，女人就是看护员。当时，八路军129师主力部队385旅、386旅及其他部队经常从邢台西部山区前出太行作战，伤病员便转运到这里进行救治。根据村里的王增幅老人回忆，当时八路军医护人员15人左右，伤员人数不等。那时这一带非常困难，缺吃少穿，粮食、药品极度匮乏，当地老百姓省吃俭用，一个鸡蛋都要省给伤员吃，一斤小米都要留给伤员养身体。伤员多的时候，村民协助医护人员为伤员服药喂饭，缝补浆洗，视伤员如亲人，经过精心护理，使大多数伤员得到救治，每天都有康复的战士重新投入战斗。从这个战地医院走出去重新投入战场的战士累计有6000余人，为抗战胜利做出了不可磨灭的贡献。

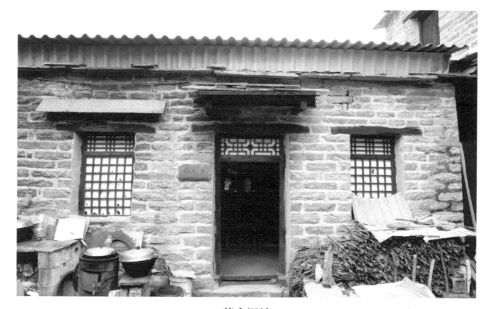

药房旧址

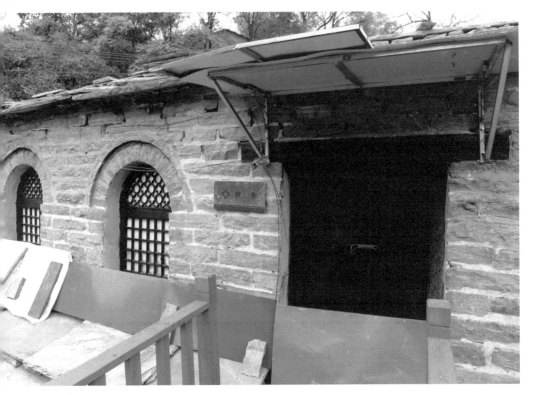

病房旧址

　　如今，八路军医院旧址的青石墙面、木质门窗的二层小楼、手术室、治疗室、药房、汉斯米勒旧居、伤员病房等保存完好，红色印记依然清晰。

　　因黄家台村百姓对八路军伤员视作亲人，又被赞誉为太行"沙家浜"的美名。抗战时期，黄家台村地下党和人民群众在保护八路军安全、护理伤病员等方面做出了巨大贡献。1942年5月，日寇大扫荡时，全村男女老少，背的背、抬的抬，连夜将二百多名伤员藏到了险峰、绝壁山洞里。在连续半个多月时间里，又冒着生命危险，摸黑爬沟，偷偷为伤员提水送饭。由于人民群众的掩护和精心照顾，尽管敌人用铁壁合围的办法反复搜查了半个多月，二百多名伤员安全躲过了敌人的搜捕。

　　在村东南一里多的山坡上，有个无名英雄墓群，面积有一亩多，当年分院住黄家台村时期，先后有一百多名重伤员因医治无效牺牲在这里，解放

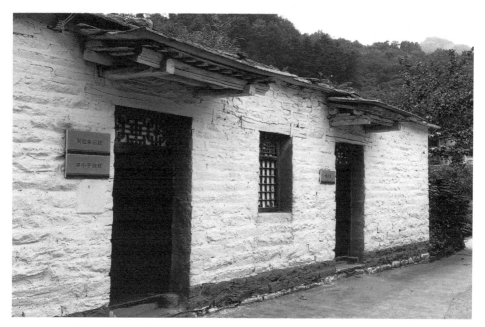

刘伯承、邓小平曾居住的村舍

后，迁走部分遗骨，目前还有四十多位忠魂长眠于此。

刘伯承、邓小平、徐向前、陈锡联、陈赓等领导都到过黄家台村，在这里指挥作战、慰问伤病员，看望过汉斯·米勒医生，留下了宝贵的足迹。

（资料来源：部分资料参考黄家台八路军太行模范医院展馆）

第七部分

回忆史料

本章内容主要是编者通过查阅史料，摘编部分亲历抗日战争和解放战争的老同志发表的文章和回忆录，既有回忆白求恩、柯棣华、殷希彭等人物的事迹，又有野战医院、医药卫生事业的资料，从亲历者的角度讲述这段时期红医人物发扬不怕艰难困苦、不怕流血牺牲的伟大献身精神，以及中国共产党领导的卫生教育事业在我省发展壮大的丰功伟绩。

人物篇

一、白求恩

纪念白求恩同志

毛泽东

（1939 年 12 月 21 日）

　　白求恩同志是加拿大共产党员，五十多岁了，为了帮助中国的抗日战争，受加拿大共产党和美国共产党的派遣，不远万里，来到中国。去年春上到延安，后来到五台山工作，不幸以身殉职。一个外国人，毫无利己的动机，把中国人民的解放事业当作他自己的事业，这是什么精神？这是国际主义的精神，这是共产主义的精神，每一个中国共产党员都要学习这种精神。列宁主义认为：资本主义国家的无产阶级要拥护殖民地半殖民地人民的解放斗争，殖民地半殖民地的无产阶级要拥护资本主义国家的无产阶级的解放斗争，世界革命才能胜利。白求恩同志是实践了这一条列宁主义路线的，我们中国共产党员也要实践这一条路线。我们要和一切资本主义国家的无产阶级联合起来，要和日本的、英国的、美国的、德国的、意大利的以及一切资本主义国家的无产阶级联合起来，才能打倒帝国主义，解放我们的民族和人民，解放世界的民族和人民。这就是我们的国际主义，这就是我们用以反对狭隘民族主义和狭隘爱国主义的国际主义。

　　白求恩同志毫不利己专门利人的精神，表现在他对工作的极端的负责任，对同志对人民的极端的热忱。每个共产党员都要学习他。不少的人对工作不负责任，拈轻怕重，把重担子推给人家，自己挑轻的。一事当前，先替自己打算，然后再替别人打算。出了一点力就觉得了不起，喜欢自吹，生怕人家不知道。对同志对人民不是满腔热忱，而是冷冷清清，漠不关心，麻木不仁。这种人其实不是共产党员，至少不能算一个纯粹的共产党员。从前线回来的人说到白求恩，没有一个不佩服，没有一个不为他的精神所感动。晋察冀边区的军民，凡亲身受过白求恩医生的治疗和亲眼看过白求恩医生的工作的，无不为之感动。每一个共产党员，一定要学习白求恩同志的这种真正共产主义者的精神。

白求恩同志是个医生，他以医疗为职业，对技术精益求精；在整个八路军医务系统中，他的医术是很高明的。这对于一班见异思迁的人，对于一班鄙薄技术工作以为不足道、以为无出路的人，也是一个极好的教训。

我和白求恩同志只见过一面。后来他给我来过许多信，可是因为忙，仅回过他一封信，还不知他收到没有。对于他的死，我是很悲痛的。现在大家纪念他，可见他的精神感人至深。我们大家要学习他毫无自私自利之心的精神。从这点出发，就可以变为大有利于人民的人。一个人能力有大小，但只要有这点精神，就是一个高尚的人，一个纯粹的人，一个有道德的人，一个脱离了低级趣味的人，一个有益于人民的人。

（资料来源：节选自《毛泽东选集》第二卷，人民文学出版社，1991 年）

中共中央电悼白求恩大夫
聂荣臻同志转
（1939 年 11 月 21 日）

白求恩大夫追悼大会：

加拿大共产党员白求恩同志，不远万里来华参战，在晋察冀边区八路军服务两年，其牺牲精神，其工作热忱，其责任心均称模范。因医治伤员中毒，不幸于"中华民国"二十八年十一月十三日在晋察冀边区逝世。我全党同志，全国同胞，须知白求恩大夫是伟大的英国民族之光荣的代表。英国民族的统治者是帝国主义的资产阶级，但这是少数人。英国民族之光荣的代表者，实是英国无产阶级与加拿大无产阶级及其领袖，英国共产党与加拿大共产党，而白求恩同志，正是加拿大共产党派遣来华参加抗战的第一人。白求恩同志的这种国际主义的精神，值得中国共产党全体党员学习，值得"中华民国"全国人民的尊敬。今闻逝世，谨致哀诚。

中国共产党中央委员会

（一九三九年十一月二十一日）

（资料来源：《晋察冀抗日根据地史料选编（上）》，河北人民出版社，1983年7月）

白求恩同志给聂司令等的信

聂司令

保管委员会巴克白劳德

援华委员会李姆博士

亲爱的同志们：

这个报告是加拿大—美国流动医药队从 1939 年 2 月 21 日至 7 月 6 日这个期间内的工作检讨——这是 4 个多月处于非常紧张中的游击战争情况下在冀中所进行的工作。我已经提出了关于 2 月和 3 月的工作报告，内附对卫生事务建议改进的三个备忘录。

（一）在这 4 个月的期间我们医药队经过了四次战斗——3 月 14 日至 19 日在留韩（音译）（在越渡滹沱河的地方），4 月 15 日在大段汀（音译）4 月 26 日到 28 日在吉会（音译），5 月 18 日在宋家庄（音译）。在这几次会战中医药队离火线始终没有超过 8 里地，有时甚至还要近些。

（二）在战地实施手术的总数有 315 次——初次护士的包扎不计在内。

（三）在冀中走过的总距离，有 1504 里（500 英里）。

（四）建立手术室和包扎所 13 处。

（五）组织了两个新的流动救护队（一队为刘将军的队伍服务，另一队为贺龙将军的队伍服务）。

（六）给医生和护士训练课程有两种。

注释：

（一）4 月是我们最忙的 1 个月。在吉会的战斗中 400 作战的日军伤亡了 340 人，我们的伤亡有 280 人。医药队驻在离火线 7 里的地方，在 69 小时不停地工作中给 115 名伤者施行了手术。

（二）医药队在河涧东北 40 里的杨家庄险些被俘了。上午 5 点钟的时候，我们先于 10 分钟之前接到警报，离开该庄之一头，而 400 敌军便进来了。由于我们那有能力的经理员（龙同志）的机敏工作，并由于全体队员都骑了牲口，将所有医疗器械都装鞍袋之内，全体队员和装具都得保全了。如果我们像平常那样携带装具就得同骡子一样丢弃。病号们或是藏在草垛里或是由老百姓背去了，一个也没有被俘获。

（三）给两个日本俘虏（受伤的）施了手术（一个截去了一只腿），10 天之后两个俘虏都归还河涧敌方去了。

（四）有 15 次手术没有施行麻醉，因为麻药用完了。我们缺乏防腐剂和棉纱，但以后从保定得到了一些。

（五）在吉会以及宋家庄，我们手术室所在的庙宇被炮火燃烧了，可是我们的队员并无伤亡。

（六）一千多受伤者从冀中运到冀西是胜利地完成了，一个也没失落，因为这个行程是很危险的，所以应当受到司令部和情报部致最高的褒誉。所中受伤者都是乔装老百姓而搬运的。

（七）在冀中没有医院。6 个分区中旧的医院都迁到西方去了。卫生工作便由团旅游击队支队的卫生队负责了。希望我们所能建立流动的救护队（实际是战地医院不过设备是暂时的，简陋的）的老例能广泛地实行起来，今年可望建立 7 个这样的救护队（每一个师或游击队的分区都有一个）。

（八）在冀中大部分的地方药剂的供给是很缺乏的。从 ×× 采办发生了困难，教士们被严密地监视着。一批药剂在途中曾被日本人检查，当告以运往某教会医院，当时该日本人等遂将所有瓶子和包裹全记起来。以后到教会去验看。教会报告说药剂被游击队"窃"去了，解释药剂没有到来的原因。

（九）我们发明了一种新的运输方式。搬运战地医院的工具，携带 1 个手术室、1 个包扎室和 1 个药房的全部。所有必需品足够施行 100 个手术、500 次包扎以及 500 份药剂的装备，可用两个骡子来驮运。我正在写一本书，名曰"游击队战争中师战地医院组织和技术指南"，那里对这种运输方式将有一个描述。

（十）附上到最近的支出账目（略）。

（十一）末了，本队在 6 月底离开冀中，因为当时雨季正在到来，短期内预料是不会有战争的。我必须感谢全体司令员（特别是贺龙将军和刘将军）和全体战士们对我们热烈地招待和经常亲密的配合。此致

敬礼！

诺尔曼·白求恩

冀察晋军区医药顾问

1939 年 7 月 1 日寄自冀西新柏（音译）

附言：

我相信每个人对于在距前线仅一二英里的战地能胜利的实施手术都感到快慰。不仅能在那儿施行而且是必须如此的。为了举例说明这点，我愿意述及两个被步枪子弹穿过肠子的伤者施行手术的情形：第一个伤者是在受伤后 18 小时实施手术的，第二个在受伤后 8 小时。两个伤者的伤状几乎相同——子弹是从肚脐平行的地方进入腹内。两者的大肠和小肠都有 10 个穿口和裂

罅，同时粪便逸入腹腔，包括有蛔虫。两者又因为肠间膜动脉管的破裂而大量出血，使腹腔内积满了血。两者都是在夜里在一个肮脏的菩萨庙里，在蜡烛和手电筒的光亮下施行手术的。第一个伤者次日便死了，但第二个则平安的痊愈起来。虽然在第 1 个星期内每天夜晚要在简陋的担架内被搬运 60 里，生与死的区分就是 8 小时与 18 小时的区别。

有两次灌注血液的手术是在前线很困难的情况下施行的。我请你们注意董同志（我们的译员）由他第二次（在 4 个月内）捐赠血液又救活一个人的生命！注意张医生他在捐输了 300 毫升的血液之后又继续工作了 12 小时。

对于折断腿骨，使用托马斯式铁制夹板的成功是表现出来了。这需要经常实施，特别是在冀中那儿往西往东的长途运输一定要实行的。不幸我从美国带来的橡皮膏用完了，我们没有胶布或收缩性的绷带可用了。

很大数目的受伤者，他们的伤处得以早开刀，因而避免了发炎，能在 1 个月内归队服务，颇为全体司令员所赞许。

当时对于这种治疗有着两个重要的障碍：

一是医生们没有训练。

二是即使外科医生有擅长的话，也没有外科器械供他们使用。

我已回来彻底地下定了决心，以为教育本地区的医生和护士是任何外国医药队的主要任务。

诺·白求恩

（吴文焘译）

——原载《新中华报》1939 年 12 月 2 日

（资料来源：武衡主编，《抗日战争时期解放区科学技术发展史资料》第 6 辑，中国学术出版社，1988 年 8 月，第 221-225 页）

白求恩在华北抗日前线

叶青山

　　诺尔曼·白求恩同志为了支援中国的抗日战争，受加拿大和美国共产党的派遣，远渡重洋，艰苦跋涉，在 1938 年 6 月 17 日下午，到达晋察冀军区司令部驻地——山西省五台县金岗库村。我当时任晋察冀军区卫生部部长，跟随聂荣臻司令员一起热情地欢迎了这位加拿大劳工进步党（即共产党）党员、世界著名的胸部外科专家。这位身材高大、态度非常谦逊的第一流的外科专家，曾随加拿大志愿军参加过西班牙人民反佛朗哥的正义战争。回国刚刚 3 个月，就启程来中国。当时他身穿灰布的中国式服装，高高的鼻梁上架着一副金丝眼镜，头发虽已斑白，精神却依然十分健旺。

　　谈话　开始，白求恩便急切地提出医疗方面的一连串问题。那时军区的卫生医疗事业处于初建时期，医务工作人员很少，而伤员却有 600 多名。更困难的是，我们医务人员的技术水平较低，器械和药品非常缺乏，组织机构和工作制度也不健全。聂司令员介绍了这些情况后，当场请他担任晋察冀军区卫生顾问，以加强军区的卫生工作建设。翻译还没有把话讲完，白求恩同志就一口答应了下来。

　　他急于要工作，第二天便来到军区卫生部，随后就到了后方医院。一连4 个星期，他成天忙着给伤员们进行治疗，并且向院方提出了许多改进工作的意见。他一面工作，一面思考着如何在现有物质条件的基础上，把原来的一所后方医院改建成一所模范医院。他的计划得到聂荣臻同志的热烈赞扬，白求恩立即投入了紧张的筹备工作。他每天一大早就起来，除了给伤病员诊治外，便忙着指挥和帮助工人们盖手术室，做骨折牵引架和妥马氏夹板、打探针、镊子，等等。甚至连裁缝做衣服、床单，他也要亲自过目、查问。晚饭后，他还要给医务人员上课。深夜，山村已经完全沉寂了，他的紧张的工作还没有结束。在暗淡的灯光下，他用极快的速度赶写适合我们医务人员需要的医学教科书，给毛泽东同志、聂荣臻同志和美国、加拿大党组织写工作报告，或是孜孜不倦地学习。有一次我去看他，他正在看书，我说："你年过半百，要注意休息！"他笑嘻嘻地握着我的手说："你们中国有句俗话说得好，活到老学到老嘛！"就是这样，白求恩以极其高昂的热情为中国人民的抗日斗争辛勤地工作着。两个月以后，模范医院建成了。在落成典礼上，他以主人的身份登台讲话。他说："伤员们为我们打仗，我们也必须替他们打仗——我们要打倒的敌人就是'死亡'。因为他们打仗，不仅是为了挽救今日的中国，而且是为了实现明天的伟大、自由、没有阶级的新中国……"

会后，白求恩带领大家参观了刚刚落成的模范医院：伤员接待室，内外科室，奥尔臭氏治疗室，罗氏牵引室，妥马氏夹板室，等等。各种设备，虽然简陋，但却整齐、清洁、井井有条。接着，他又在广场上做了一次实际的手术表演和换药表演，人员分工、工作秩序、进行速度，都使人们惊叹不止。这天，来参加医院落成典礼的各军分区卫生部部长、各医院院长和医生、护士都得到极大的启发，都说：回去后一定要按照白大夫的做法，把我们的医院办好。

勇于克服困难，艰苦朴素，是白求恩一贯的作风。为了减轻伤员的痛苦，他提倡下病房换药，并创造出一种用木板制成的药篮子（我们称为"白求恩篮子"），下病房换药时用它非常方便。对于敷料和绷带消毒的工作，虽然在白求恩来边区以前我们也做过，但不够完善。有些消毒棉花、纱布使用过 1 次便扔掉了，浪费很大。他来后经过一段摸索研究，提出了"消毒十三步"的建议。这个办法不但把用过的纱布、消毒棉花更合理、更充分地使用起来，节省了大量材料，而且使敷料和绷带消毒的工作更趋完善。以后，为了适应战地流动环境，他又苦心设计了一种可以用两个牲口驮运的轻便手术室设备，其中包括一张能折叠的手术台，一整套外科器械以及可供做 100 次手术、上 500 次药的药品和敷料。

白求恩同志的工作态度非常认真严肃。有一次，他发现护士换药时，瓶里的药和瓶签不一致，他生气地立刻用软膏刀把瓶签刮掉。护士站在那里愣了一会儿，白求恩同志和蔼地拍拍他的肩膀说："亲爱的小同志，我刚才做的是对的，就是态度不太好。要知道，这种粗枝大叶的作风会置人死地的，今后绝不允许再有类似事情发生，我们要对病人负责啊！"护士听了非常感动。

当时敌后的生活非常艰苦。党为了照顾白求恩的健康，每月给他 100 元（晋察冀边区币）津贴。但他马上写信给毛泽东同志，谢绝了，而且建议把这笔钱作为伤员的营养费。他的理由是：聂司令员每月才 5 元钱津贴，自己是一个共产主义战士，不应有特殊的享受。他在日记中这样写道："我不需要钱，可是我万分幸运，能够来到这些人中间工作——我已经爱上他们了，我知道他们也爱我。"

1938 年 9 月下旬，日军以步兵、骑兵、炮兵共 2.3 万多人，配合空军和机械化部队，分 10 路向我晋察冀抗日根据地进攻。白求恩同志振臂而起，向医生们提出了响亮的口号："到伤员那里去！哪里有伤员，我们应该在哪里！"在他的主持下，军区成立了几个医疗队，分赴各地。

白求恩率领 1 个医疗队，来到了军区医院第一所。工作还不到 3 天，就接到第 359 旅王震旅长自雁北打来电报，告诉他前线的战况。他一听到那里战斗频繁，饭也没有顾得吃，黑夜便出发了。11 月的雁北已是严寒气候。白大夫走了 40 千米山路，披着一身雪花，黄昏才到达驻在山西省灵邱县河浙村的旅后方卫生部。一进村他就急忙问旅卫生部顾正钧部长："病房在哪儿？"顾部长说："不远，吃完饭再去吧。"

"吃饭还有多久？""20 分钟。"

"那太久了，先去看病号。"

他检查了一些伤病员，其中有几个是刚从前线抬下来的。一个叫肖天平的伤员躺在手术台上，脸色苍白，腿上的伤口发出一股腥气，看来是没有得到及时的治疗。白求恩激动地说："是哪个医生负责？为什么不上夹板？中国共产党交给八路军的不是什么精良的武器，而是经过二万五千里长征锻炼的干部和优秀战士，对于他们，我们必须倍加爱护，宁可自己累一点、饿一点，也不能让伤员受痛苦。"说着，他俯下身去，惋惜地对伤员说："时间太久了，腿要切掉的呀，好孩子！"

直到深夜 12 点钟，把全部手术做完他才离去。当他刚脱下外衣准备吃饭时，又跑回了病房，用生硬的中国话问那些刚动过手术的伤员："好不好？"伤员个个很平静，都说："好！"他快乐得简直跳了起来，对旅卫生部潘世征政委说："只要伤员告诉我一声好，我就不知该怎么快乐了。"

吃饭的时候，他还在为那个伤员的腿惋惜："假使一个连长丢掉一挺机关枪，那不消说是会受到处罚的。可是，枪还可以夺回来，而一个生命，一条腿失去以后，就不能再挽回了。我们花了多少年的工夫，工作、学习，就为的是保护自己同志的生命和健康……"这时候，他在想着如何缩短运送时间，使伤员得到及早的治疗，避免不必要的损失。最后，他决定在沿途设立救护站。这样，便使伤员们得到了及时的治疗，大大减少了伤员的痛苦和死亡。

从359旅回到一所，白求恩就忙着筹备建立特种外科医院，培养一批医务人员，给300多名重伤员进行治疗。他差不多每天要给10个以上的重伤员动手术。

有一次，一个股骨骨折的伤员需做离断手术。可是，这个伤员因流血过多，体温很高，精神萎靡，看样子难以经得住这种手术。为了抢救这个伤员的生命，白求恩决定给伤员输血。

当时，血的来源比较困难。我要求输血，可是白求恩却对我说："你刚输过血不久，不能再输你的血了。我是'O型'，万能输血者，这次输我的。"我们考虑他的年纪大了，而且身体又不太好，因此都不同意输他的血。这时，白求恩严肃地说："前方将士为了国家民族，可以流血牺牲，我在后方工作，拿出一点点血，有什么不应该的呢？以后，我们可以成立自愿输血队，把血型预先检查好。现在，不能再耽误时间了，抢救伤员要紧，来，快动手吧！"说罢，便伸出了他那青筋隆起的瘦弱的手臂。于是，加拿大人民的优秀儿子——诺尔曼·白求恩同志的300毫升血液，徐徐地流到了中国人民战士的身上。国际无产阶级朋友的血，使这个战士获得了第二次生命。

此后，根据白求恩的倡议，志愿输血队组织起来了。医院的政委、翻译、医生、护士，甚至附近的老乡也都争先恐后地报了名。白求恩大夫也报名参加了这个志愿输血队。从此，输血在晋察冀边区逐渐推广，不少伤员因此从生命垂危的边缘上被挽救过来。

不久，特种外科医院建成了。为了加速训练卫生干部，白大夫提议各部派人来学习。1939 年 1 月 3 日，实习周开始了，这是白大夫对边区医务人员进行集体的实际教育的一个运动周。同志们不论职别，分着什么就干什么。大家非常高兴，认真地替伤员端屎尿盆、扫地、剪指甲。白大夫每天给大家讲"离断术""腐骨摘除术""赫尔尼亚手术"等，一边讲，一边做，用实际例子说明问题。伤员做手术后，白大夫叫学员们每个人开 10 个处方，然后他细心修改；他自己也开 10 个处方，供大家学习。实习周结束时，潘政委在日记中写道："7 天，胜于读书 7 个月，每一个学员都感觉空空而来，满载而归……"他们回到自己的单位，都按照白求恩的方式，展开了同样的实习周。

这时，日军正对我冀中抗日根据地发动疯狂的进攻。白求恩见全军区的医疗、卫生、训练干部、治疗伤员等各方面的工作已整理得有了头绪，便请求去冀中参加战地救护工作。得到聂司令员的批准后，他便和晋察冀军区卫生部的 18 个同志一起，组成了"东征医疗队"，于 1939 年 2 月 19 日，冒着危险，穿过平汉路敌人的封锁线，到达冀中。

像在山西的丛山里一样，在这里的平原上、茅屋里、战壕里，早就传开了这个令人崇敬的名字：白求恩！有一次，正战斗在冀中的第 120 师贺龙师长请白大夫看戏，想不到这个戏演的正是白大夫的事。戏刚演完，贺师长当场宣布："白求恩同志就在这里！"会场顿时轰动了，人们把他簇拥上台，和战士们见了面。于是，前线的每个角落里，立即传遍了这个喜讯："白求恩来了！"

4 月下旬，齐会战斗打响了。一天夜晚，白求恩的医疗队就在河间温家屯村边的一个小庙里布置好手术室。白大夫穿上手术衣，围上橡皮围裙，头上戴好小电池灯，又忘我地忙碌起来。突然，一颗炮弹在手术室的后面爆炸，震得庙宇的瓦片格格作响。120 师卫生部曾育生部长劝白大夫转移到后方去做手术。白大夫毫不在意地说："前面有队伍，不要紧。做军医工作的，就要亲临前线。你去看看，有头部、胸部和腹部负伤的，不必登记，马上告诉我。"

一会儿，火线上下来一个腹部受伤的伤员——第716团3连连长徐志杰，他在冲击时中了步枪弹，肠隔膜动脉管破裂，腹部大量出血，眼看就要死亡。白大夫把他的腹部剖开，发现横结肠和降结肠有10个穿口和裂罅，便用羊肠线一一缝好。白大夫还拿出木匠工具，自己动手替徐连长做了一副靠背架。过去，他经常教育医务人员："一个医生，没有任何事情是不屑一做的。"这时，他又一边锯一边说："一个战地外科医生，同时还要会做木匠、缝纫匠、铁匠和理发匠的工作。这样，才能算是好的外科医生。"他把徐连长安置好，又回来做手术，还每隔一小时去看一次。他自己吃很简单的点心，把省下来的荷兰牛乳和咖啡给徐连长吃，把别人送给自己的梨子放在徐连长的枕边，把香烟放在徐连长的嘴里，给他点火。部队行动时，他叫人抬着徐连长，跟着一块走。28天以后，徐连长的伤口已没有问题了，白大夫这才叫人把他送到后方去休养。徐连长抓住白大夫的衣服，感动得放声大哭，舍不得离开。白大夫给他擦干了眼泪，徐连长哽咽着说："我以后只有多杀几个敌人来报答你！"

在冀中短短几个月，经白求恩救护治疗的伤员就有1000多，其中不少伤员像徐连长一样，是在死亡的边缘被抢救过来的。白求恩的动人事迹，在部队传颂着，大大鼓舞了同志们的斗志。在战场上，同志们高喊："冲啊！白大夫就在后边"

7月1日，白求恩回到冀西山地。

聂司令员得到好几次报告说白大夫工作太累，不肯休息，在冀中时，曾经一连69个小时为150个伤员做手术，生活很艰苦，气色很不好。聂司令员为他的健康担心，便请他回到军区司令部来，休息几天。

他从聂司令员那里知道，国际援华委员会曾从纽约给医疗队汇钱，宋庆龄女士也从南方设法运了一批药品来，有些外国和中国的医生也曾极力想到敌后来，但是这一切都被蒋介石国民党政府扣留了、阻止了。他气愤至极，痛心地想道：现在，药品快用光了，在齐会战斗时，就已经没麻醉药用了。那些为了国家民族的自由独立而在战场上负伤的八路军战士，还得在手术台上忍受痛苦！必须做出一个适应目前条件的计划。他想开办一个新的医科学校，来迅速造就大批中国医生和护士；同时建立自己的合作工厂，以便制造几种主要的器械和一些简单的药品。为此，他提议亲自去美洲一趟，募集经费、药品、器械和书籍。

他的提议，不久便得到党中央的批准。他一面忙着治疗伤员，一面做各种赴美洲的准备工作，还为未来的学校写了《游击战争中野战医院的组织和技术》《模范医院组织法》等教材，筹办了制造纱布、假腿、夹板的合作工厂。

10月20日，是白求恩预定启程回国的日期。这时，日军突然发动了大规模的冬季"扫荡"。白求恩说："我不能在战斗的时候离开部队。等这场战斗结束，我再启程。"于是，他毅然率领战地医疗队来到第1军分区。

从摩天岭前线下来的伤员，来到了沫源县的孙家庄。白求恩把手术室设在孙家庄的戏台上，台上挂起几幅白布。白大夫又开始了紧张的工作。

前线激烈的枪炮声十分清晰。战斗的第二天下午，1个哨兵突然跑进了手术室，报告北面山上发现了可疑的活动。军区卫生部的游胜华副部长立刻去村北观察，果然看到对面山顶上有许多像是敌人钢盔似的东西在闪闪发光。他马上回来告诉白求恩："敌人从我们后方袭击过来了，离这儿不远！"

白求恩一面继续着手中工作，一面问："外面还有多少没有动手术的伤员"

"10个，大部分是重伤。"

白求恩下命令："把已经动过手术的伤员立刻抬走；马上在这儿添两张手术台，把伤员抬上来，一次3个。派一个卫兵去北面放哨，另一个卫兵照顾民夫把驮子收拾好，准备随时出发。"

这时翻译说："白大夫，现在的情况，和以前在齐会不一样，如果有必要，我们大家都愿意留下来。可是你……"

"可是什么？"白求恩打断了他的话，"如果我们现在走，岂不是增加伤员的痛苦和危险？我们并不是没有时间，敌人暂时不会到，我们还可以给剩下的伤员做完手术。"说着，他走到台边，对护理员喊道："把伤员抬上来！"

3张手术台上，同时进行着工作。除了手术的器械声，一点点声音也听不到。

几分钟后，哨兵又来报告，至少有700名日军下山来了。白求恩专心工作，没有讲话。

山谷里突然响起一阵枪声，仿佛就在身边。这时，白求恩同志正在抢救一名叫朱德士的伤员。

"糟糕！"白求恩生气地说了一声。大家飞快地转过身来。但是，他让大家继续工作："没什么，我的手指被碎骨刺破了。"他举起左手，浸进旁边的碘酒溶液里，然后又继续工作。

原来，白求恩为了弄清朱德士大腿粉碎性骨折的情况，将左手伸进伤口探索，不幸中指被碎骨刺破。

20分钟以后，剩下了一条腿负枪伤的年轻人，被抬上白大夫的手术台。枪声又响了，这回更近。哨兵又跑回来嚷道："白大夫，您一刻也不能逗留了！"林大夫扯着白求恩的胳臂："我来接替你……你不能再停留了。……"游副部长也跑来急促地说："快走！白大夫。"手术台上那个年轻的伤员也抬起头来，恳求说："白大夫，你走吧，我伤得不很厉害。把我带走、丢下都可以，但是你千万快走吧！"

"好孩子，只需要一会儿工夫。"白大夫温和地说，"如果现在花几分钟，以后我还可以给你治疗，要不你这条腿就完了。"

激烈的机枪声越来越近。这时，手术已经做完，伤员都被抬走了。白求恩骑上那匹棕红色的骏马，走在担架后面。伤员们刚刚进入山沟，敌人的先头部队就冲进了那个村庄。

医疗队回到1分区卫生处第一所。白大夫虽然刺伤左手中指，局部发炎，仍然继续给伤员动手术。11月1日那天，他检查了一个外科传染病人（颈部丹毒合并头部蜂窝质炎）。白大夫给病人做手术时没顾得戴橡皮手套，可能他那受了伤的中指，这时受了感染。几天后患部恶化起来，肿胀，痛得厉害。王大夫把他发炎的中指切开，放出脓来。

11月7日，日军猛烈向我军进攻，前线的战斗更加激烈。他不顾自己的病，急着要到前线去。大家劝他多休息几天，他却发起脾气来："你们不要拿我当古董，我可以工作，手指上这点小伤算什么？你们要拿我当一挺顶呱呱的机关枪使用！"

任何人的劝解都没有效果，医疗队又出发了。白求恩骑在马上，摇摇晃晃。路上有一些伤员从前线抬下来，他难过得连声责备自己："来迟了！来迟了！"到达王家庄一个团的卫生队，他手指肿得越发厉害，肘关节下发生转移性脓疡，体温增高。他服了一些药，又顽强地支撑起来。这儿到火线没有电话，他叫翻译派通信员去通知各战斗部队，把所有的伤员一起送到他这儿来。同时，他命令一定要把头部、胸部、腹部受伤的伤员抬来给他看，即使睡着了，也要叫醒他。

11月9日，他把左肘转移性的脓疡割开，精神稍好些。但到了下午，体温又增高。敌人从五亩地、白家庄袭来，必须转移。但是白求恩不肯走："几个钟头以后，我就又能动手术了！"直到这个团的季光顺团长赶来慰问他，同时命令部队转移，他才没有话说了。他躺在担架上，在密集的枪弹声中，离开了王家庄。途中，他浑身发冷，呕吐了好几次，说话也没条理了。

11月11日，他们宿营在唐县黄石口村。这时，聂司令员派人送来了急信，要部队不惜任何代价安全地把白求恩同志送出这个在敌人威胁下的区域，挽救白求恩同志的生命，军区卫生部也派人来了。

长期疲劳和疾患的折磨，使白求恩同志清瘦的面孔越发瘦削了，面色越发苍白了，四肢冰冷，身体已到了最坏的程度。医疗队的大夫采取一切紧急措施和外科处理，但病情仍不见好转。绝望之余，他们建议把左臂割掉。

白求恩摇摇头："不要治了，我是信任你们的。只要能活得下去，我牺牲两条胳膊都愿意。同志，已经不单是胳膊的问题了，我的血里有毒，败血病，没有办法了……请你们出去一会儿，让我一个人安静一下。"

全村人都知道了白求恩病重，聚集在院墙外面倾听着，谁也不说话。这时候，有一支部队经过黄石口，听到白求恩同志病在这里的消息，都不走了。他们中间有好多是受到白求恩的治疗而归队的战士，有的人血管里还流着白求恩同志的血液。他们商量好，派了几个代表来到院子里。医生们只允许他们从窗孔里看一看白求恩大夫。代表们挤在窗台前，悄悄地张望着，看到了他们所熟悉的、日夜思念的那张外国人的脸，看到了他那翘起的胡须和那只瘦骨嶙峋的、已经变青的手臂，都流泪了。走的时候，他们要求医生们一定要治好白大夫的病，并说：我们要用战斗来帮助你们治疗他的病，他听到胜利的消息一定会高兴的。

到了晚上，村里的人们在黑暗中隔着院墙注视着翻译和医生，还是一动不动，还是一声不响。

白求恩同志勉强坐了起来，沉重地呼吸着，开始写他的长篇遗嘱。他向聂司令员建议："立刻组织手术队到前方来做战地救护……千万不要再往北平、天津、保定一带去购买药品，因为那边的价钱比沪、港贵两倍！"他请聂司令员转告加拿大劳工进步党和美国共产党："我十分快乐，我唯一的希望，是能够多有贡献……"遗嘱最后说："最近两年是我生平最愉快最有意义的时日……让我把千百倍的谢忱送给你和其余千百万亲爱的同志。"

黄昏，他把写好了的遗嘱交给翻译转给聂司令员，解下手上的夜光表赠送给翻译，作为最后的礼物。他脸上浮起微笑，谆谆地对翻译和医生们说："努力吧，向着伟大的路，开辟前面的事业！"

夜色笼罩着山野，寒风怒吼，屋子里却静悄悄的。白大夫床头那支黯淡的烛光，映着白垩的墙壁，烛油眼泪似的一滴滴滚落下来……

1939 年 11 月 12 日清晨 5 时 20 分，在这安静的黎明，加拿大人民优秀的儿子，勇敢、热情的国际主义战士，我们的白求恩大夫，结束了他光辉的生命！

消息从八路军的无线电网传播出去。在军区司令部里，聂司令员和许多同志流下了眼泪；在前线上，战士们高呼着白求恩的名字向日军冲去；在军区医院里，医务工作人员把悲痛变成力量，用白求恩的精神工作着。

毛泽东同志在延安听到白求恩同志逝世的消息，十分悲痛，写了"纪念白求恩"一文，寄托哀思。在这篇文章中，毛泽东同志高度地评价了白求恩同志的光辉业绩，号召每一个中国共产党党员学习白求恩，学习他的"国际主义精神""共产主义的精神""毫不利己专门利人的精神""对技术精益求精的精神"。

白求恩同志光辉的一生是永远值得我们学习的。

（资料来源：《中国抗日战争军事史料丛书》编审委员会，《中国抗日战争军事史科丛书：八路军回忆史料 5》，解放军出版社，2015 年 12 月，第 11-21 页）

忆往昔苍松赞柏垂千古 看今朝桃李芬势满阳天
——回忆白求恩同志
陈淇园

1938 年年底我调到冀中军区后方医院工作。次年二月中旬的一天，军区司令部打来电话，通知我立即到司令部去接白求恩同志。我听到这个消息又高兴又惊讶。高兴的是白求恩同志能来到我们医院指导帮助工作，我能亲身领受白求恩同志的教育，惊讶的是，一个伟大的国际主义战士居然不顾风险，长途跋涉来到了斗争残酷。战斗频繁，环境险恶的冀中平原。接到通知，我立即骑马向军区司令部所在地——饶阳县东弯里村走去。

春天的冀中平原没有积雪。越冬小麦已经返青，大地铺上了一块块绿毡，增添了几分春意。来到司令部的院子里，正好碰上司令员从屋子里出来，他笑着对我说："来得挺快呀！这回你们可高兴了吧？""当然高兴。"司令员收住了笑容，严肃地说："白求恩同志是国际友人，这次在尤胜华副部长陪同下率领东征医疗队来冀中区卫生部检查指导工作，对我们是一个很大的促进。今天就到你们医院去。你对他的工作要大力协助，热情支持。同时对他的生活要尽力照顾，最重要的是你一定要特别注意他的安全。咱们冀中平原的游击战不比山区，这些你都知道，我就不多说了。我还有事，不陪你去见白求恩同志了。"说完他就向外走去，刚走到门口，他又停下脚步，像又想起了什么重要的事情，他回过头既认真又诙谐地叮嘱说："你可要注意呀！对他询问的问题能办到的就说能办到，办不到的就说办不到；好就说好，不好就说不好，不要说空话，一切都要向他交底，他可是一个十分认真的人。"我目送司令员走出院子，便随同司令部的一位同志去见白求恩同志。

我们走进白求恩同志住的院子，一眼就看见一匹大洋马拴在院里的枣树上。司令部的同志低声对我说："这是白求恩同志的战马，还是聂司令员送给他的战利品呢！"这时一个小战士从房子里走出来，我们向他说明来意，他立即把我们领进正房右边的那间房子。我一进门首先就看见一个外国老人正靠行李坐在炕上看书，见我们进来，他立即放下书本，起身就要下地，不用说这一定是白求恩同志了。我赶忙迎上前去，紧握着瘦而有劲的大手，我发现他左手中指和食指前端都熏得黄黄的，一看就知道是一个十分喜欢吸烟的人，我自我介绍说："我是军区后方医院的负责人陈淇园，我来接你们到我们那儿去，我们欢迎你们啊！"白求恩同志用生硬的中国话连声说："谢谢，谢谢。"我透过他的金丝眼镜，看到一双浅蓝色的眼睛炯炯有神，深深地嵌在颧骨高高的眼窝里，他那饱经战斗烽火的脸上深深地布满皱纹，稀疏的头发，灰白相间，虽然新刮过胡子，但看上去也足有五十多岁了，当时给我们的印象是多么了不起的革命老战士啊！远离祖国，远离故乡，远离亲人，远渡重洋，为了帮助我们的抗日战争来到战火纷飞的中国，不在延安，又到了敌后根据地，不在山区，又来到艰险的冀中平原，把个人利益、个人安全置之度外，把自己的一切都放在中国的抗日战争中艰苦的工作上。一种崇敬的心情在我的心中油然而生，一股暖流在我的身上沸腾。

白求恩同志又回身坐到原来的地方，从灰布八路军军装的衣袋里掏出一个笔记本，拿起钢笔，开口就问："你们后方医院有多少医生，多少护士，有多少是正式医学院校毕业的，负责多少人员的治疗任务？"我都一一做了回答。他边说边记，记完又问："现在医院里重伤员有多少，都在哪里？"我说："重伤员一部分已经转移到路西山区，另一些隐蔽在老乡家里，情况在不断变化，具体数字还待清查。"他听到这里，皱了皱眉头，显出几分不满意的神气，我连忙解释道："我们医院几个所为了伤病员安全，战况紧急时都是化装分散活动，住地变化无常，有时还和敌人遭遇，现在反'扫荡'斗争还没有结束，我刚刚和司令部取得了联系，我们一定会很快把这些情况搞清楚。"白求恩同志吁了一口气，点了点头，合上笔记本诚恳地说："请原谅我的急躁，我是个外科医生，我要到伤员那里去。你能不能在3天之内，不，越快越好，把要手术的重伤员都找来呢？"我回答说："一定想办法做到。"白求恩同志高兴地说："好的，走吧，我到你们那里去。"说着就站起身来，我不禁一怔地说："现在就去？"白求恩同志坚定地回答说："对，现在就去。"我用寻找同情的目光望着司令部的同志，他也无可奈何地摊开两手说："走吧！他向来如此。"这时深知白求恩同志作风的通讯员小何同志，已经开始收拾行装了。

白求恩同志来到后方医院，有效地促进了医院工作的开展，病房建立起来了，一批又一批重伤员，又从各隐蔽点找来送到大尹村。每个重伤员由白求恩同志亲自检查，亲自手术，术后还自己观察，一直到脱离危险期，才让转移出去。每天送来多少伤员，白求恩同志就做多少手术，不做完就不肯休息。我们摸透了他这种脾气，为了照顾他的休息，每天有计划地接一定数量的伤员来院。可是这也不行，白求恩同志每次做完手术，还总是和医生护士们一起，把器械擦洗干净，点清数字，包好以后，就到病房中看望病人，接着又忙着编写书籍教材，每隔一天还要给医生护士们讲课。有时直到深夜，白求恩同志房子里的灯还亮着。

二十几天过去了，敌人来到滹沱河南岸，与我军隔河对峙，随时都有发生战斗的可能。经过这一段紧张的工作，凡能接回来的伤员都经过白求恩同志的检查和手术治疗，脱离危险后，重伤员又都分散隐蔽起来。为了配合战斗，我们把现有的医疗力量，一部分组成救护队，准备随时拉到火线做初步疗伤；一部分组成手术队，在医院里准备为抬下来的伤员做手术，一切工作都紧张而有秩序地进行着。3月14日这天早晨，南面传来了密集的枪声，炮声也断断续续，敌人向我军驻地——留韩村发起了进攻。炮声惊动了白求恩同志，他立即来到院部问我："前面发生了战斗？"我说："是的。"白求恩同志二话没说，转身就走，我急忙拦住他问："您到哪里去？""我到前线去。"这里离火线只有8里路，已经是前线了．白求恩同志坚定地说："8里路，伤员抬到这里，起码得一个多小时，那太久了，我们再往前去一些，哪怕三里、四里也好。"正说着几颗炮弹呼啸而过，在村边什么地方爆炸了，窗纸震得哗哗直响。我解释说："前边我们已经派出了救护队，您留在这里参加手术队的工作就可以了。"白求恩同志带着几分不满的口吻说："为什么不让我参加救护队？这是谁决定的？""是我主张的，前面很危险，我奉命对您的安全负责。""我要对伤员负责，八路军战士不怕流血牺牲，别的同志能到前边去，为什么我不能去？""您是国际友人。"白求恩同志打断了我的话："同志，你不要忘记，我首先是个同志，是一个战士，战士的岗位是前线。"说着他向门口走去，我急忙走到门口，伸开两臂拦住他。他翘起胡子，瞪了我一眼，迈着噔噔响的步子在屋里踱来踱去，不耐烦地走到窗前，两眼凝望着远方，掏出烟来，大口大口地吸起来，烟雾笼罩着他那满头白发，屋内陷入一时的沉寂。轰隆隆一阵炮响，打破了这暂时的寂静。白求恩猛然转过身来，激动地大声说："你们听到了吗？大炮在轰响，前边在打仗，打仗就要流血、受伤，我们能在这里等着伤员吗！我们能早上去半个小时、十分钟，哪怕是一分钟，伤员就少流血，少受痛苦以至减少残废与死亡。"我也是个医生，这一点我何尝不知道呢。白求恩同志关心伤病员，对同志极端热忱，对工作极端负责的精神我也理解。可是出于对他安全负责的责任感，出于一个革命同志对他的关怀与爱护，我是不能再让他往前边去了。宁可我去，也不能让国际友人、亲爱的同志有半点损失。我望着他那倔强逼人的眼睛，20多天的朝夕相处，并肩工作，我深深知道，这时想劝阻他是一件很不容易的事情。怎么办？我一时倒拿不定主意了。屋里又陷入了暂时的沉寂。我突然想到，必须把这里的情况向司令员同志汇报，请领导帮助解决。我便用缓和的口气说："您要上火线去，我需要请示司令员，不然说什么我也不能让您去"。白求恩同志沉思片刻，没有办法也只得同意地说："你立刻就去打电话。"

　　我把情况向司令员做了汇报，司令员指示说："这里已经是前线了，请你和白大夫讲，请白大夫注意安全，这也是为了工作，为了伤员，千万不要再往前去，请白大夫考虑！"我听了司令员的指示，心里还是十五个吊桶七上八下，怕说不服白求恩同志。当我把司令员的意见转达给白求恩同志以后，他先是怔了一会儿，然后心平气和地说："好吧，我服从命令。"他随即看了一下表，命令地说："我以军区医药顾问的名义，希望你立即通知手术队做好一切准备，再增一张手术台，多准备几副担架，我做完一个手术，需要立刻做下一个手术，谁耽误了抢救手术是不能密忍的！"我听了白求恩同志的话，心里才像一块石头落了地，我爽快地答应了："是，一切照办。"然后就急忙跑出去布置工作了。

白求恩同志要上火线抢救伤员的消息传到了前方，极大鼓舞了战士们的斗志。他们高喊着"白求恩大夫和我们一起战斗，我们要勇敢杀敌，猛冲猛打，为革命牺牲是光荣的，负了伤有白大夫在"。战士们利用有利地形，打退了敌人一次又一次的进攻，杀伤了大量敌人，粉碎了敌人企图渡过滹沱河的计划，为我犬部队迂回包围敌人赢得了时问，为大量消灭敌人创造了有利条件。

留韩村战斗结束后，白求恩同志受 120 师卫生部的邀请，带领几名助手前去做手术，一直忙到第三天下午，他们又连夜赶回后方医院。

为了照顾白求恩同志的休息，我是在他们回来的第二天早晨 8 点多钟才去看望白求恩同志的。路上我遇到了和白求恩一起去做手术的林金亮同志，我问他："这两天怎么样啊？"林金亮打手势回答："怎么样？还是老样子，白大夫一连气做了大小 48 个手术，不吃饭，不喝水，不吸烟，不休息，真是累得要死。说实在的，当做到第三十几个手术时，我真有点支持不住了，两腿站得发酸发软，脑袋嗡嗡嗡直叫，上下眼皮直打架。可是我一看白求恩大夫，还是那样聚精会神，一丝不苟地坚持手术。我想，人家是国际友人，咱是八路军战士；人家是年近半百的老头子，咱是二十几岁的小伙子人家是手术者，咱是拉钩缝皮的助手。人家不怕累，咱还怕什么！这样一比，我的精神也就来了，劲也有了，才一直坚持到了最后。"说完他爽朗地笑了起来。

我来到白求恩同志的屋子里，白求恩同志刚刚吃完早饭，盘子里还剩下两片烤馒头，两个马铃薯，小碟子里还有一点咸菜，这就是白求恩同志在我们根据地吃的"西餐"。我们有时虽然也弄些肉、蛋给白求恩同志，但他总是不肯吃，做了也大都送给伤员吃了。这时通讯员小何正忙着收拾饭具，白求恩同志却穿针引线正在缝补装医疗器械的马褡子。我看到了忙说："白求恩同志，放下吧，一会儿我找个人来缝。""不，我自己缝吧，我知道应该把哪个口袋缝在什么地方，装放什么器械，用起来就方便了。"这时，白求恩同志又把马褡子放下，拉着我们到院子里去看他做的马拉担架。这是用两根一丈来长的木杆，中间是用绳子和高粱秆并排竖着结成一个二尺多宽的运输工具。行军时，一头套上一头毛驴，另一头拖在地上，伤员就可以躺在上面。白求恩同志介绍说："我们抬着伤员转移，最少得三四个人抬。人员又累，走得又慢。用这种马拉担架，一个人就可以负责两三名伤员的转运了，在我们这里，小牲口还不难找到，这样就可以大大提高行军的速度。"我一边听着白求恩同志的介绍，一边仔细地端详白求恩同志的新创造。我联系起白求恩同志是世界上有名的胸外科医生，有许多发明创造，可是他却从来不满足于已经取得的成绩，已经达到的新水平，他总是给自己提出新问题，正如他自己经常讲的那样："我们要时常问自己这样一个问题：有更好的办法来代替我们现在正用的办法吗？你要时时不满意自己和自己的工作能力。"白求恩同志来到中国抗日前线，并不以专家自居，他能因时因地制宜地不迷信高大精尖的物质技术条件，他善于不断地从群众中吸取智慧，处处留心，事事动脑，从原有的传统旧工具中，发现合理的、可借用的加以改造，应用于实际工作中去。他勇于实践，虚心好学，推陈出新，敢于打破常规发明创造的精神，这是他能成为一个不只有崇高的思想，高超的技术，并把二者高度结合起来的共产主义战士的原因之一。

"院长同志你看还需要做哪些改进？"白求恩同志的问话，打断了我的沉思。我回答道："这种马拉担架在平原还可以，在山区就不行了，另外急转弯也不太方便。"白求恩同志满意地说："你提得很对，在不同的地区，不同的情况下，就要有不同的工具。关于急转弯的问题，还是需要研究改进的。"白求恩同志说完，拉我就坐在这个马拉担架上，递给我一支烟，他也点着一支吸起来，他和我谈起了他的一个重要打算。他说："我过去从地图上看到过中国，从报纸上了解到一些中国的历史和现状。当我来到这个伟大国家的时候，我从香港经武汉、西安，最后到了延安，走过了上半个中国。我觉得中国土地辽阔，物产丰富，人口众多，是一个美丽富饶的国家。我在武汉、西安看到国民党政府的腐败无能，感到无限伤感；我到了延安，见到了毛泽东同志，看到延安这个崭新的天地，才使我看到了中国未来，看到了中国的希望，我又感到无比的兴奋。我来到敌后抗日根据地，看到中国人民在中国共产党领导下，克服着难以想象的艰难困苦，用原始的武器，抗击着最野蛮的法西斯强盗，从而武装着自己，壮大了自己的队伍，解放着自己的国土，我深深敬佩中国共产党和中国人民的革命精神。为了帮助你们，也是为了我们，为了全世界反法西斯战争，为了整个无产阶级的解放，我努力地工作着。这一年来的工作使我感到，随着战争形势的发展，军队不断壮大，根据地不断扩大，我们的医生、护士，我们的卫生工作力量，是不能适应最基本的要求的。我时时考虑这个问题，再来几个甚至十几个外国医疗队，再来多几倍乃至几十倍的外国医生，也不是解决问题的根本办法。毛泽东同志指出了这个空前的，在世界上也罕见的伟大的民族解放战争，将是持久战。为了战争的需要，我想过我们应该办一个卫生学校。我办了特种外科实习周，给医生、护士们讲课，我认为他们是好学的、聪明的，虽然有的连小学都没上过，可是他们学习文化技术都学得很快、学得很好，这是我深深体会到的。我们假如以一年多的时间把他们培养成为有一定理论基础，又有一定实际技术水平的干部，是完全可能的。这不仅是为了今天，而且也是为了明天，为了建设一个独立、自由、富强的新中国所需要的。我们在为着未来的事业奋斗着，也许我们不能生活在那未来的幸福之中，可是我相信那一天一定会到来。"我听了白求恩同志这段洋溢着对中国人民无限深厚的阶级感情的倾诉，深受感动，深受鼓舞，对他提出的办校想法深表同意。我们又谈了医院建设，医生培养，未来的卫生事业的发展，谈话一直进行了一个多小时。我知道白求恩同志是健谈的，毫无疑问，白求恩同志还能继续谈下去。但我看到他那缺乏睡眠的两眼，脸又消瘦了一些，我便转了话题说："白求恩同志，您已经是有了一定年纪的人，为了工作，也应该注意身体，注意休息呀！"白求恩同志意味深长地说："是呀，我知道我也应该休息，可是，我一看到伤员，看到他们的伤口在流血，听到他们在痛苦地呻吟，我能把他们放下，对他们说你等一等，等我休息完了再给你做手术吗？不，我不能那样做。我年纪是大了些，这说明，我做工作的时间也就越来越短了，所以就更要在这缩短了的时间内争取多做一些工作，这样生活才更有意义。"说着他站起身来，微笑地说："好吧，我接受您的意见，现在就去再睡一觉，醒来再谈！"我便高兴地走开了。

几天以后的一个下午，由四所送来一个伤员。白求恩同志迅速地检查了伤情，说病人很危险，需要很快做手术，为了防止意外，要预备一些强心注射剂。可是不凑巧，医院里的强心剂都用完了。白求恩同志命令说："立即派人到卫生部药库去取，要在两个小时之后使用。"我立即挑选了一名骑马技术最好的通讯员，挑了一匹最快的马，交代说："来回将近80里的路程，要在一小时之内赶回来。"通讯员满怀信心，坚定地答道："坚决完成任务。"我立刻写了信，通讯员接信翻身上马奔驰而去。

白求恩同志在手术室里，一会数数伤员的脉搏，一会儿测测血压。我走上前去，对他说："白求恩同志，您先去吃饭，等取回药来，您再手术。"白求恩同志摇摇头说："病人有危险，我怎么能离开这里；病人不得救，饭也吃不下去。"我们再三劝阻，白求恩同志说什么也不肯离开伤员。40分钟过去了，我和其他几个医生、护士，焦急地向村外张望，总没有踪影。我不时地看着怀表，秒针照旧不紧不慢，一秒一秒地向前移动，我真嫌表走得太慢，又怕耽误治疗。又过了10分钟，我们通讯员小张惊喜地喊道："院长，你看！"我顺着小张手指的方向望去，只见村外遥远的大道上，高高地腾起一股尘土疾驰而来，转时间到了村口，只见那个通讯员浑身上下都被汗水湿透了，沾满了灰尘的脸上汗珠大颗大颗得像断了线的珍珠往下淌，那马也是大汗淋漓，全身直冒热气，好像刚从滚热的泥水里捞出来的一样。通讯员跳下马来，从两边衣袋里掏出药来，递到我的手中说："我没有耽误时间吧！"白求恩同志也闻信前来，望着浑身湿透的战士，不禁感激地说："谢谢你，同志，你辛苦了！我代表伤病员真诚地感谢你呀！""不，应该感谢您，白求恩大夫！我知道，早一会取药回来，伤员就早一会儿得救。"白求恩听了战士的回答连声称赞说："讲得好，讲得好！"白求恩同志对工作极端负责任的精神和一丝不苟，严格要求的优良作风，强有力的感染教育着每个和他一起工作和看到他工作的同志。

3月下旬，敌人又向我们的驻地压来，后方医院奉命转移，一连十来天的行军，每天只能睡四五个小时的觉。一天拂晓，我们行军到一个村边，派人进村找向导带路，部队原地休息待令。白求恩同志照例带领医生、护士检查了一下重点伤员，没发现什么变化，又检查了一下药品器械的驮子，都完整无缺，这才坐下来休息。半个小时后，部队又要出发了，我们赶紧叫醒打瞌睡的同志，一找白求恩同志，才发现他躺在村边打谷场上的草堆里，身上盖了一些干草轻带鼾声，已经酣然入睡了。连日来的行军，大家都困得不得了，行军不敢骑马，怕骑在马上打瞌睡摔下来。有时牵着马，似睡非睡，似醒非醒地迷糊着，深一脚浅一脚地随着队伍往前走，甚至队伍拐了弯都不知道，一直往前走去，或者闭眼往前走碰着前边的马屁股才驱走睡神。由于过度的疲劳，有些年轻的同志都感到有点吃不消，何况白求恩同志这样年近半百，身体又比较弱的老同志呢！我眼看着白求恩同志这样熟睡的样子，真有点不忍心把他叫醒，可是因为形势紧张，又不能让他多睡一会儿。我就慢慢拨开白求恩同志身上的干草，轻声地叫着"白求恩同志，队伍要出发了"，白求恩同志睁开眼打了一个欠伸，一看队伍将要开始行动，他一纵身跳了起来，整了整衣襟，连声责备自己："真糟糕，怎么一下子就睡过去了。"

情况十分紧张，随时都有和敌人遭遇的可能，我们都为白求恩同志的安全担心。正在这时，120师和敌人发生了战斗。军区通知我，请白求恩同志和医疗队前去协助工作。白求恩同志要离开我们了，大家也都希望白求恩同志随同战斗部队一起，以便保证他的安全，但又不愿意他离开我们。我怀着依依惜别的心情送走了白求恩同志，心里老在想我们什么时候还能见面。

7月15日，我接到冀中军区转发晋察冀军区的命令，调我立即到晋察冀军区卫生学校去工作。我一方面留恋医院和同志们，但内心里又高兴地说："真快呀！白求恩同志倡议建立医校的愿望实现了。"这时我们冀中军区后方医院已经转移到冀西山区根据地。我紧张地交代了工作，7 月 16 日就去河北省完县神北村去报到了。

神北村位于太行山的一个支脉——青墟山脚下，唐河绕村西南而行。村里有一百多户人家，卫生学校的校部就设在村西南的一座坐北朝南的瓦房里。我报了到，知道卫生学校刚刚筹建，冀中军区的殷希彭、张录增等同志已经调来学校开始工作。更令人高兴的是，白求恩同志这时也在神北村，亲自为卫校拟定了详细的教学方针，对办校提出了许多宝贵意见，并着手为学校编写一部分讲义。

我放下行李，立即跑去看望白求恩同志，我来到白求恩同志的住宅，不巧的是白求恩同志不在，被军区请去看病了。他的通讯员接待了我，我详细地问了白求恩同志离开后方医院后的情况。白求恩同志在 120 师参加了齐会战斗，还化装到四公村去救治伤员，直到 6 月末才回到冀西山区。这时通讯员出去打水，我漫不经心地看着书桌，一盏马灯立在桌角，桌子上还放着两送稿纸，我随手翻开，一行醒目的大字映入我的眼帘：《游击战中师野战医院的组织和技术》，白求恩著。已经写了几十页英文稿，还有二十来页的中文翻译稿。我急忙拿起译稿贪婪地读起来："战时卫生工作的组织是随着战争方式来决定的……游击战争就无所谓'前方'或'后方'，而经常在敌人的后方和两翼，甚至在敌人的中央进行战斗。我们物资方面的补充是极端困难的，我们必须利用其他物品来代替医疗器材，并且要用简单的器具来完成我们的治疗任务。这本书是根据我在八路军卫生工作队里 18 个月的经验写出来的，有时走到所谓'前方'（距离敌人 3 ～ 9 里），有时在所谓'后方'（距敌人约 30 ～ 90 里）。这本书是根据实际的工作来写的，不是理论的。这本书是供献给我们的卫生工作同志，作为我对他们向这些困难做艰苦奋斗的钦佩表示，这本书不是什么条文法典，它只是一些工作的参考材料和改善的指针罢了。第一章：师卫生工作的组织；第二章：师野战医院……"二三十页译稿，我一口气读了一大半，又怀着极大的兴趣翻阅了一遍英文原稿。里面有打字机打的，整整齐齐，段落分明；有钢笔写的，笔迹坚实，清晰流利，虽然有勾勾抹抹，圈圈点点，但是看上去一目了然，里面有许多插图，也都画得准确细致，独具一格。白求恩同志这种善于从实际出发，不断总结经验，严肃认真的工作作风和忘我的工作热情深深地启发了我，我暗暗地下着决心，一定要像白求恩同志那样去工作、学习、生活、战斗。

来到学校，我担任了诊断和内科教学，第一项任务就是编写讲义。我以当时德国有名的"柯雷派尔"氏诊断学为蓝本，做了一些修改取舍，时间紧，任务重，每天都是从早到晚地译呀、抄呀、写呀，忙得不可开交。这时敌人又向我们发起了进攻，学校向后转移。恰巧，前两天下了一场暴雨，唐河涨了水，滔滔河水，卷着泥沙草木，奔腾直下，我们一些不会浮水的男女同志，只得扶着一架梯子，两头让会游泳的同志保驾推拉着，就这样抢渡唐河，一直向西转移，到了山高谷深的腹地牛眼沟村，驻扎下来。

住下不久，白求恩同志又来到学校，召开了教材讨论会。白求恩同志刘我的诊断讲义，殷希彭同志的药物学讲义等都提出了许多意见。给我的诊断学讲义提的意见有七八条，有的很具体、很细致，比如诊察室设置等问题，现在大多数都记不清了。但有两点，我的印象非常深刻，至今记忆犹新。一是，白求恩同志说我的讲义内容太多，一年时间的战时学制，学这么多东西不行。二是，有些内容距离我们的实际情况太远，脱离实际。比如一些仪器检查等内容，我们现时根本没有这些设备条件，讲了看不到，等于白讲。当时对白求恩同志的意见我还有些保留，觉得多学些总比少学强，再则白求恩同志是搞外科，对内科不一定内行，我是翻译了世界名著，不会错的。事实证明，白求恩同志的意见是正确的。

经过几个月的准备，1939 年 9 月 18 日，晋察冀军区卫生学校在牛眼沟村正式开学了。10 月间，又从延安来了一部分师生与我校合并。卫校的成立是毛泽东关于持久战的伟大战略思想的胜利，是抗日根据地广大军民英勇奋斗的成果，也是白求恩同志热心倡导、积极努力的心血结晶。

10 月末，敌人发动了所谓冬季大"扫荡"，白求恩同志率领医疗队，奔赴前线抢救伤员。学校一边上课，一边打游击。当来到何家庄附近时，突然传来一个令人震惊的消息：白求恩同志因抢救伤员感染中毒，不幸牺牲。全校师生听到这个消息，无不万分悲痛。11 月 12 日，这是一个永远不能忘的日子，就在这天早晨，我们亲密的战友，可敬的同志，伟大的国际主义战士白求恩同志与我们永别了。卫校师生眼含热泪，悲痛交加排着长长的队伍，去迎接白求恩同志的灵柩：我们怀着崇敬的心情，依依不舍地瞻仰了白求恩同志的遗容，亲视白求恩同志的遗体入殓。1939 年 11 月中旬，白求恩同志安葬在唐县军城南关，太行山下，唐河之滨，卫校派了代表参加了白求恩同志庄严而又隆重的葬礼。安息吧！白求恩同志！血管里奔流着您的血液的八路军战士们，在抗日战场上纵横驰骋，以英勇杀敌，来报答、感谢您的深情厚谊；您亲自参加创建的卫校的师生，以您为光辉榜样，踏着您的足迹，阔步前进，来回答您热切的希望；您留给我们的共产主义、国际主义精神，在亿万人们心中传颂，化成改造世界的无穷力量，来谱写您没有写完的篇章。

为了纪念白求恩同志，军区将白求恩同志的遗物——书籍、手提 X 光机、手术器械、显微镜、听诊器等留给学校。晋察冀军区并决定将军区卫生学校易名为"晋察冀军区白求恩卫生学校"，将其附属医院易名为"白求恩国际和平医院"。1940 年 2 月，在唐县葛公村举行了隆重的易名典礼。这就是老乡们至今热情称呼的"老白校"。

抗日战争胜利后，"白求恩卫生学校"，发展为"白求恩医科大学"，1948年改为华北医科大学，1949 年后迁校天津，改为"中国人民解放军第一医科大学"。1958 年转业到地方，就是今天的吉林医科大学。

"老白校"在革命战争年代里，坚持为革命战争服务，以培养"政治坚定，技术优良"的白求恩式的医务工作者为办校方向。至今 34 年来，学校培养了近 15000 名医务干部，分配在全国军队和地方，成为革命卫生战线上的骨干，为革命做出了重大贡献。

直到今天，我有幸仍然在这所具有光荣革命传统的学校里工作。在我们学校里还有当年曾和白求恩同志一同工作过的贺云卿、王恩厚、徐选和同志，和白求恩同志一起工作过、后来又到"白校"学习的安芝兰同志，还有卫校成立时从延安来的康克同志。我们这些老同志决心响应毛泽东同志的号召，向白求恩同志学习，继承和发扬光荣的革命传统，在白求恩同志亲自参加创建的这所学校里，永远沿着毛泽东同志的革命路线大踏步前进，让白求恩同志的精神万代相传。

（资料来源：《冀中人民抗日斗争资料》第 8 期，1984 年 10 月，第 37 页）

白求恩在冀中
张庆泰

1939 年 11 月 12 日 5 点 20 分，在冀西黄石村于家大院门前，人们得到了不幸的消息：他的心脏已停止了跳动。这消息从八路军的无线电网传播出来，人们惊呆了！在八路军 120 师师部，在五台山司令部，在冀中司令部贺龙师长、聂荣臻司令员、吕正操司令员以及他们的部下，流着眼泪，深深地低下了头。

一个坚强的身躯倒下了，一颗为中国民族解放事业和世界和平事业而斗争的伟大的心停止了跳动。然而，他的名字却在中国人民和世界人民中广为流传，与世长存，永垂史册！他，就是伟大的国际主义战士，加拿大的优秀共产党员——诺尔曼·白求恩。

我第一次见到白求恩大夫是 1939 年春天，在河北省肃宁县尹家庄冀中军区司令部。当时，我是华北战区服务团团长。那时，中国共产党领导的人民武装在敌后开展了广泛的游击战争，革命根据地不断发展和壮大。晋察冀根据是第一个建立起来的敌后革命根据地，行政上划分为北岳、冀中和冀热辽 3 个区，面积 80 万平方千米，人口 2500 万。它占据着平汉、平绥、同蒲、正太、北宁等主要交通线和北平、天津、石家生、保定、张家口等战略要地。晋察冀根据地的建立，对日本侵略军是一个极大威胁。而素有华北粮仓之称的冀中平原，土地肥沃，交通便利，就成了日军的主要侵略目标。日军为在华北控制这块幅员辽阔的战略要地，对冀中实行了残酷的"扫荡"。日军所到之处，烧杀掠夺，无恶不作。在这极其艰苦的环境下，白求恩大夫的到来，给了冀中军民以极大的鼓舞。

白求恩到来后，东北救亡总会冀中分会曾举行欢迎会热烈欢迎他。出席这次欢迎会的有吕正操、顾绍雄、张昭、孙耕野等，顾绍雄代表东北救亡总会冀中分会致欢迎词。白求恩大夫在会上讲了话，他的话简短而有力。他说，我不是演说家，不会演讲，其实，我也不是来演讲的，而是和大家一起进行反法西斯斗争的，我愿意和大家一起，共同努力争取抗日战争的胜利。

白求恩大夫于 1890 年 3 月一个狂风暴雨的一天，诞生在加拿大安大略省雷文赫斯特镇。第一次世界大战爆发后，年仅 24 岁的白求恩便应征入伍，参加了战地救护工作。1936 年，他在医学上已经有了建树，全世界医学界人士都慕名到他所在的圣心医院观摩他的工作。然而，就在这时，第二次世界大战爆发了。白求恩毅然抛掉了一切名誉和地位，远离祖国，投身于硝烟弥漫、战火纷飞的西班牙战场，创办了"西班牙—加拿大输血站"，奔驰于马德里、巴塞罗那、马拉和阿尔梅里亚前线，为伤员输血，积极参加了反抗法西斯主义的伟大斗争。1938 年 1 月 20 日，白求恩大夫又辗转来到中国。他认为：中国是他最能发挥作用的地方，也是需要他最迫切的地方。同年 6 月，他从延安来到了晋察冀革命根据地。7 月底，在他的建议下，根据地开展了一个"五星期运动"，建立了一个"模范医院"。在根据地，白求恩大夫所到之处，都亲自做手术、讲解，并表演外科手术。他每天都要工作到 18 个小时以上，脸都没有时间刮，索性便留起了胡子。

在冀中平原进行游击战争，可以说，有后方又无后方，因为平原游击战争的流动性很大，我们可以随时对敌人出击而又经常处在敌人的包围之中，战争的形势错综复杂，犬牙交错。因此，在平原，我军不适合建立较大的固定医院，我们不得不把伤病员分散到老百姓家里。白求恩大夫初到冀中，对平原游击战争的特点不大熟悉。按西方医院的标准，八路军没有真正的医院，没有真正的医院设备，没有手术室，没有真正的外科手术器械，纱布、绷带用过了又洗，晾干了再用，药品大部分是本地自制的，而医务人员大多数没有经过相当的训练。这一切都使白求恩大夫十分焦急。有一次，他找到八路军 120 师师长贺龙同志，劈面便问："你们总是说要进行长期斗争，可是现在，你们连最起码的医药品器械都没有，这怎么能行呢？"接着，他提出要亲自去平津采购医药器械。贺龙师长态度非常和蔼地说："你在这里，一方面，我们可以负责保证你的安全；另一方面，你可以帮助我们组织医疗卫生工作，这对于我们坚持平原游击战争，将起到巨大的支持作用。至于医疗器械、药品等问题，我们会千方百计地想办法，不断地得到补充。"贺龙师长又向他解释说："我们搞革命，一切都是从无到有，就连武器也是从敌人那里夺取的。从某种意义上说，敌人的据点就是我们的补给站。"经过一番劝说，白求恩大夫也就不再坚持亲自到平津等地去采购医疗器械了。

在冀中，我们卫生系统专门建立了输送伤员的交通线，沿途都有交通站、输运站。所以每次战斗过后，经过初步包扎，伤病员一般都能及时送往山区治疗。平汉铁路以西的山区，在当时，相对地成了晋察冀边区和冀中平原的后方。有些山区的地形，九沟十八岔，岔岔有人家，更便于把伤病员分散隐蔽起来进行治疗，但这些工作也是十分艰巨和复杂的，特别是在转移伤病员的途中，要通过敌占区和敌人的层层封锁线。

几个月后，白求恩大夫差不多走遍了冀中军区的 5 个分区，巡视了各个后方医院。他最初听说，伤病员大多数都转移到群众家里去了，很不以为然：伤病员分散到老百姓家里，那里安全吗？卫生条件怎么样？看护问题如何解决？这一连串的问题他简直无法想象。于是，他便要求到各地去普遍检查一下医疗卫生情况。

在根据地，几个走东家，串西家，乍看起来，像是在走亲访友的当地群众打扮的人，如果不是白求恩大夫亲眼看到他们篮子里的医疗器械和药品，他怎么也不会想到，这些人就是八路军的医生、护士。他更没有想到，从各种外表上看，那些不过是普普通通的老百姓家的住房，但一走到里面却发现一处处都是八路军伤病员的病房：室内非常整洁，炕上铺着厚厚的稻草、麦秸，被子拆洗得干干净净；屋里有夹皮墙、地洞，发现敌情，伤员们就可以躲进去。那些烧水做饭，织布纺棉忙着农活的农民，如果不是白求恩大夫亲眼看见他们农民服装里的夹板、绷带，他怎么也不会相信，他们是八路军的伤病员。尽管那里的条件赶不上"正规医院"，但在当时那种艰苦的环境中，伤员的安全能够得到保障，又有那样洁净的"病房"和那些辛勤工作的医生、看护们，条件还算是很不错的，这些大大出乎白求恩大夫的预料。这八路军的强大的后方医院，这从未见过的动人场面，使白求恩大夫思想受到了很大的震动。他惊叹不已，把这些简直看成了奇迹，同时，他也感到自己知道的事情太少了。

经过一段时间的实践和对现实情况的了解之后，白求恩大夫不但放弃了原来的想法，而且，很快地提出了切合当时实际情况的医疗措施。他曾写了一本小册子，题名是《初步疗伤》。这本小册子，当时在根据地曾大量印发，广为流传。其中心内容是要对伤员下火线后立即进行消毒包扎，以免伤口感染。这个办法很适合于当时的环境。其特点：一是可以避免由于感染化脓而致残、死；二是可以保证安全地把重伤员送往山区治疗，减少途中死亡；三是可以大大减少药品的消耗；四是轻伤员经过消毒包扎后，还具有一定的战斗力，把他们组织起来，可以起到保卫医院、医疗小组的作用。

白求恩大夫到冀中平原一个月后，敌人开始对冀中不断地分区"扫荡"，战火燃遍了平原地带。这一时期，白求恩大夫从一个危险地方跑到另一个危险地方，坚持在火线附近做手术，组织临时救护站，并为贺龙师长和吕司令员的部队组建了几个战地医疗队。1939 年 5 月初，日军打到 120 师师部所在地河间。120 师师部已经转移到了四公村。这时，河间城里敌人集中了两千多人，向四公村发起了进攻，但主攻目标是十多里外的齐会村。烟雾笼罩着齐会村，很快就隐隐约约地看见村子的三面都被敌人包围了。霎时，枪声、炮声、手榴弹的爆炸声响成一片，齐会村的上空弥漫着浓烈的火药味和被烧焦了的各种东西散发出来的无法名状的难闻气味。这就是历史上有名的齐会战斗开始打响了。

白求恩大夫带领医疗队冒着敌人的炮火抵达了齐会村。当时，我们服务团一些年轻的同志也参加了这次战斗。

在离前线 7 里地的一个村边，有一座小庙，手术室就布置在那里。

小庙里，四周绷上了白布，屋子当中挂着一盏煤气灯。煤气灯嘶嘶地响着，放出暗淡的光亮。伤员们川流不息地从前线被运下来，白求恩亲自到伤员处检查，对重伤员，他非常认真地摸脉、听呼吸，用鼻子闻伤员伤处的气味。小庙里，人们紧张地工作着，除白求恩开口要手术器械外，听不到人们的说话声，除去吃饭和几分钟的休息外，没有一个人离开过手术台。

敌人的炮火非常猛烈，炮弹不断地落在小庙的四周，地在不停地震动着，白求恩大夫像什么也没发生一样，敏捷地动着手术。突然，一颗炮弹在庙墙处炸开，爆炸的气流夹着火药味和血腥味冲破了窗户吹进了庙里，煤气灯被吹灭了。有人劝白求恩说："这里炮火激烈，还是把手术室挪动一下吧。"白大夫摇摇头，坚决不同意。他说军医离火线越近越好，只有这样，才能提高救死扶伤的效率，才能减少死亡率。我们的工作，就是为了抓紧时间抢救伤员，减少流血、减少牺牲、保存有生力量。战士们在火线上都不怕危险，我们还有什么不可以牺牲的呢。

齐会战斗连续打了3天，八路军又一次创造了平原战斗的奇迹。整个战斗，消灭了500多个敌人，我们也有280多人伤亡。在3天大约69个小时里，白求恩大夫为115个伤员动了手术。

白求恩大夫平时不苟言笑，比较严肃，如果，他发现哪个医生或护士的工作没做好，或没效率，他就会发脾气。人们十分尊敬他，可也总是有些"怕"他。白求恩曾在日记中写道："每逢工作进行得不顺利，或者他们犯了错误，或者他们做事没效率，他们说我总是脾气大……"

白求恩也知道自己的脾气不好，他曾说自己的脾气是一大弊病，但遇到事情，他又总是克制不了。无论是大小战斗，无论从火线下来的伤员有多少，白求恩大夫都要一律立即进行初步疗伤，不许拖延时间，而且，不把伤员全部包扎完，谁也不能休息。有的同志因为长时间的工作、熬夜，支持不住，打起瞌睡来，白求恩大夫便走过去，一面摇醒他，一面严厉地说，前方在打仗，战士在流血，我们要尽量减少不必要的损失。事后他又和善地鼓励同志们说：坚持下去，打了胜仗，我们再好好休息。但对伤员，他的眼睛却总是流露出慈爱，第一句总是和蔼地用中国话说："我的孩子……"

他的"脾气大"，对同志要求严格，正表现了他对工作严肃认真的态度，他曾在一次讲话中说道："……一个医生、大夫、护理员的责任是什么？只有一个责任，那责任是什么？那责任就是使我们的病人欢乐，帮助他们恢复健康，恢复力量。你必须把每一个病人看作是你的兄弟，你的父亲。因为，实在说，他们比父兄还亲——他是你的同志。在一切事情当中，要把他放在最前头。倘若你不把他看得重于自己，那么，你就不配在卫生部工作，其实，也简直就不配在八路军里工作。"

"……因此，你要时时刻刻想着伤病员，时时刻刻问自己：'我还能多帮助他们么'……我要对八路军和游击队的伤员的勇敢以及他们从无怨言的精神表示敬佩。对于这些人，我们只有用我们最大的体贴、爱护和技术，才能报答他们为我们而受的痛苦和牺牲。因为他们打仗，不仅是为了挽救今日的中国，而且是为了实现明天的伟大、自由，没有阶级的、民主的中国，那个新中国，他们和我们不一定能活着看到了……"

这些感人肺腑的话，道出了白求恩大夫的心声。他的"脾气大"，人们也就自然而然地谅解了。

白求恩大夫对同志要求严格，同时，他对同志又是那样无比的热忱，毫不利己，专门利人。

当时，我们战地服务团的女团员沈乃然时常腰疼，经白求恩大夫诊断，确认她患有脊椎结核症，这种病，当时在根据地是无法医治的。白求恩把病情告诉了我，并要我安排她休息。过了些天，有一次，白求恩路过我团的演出场地，看到沈乃然仍在台上搞演出前的准备工作。于是，他便责问我为什么不安排她休息。我说："我已安排她休息，但她感到休息太苦闷，坚持要和同志们一起工作。"白求恩沉吟了一会儿说，要设法把她送到北平协和医院去治疗，并让我第二天带沈乃然到他那里去一趟。

次日，我和沈乃然便到他那儿去了。一进门，见白求恩大夫正在炕上斜倚着行李半卧着，板着脸，一派恼怒的样子。见到我们进来，他便赌气地说："你们来找我干什么？你们中国人的事儿你们中国人自己去解决，我不管。"

我和沈乃然一下给搞糊涂了，真有点丈二和尚摸不着头脑，尴尬地站在那里，莫名其妙，不是你让我们来的吗？可我深知白求恩大夫的脾气，没有多问，便和沈乃然从他的屋子退了出来。在门口，我们遇到了担任白求恩大夫的翻译董越千同志。董越千是北大外语系毕业生，曾在阜平当过县长。白求恩总是习惯地把他叫作"我的化身"。

董越千一见到我们便说你们来得真不是时候，他正在生气呢。原来，白求恩大夫想把沈乃然送到北平去治病，因此，他向贺龙师长提出，要开支300元。贺龙师长把供给部的同志找来研究，供给部的同志说，我们的一些有残疾的长征老同志也没有人去大城市治疗，她这样的一个群众团体的青年干部到北平去治病，我们无法报账。白求恩大夫没有领到钱，憋了一肚子火，就对我们发泄开了。

生气终归生气，办法还是得想，不把事情办成，白求恩大夫是不会甘休的。他想来想去，于是，去见贺龙师长，开门见山地说："你们每月给我一些零用钱是不是？我现在预借300元，请你们从我的零用钱项下逐月扣除可以不可以？"其实，白求恩大夫到晋察冀边区以后，毛泽东同志曾拍给晋察冀军区司令员聂荣臻同志一封电报，电报上说："请每月付给白求恩大夫100元钱。"但白求恩大夫在给毛泽东同志的回信中说："我谢绝每月100元的津贴。我自己不需要钱。因为衣食等一切均已供给。"为了不要这100元钱，他曾和聂荣臻司令员进行了一番舌战。实际上，他每月需要的零用钱是很少的。现在，他提到用自己的零用钱为沈乃然治疗，贺师长听罢，边笑边拍着他的肩膀说："这是个好主意，我完全赞成。"贺师长派了一名副官来找我们。当时，我们正在外村演出，副官向我说明了情况。可是，当我通知沈乃然到白求恩那里去报到时，她却表示坚决不去。原来，她想，北平是敌占区，来回要费很多周折，万一回不来怎么办。经过一番动员说服，她才勉强同意。

在没有去北平治病之前，沈乃然一直在白求恩大夫身边。每到行军时，白求恩大夫就把自己的马让她乘骑。沈乃然个子矮，爬不到马上去。每次上马时，白求恩大夫便把自己瘦长的身体向下一缩，双腿弯曲，使其大腿与小腿尽量曲成直角，在马前摆了个不标准的骑马蹲裆式，让沈乃然踩着他上马。起初，沈乃然不好意思，白求恩便晃动着身体，表示很结实，然后笑了笑，拍着自己的腿和肩膀，示意让她上。沈乃然被他的样子逗乐了，便踩着他的腿，蹬着他的肩膀跨上了马。

后来，白求恩大夫终于通过某教堂牧师的关系，把沈乃然送到了北平协和医院诊治。3 个月后，沈乃然脊椎结核痊愈，又安全地回到了根据地。

对老百姓，白求恩大夫也像对待八路军战士一样，每路过一个村庄，每逢遇到病人，他总是认真地诊断，耐心地治疗，无论是白发苍苍的老人，还是总角垂髫的儿童。对白求恩大夫的一片诚心，老百姓总是要设法报答，他们经常拿着鸡蛋、大枣和一些别的东西来到医疗队送给白求恩大夫。自然，每次白求恩大夫总是摆着手，拒不接收的。但老百姓却也执意得很，一再坚持。每当这时，白求恩也被群众真挚的情谊感动了，他总是耸耸肩膀，表示无可奈何。最后，白求恩大夫只好收下，把这些东西按着一定的比例，调剂给伤员。

白求恩大夫严于律己，坚持与八路军战士同甘共苦，肝胆相照。他刚刚到后方医院时，为了照顾他，炊事班长给他炒了两个菜：一盘炒土豆，一盘炒鸡蛋。菜摆到桌上后，他便皱起了眉头，立即把炊事班长找了来。炊事班长以为菜做得不合口味，等到白求恩大夫指着桌子上的菜问，战士们是否也能吃到这样的炒菜时，他才恍然大悟。炊事班长只好如实地说，这是专为他做的。白求恩大夫听了后，摇着头说："你们把我当客人看待了，我是一个八路军的医生，对我不要搞特殊，我的伙食一定要和战士们一样。"

白求恩大夫工作非常细致，事必躬亲。他到晋察冀边区后，看到医疗器械缺少，便绘制了一本加工制作的草图，找来锡匠、铁匠、木匠，同他们一起研究制作胳膊和腿的夹板、担架、保存食物的盆桶以及敷药时用的标准托盘和各种木料器具等，并鼓励他们：干吧，干起来什么事情也能学会。他亲自设计马背上的流动药箱，每次行军出发前，都要亲自检查肚带勒得是否松紧适度。

9 月，北雁南飞，天气变凉了，晋察冀边区已呈现出了一派肃杀的秋色，树叶已由绿变黄，毫无生气，零星地飘落在地上；被日本侵略军洗劫的村庄，裸露着无数的残垣断壁，满目凄凉，路上的行人寥寥无几，就连那袅袅上升的炊烟也显得那样无精打采。这时，战局更加紧张了。日军到处封锁了晋察冀边区，国民党也加紧了对根据地的封锁。中国其他地方和国际友人给晋察冀的援助大部分被切断了。面对这困难重重的局面，白求恩决定去美洲一趟，到加拿大和美国去，募集医药援助。但在离开这里之前，他还有好多事情要做：首先要照顾一下冀中战斗下来的1000名左右的伤员，详细调查了解各军分区医疗单位的工作情况和一些实际困难；其次是建立新的后方医院，训练医务人员，给战地医疗队在返美期间的活动做些准备工作。于是，把原计划10月份启程去美洲的时间改为11月初。

10月下旬，就在他视察已基本结束的时候，军区突然送来了紧急通知：日寇以2万多兵力，并配备了晋察冀边区战争开始以来数量最多的飞机、大炮、装甲部队，向我晋察冀边区发动大规模的"秋季扫荡"。军区命令卫生部立即组织医疗队，赶赴涞源北部的摩天岭一带。听到这个消息，白求恩大夫又决定等这次扫荡结束后再启程。

当天夜里，战地医疗队冒着风雪，赶了70里的山路，来到了战事最为紧张的摩天岭附近的一个村庄。手术室就设在村子的木头戏台上。就在这次紧张而危险的手术中，白求恩的左手中指第三节被手术刀划破了一个小口。11月1日，在给一名患颈部丹毒合并蜂窝细炎的伤员动手术时，白求恩划破的手指被那无孔不入的细菌感染了。过了两天，白求恩的伤口开始化脓，感染已进入了前臂。医生们建议把手指切开一个十字，把脓放出来，白求恩同意了。有的护士忍不住在旁边哭了，白求恩却强作笑容地安慰着说："哭什么？这不过是一点小小的发炎，有什么大惊小怪的。"

夜间，敌人占领了北面的银坊。战斗仍在激烈地进行。人们对白求恩封锁了一切战斗消息。但是远方传来的轰轰隆隆的炮声和飞机声泄露了这个秘密。白求恩叫来了医疗队的同志，发怒地质问道："前方没有战斗吗？——你们听！前方的战士在流血，而我们却在这休息。你们不要把我当作你们明代的古董，而应该把我当一挺机关枪使用。一只手发炎算什么！"就这样，白求恩大夫又和医疗队的同志一起，冒着纷飞的大雪，向前线出发了。

但无论如何，他那发着烧的身体和那蹒跚的步履都表明，他的伤势仍在恶化。11 月 10 日，人们把昏迷不醒的白求恩护送到了河北唐县黄石村。

在黄石口村于家大院，尽管医生们千方百计地为白求恩大夫医治，但都止不住他那使胳膊变色的血液中毒。败血症——在当时那种缺医少药的情况下无法医治的疾病，正在吞噬着一个伟大国际主义战士的生命。

"亲爱的聂司令员：

……

请转告加拿大和美国共产党，我在这里十分愉快，我唯一的希望是能多做贡献！

请转告加拿大人民和美国人民，最近两年是我生平最愉快，有意义的时日！

……"

白求恩用颤抖的手写完了遗书。然后，他把贺师长送来的战利品——烟、衣服、鞋等，分给同志们，又分赠周围同志一些纪念品。最后，他拉着董越千的手，摘下自己的夜光表给董越千戴上，留作纪念……

这时，人们再也控制不住自己的感情，无声的啜泣变成了痛哭流涕。窗外，呼啸的北风夹着漫天的大雪回荡在山间，青松阵阵作响，恰似奏起了一曲雄浑悲壮的乐曲。白求恩又一次顽强地抬起头，向着身边的同志们，用他那浑厚低沉的声音说完了他最后的话：

"努力吧！向着伟大的路，开辟前面的事业！"

1940 年 6 月中旬，白求恩大夫墓地在唐河河畔军城南关落成。墓地中心是 2 米高的大地球，正面加拿大部分特别突出，上面是白求恩大夫的塑像，塑像的面部表情严肃，同白求恩本人十分神似。据说，墓地的美工是由晋察冀画报社负责设计的。墓地四周是白色立柱，立柱之间连以铁链，可惜这个墓地后来遭到了日寇的破坏。

在这期间，我们华北战地服务团并入了冀中军区火线剧社，由我担任社长。后来，我又调任冀中军区卫生部政委。那时，柯棣华大夫随印度援华医疗队来到了晋察冀边区，任白求恩学校（校长江一真）附属医院院长。在白求恩墓地落成典礼大会上，柯棣华大夫发表了演说。他说："法西斯帝国主义是世界战争的策源地，因此，反法西斯的斗争是广泛的，是国际性的。我和白求恩大夫，一个来自加拿大，一个来自印度，都是为反法西斯而来的。这就证明了反法西斯力量在不断壮大。白求恩大夫在反法西斯斗争中，献出了宝贵的生命，他给我们树立了光辉的榜样。我们一定要学习他，为反法西斯斗争的胜利奋斗到底！"

是的，一切爱好自由和平的人们，无时无刻不在学习白求恩大夫的国际主义精神。

今天，从世界各地，人们怀着崇敬的心情，来到华北军区烈士陵园白求恩的塑像前，久久地凝望着他那宽宽的额头，高高的额骨，炯炯的眼睛和那手握听诊器栩栩如生的姿态，不愿离去。

人民永远不会忘记您——伟大的国际主义战士，加拿大的优秀共产党员，诺尔曼·白求恩！

（资料来源：《冀中人民抗日斗争资料》第 8 期，1984 年 10 月，第 57-70 页）

记在白求恩卫生学校工作的日子
江一真

晋察冀军区白求恩卫生学校（简称"白校"），是现在长春白求恩医科大学的前身，创建于 1939 年 9 月。我是第一任校长，从筹建学校起，在学校工作了 5 个年头。现就我所记得的情况做个片断回忆。

一、建校

抗日战争爆发后，我党创建和领导的抗日根据地，像雨后春笋一样迅速发展起来。为加强战地医疗救护工作，八路军总部组成了 3 个手术队开赴抗日最前线，一个由孙仪之带领去晋冀鲁豫军区；一个由姬鹏飞率领奔赴新四军地区；一个由我带领，于 1938 年 11 月间到了晋察冀军区。

晋察冀军区地处山西、河北、察哈尔 3 省的边界，是抗战时期有名的模范抗日根据地，是在平型关战斗之后，由聂荣臻率领 115 师一部分主力部队创建起来的。在地下党的密切配合和积极支援下，边区农民和青年学生踊跃参军，抗战的歌声响彻祖国大地，到处呈现着"母亲叫儿打东洋，妻子送郎上战场"的动人场面，边区部队由两千多人迅速发展到几十万人。部队兵员猛增，但医务人员奇缺，有的团根本没有医生，有的团虽有个把医生，但受过正规医学训练的极少，医疗技术水平低，给伤病员的治疗带来很大困难。因此，创办卫生学校，便提到军区和军区卫生部的议事日程上。

当时援助中国抗战的白求恩大夫，也向聂荣臻司令员建议开办卫生学校，并推荐由我担任卫校校长。聂荣臻司令员是我的老首长，早在遵义会议的时候，我就给他看过病，那时他腿负伤，是由我负责给他治疗的。他对卫生工作十分重视，他也早有建立一所卫生学校的打算，白求恩的建议，正符合他的心意。他把我和卫生部的领导找去，亲自面谈创办卫校事宜，指定我为校长，负责卫校的筹建工作。

二、做革命卫生学校的开拓者

晋察冀边区是一个新开辟的抗日根据地，处于战火纷飞的战斗环境。全区只有冀中地区是大平原，其他地区都是崇山峻岭、地瘠民贫的山岳地带，交通极不方便，加上敌人对边区在经济上实行严密封锁，在军事上实行频繁"扫荡"，在"扫荡"中又实行惨无人道的杀光、抢光、烧光的"三光"政策，妄图彻底毁灭抗日根据地，在这样的环境下，创办医科学校，谈何容易！面对这样的现实，师生们誓做革命的开拓者。

办校存在着不利因素，但也存在着有利因素。最大的有利因素是有领导和群众的积极支持。首先是军区首长和军区各部门领导的支持。聂司令员对创办卫校非常重视，需要他解决的困难问题，有求必应。卫生部叶青山部长、游胜华副部长，还有供给部的查国桢部长，对创办卫校非常热心，在人力物力上大力支持。分区卫生部的领导，如张杰和尹明亮等，也从各方面给予支援。特别值得提出的是，冀中军区吕正操司令员和冀中军区卫生部的领导同志们对卫校的支援。他们顾全大局，把冀中最有名的专家教授输送到学校教课，学校先后从冀中军区抽调了殷希彭、刘璞、陈淇园、张文奇、张禄增等5位专家教授担任教员。殷希彭和刘璞，抗战前就是保定河北医学院有名的教授。殷希彭是曾留学日本的病理学教授、博士，他担任了教务处主任。刘璞是微生物学教授，他的医学知识非常渊博，除了教细菌学外，还能教药物学、外科总论和毒气学等各种课程，是一位多面手。陈淇园是留学日本的小儿科专家，内科水平很高。张文奇是留学日本的眼科专家。张禄增虽然只在河北医学院学习过3年，没有毕业即爆发了抗日战争，可是他是殷、刘两位教授的得意门生，他的解剖学学得非常扎实，担任基础课的解剖学和生理学两门课，很受学生欢迎。这几位专家教授成为我们办校的骨干力量。不久，又动员来了任彬、郭庆兰两位教员，她俩是北平协和医院毕业的高级护士，初来时还穿着旗袍，到校后才脱去"红装"，穿上军装，这样学校又有了两位护士教员。这为我们创办一所综合性卫校奠定了基础。我担任校长之后，我从延安带过来的手术队医生中，魏方中留在学校当了教员，王义之、孙峰、黄平等几人分别分配到2、3、4分区卫生部担任了医务主任，我自己兼了外科教员。但我不是大专院校毕业，而只是在中央苏区总部在江西瑞金办的卫校第4期学习了几个月，是本军培养土生土长的，我教课有困难，但我愿意学习，有时行军骑在马背上也要看书，上课前我认真备课，凭着多年的临床经验，勉强应对。

1939年10月初，延安卫校一部分师生，由喻忠良率领来到晋察冀边区与军区卫校合编在一起，合编后我仍担任校长，喻忠良担任政治委员，王进轩担任总支书记。这时，教员又增加了新的生力军，医务教员增加了胡雨村、刘绍文、灾友良、康克4位同志，政治教员增加了王尔鸣、李戈伦、张绍闵3位同志。至此办校的师资基本解决了。1940年以后，又陆续到了两位国际友人柯棣华和傅莱，后来又从北平协和医院北平医学院来了陈炯华、刘信、王纲、方治、刘海鹏、陈郁等几位同志，都先后担任了教员。

军区首长下决心为卫校抽调了学员。当时学员分3批到校，第1批是由各分区从卫生工作岗位或其他工作岗位抽调的，这批学员文化程度参差不齐，有的高中毕业，有的只上过小学。第2批是从抗大2分校抽调来的，都是初高中或师范生。第3批是从延安卫校来的，多数也是初高中学生。

我们的教员和学员全都是抗战积极分子，革命热情非常高，他们蔑视困难，勇于改革，争当革命卫校的开拓者，这是办好学校最大的有利因素。

创办卫校，开始是白手起家，没有物质基础，既没有教材，更没有教学设备，完全靠自力更生，艰苦创业。没有教材，教员动手自己编。编写什么样的教材，这又牵连到学制问题。确定学制，必须从我们部队的实际出发，不能照搬正规医科院校的一套，他们的学制是5年制、6年制，这不适合部队的急需，远水不解近渴。部队需要速成，但学制太短，又不能培养出合格的医生。经过反复研究，最后确定军医班学制为1年半，调剂班1年，护士班8个月。这个学制符合战争实际，培养的医护人员基本称职，我们就是按这个学制编写教材的。

编写教材最大的困难是没有参考资料，最初只有我从延安带来的一部分《罗卡外科学》，和陈淇园从家中带出来的德文原版《柯雷派尔氏诊断学》可供参考。怎么办呢，只好凭教员的记忆来编写。张禄增分工教解剖学，因为没有任何参考资料，他就发动学员同他一起到乱葬岗挖回尸骨，经过泡制，做成骨骼标本，然后看着标本编写讲义。后来从延安卫校带来一部分书籍，又想办法搞到河北医学院一套教材，才有了参考资料。

编写教材是艰苦的脑力劳动，教员们为此花费了大量心血。他们编写热情高，为了抢时间早开课，在炎热的盛夏季节，他们不顾疲劳，不分昼夜地积极编写。在编写教材过程中我们确定了3条指导原则：一是少而精，这是根据速成的学制提出来的。二是从实际出发，要符合革命战争的需要，重点突出。三是通俗易懂。为争取早开课，就一面编写，一面刻字，教材印出一部分之后，就赶快开课，从开始筹备到开课，只用了两个多月的时间。

缺乏教学设施，虽然是教学的障碍，但师生们并不把它当成重大阻力，他们懂得教学设备的解决，不可能毕其功于一役。于是采取两条腿走路的方针，一方面尽可能到敌占大城市去采购急需的教学设备，一方面发动教员学员自己动手制作，逐步增添，逐步完善。

三、选择校址

在抗日根据地办校，选择良好的校址十分重要。校址要具备4个条件：一是安全稳定，敌人不可能偷袭或奔袭。二是环境隐蔽，便于防空。三是群众基础好，积极拥护八路军。四是村庄较大，有足够的空余房间容纳学校。

学校开始筹建时，住在河北省完县（今顺平县）的神北村。神北紧靠唐河，那年夏末秋初，连降暴雨，唐河洪水为患，为保证教学安全，学校转移到唐县的牛眼沟，在这里举行了开学典礼。牛眼沟地处边区腹地，是一个山高谷深的偏僻山村，安全完全有保障，但只有几十户人家。10月间，延安卫校的师生来了，住处便发生困难。不久，敌人对边区进行冬季大"扫荡"，这是建校后第一次经受反"扫荡"的考验。反"扫荡"开始不久，白求恩大夫不幸逝世，噩耗传来，全体师生无限悲痛。为纪念这位伟大的国际主义战士，军区决定卫校易名为白求恩卫生学校，附属医院易名为白求恩国际和平医院。

反"扫荡"胜利后，聂司令员选定唐县葛公村作为白校的校址。葛公村位于著名的青虚山脚下，背山面水。青虚山海拔两千余尺，山巅有大庙，傍晚拂晓，白云缭绕，景色十分壮观。有灌溉之利的唐河，在葛公村东横流而过，唐河两岸都是肥沃的稻田，本地出产的稻米，味香可口，甚是好吃。村子的周围，杨柳成林，风景优美，便于防空。春季里，村头田间，到处可看到盛开的杏花、桃花，秋季到来，那山边的柿林红叶可真是"霜叶红于二月花"。葛公村是一个有300多户人家的大村庄，村中空闲房屋较多，是战时在敌人后方办校最理想的地方。从此，学校就在葛公村长期驻下来，只在反"扫荡"的时候，才暂时离开，反"扫荡"胜利后，学校仍返回葛公村。葛公村的群众条件很好，他们热诚欢迎学校住在村上，给予学校许多方便。村上有了困难，学校也大力支援。1940年春天，因洪水泛滥，农民的稻田被淤沙淹没不能播种，学校决定停下课来，帮助农民挖沙复田，受到群众拥护。村上有了病人，学校无偿地为他们医治。反"扫荡"烧毁房屋，师生们积极帮助抢修，军民亲如一家，关系十分密切。

四、在战斗中成长

白校是在战斗中发展壮大的。自1939年建校起，每年秋、冬季都要经受一次反"扫荡"的考验。白校不是战斗部队，在反"扫荡"中没有消灭敌人的任务，它主要是与敌人周旋，保存自己。保存好自己，就是胜利。每次反"扫荡"对学校都是一次很好地锻炼，锻炼校领导的指挥能力，锻炼全校师生艰苦奋斗的革命意志，使部队更坚强。

聂司令员非常关心白校在反"扫荡"中的安全，常派部队掩护学校，但仍难免遭到意外。1940年冬季反"扫荡"时，一天夜晚，白校正在万山丛中行军，突然发现周围都有敌人，既不能前进，也不能后退，全校师生只好在山巅露营。1941年秋季反"扫荡"，是历次反"扫荡"中最残酷的一次，学校的第2梯队在易县道士观被敌包围，突围时有4名同志壮烈牺牲。为及时掌握敌情动态，在反"扫荡"宿营时，我常把电话安装在枕边。各军区首长也对白校非常关照。一次，在一分区驻地某村宿营时，学校断了粮，我打电话向杨成武司令员求援，他立即派人送来粮食。

一面战斗，一面学习，是我们提出的战斗口号。在反"扫荡"中，除行军外，一有空隙，就抓紧时间进行教学。同学们背起背包，带上武器，到驻村外的树林或山洼里便于防空的地方，把队伍集合好，把教员请来上课，同学们称这种上课叫"武装上课"。常有这种情况，那边武装部队在战斗，能听到隆隆的炮声，而这边同学们仍稳坐钓鱼台，照样聚精会神地上课。课间休息，还要高唱革命歌曲，充满了革命乐观主义精神。

五、团结知识分子

知识分子多，是白校的一个主要特点。教务处的教员基本都是高级知识分子，其他行政、政治干部和学员基本都是小知识分子，工农出身的占极少数。在建校之初招收的第一批学员中，还有3名来自南洋的华侨。

在敌后根据地创办医科学校，没有医学专家参加，不吸收大批青年学生，学校是办不起来的。有了医学专家和青年学生，不做好巩固工作，同样不能完成教学计划。因此，认真贯彻执行党的知识分子政策，做好团结知识分子的工作，是学校党组织不可忽视的政治任务。

对团结知识分子，学校的领导十分重视，这项工作总的来说做得很好，胜利地完成了教学任务。下面谈谈团结知识分子工作的几点体会：

（1）端正对知识分子的认识。这是能否正确对待知识分子的关键。一些同志总认为知识分子难接近难团结，对他们看缺点多，看优点少，这种认识是不正确的。从我个人长期和知识分子共同战斗共同生活中，深刻体会到，他们虽有一定弱点，但有很多优点，他们的本质是好的，优点是他们的主流。第一，他们真诚的信任、拥护、热爱共产党和八路军。第二，革命热情高，政治上积极要求进步。第三，工作认真负责，吃苦耐劳，而且非常自觉。第四，特别值得钦佩的是他们都是赤诚的爱国主义者，有崇高的民族意识，对日本帝国主义刻骨仇恨，他们参军的动机就是打日本，不是为了个人，而是为了挽救中华民族。参军后在党的培养教育下，逐步确立了共产主义的世界观，锻炼了一不怕苦二不怕死的革命精神，不管环境多么恶劣，生活多么艰苦，他们毫不动摇，把生死置之度外，为革命不惜做出最大牺牲。校部的副指导员左克，是一个女同志，1941年秋季反"扫荡"时，不幸被敌人俘虏，面对敌人的刺刀和威胁利诱，她誓死不屈，与敌人搏斗，壮烈牺牲。教务主任殷希彭，1943年连丧两子，长子在前方战斗部队英勇牺牲不久，在秋季反"扫荡"中，次子又被敌机轰炸阵亡。面对严重打击，老教授革命斗志丝毫未受影响。国际友人柯棣华堪称楷模，他有癫痫顽疾，因屡次发作，我们劝他去延安休养治疗，他坚持留在抗战的最前方，发病后仍不肯休息，最后为革命献出了宝贵生命。这些可歌可泣的英雄事迹，我们永远不忘。

（2）政治上对他们诚恳、信任。对投身革命的知识分子，是诚恳信任还是无端怀疑，这是对待知识分子的态度问题。组织上对革命者信任，会使其在精神上得到莫大安慰，相反，被无端怀疑会使人精神上蒙受莫大痛苦，甚至使人意志消沉。因此，对待知识分子必须持严肃慎重态度，不能轻易乱怀疑。白校的教员多数是高级知识分子，我们对他们非常信任，在政治上采取保护措施。1940年4—5月间，白校曾开展反汪派（汪精卫派）国民党特务的斗争；1942 年以后，开始了整风运动。在这两次政治运动中，我们对白校的教员，采取实事求是的态度，使他们未受到冲击，避免了"左"的思潮影响。在整风运动中，我们校领导和教员同志们共同学习党的整风文件，共同提高思想认识，在提高思想觉悟基础上，自觉自愿地检查思想上工作上的缺点错误，放下包袱，轻装前进，事后精神愉快，心情舒畅，没留下任何后遗症。通过整风，领导与被领导的关系更加密切，彼此成了知己，新老更加团结。我们深深体会到，在政治运动中，正确对待知识分子，排除"左"的干扰，这是一条重要经验。

对知识分子还要从政治上多关心他们的进步，在他们有了入党觉悟和要求，条件成熟的时候，要及时发展他们入党。这方面我们工作有成绩也有缺点，对知识分子的教育，出现过不看对象，流于一般化的毛病。比如政治学习，对教务处的高级知识分子，也采取集体读报的方式，就是一个明显例证。对吸收高级知识分子和国际友人入党，我们放不开手脚。为此，我们曾特地请示过聂司令员。聂司令员对知识分子政治上非常关怀，他指示我们要正确对待知识分子的出身历史问题，要看到他们的主流。当我谈到想吸收殷希彭和柯棣华两个人入党的时候，聂司令员笑容满面地问我："你想吸收他们入党，对他们的历史情况搞清楚了吗？"我回答说："他们的历史清楚，现实表现很好，积极要求加入共产党。"聂司令员大声说："那很好，我同意你们吸收他们入党的主张，我负责作军区政治部的工作，你负责作学校的工作。"我先后介绍了柯棣华、殷希彭、张文奇 3 个高级知识分子入党。时间最能考验人，经过革命战斗的洗礼，白校教员先后都加入了共产党，成为优秀的共产党员。

（3）工作上放手使用，充分发挥他们的积极性和特长。对知识分子敢不敢放手使用，也是对知识分子的态度和信任的问题。

对知识分子的使用要任人唯贤，不能任人唯亲，也不能以是否为党员作为提拔使用的标准。白校的教员中有两位国际友人，一个是印度籍的柯棣华，一个是奥地利籍的傅莱，我们对他们像对本国的专家教授一样，非常重视，根据他们的特长，让柯棣华教外科，傅莱教内科。

我们对党外人士一视同仁，在委任殷希彭担任教务主任、柯棣华担任附属医院院长、陈淇园担任医院医务主任的时候，他们都还不是共产党员，但是我们信任他们，工作上支持他们，使他们有职有权，作革命的主人翁。在他们工作上有了成绩的时候，及时鼓励表扬他们，工作中出了差错或漏洞时，我们主动承担责任，消除他们的思想顾虑。由于我们采取了正确的方针政策，正确地对待知识分子，因而专家们的革命热情非常高，愿意长期安心在白校做教育工作，没有一个脱队的，这两位国际友人都恋恋不舍地愿意长期留在白校工作。他们白天教课备课，夜晚在豆油灯下编写讲义，直到深夜才肯休息，有的教员发疟疾患感冒也不肯休息。

（4）在生活上关怀照顾他们。对知识分子生活上关怀照顾，不能看成是可有可无的生活细节问题，它与政治以及工作息息相关，相辅相成。生活上的关怀，使同志们感受到组织上的温暖，会促使提高工作的积极性。高级知识分子是党的宝贵财富，必须保障他们的身体健康和人身安全。经聂司令员批准，白校教员的伙食按小灶待遇，虽然那时的小灶也很简单，只不过比大灶多吃几餐白面，偶尔吃些肉食，但这表明党对知识分子的关怀。在反"扫荡"打游击的时候，教员每两人配备一匹乘马，年老的教员一人一骑，但他们都愿意加强锻炼，往往不骑马而和同学们一起步行。在环境最恶劣的时候，我们把年老体弱的教员坚壁起来，以保护他们的安全。他们自觉性很高，愿意在艰苦生活中锻炼吃苦耐劳的本领，不愿意让组织给予照顾。他们主动要求参加生产劳动和拾柴、背柴活动。1942年10月间，因粮食困难，学校曾停课去远道背粮，原计划教员留在学校备课，叶是连老教授殷希彭、国际友人柯棣华和傅莱都主动参加了背粮活动。

对家庭有困难的教员，我们也尽量给以照顾。陈淇园是河北蠡县人，在冀中环境最恶劣的时候，他的老父和弟弟，因为是八路军的家属，闹得在家中不得存身，于是我们把他们接到学校，老父亲按随军家属待遇，弟弟参加了白校学习。刘璞是河北任丘人，他的夫人因在家不能存身，躲到北平亲戚家去住，我们想法把她从北平接出来，也批准为随军家属。那时正是抗战最艰苦的年代，其他干部的家属是不能批准随军的，这是对高级知识分子的特殊照顾。

（5）尊重知识分子，和知识分子交朋友。对知识分子是否尊重，也是一个态度问题。我对教员十分尊重，他们也很尊重我。我虽是经过长征的老干部，但在专家教授面前，我是小学生，不能对他们摆老资格。在知识分子面前摆老资格，人家是不买账的，他们会对你敬而远之。想和知识分子交朋友，必须首先放下领导架子。教员同志们论年龄都比我大，我像尊重老大哥一样尊重他们，教学上遇到难题，我虚心地向他们请教，他们有了问题也愿意向我谈。我和教员们谈得来，个人感情很融洽，我常到教务处和他们谈思想谈工作，有时谈得很投机，山南海北，无话不说。晚饭后（战时吃两餐），我常和教员们一同到村边或操场散步，这是一天 24 小时中我们唯一的空闲时间。我和教员同志们还都是篮球爱好者，学校的篮球队常在晚饭后练球，我们就坐在树荫下观赏他们打篮球。我在和知识分子交朋友中，无形中受到很多教益。

六、活跃的“半边天”

女同志多是白校的另一特点，学校每年都要开会庆祝三八妇女节。对妇女，我们的方针是积极培养，大胆使用，和男同志一样，一视同仁。学校培养了成批的女医生、女调剂师、女护士。学校有很多女干部，教务处有女教员，医院有女医生，还有一批做党政工作的女干部。建校初期，校部党支部书记左克，一队党支部书记吴俊伟，二队党支部书记章森洪、维克，都是女同志。二队的大队长丁一和两个分队长也都是女同志。她们都是富于爱国主义思想的高中、高师青年学生，怀着对日本帝国主义的刻骨仇恨，满腔热忱地奔赴延安参加了抗战，后随延安卫校来到战火纷飞的前方。她们精明强悍，工作有办法，有魄力，领导有方，很受同学们拥护。

在学员中和附属医院的护士当中，女同志就更多了。第 1 期共有 5 个班，女同学占了 3 个班。那时军区首长号召女知识青年到白校学医，许多老干部如分区的司令员、政委积极响应这个号召，送自己的夫人到白校学习，她们都自觉地遵守学校的制度和纪律，和其他同志一样努力学习。

女同学是学校的活跃分子，她们积极参加文化娱乐活动，唱歌、演戏，当歌咏指挥，不少人还是学校业余文工团的骨干分子，她们的学习成绩和男同学一样优秀。对于公差勤务，生产劳动，背柴背粮等都能参加，打起游击来，跋山涉水，和男同志一样英勇，她们是抗日战争的巾帼英雄，在学习和工作中充分发挥了半边天的作用。

七、培养白求恩式的医务工作者

培养"政治坚定，技术优良"的白求恩式医务工作者，是白校办校的宗旨和总方针，学校的各种工作都是围绕这个总目标而进行安排的。

从培养医务人员政治坚定方面，我们首先是抓紧抓好政治思想教育。在政治思想教育中着重抓好3个重点：一是抓好马列主义的理论教育，在政治理论教育中把唯物辩证法列为必修课，以促进学员树立起唯物主义共产主义的世界观。二是抓好联系抗战实际的形势教育，以增强日本必败，抗战必胜的信念。三是抓好革命传统教育，因为白校是医科学校，除发扬红军光荣传统外，我们还强调技术要为政治服务，救死扶伤，全心全意为伤病员服务等红军时期卫生工作的光荣传统，这也正是白求恩大夫的主要特征。为使这些光荣传统家喻户晓，深入人心，我们校领导在每次开学典礼、毕业典礼大会上都要讲，在各种不同场合不厌其烦地反复讲。

那时白校的思想政治工作非常活跃，师生们革命热情极高，要求进步的心情异常迫切，谁也不甘落后。官兵关系，师生关系，党群关系极为融洽。学校有什么号召，一呼百应。我们提倡学习白求恩，全体师生热烈响应。榜样的力量是无穷的！白求恩的崇高形象在师生中的印象极深，作白求恩式的医务工作者，很快地成为全体师生的共同奋斗目标。在学习白求恩中，老教授们为学员作做了表率。

为培养技术优良的医护人员，我们采取了4个方面的措施：

（1）重视提高教学质量，不断改进教学方法。要求教员课前认真备课，课堂多启发诱导，注意理论联系实际，做到学以致用。强调基础课要服从临床课，临床课要服从革命战争的需要。外科教学以战伤外科为重点，内科教学要密切结合边区的常见病和多发病。

（2）号召学员努力学习，不断改进学习方法。学员们对专业学习普遍都很努力，学习时间抓得很紧。在学习方法上，不主张死记硬背，而强调加深理解，只有理解了才能一通百通。我们提倡互帮互学，发扬集体主义精神，共同学好，共同提高。提倡文化程度高的多帮助文化低的，记忆力好的多帮助记忆力差的，理解能力强的多帮助理解能力弱的。同学们如饥似渴地努力学习，在学习方法上有很多创造。如早自习自读，晚自习讨论，"小先生制""留洋制""指名点将，互问互答"等，对学习起了推动作用。

（3）认真作好教学实习。教学实习是理论联系实际的基本措施。基础课教学，虽然因受条件限制，难以充分满足教学要求，但能做到的我们力求做到。战时最需要技术熟练的外科医生，为培养好的外科医生，基础课实习，我们最重视解剖实习，尽量给学员多做多看尸体解剖，使他们充分熟悉人体的解剖部位，有时还辅之以动物解剖。

为搞好临床实习，建校初期，学校就建立起分科的附属医院。为使同学们在临床实习中广览实习病例，附属医院对边区农民和地方干部实行开放门诊。因为白校有许多技术精湛的医学专家，在边区党政军民中威望极高，四面八方的远近疑难病员，都慕名到白校求诊。为便于学员观察病情的发展变化，使患者的疾病得到彻底治疗，我们还常批准农民病人住院治疗，而且不收医药费。

在临床实习中，我们尽量使学员参加各种实际操作，以培养多面手医生。当时处于战争环境，学员毕业以后，到工作岗位要独当一面，作为战时医生，只会诊断开处方、拿刀子做手术还不行，还应当学会注射、换药、导尿、灌肠等各种护理操作，所以临床实习中，我们提倡学员向护士学习。

为使学员得到实战锻炼，一有机会，就组织学员到前方参加战地医疗救护工作。农村传染病流行疫情严重时，还组织学员到疫区去抢救治疗，以解除群众的疾苦。

回顾历史，在教学和临床实习中，对祖国医学未引起足够重视，这不是我们一时疏忽，而是当时思想尚未解放。虽然在治疗中也采用中医中药和针灸疗法，还用针灸疗法治愈过不少疟疾患者，但在教学中没有开设中医课程，其根源在于那时我们头脑里有一个中药不科学的思想作怪。

（4）普及与提高相结合。为解决部队医生的急需，重点先普及。但是为了部队建设的长远利益，还必须适当注意提高，以培养技术骨干。在军医第1期、第2期、第3期毕业时，我们从毕业的165名学员中，抽调了政治坚强、学习优秀的22名学员，组成高级军医班继续深造，学习时间2年。又从前批毕业学员中，抽调了11名女同学，组成妇女班，专门培养妇产科医生，学习时间1年。这两期学员毕业后，因为他们都是技术骨干，深受部队欢迎。后来又组建了高级班第2期，但因精兵简政，未及毕业就去了延安。

白校在战争年代克服种种困难，为部队培养了大批医生，为部队建设作出了不可磨灭的贡献。今天，我们要继续发扬白校的光荣传统，培养出更多的白求恩式医生，为祖国的"四化"建设立新功！

（资料来源：节选自中国人民解放军历史资料丛书编审委员会，《后勤工作·回忆史料》（1），解放军出版社，1994年5月，第661-672页）

二、柯棣华

忆柯棣华

江一真

1942年12月8日晚，我刚刚离开学校教务处，一位同志从身后赶来，气喘吁吁地说："校长，柯棣华院长又犯病啦！"

我的心猛地一沉，自从1941年6月后，柯棣华同志的癫痫病时有发作。也是从那时候开始，我特意将一块毛巾裁成两半，随身携带，以备他犯病时能及时塞垫在他的嘴里，免得他咬破舌头。听到这个消息后，我下意识地将手伸进裤兜，掏出这半块毛巾，赶紧向他的住处奔去。

推开柯棣华居住的那间低矮农舍的木门，我看到了躺在炕上的柯棣华。他黝黑的脸膛显得焦黄，嘴角上挂着白沫和血丝，他的妻子郭庆兰正在用一块湿毛巾为他擦拭。见我进来，他强支撑着要坐起来，我急忙将他按住，问他："怎么样了？"他躺下去，不无歉意地向我笑笑，吃力地说："没关系，你休息去吧！"话音刚落，他的病再次发作，颈项骤然强直，全身剧烈抽搐。先是间隔1小时抽搐10分钟，以后每隔15分钟抽搐1次。我们全力进行抢救，当时可能采取的措施都用上了，可都未奏效。12月9日凌晨6时15分，伟大的国际主义战士、印度人民的优秀儿子、中国人民的亲密朋友、中国共产党党员柯棣华的心脏停止了跳动，年仅32岁。他把年轻的生命献给了中国人民的解放和中印友好的崇高事业。

寒风在华北的原野上呼啸。人们有的放声痛哭，有的低声抽咽。我无法控制自己的感情，用那半块白毛巾最后一次擦去他嘴角的白沫和血迹，不禁泪如泉涌……

柯棣华本名德瓦纳特·桑塔拉姆·柯棣尼。柯棣华，是他到中国后新起的名字。他1910年10月生于印度。1937年年底，印度国民大会派遣医疗队援华抗日，1938年9月，他随印度援华医疗队来到中国，次年1月到延安。在延安，柯棣华曾参与治疗周恩来同志的臂伤。

我第一次见到柯棣华，是在1940年6月中旬。当时我是晋察冀军区白求恩卫生学校校长。一天上午，军区卫生部电话通知说：印度援华医疗队的柯棣华和巴苏华已经到了第3军分区。要我接他们到白求恩卫生学校和学校附属的白求恩国际和平医院工作。放下话筒，我情不自禁地喊出声来"好啦！他们终于来啦"！

还是白求恩大夫在世的时候，我们就议论过柯棣华到前线来的事。1939年8月，白求恩准备回加拿大和美国募捐，谁来接替他的工作呢？他告诉我，他已经写信给中共中央军委，建议派印度援华医疗队的一两位大夫来帮助工作。可能是马海德大夫向他介绍了一些情况，言谈中，我发现他对印度援华医疗队的情况很熟悉。他说，他希望能派柯棣华来，柯棣华年轻，能比他这个老头子发挥更大的作用。白求恩甚至兴致勃勃地说到他第二年五一国际劳动节回来后，和柯棣华共事的计划。遗憾的是这两位国际主义战士连一次面也没有见上。白求恩就在这一年11月离开了人世，柯棣华能看到的只有以白求恩命名的学校和医院以及白求恩的墓了。

白求恩大夫逝世不几天，有消息说柯棣华他们已经离开延安到前线来了。我和同志们翘首以待，只盼着他哪一天突然出现在我们面前。现在好了，一下子就来了两个，我心里的高兴劲儿就别提了。

我扔下话筒，召集同志们立即出发，去3军分区司令部接他们。时令已届夏至，虽说山里的夏天来得晚，可唐河岸边刮来的南风，吹得人身上暖洋洋的。不知是心急还是天热，同志们一个个解下了腰带，敞开了领口。我们没走多远，一队人马迎面走来，其中正有柯棣华和巴苏华。原来，他俩也是急不可待地要到我们这里来的。我仔细打量他俩，说实话，他俩可不如白求恩的一堂仪表：高大、潇洒，像诗人兼骑士。他俩个子不高，面色黝黑，外加一副憨厚谦恭的神态，倒像是我的福建同乡。尽管天气热，他俩的衣着却很整齐，连腰间的皮带也没解下来。

就在我端详他们的时候，发现柯棣华脸上略有倦意。他和巴苏华从延安辗转来到晋察冀边区，足足走了半年有余，显然是劳累了。我这样想，也就没问他有什么不舒服，只是安排他们到村子中间的一户老乡家住下来。柯棣华问我分配他们做什么工作，我摆摆手，意思是让他们休息几天再说。他嘴唇动了动，但终于没再说什么。看他俩用热水洗过脚，我才离开。回去的路上我暗想，他俩还是好说话，不像白求恩那样犟。假使今天是白求恩让我安排工作我不照办，他一准得和我吵起来。

在我们起初共事的一些日子里，我更认为我对柯棣华的第一个印象准确无误。我当时虽是校长，但要把相当一部分精力放到医院的工作上，特别是大手术，要亲自动手。柯棣华到来后，我就想拉他做帮手。他听我说了这个意思，高兴得眼睛都亮了。第2天，我来到手术室，发现他已洗好手等在那里。他到底是受过高等教育，基础好，又在延安我军医院工作过一段时间，所以很快便适应了我们的情况。手术做得干净、漂亮，不过他处处谨慎，遇到截肢或摘除脏器一类手术，从不单独处理，要和我们反复商量。有时我讲了处理意见，他又要刨根究底追问理由。他认真谨慎的工作态度使我高兴，可他那打破砂锅"问"到底的劲头又使我狼狈。我这个只上过红军卫生学校的人，被他问得兜出了全部家底。

1个多月后，我发现他的脸色还是不好。一天手术结束，他突然弯腰蹲在地下。我赶快扶他躺在一张诊断床上，问他有什么不舒服，他不肯说。以后我又追问，他才告诉我说，他下腹痛，伴有饥饿感，大便时曾排出过几节绦虫。感染上绦虫病可太糟糕了，我不由得为他担心。

他或许看出了我的心情，若无其事地说："没有关系，我已经喝了一些煎石榴根水，看看效果吧。"

"煎石榴根水？"我很惊奇，煎石榴根水是当地群众用来治绦虫病的偏方，他怎么会知道？

"是我刚刚学到的，我还知道十几种偏方呢！"他语气里带着几分自豪。石榴根水还没有发挥效力，柯棣华同志却要上前线了。1940年9月中旬，交通破击战（今称百团大战）第2阶段战斗开始打响了。柯棣华和巴苏华坚决要求到前边去。我不同意柯棣华去，理由很充足：不是因为他是个外国人，而是因为他是个绦虫病患者。他不听，一连几天缠着我，不急不慢，慢条斯理地说服我。有一回，他还端杯水放在我面前："我还没参加过大战斗呢！不到前线去，还能算是八路军军医吗？""白求恩怎么说来？医生要到前线去，要和伤员在一起。我们不是用白求恩的名字命名的学校吗？我们得像他那样工作呀！"我"粘"他不过，只好有条件地同意了。这条件是：不直接参加火线救护，不能连续工作10小时以上。又交代随去的同志注意他的工作不要过于劳累，尤其要注意关照他的疾病的治疗。临行前我去送他，又把这些话强调了一遍，他向我挤挤眼笑了，我隐约感到，他也并不如我原来想象那样"随和"。

柯棣华和巴苏华被分别派到3军分区和4军分区工作。临行前，他俩提出挑战，看谁治疗伤员又快又好并节约医药材料。10月中旬，他们回来了。我发现柯棣华黝黑的脸膛透出了黄色，眼窝更深了。随去的同志告诉我，柯棣华在前线工作了13天，共接收了800余名伤员，为其中585人施行了手术。

似乎在他脑子里不存在什么苦和累，也不存在什么危险，只有千方百计抢救伤员。有一次，他连续三天三夜不离开工作岗位。我埋怨随去的同志，怎么让他这样干！这同志委屈地说："你试试看，他那犟劲，你能说服得了吗？"我转身想问柯棣华，可这个在前线是那样勇敢倔强的人却偷偷溜走了。我这才感到，我对他的第一个印象并不正确，他也和白求恩一样的犟。不同的是，白求恩不同意你的意见时大声争吵，而柯棣华是笑嘻嘻地把他的意见变成你的。

柯棣华和巴苏华在前线时，我就接到军区转来一封毛泽东同志给他们的电报，要他俩立即取道延安回印度。待他们回来时，我把电报交给他们，柯棣华很惊讶，怀疑电文译错了，一再说："这是为什么呀？战斗正在进行而要我们离开，我不能理解。"巴苏华比他冷静，分析是印度方面来电报催他们，他们出国已2年多，超过了原定1年的期限。我建议他和巴苏华讨论讨论，尽快上路，抢在敌人采取新的战役行动之前。

没过多会儿，他俩又来了，说讨论有了结果：由巴苏华返回延安弄清情况，柯棣华则留下来在学校或医院工作，因为这里需要医生。我感到为难，毛泽东同志要他俩一起回去，我怎好改变？柯棣华见我面呈难色，主动说："我留下的原因由巴苏华向毛泽东同志解释吧，我是自愿的。"巴苏华瞥了他一眼说："我走可不是自愿的。"我又何尝不希望他俩全留下！我们不仅十分需要他们这样的人才，仅是他们留在边区工作这一事实，便有利于鼓舞士气！可我不能将这话告诉他俩，我说："如果留下一个人，那还得报告军区聂司令员决定。"

请示的结果，柯棣华的要求被批准了，聂荣臻司令员严肃地指示说："柯棣华留下是可以，但要绝对保证他的安全。"我将请示结果告诉他俩，柯棣华眉开眼笑，捅住苏华说："喂，你嫉妒吗？"巴苏华无可奈何地耸耸肩"嫉妒，真的嫉妒"。

留下来的柯棣华被任命为白求恩卫生学校的外科教员。由于他坚持说自己能讲汉语，所以，原来随他们来的翻译马寒冰就随巴苏华返回延安了。可是，他用汉语讲医学术语还有困难，只好借助辞典，把生词用英文字母注音，这就增加了备课工作量。困难，对于他来说，不知为何物。为了搞好教学，他几乎天天打夜作，情绪极好，仿佛绦虫也不打扰他，脸色反而渐渐好起来。进进出出，他口里总是哼着歌曲或小调，时而还到篮球场上来两下。一天，夜深人静，也许是工作顺利吧，柯棣华竟哼起京剧来。他捏尖嗓门学女声的怪腔怪调，先是把我吓了一跳，及至听清他是在唱京剧，我又忍不住笑出声来，他真是一个永远不知忧愁的乐观主义者。

1941年1月，我们在向行唐一带转移途中，听到了蒋介石制造皖南事变，袭击新四军的消息。当时，柯棣华刚给学员做完动物解剖，听过我的简要介绍，他将橡皮手套猛地掷进装着清水的盆里，激起的水花溅了他一脸，他擦都不擦，大声嚷着："卑鄙下流！卑鄙下流！"我这是第一次见他发这样大的脾气。这个温文尔雅的书生，此时就像一头发怒的狮子！

国民党顽固派在长江南岸制造皖南事变后，在华北的日伪军和顽军，更变本加厉地把策反、暗杀等各种手段都对八路军用上了。为了巩固晋察冀抗日根据地，各部队和地方政府一起联合召开军民誓师大会，决心同日伪军和顽军斗争到底。在白求恩国际和平医院的驻地张各庄召开的大会上，柯棣华庄严地走上讲台，用中文宣誓，同八路军和中国共产党人一起迎接最险峻的局势。接着，他和大家一起唱起他最喜爱的《义勇军进行曲》。悲愤激昂的誓词和歌声，把这个来自异国的年轻大夫的感情，同中国抗日军民的感情完全融合在一起了。一位同志为会场同仇敌忾的气氛所感动，歌声未停就喊起口号来："中印人民团结万岁！""打败日本法西斯！"这时，我见柯棣华两眼含着泪水，双手微微颤抖，他太激动了，也就是在这一天，柯棣华正式参加了八路军。

散会后，我俩相对而坐，他的感情还不能平静。我点起一支烟，又给他倒了一杯水。这样过了一会儿，他才冷静下来，告诉我：他在中国的时间越长，越发现中印两国在历史上有那么多的相似之处，也渐渐理解为什么在支持中国这件事上，印度各党派、各阶层是那样的一致。所以每逢听到中印团结的口号，便无法控制自己的感情。他说："在我离开家乡时，父亲曾对我说过两句话：一句话是他不希望看到一个在中国一事无成的儿子；另一句是只要印度和中国团结起来，就没有人可以在亚洲任意摆布人民的命运。后一句不仅是父亲个人的意思，更是印度人民的声音，在每次欢送我们的会议上，我都听到过类似的话。"

听柯棣华发自肺腑的一席话，我对他、对他的父亲、对印度这个伟大民族，肃然起敬。我望着身材并不魁伟的柯棣华，仿佛觉得他正把中印两国人民的苦难一并担在自己的肩上，虽然吃力，却照直前去，一步不停。

1941 年 11 月，柯棣华被任命为白求恩国际和平医院院长。

我和政委几经踌躇，才提名他担任这个职务的。我们完全相信他对中国人民解放事业的赤诚以及他的领导能力，只是在这个斗争最严酷的时候要他担任院长，是不是难为了他，同时也担心他不肯接受任命。在他留校工作的最初一段日子里，他曾经交给我一份改善手术室的设想，我认为不错，即交代医院照办。几天后，他又提出改变外科换药太勤，认为每天换不利于创口愈合。他建议我向伤员讲清这个道理。我请他讲，因为伤员信任他。就在这次，我对他说："老柯（他年长我 4 岁，我这样称呼他），我看你能当院长啦！"我是有意放了一只测试气球，他脸红了，说我开他的玩笑。我隐约感到他对做行政工作不太感兴趣。

几经踌躇和讨论，最后还是报经军区领导批准由柯棣华担任院长。出乎我的意料，他没有拒绝。只是问了一句："我行吗？"我说："你行，聂司令员希望你成为第二个白求恩。"他"哦"了一声，陷入沉思，事情就这样定下来了。

显然，聂司令员的希望使他受到启发。柯棣华收集起白求恩的全部遗文，还再三要我介绍和白求恩一起工作的感受，他钦佩白求恩的科学态度。一次，他指着白求恩的最后一本著作《游击战中师野战医院的组织和技术》对我说："这真是一本不可多得的好书。好就好在把西方现代医学手段运用到中国的战争实际。"

没想到素来文弱的柯棣华竟有偌大魄力！上任之初，他便领导制定了不少切实可行的管理制度。像伤病员班排组织、领导干部轮流查房、医生护士每周一次工作汇报会，等等。他言必行、行必果，雷厉风行。在一次征求意见的会上，有位同志提出在平时就应该组成战地救护医疗组，以便适应战时需要。散会后，柯棣华立即召集医院领导开会，决定采纳这条意见并付诸实施，他自己也担任了一个救护组的负责人。在他领导下，医院工作迅速改善。来医院参观的一位英国教授感慨地写道："在如此之艰难的环境中能创造出第一流的成就，这才是真正的科学家！"柯棣华的回答是："只要我们争取进步，我们就能进步！"

被英国教授所赞扬的第一流成就当然不只是医疗工作。在当时的环境里，作为一个医院院长，远远不能只潜心于医学，使柯棣华犯难的事还很多。上山砍柴，到平原区去背粮，他得过问，以至亲自参加。他的身体不好，我们曾一次又一次地制止他参加那些繁重的体力劳动，但都被他一次又一次地笑着拒绝了。有一次，我们奉命去背粮，来回要走40多公里山路，还要穿过敌人的封锁线，我告诉柯棣华不要参加。谁想临出发时发现他也在队列里，手中还握着一条做粮袋用的裤子。我请他出列，他不听；我提醒他执行命令，他倒笑嘻嘻地反问我："我们不是奉命背粮吗？"队列前我不便多说，只好由他。待返回时过了封锁线，他不顾自己还带着病的身体，又"别出心裁"，要和高他一头的奥地利籍教员傅莱搞"马拉松"竞赛。没等我制止，他抢先跑起来。这下子运粮队活跃了，你追我赶，个个身上像带了风。

尽管我佩服他这种顽强的毅力，但回到驻地，我还是不客气地批评了他。他不以为然："这有什么错？"几天后他见我还提此事，便诚恳地向我解释说："我本来打算和战士们一样背背包、吃小米、爬山行军，只是因为健康状况不能如愿，但我愿意过集体生活，不愿有任何特殊。否则，我怎么能理直气壮地说，我这个院长不是挂名的？"听了他这番剖白，我仿佛看到了他那热爱中国人民解放事业和对自己严格要求的赤诚之心。除了感动和敬佩之外，我还能说什么呢？

在柯棣华担任院长期间，发生过这么一件事：1941年冬，战士任远在执行一项紧急任务时，左脚踝受伤，因没有得到及时治疗，伤口感染，整条腿不能动弹了。医生们为他做了检查，认为如不将膝部以下锯掉，可能会引起大腿糜烂，决定次日给他动手术。次日早晨，柯棣华带医疗队来到这个部队。他仔细地为任远做了检查，并果断地决定要保住这条腿，要求由他亲自负责。他每天 3 次为任远洗伤换药。上药时他极其细心、耐心，每换一次都要花费很长时间。风雨无阻，从没间断。1 个月过去了，任远的腿奇迹般地治好了。40 多年后，任远怀着思念亲人的深情说："我真没有想到人间还有这样的神医。"

柯棣华领导的医院日新月异，而他的健康却每况愈下。敌人反复"扫荡"和严重的自然灾害，使边区军民陷入极大的困难。我们曾经有过一项专门规定：部队不得在驻地附近剥树皮、捋树叶，那是留给群众救急的。生活如此艰苦，健康人尚且吃不消，何况他是个绦虫病患者。

患难中，柯棣华和本校护理教员郭庆兰产生了爱情。聂司令员知道后很是赞成，认为组织家庭对他的健康有好处，要我促成其事。1941 年 11 月，由我和教务主任殷希彭主婚，他们结婚了。不久，这对新婚夫妇就遵循当时的惯例，各自回到原先的住处，只在星期六才住到一起。直到 1942 年夏天柯棣华病情严重，我们才说服他俩一起生活。这时候，柯棣华因为绦虫病引起的癫痫病时有发作，每次昏厥的时间也渐次延长。聂司令员非常关心和焦虑，他要我向柯棣华转达让他易地治疗的意见，这意味着让他离开边区。柯棣华并不直接回答，只是重复了斯大林讲过的大力士安泰的故事，借以说明他不能离开前线。他已经将自己和我们抗日军民的命运紧密结合在一起了。后来聂司令员亲自劝他，他也如此谢绝了。

就在此后的一天，他突然问我："一个外国人可以加入中国共产党吗？"说这话时，他有些拘谨，这是我们相处两年间很少见的。我笑了，因为我早知道他有入党的愿望，并且认为他已具备了入党的条件。当时我们正在学习整风文件，柯棣华积极参加了。他不但认真学习文件，还联系自己，对照检查。我看过他写的多篇学习笔记，他的坦率与严格，常常使我感动不已。我了解他，也请示过上级，所以明确回答说："可以。"他很高兴，转而说自己还有很多缺点，不知会不会被接受。他接着又问我，愿不愿做他的入党介绍人，我表示将以做他的入党介绍人而感到光荣。他紧紧地用双手握着我的手，久久不肯放开。经党的支部大会通过，军区党委批准，1942 年 7 月 7 日，伟大的国际主义战士柯棣华加入了无产阶级先锋队的行列，成为光荣的中国共产党党员。

柯棣华入党后，学习和工作更加勤奋，病情也似有好转，像是他的虎虎生气把病吓跑了。这年秋天，他写完《外科总论》这部讲义，接着开始编《外科各论》。他信心十足地对我说：有把握在年底前交稿。

谁料想，一部《外科各论》成了他未竟的遗作！临去世前，他对党、对同志、对他的爱妻和娇子没留下一句话，但他的革命热情，他的献身精神，他的国际主义精神，将永远激励着我们前进！

1942年12月18日，天阴如铅，西风劲吹。我和同志们一起扶着柯棣华的灵柩，向军城南关走去，我们要把他葬在白求恩墓旁。在我们祭奠结束时，我看到从几十里外赶来的老乡们，哭泣着来到墓前，更有大爷大娘们烧香烧纸，祈祷柯棣华在天之灵平安。12月30日，延安召开了柯棣华追悼大会，朱德同志在大会上致了悼词，毛泽东同志送了挽联："全军失一臂助，民族失一友人，柯棣华大夫的国际主义精神，是我们永远不应忘记的。"

1943年春天，在敌人隆隆炮声中，我们和边区群众一起，在白求恩墓左侧，为柯棣华修建了陵墓，望着这两座并排的陵墓，我想起1940年6月21日那天。那天，柯棣华在白求恩墓前宣誓说："我要像你一样生活！"现在轮到我们宣誓了："柯棣华，我们要像你一样生活！"

（资料来源：《中国抗日战争军事史料丛书》编审委员会，《中国抗日战争军事史科丛书：八路军回忆史料5》，解放军出版社，2015年12月，第22-31页）

三、殷希彭

回忆我的父亲

殷子烈

抗日战争胜利后，饱经蹂躏、满目疮痍的冀中大地终于恢复了平静，人们的心像悬吊在半空的一块石头终于落地，流亡在外的我和我的母亲也回到了安国小营村自己的家园，当时我才 12 岁。

1946 年春节前夕，两位身穿黄色军装、黑皮大衣，肩挎短枪，骑着高头大马的军人直奔我的家院。村里的人用惊恐的目光面对这一切，远远躲避着。来人对我母亲说：我们是殷部长派来接你们的，准备一下，过几天随我们走。

这么多年来，家里一直不知道参加八路军的父亲和两个哥哥的任何消息，如今突然喜从天降，父亲派人来接我们来了，一家人能不高兴嘛！

又过了一段时间，上次来过的两位军人中的一位（后来知道他就是晋察冀军区卫生部政委姜齐贤的警卫员李万选同志）再次来到我家。这次他没有穿军装，也没有骑马，而是长袍马褂，头戴礼帽，一副生意人的打扮，我和母亲立即随他出发。

一行三人先在保定住了一宿，第二天坐火车到达北平，与地下党接上头后，继续坐火车到青龙桥下火车，早有交通员接头，改由山路步行，我母亲则骑一头毛驴，行至下花园，又改乘火车，于 3 月 1 日到达张家口。一路上虽然神秘紧张，却也平安到达目的地。

在一个名叫堡子内的一处三进大院的最后一处院里，我见到了分别 8 年的父亲。父亲把我搂在怀里问这问那。在我儿时的记忆里，父亲的形象是模糊的，只记得他很喜欢我，常常让我骑在他身上，给我讲孙悟空一类神奇的故事。

第二大，父亲就把我送到附近的第七完全小学。我在家乡上过几年学，根据我的文化程度，插班读三年级，放学后仍同父亲住在一起。

1946 年 7 月，由于内战爆发，我和母亲先期撤离张家口，转移到涞源、阜平一带山区。一个多月后，父亲也撤出张家口，来到我们身边。此后一年多，我都是随父亲转移，断断续续在驻地上学。直到 1948 年 3 月，父亲把我送到荣臻子弟学校。这所学校是寄宿制，此后我便随学校行动，很少见到父母。

1949 年 3 月，我随学校坐缴获美国生产的大卡车进入北平。这年秋季入师大二附中（今一〇一中学），1955 年入清华大学自动控制系学习，1960 年毕业留校任助教。

如上所述，几十年来我同父亲在一起的时间并不多，他对我的影响和教育是细微的、潜移默化的，但却是深刻的、久远的。

首先，父亲多次向我表达了他对我的深深的期待。记得刚到张家口时，我在他办公桌的玻璃板下边看到外国人的照片，问他，他们是些什么人。父亲怀着崇敬的心情向我介绍了白求恩、柯棣华。他说：白求恩和柯棣华都是很有学问的人，在他们国家都有很好的工作和待遇，但是他们为了自己的理想，自愿来到中国，和我们同甘共苦，又都牺牲在我们的国土上，他们是真正了不起的人。你要好好读书，成为他们那样的人。

1948 年 3 月，父亲送我到荣臻子弟学校时谈道：现在是战争环境，能有部队自己办的学校供你们上学已经很不容易了，一定要珍惜这个条件，好好学习。

记得是 1949 年秋我入中学时，父亲同我进行了一次长谈。他说：你跟部队跑了几年，知道战争时期环境的艰难。现在革命胜利了，我们进了北京，具备了最好的学习条件，你一定要好好努力。我读了大学，留学得了博士，可以说上学上到顶了。可是，日本人来了，又能做什么？还得钻山沟。你的两个哥哥正在读书的年纪，不能读书，小小年纪承担了不该由他们担负的工作，早牺牲了自己。中国打了这么多年仗，总算有了今天。过去的一代人的流血牺牲，就是为今后的国家建设创造条件，打下一个基础。我们这一代只能完成这个任务，国家真正强大起来要靠你们，要靠今后几代人不断地努力和奋斗。搞建设不掌握现代科学技术不行，不培养各方面的专家不行。你一定要好好读书，精通一门业务，不然，完不成建设国家的任务。

1952 年，读中学的我同父亲发生的一次争论，令我终生难忘。一天，我正在做作业，收音机里播送《翻身道情》，我很喜欢听，于是就跑到放收音机的客厅，一边听音乐一边写作业。父亲发现后，严肃地批评我说：怎么可以一心二用呢？要玩就玩一会儿，要学习就要专心致志。真想学点东西，就要专心，就要下苦功夫。我当时对父亲对我的教育很不以为然，竟然不经意间顶撞了父亲：你还是个博士呢，我怎么从未看见你给别人看过病。一语既出，我以为父亲一定会生我的气。但出乎我的意料，父亲显然意识到我正处于产生叛逆思想的年龄，停顿了一会儿，心平气和地对我说：不说父子，你也是党员，我们可以以同志的关系谈谈这个问题。接着，他又谈了一些自己对读书的看法。

事后，卫生部办公室主任巩治甫专门找我谈话。他先问我：你顶撞了你父亲？我点点头。巩治甫说：你的话不对。你父亲不是学临床的，他的专业是病理学，是研究疾病是怎样的，怎样发展的，研究其中的原理，是临床医学的重要基础。组织出面谈话，等于正式宣布我错了。

在我同父亲共同生活的 20 多年中，他最关心的是我的学习和工作。尽管我们分多聚少，节假日我回到他身边时，他总是说：我们都很好，不要老回家来，有时间多学习点东西，多考虑考虑工作，多钻研钻研自己的业务，我上大学时已经 20 多岁，母亲就开始托人给我介绍对象，有几次还把女方领到家里来。父亲对此很不以为然，他对我说：你现在还在上学，过早考虑这个问题会分散自己的精力，影响学业。他劝母亲说这个问题等以后由他自己去处理，我们不要管得太多。

父亲对我的教育和影响，更多地在于他的行，在于他的为人处世。忠诚正直，任何时候都能坚持实事求是的原则，是父亲个性的一个亮点。

父亲作为一个教育家，爱学生、爱青年是他的天职，在几代白校师生中有口皆碑。对我影响最深的则是他对他的警卫员至亲至善的关怀。

1945 年我军解放张家口后，跟父亲多年的警卫员李树林工作一直很好。父亲对他说：你不能总在我这里，你该去学习了。于是，父亲送他去了汽车司机训练队。1953 年，父亲调任长春第一军医大学校长前，对他的警卫员荆春海做了细心的安排。先是让他同从家乡来的女朋友在我家里结了婚。随后安排他的妻子参了军，去学护士。最后，又安排荆春海到石家庄高级步校学习。

1958 年，父亲原在华北人民政府工作期间的警卫员胡正身调往内蒙古工作。父亲嘱咐他教育好孩子，踏踏实实地做好自己的工作。父亲把自己的皮衣、皮靴送给他：这些东西我用不着了，你拿去正好派上用场。

每次外出期间，父亲总要过问随行的司机、警卫员的吃、住等生活问题。但是，当他的身边工作人员认为对父亲的安排不满意时，父亲总是制止他们：只要不影响工作就足够了，不要给人家增加麻烦。

父亲就是这样，对他身边工作人员关怀备至，考虑他们的学习、工作，关心他们成家立业，但对自己的子女却从不利用自己的影响给予任何特殊照顾。1946年在张家口，白校首次向社会青年招生。姐姐在家乡多年当教师，找到父亲后很想进白校学习，今后当一名军医。父亲认为，地方青年也好、部队也好，想进白校学习的人很多，自己是军区卫生部部长兼白校校长，如果先把自己的孩子送进白校，将在群众中造成极坏影响。后来她上了制药厂办的一个司药训练班，当了一名药剂师。

1965年，在清华大学留校任教的我，被选调到外交部，为我国重返联合国准备干部。原华北军区一位老首长的夫人（曾是白校学员）打电话给我父亲：听说你的儿子要调到外交部，老华北的耿飚同志在那里，要不要同他打个招呼，父亲婉言谢绝。

事实上，父亲是很疼爱、很关怀他的子女的。这种疼爱和关怀是建立在理性基础上的。他最大愿望是孩子们都能学到真本事，有自己专业知识，踏踏实实做出成绩，为国家贡献一份力量。1956年9—12月，父亲随中国军事医学代表团到苏联参观访问。当时姐姐刚从军医学校进修学习毕业，等待分配工作。父亲为此几次写信给我姐姐，主张不要丢掉自己的专业而去机关做非自己专长的助理员工作。

也许是连丧两子，我成了父母唯一的儿子的缘故，父亲对我的关爱更为体贴入微。在我上学期间，因为是寄宿制，不同父母生活在一起。我几次生病，父亲工作忙不能来看我，但每次都托人带来药物，使我的病情迅速好转。有一次，我偶然翻看父亲的日记本，在其中一页上，发现有这样的记载：接紧急情报，傅部要偷袭石家庄中央，柯（我的小名）在那里。显然，父亲考虑这次紧急军情我可能处于危险地区，令他担忧。中华人民共和国成立前的几次转移和之后抗美援朝战争时的紧急疏散，他都要了解我所在学校的情况，反复叮嘱我要听从学校安排，注意安全。更令人感动的是，直到他去世之前，他从不允许我骑自行车。

父亲是个从不愿意张扬自己的人。对于上级领导同志，除了工作关系，父亲决不去做所谓联络感情的事。从战争年代到中华人民共和国成立以后，父亲多次调动工作，他唯一考虑的是适应不适应自己的能力，而从不顾及名利得失。几十年中，父亲凭自己的学识、能力、忘我工作精神，以及他的人格魅力，赢得了他的学生、同事和广大指战员的由衷尊敬和爱戴，赢得了原晋察冀军区、华北军区许多老首长、老上级的敬重。其中尤以聂荣臻元帅对他的关心、爱护感人至深。

据说早在抗日战争期间，聂总就经常关心父亲的身体，亲自过问家属安置问题。部队进入张家口后，又是聂总首先提出让保卫部派人接我和母亲到部队来。1946 年 3 月，我同母亲刚到张家口与父亲团聚没几天，聂总和夫人就领着他的女儿来看望我们。他亲切地拉过我和聂力问：是你该叫她姐姐呢？还是她该叫你哥哥呢？父亲晚年病重住院期间，聂总几次亲自去病房看望。得知父亲病危，聂总让秘书通知所有原晋察冀军区、华北军区老同志，凡是行动自由的都去医院看望父亲。父亲去世后，当时的总后领导指示尽快处理。聂总却毫不客气地说：殷希彭同志的后事按我的日程安排！聂总亲自审阅了父亲的悼词，由短短一页文字增加到两页，并且不顾天寒地冻，自己身体不好，亲自参加了父亲的遗体告别仪式和追悼会。父亲丧事办完后，聂总又把我和我的妻子叫到他的家里，了解我们的工作和生活情况。

父亲是个豁达随和的人，然而我却两次遇到他痛哭流涕。男儿有泪不轻弹，只因未到伤心处。那是怎样的两次刻骨铭心、令人心碎的男儿泪啊！

1946 年，我同母亲千里寻父到张家口不久，一位在部队同二哥在一起学习过的同志来看母亲，无意中露了一句二哥牺牲的消息。他见母亲异常吃惊，赶紧找话打了圆场。但仍引起了母亲很大怀疑。事实上，从到部队的那天起，母亲就不断问两个哥哥在哪里，怎么总也见不到他们。父亲安慰她说：他们的部队离这儿很远。现在打仗，部队经常流动，不好同他们取得联系。这次听了那位同志的一句话，她哭着又问起哥哥究竟在哪儿。父亲沉住气好说歹说，总算让母亲平静下来。为此，卫生部办公室主任专门要求全部人员不准向我母亲透露任何一点我的两个哥哥牺牲的消息。

再以后，母亲还是紧追两个哥哥的消息。她经常唠叨着：瑄、珊（我大哥、二哥的小名）在哪里？他们结婚了没有？现在不打仗了，进了北京，怎么还不回来看我。难道真的娶了媳妇忘了娘！这种情况下，父亲感到再也不好瞒哄下去了。

一天晚上，父亲终于向母亲坦白了我的两个哥哥早已牺牲的消息，两位老人整整哭了一夜。

几天后，父亲对全家说：今后不要再提这件事了，伤我的心，影响工作。从此，两位哥哥成了我家的一个大忌。母亲也由此患了心脏病，后又转为糖尿病，很难像从前那样勤快地料理家务。此后，父亲格外注意安抚、照顾母亲，有空就陪她散步、买东西、聊家常。1952 年，全军开展大规模文化教育运动，父亲买来文具，动员母亲参加机关组织的文化学习，还手把手地教母亲练字。母亲说自己学文化没有什么用场也记不住。父亲劝她：你可以练习记家里买东西的小账呀。于是母亲就开始在本子上记下每天买东西的小账，竟坚持记了好几个本子。后来，母亲居然可以看得懂一般的信件，父亲外出时也能给她写几句问候的话。两位老人相濡以沫，度过了平静祥和的十几年光阴。

"文化大革命"骤起，父亲被迫停止工作，接受审查，同傅连暲一起被罚扫院子。1967 年 3 月，母亲从医院回到家里第二天，父亲吃过早饭早早去"上班"。母亲睡醒后想吃点东西，她强打精神起床，结果摔倒在地上，送医院后就停止了呼吸。父亲赶到医院，看到母亲已经躺在冰冷的太平间，蹲在地上号啕大哭，不停念叨着：我对不起她，我对不起她……这是我第二次看到父亲痛哭。

从此，父亲不吃安眠药就难以入睡。人也愈加显得衰老。后父亲患癌症做了手术，又支撑了两年，带着遗憾，永远离开了我们。

人都有怀旧心理，父亲也是这样。1972 年 9 月，父亲住院手术出院不久，出席了在保定召开的防治老年气管炎会议。后来，他高兴地对我谈到，这次会议很愉快，38 军的同志陪他走了当年他住过的地方，欣喜之情溢于言表，这是多年不曾有过的。父亲晚年，多次回忆起战争年代在冀西山区生活、工作的日子，谈起山里乡亲们对他的帮助和爱护，后来未能重返故地，不免留下深深的遗憾。

1998 年我退休后，先是将父亲、母亲，以及岳父母分别合葬于八大处福田公墓，随后走访了父亲当年生活、工作过的冀西山区故地。

在阜平县台峪乡石猴寺村，我在乡亲的带领下找到了二哥殷子毅埋葬处。同他葬在一处的有当年一块牺牲的军医李清廉。由于我二哥伤在头部，可以从尸骨上将二人分辨开。在几位乡亲的帮助下，将二哥和那位军医重新安葬，立了墓碑。大哥牺牲后找不到遗体，因当时武工队成员与日寇作战全部牺牲，老乡将他们一起安葬，无法处理了。

经过与当地政府协商，台峪乡初级中学命名为了毅中学。我将带在身上的几万元作为第一笔捐款留给学校。以后，经过自己争取，得到外商一笔捐款，加上自己掏腰包，几年中，这所乡村中学得到 25 万元捐赠款，教学条件有了较大改善。前两年，北京八一学校（我的小学母校）更新教学设备，换下来的课桌椅大多还可以使用，经我联系，运往子毅中学。学校领导每年秋假来我这里一次，谈谈有关情况，我有能力帮助的事也尽量帮一帮，算是一种固定的联络方式。这几年学校也渐有起色，据说高中升学率已位居全县乡中第三位。

转眼之间，我已进入老年。经过这么多风风雨雨，往事不可追，未来路更长。可以肯定，中国的真正强盛，中国的现代化道路还相当遥远，征程中的问题和困难还很多。但是，更重要的是，改革开放 20 多年来，我们终于找到了正确推行我国现代化建设的基本途径。我有幸在这一伟大进程中做出了自己的努力，奉上了自己的一份劳动。这正是我要告慰于终身热切期待祖国强盛起来的父亲的在天之灵的。

（资料来源：节选自陈蕃主编，《从教授到将军：纪念殷希彭同志诞辰 105 周年》，人民军医出版社，2005 年，第 176 页）

聂荣臻与殷希彭同志的友情

张业胜

自 1937 年 11 月 7 日聂荣臻奉中央指示，成立晋察冀军区，经过两年建设，在华北地区获得"抗日模范根据地"的称号，许多热血青年涌上五台山，参加"军区军政干部学校"。后来许多文艺家、摄影家、医生、工程师、通信技术人员纷纷涌向这块根据地，不仅有中国的知识分子，还有许多外国知识分子也来到晋察冀边区。聂荣臻同志历来重视知识和技术，他欢迎来自各方的知识分子，团结他们抗日，照顾他们生活，发挥他们的专长。他们一到根据地就积极工作，就不想离开根据地，殷希彭同志就是其中的一个。

一、聂荣臻初次与殷希彭会面

1938 年 6 月 17 日，白求恩来到山西五台金岗库村，8 月 13 日，两人第二次会面，就提出在边区建立一所卫生学校的计划，白求恩提出首先要选好校长，其次是教员。1938 年 12 月 1 日，江一真率领一个医疗队到达晋察冀边区。不久聂荣臻同志把办卫生学校的任务交给江一真筹划。

1939 年 3 月，聂荣臻接到吕正操和白求恩的信息，冀中军区有几名专家教授，应迅速调到军区卫生学校工作，白求恩特别提出应对他们生活照顾，不应该让他们和战士一同吃饭。

当时军区卫生部住在河北省完县（今顺平县）的神北村，卫生学校正式组建，卫生部则搬到河北唐县的木兰村，空出房子办学校。军区司令部驻唐县的和家庄，那年 5 月来学校报到的最早的教员是殷希彭和张录增，军区已经任命江一真任校长，殷希彭任教务主任。

神北离和家庄五六十里，骑马也就是半天时间。一天，江一真对殷希彭说，聂司令员想见见你，咱们明天一早就出发。殷希彭早就想见见军区首长，亲聆首长们的指教，因为自己对八路军学校的规矩知道得太少。

将到中午他们骑马来到司令部。和家庄是个百来户的山村，房舍还比较整齐，因为驻着军队，村子打扫得干干净净，聂司令员知道他们要来，叫伙房多准备了两个菜。中午陪他们共餐，边吃边说，非常随便，多是谈殷在日本求学的事，聂也说他在法国求学的经过，他们有着共同的经历，谈得十分投机。午饭之后，副官处已给他们安排了休息的地方。聂说中午先休息，下午再谈工作，主要听听你们办学校的想法。

下午两点多在司令部的作战室里开会，参会的还有参谋长聂鹤亭。首先江一真讲了教师队伍，学生来源，先办军医班和调剂班，然后发展各种类型班次，开始摊子不能搞得太大。聂司令员表示赞成，聂参谋长谈到未来学校的校址，他指着作战科墙上的地图说："神北处于唐河以东。如果完县敌人出动，背水扎营违背军事常识，你们将来还是在唐河以西如葛公、张各庄建校为妥。"接着参谋长介绍敌我军事布局，殷希彭初次接触军事听得十分注意。

殷希彭后来回忆这是他第一次接触军事，办好学校不仅需要医学技术，而且需要懂得军事科学。

二、聂荣臻亲自参加第一批学员毕业典礼

1940 年 10 月敌人开始对边区扫荡，学校离开葛公向西转移，一面打游击一面还上课，学校争取时间学完预定课程。至 1941 年 1 月，学校转移到河北行唐县连庄，在举行毕业典礼时，聂荣臻、吕正操亲自参加会议。这是学校成立以来第一批学生毕业，有三个军医期，一个调剂期约 300 人，这是边区的一件大事，也是对学校成立以来的考验，聂荣臻给全体师生报告了"皖南事变国内形势"，吕正操报告"冀中斗争形势"鼓舞学生到前线去，到最需要的地方去。

聂荣臻同志从河北平山寨北村来到学校的目的，一是为学员毕业祝贺，二是来看望学校的老师，三是白求恩卫生学校重新回到葛公离军区远了，今后工作应注意的问题。

1940 年反"扫荡"之后，军区机关将从三分区搬到四分区，驻平山寨北一带，象征军区政治中心的转移，从葛公到寨北约 3 天路程。

毕业活动整整进行了 3 天，聂司令员除了参加大会、小会、作报告之外，就是找人谈话，他特别想了解教员们的思想，听他们对工作的意见和建议，了解他们生活中困难。年长的教师如殷希彭、刘璞，年轻些的教师如张文奇、陈琪园，外国老师柯棣华，普遍提到对他们的信任问题，对他们出身、进步的看法，聂找殷专门进行了一次较长谈心。

"你对办学校付出了智慧和耕耘，我们有了这一批新毕业医生可以解决一些问题，你和教员们都很辛苦。"聂说。

"我是在江校长、喻政委领导下做了些具体工作，比要求的差得很远。"殷答。

"你家里还有什么人？"聂问。

"有一个儿子参加八路军，听说在二分区工作。我老家安国还有父母，妻室儿女，我出身不好，要努力改造自己的思想。"殷答。

"你能参加八路军，你在八路军是年龄较大，能和大家一样吃苦，整天工作，走路打游击，这样很不容易呀！你的进步我们是知道的。"聂说。

"不知什么时候我也能成为共产党的一员。"殷表示殷切的希望。

"会有的，一定会有的！"他们谈到要吹熄灯号了，殷才离开聂的房间。

随后，聂荣臻找来喻忠良政委和王进轩党总支书记，研究知识分子入党问题，聂说："有些知识分子出身不好，这个问题人家自己怎么能选择呢？至于考验，他们早就接受了考验。他们从大城市跑到我们这个穷山沟，和我们一道打鬼子，这就是很大的考验，是个很大的进步，说明他们有很高的觉悟。"聂的一番话提高了大家对知识分子的认识。

三、1942 年大灾之年聂荣臻派人给白校老师送温暖

1941 年秋季，在晋察冀边区敌人采取"三光"政策，对边区进行残酷"扫荡"，1942 年又遇到罕见的大旱灾，许多土地荒芜，传染病流行，许多群众以树皮树叶充饥。在一次研究部队供给会议上聂荣臻在讲到部队要想方法减轻人民的负担，想到饥饿的孩子身上顶着个大脑袋，他不由得流下眼泪，会场一片哽咽声。

1942 年的夏天青黄不接，部队发出训令，每个人节约 2 两粮食，部队不准与群众争树叶，部队开始动员自己动手发展生产，精兵简政，与群众共苦，渡过难关。

使人们值得怀念的是，当时军区司令部驻在四分区平山寨北村，白求恩卫生学校依然驻在三分区唐县的葛公村，天气已到秋末，聂荣臻想到两种人的生活：一是医院的病人，二是学校的教员。聂总派了司令部副官长刘显宜同志下去了解情况，指示刘能解决的尽量就地解决，不能解决的回来再共同商量。

刘显宜从寨北出发走了 3 天到达白校，他首先关心的是学校的教员，首先探望了殷希彭、刘璞、柯棣华几位老师，然后对每位教员进行住访，他看到作为教务主任的殷希彭，住在教务处会议室里，土炕上只有席子和一条单子，若是年轻人还可以，现年已 42 岁、身体单薄的教授难以过冬。刘显宜向聂荣臻报告之后，特批给每个教员一条被子和一条褥子，解决了教员过冬的燃眉之急。

刘显宜又到教员灶去了解教员的伙食，教员灶还存在，但实际与普通灶差不多，也是定量供应，也是经常断粮，缺油无肉。在这种情况，精通后勤管理的刘显宜，找到地委领导给老师们特供了一点细粮，还给有病的柯棣华大夫买了 10 多斤挂面，保证了教员们必要的营养。

殷希彭同志对聂荣臻同志对教员们政治上、生活上关心深有体会，他说："聂荣臻同志和我同龄，是同一时代出生的人，他吃的苦比我多得多，比起他我们现在这些苦算不了什么，他的身体并不好，听说他每天工作到晚上 12 点以后，从来是不吃夜宵的。我们比起他来生活好多了，他派刘副官长来看我们，说明他时刻想着我们，我们只有把一切用到教学上来报答上级的关怀。"

四、1942 年 12 月军区会议

1942 年 12 月，在河北平山县寨北村，军区司令部驻地召开军区卫生扩大会议，到会的有各分区卫生部及白校药厂的领导，当时卫生部部长姜齐贤

作了"四个工作、两个作风"的报告，殷希彭做了"重视在职医务人员学习组织领导"的发言。聂荣臻同志在总结中同意殷希彭的意见说："不应该把好医生都放在机关里，医院里没有医生，只是医助护士长给住院病人治病。"聂荣臻同志的观点与白求恩生前的观点一样。

这次会议开得很成功，大家认为会议收获很大，尤其听了聂荣臻对大会的总结发言及姜部长报告，明确了今后卫生工作方向，殷希彭自参军之后，第一次参加这样的会议自然是兴奋激动。这次会议之前已决定提升殷希彭为卫生学校副校长。

当会议快要结束之前，聂荣臻同志突然问殷希彭："你是否有个儿子在赵尔陆那里？"

"是，他在 2 分区 34 团武工队，参军后我们已经四年多未见面了。"殷回答。

聂转过头让人把作战科长李廷赞叫来。李科长听警卫员来叫，马上来到聂荣臻同志面前。"你马上给二分区赵尔陆政委打个电话，说殷校长的儿子叫殷子刚在他那里工作，让他们派一匹快马，赶到寨北和他父亲见上一面。"聂亲口指示。

"我马上去办。"李科长接通二分区的电话直接找到赵政委。赵政委又指示参谋去找。两个多小时回了电话："分区为落实八月军事会议部队要化整为零，殷子刚已带一个武工队深入敌后作战去了，一时和他联系不上。"

李科长把情况如实告诉殷副校长，殷说："今后见面的机会有的是，这回算了吧！"其实二分区司令部离军区很近，就是一天多的路程。

会议结束之后他与江一真校长一同返回学校。可惜他们父子参军之后始终没有见过一面，只是一些书信来往。

五、进了张家口聂司令员关心殷希彭接家属

1945 年 9 月 11 日，军区机关进入张家口之后第三天，军区接到中央军委的电报，傅作义企图进攻张家口，命令立即组织绥远战役反击傅作义的进犯，军区集结 25000 人开赴绥远，配合我晋绥部队对付傅作义 47000 人。聂荣臻亲自挂帅出征，找来军区卫生部和供给部同志组织好战役的卫生救治和供应工作。

殷希彭与姜齐贤，一方面组建后方医院的收容治疗，一方面组织前方兵站医院的转送，任务十分紧迫，殷希彭从学校教育，转入战役后勤卫生保障工作，这还是第一次，以他的科学知识应用于军事后勤工作。他在接触军区首长时，学习军事理论知识，关于游击战、正规战的战略、战术、战役、战斗、卫勤工作，从战争中学习战争。他在姜齐贤、叶青山、戴正华等经过长征的老同志的帮助下很快成为卫生后勤运筹帷幄的主帅，看问题锐敏，处理问题果断稳妥，成为聂荣臻的有力助手。

1946年春，国内出现短期和平，聂荣臻与夫人张瑞华唯一女儿聂力在上海地下组织保护下生活了10多年，这时由上海护送到张家口，全家得到团圆。一次聂荣臻见到殷希彭问他的家属，指派李万选同志到冀中安国小营村把殷的夫人谷惠芳和儿子殷子烈接到张家口，之后不久，女儿殷珍也来到张家口，经过抗战八年全家终于团圆。

六、两位老年人的友谊

后来聂老与殷老虽然不像战争时期那样的直接领导关系，但在科学技术研究方面殷希彭还是经常请聂荣臻做指示，保持经常来往，一直到"文化大革命"，殷希彭还在受命抓气管炎的防治工作，对呼吸系统疾病的防治也有所贡献。

1972年殷希彭因胃癌住院做了手术，聂老得知后亲自到病房看望殷希彭。殷希彭术后一周开始进食，听说聂老来看他，心情十分激动，忙下地迎接，聂老忙握住殷老的手说："不要动，不要动！"

"您腿也不好还来看我，我手术做得很及时，没事，请司令员放心。"殷答。

"看来你精神面色很好，要安心养病，今后许多科研工作还等着你。"聂老安慰殷老。

两位老人，一个是军事家、政治家，一位是科学家、教育家，他们在一起工作战斗了35年，一见面有许多话想说，但刚刚做完手术，聂老又劝告殷老就告辞了。聂老亲自来看望比什么特效药都有效，殷老的病奇迹般地恢复着，不久他又走上工作岗位。

1974 年 12 月殷老的病复发了，殷老是病理专家，自知自己即将离开人世。当追悼大会的悼词拿给聂老看时，聂老亲自做了补充，这就是政治家与科学家合作的典范。

（资料来源：陈蕃主编，《从教授到将军：纪念殷希彭同志诞辰 105 周年》，人民军医出版社，2005 年，第 225 页）

教育家殷希彭关心护理事业
郭庆兰

1939 年 5 月正是日军侵华最疯狂的时候，新西兰女护士凯瑟琳·霍尔（中国名字叫何明清）把我从北平协和医院带到晋察冀抗日根据地，一个月后任彬同志也到达根据地。我经过曲阳宋家庄，来到唐县北关三分区卫生部，我们觉得十分兴奋新鲜，听从组织分配为抗日尽一分力量。三分区卫生部尹部长分配我们，训练医院和部队卫生员，都是些十四五岁的孩子，大些的年轻人都到战斗部队去了，这些孩子文化很低，但要求学习的积极性很高。当时没有教材，主要教他们包扎、救护、搬运伤员、上夹板、上担架、抬伤员，培养一批就分配到部队和医院一批。

1939 年 8 月，何明清带我见到石家庄军区司令部聂荣臻同志和白求恩大夫，他知道我是协和护士学校毕业，表示十分欢迎，白求恩说："我们办卫生学校，培养的对象有军医、调剂和护士，正缺乏护士教员，你来得很及时。"白求恩给我的印象，是个十分重视人才的人，希望何明清多给边区介绍技术人才，当我们离开时白求恩把我们送出村子。

没几天江一真校长从唐县牛眼沟到三分区要人，大概是白求恩告诉了卫生学校，三分区卫生部部长尹明亮同志陪着江校长接见了我们。他先介绍了一下学校筹建的情况，然后问我和任彬愿意不愿意到学校当教员，学校已从延安卫生学校来了一个护士期正缺乏教员。

我们满口答应，这正是我们用武之地，随后三分区卫生部为我俩开了欢送会，备了两匹马把我们送到牛眼沟村军区卫生学校。

牛眼沟是个环境很优美的村子，在牛眼沟西山坡上有一座高大建筑，是中华圣公会的教堂，这个村基督教徒很多，教堂有一个漂亮的圆拱门，听说凯瑟琳第一次接待白求恩大夫就是在这里。

到了学校，首先接待我们的是殷希彭主任，他是河北大学医学院的教授，他和我们作了长时间的谈话，介绍了学校筹建的经过，与延安卫校合并后的情况。他着重把护士培训的计划向我们介绍，他的知识十分渊博，他谈到1855年南丁格尔是因在克里米亚战争中，率领38名护士赴前线参加伤病员护理工作而出名的。1938年，白求恩率加美医疗队多次参加前线医疗，白求恩十分重视护理工作，至少有三点是值得我们学习的。一是他说伤病员是你的同志，应当把他们看作你的父兄，他十分重视前线救护工作；二是白求恩非常讲实事求是，为改革战时护理制度，他制定了医院民主管理委员会章程，护理工作组织程序；三是他不断革新农村医疗护理工具。他说护理事业与战争人道主义有着血缘关系。接着他指出我们办教育不能照搬北京大医院那一套，要把现代的科学知识与边区的实际相结合，这方面白求恩为我们做出了榜样，要向白求恩大夫学习，当时白求恩还健在。

1939年反"扫荡"结束之后，学校搬到唐县葛公村。一直到1943年我离开白求恩卫生学校，都在殷主任（后来他当校长）领导关怀下工作。至今有几件事永远铭记在心。

一、编写教材

我从协和医院出来，是假借请假探亲出来的，手里拿个小提包，连自己的用品都不敢带，更没有想带些医学书，没想来学校后医学书籍那样缺乏，护士期规定半年的理论课，两个月的实习，究竟应该讲些什么，殷主任帮助我们订计划。他要求教材要通俗易懂，简明实用，需要讲懂会做，因为学员文化水平不齐，应照顾大多数同学。前期课程要排有生理解剖学、细菌学、药物学，后期课有基础护理、内科护理、外科护理、妇产科护理、儿科护理。医学基础课由其他教员讲授，但护理课必须我和任彬担任。

护士训练，不能脱离医院，到达葛公村之后学校开始建设附属医院，我们除了教书之外，就是在医院帮助指导医院护理工作，所以工作十分紧张，但是十分愉快。我在协和算是最年轻的护士，没有当过教员，殷主任鼓励我，要认真仔细地备课，多深入到学生中间，了解学生教学反映，还抽出时间去听老教员教课，如刘璞、陈淇园、张文奇、江一真。

我最喜欢听的是殷主任的课，他画的病理图非常美观整洁，血管神经都很清晰，我很敬佩他速描在黑板上画示意图、他整齐的黑板粉笔字和他讲台的表达艺术，从内心称赞他不愧是大学教授。我在教学中默默地向他学习，成为一个合格的教员。越来越觉得不仅要学习他的科学知识，教学经验，不懂的要多请教他，而且更重要的是要学习他的品德，师道尊严，为人师表的作风。在他的影响下我也给学生辅导，检查学生自习，听取课代表汇报，解答疑难问题，带领学生实习，指导学生操作。

二、特别照顾

任彬和我是学校教员中仅有的两个女同志，得到特殊照顾，教育处选了一个全村较大的院落，是三间北房，中间是教务处的会议室，兼教员吃饭的地方，教员们开会议论教育问题。左边小屋是殷主任住房，右边小屋是我和任彬住房，小院的南屋是教员的小伙房。军区为了照顾教员的生活，批准为教员开小灶，吃的是白面馒头和病号伙食供应标准，连政委都在大灶吃饭，像我们这些年轻人，受到这种特别照顾，更激发我们努力工作。特别在1940年反"扫荡"时，开始我们没有走过山路，学校规定我两人一匹牲口，一方面驮行李和教材，一方面可以轮流骑，我看到许多教员都跟着部队行军，连年龄较长的刘璞教授和殷主任都徒步行军，特别殷主任走在队伍前面带领教务处几十名教员行军，把教员的马让给病号骑，给整个学校部队（当时学校有四五百人）鼓舞很大，环境可以改造人，我坚持向长辈们学习，加强锻炼，终于克服了困难，能背上自己的背包带上教材行军了，并利用防空休息时间给学生补课。

为了不让组织特殊照顾，我常练习踏着石头过河，背着背包夜行军，爬山越岭，我近视，行军不如别人，我紧跟前面的人不掉队，我终于适应了山区游击战争的环境。1940年反"扫荡"，学校从每个伙食单位抽调几个同志提前出发到宿营地打前站，部队到了之后有饭吃有水喝，我也参加了打前站工作。一次，我们早晨四点出发，这次行军不同寻常，要通过敌人的合击圈，预计不休息连续行军走140多里，但中途必须吃饭休息一夜，不然部队会掉队很多，我们打前站组在走出70里之后到一个村子，在村武委会主任的帮助下我们准备了饴饹面，部队到达已天黑了，很快吃了饭，后半夜出发，第二天照常4点半出发，我们早已把第二天早饭用的白菜小米准备好了。最终我们顺利完成了这次突围任务。

殷主任在校部总结会上表扬我工作完成的不错，我们做护士工作的经常与炊事员打交道，在战争中虽然谈不到什么讲营养，但讲卫生还是需要的，我帮助炊事员洗白菜，用饴饹床压面我还是内行的，不然来个食物中毒会影响部队行动。

三、永远感激殷主任对柯棣华、印华和我的关心

1941年下半年，我和柯棣华同志结婚，殷主任向我们祝贺说，我们是天生的一对，都爱学习，要求进步，性格温和，生活自律。在结婚那天殷主任用红纸亲笔写了"洞房花烛"四个大字贴在我们的小屋里，在简陋的洞房新增添了几分喜庆的气氛。后来，我们的夫妻生活，也得到殷主任的关心，他经常督促我多关照一些柯棣华同志，柯是一个很要强的人，后来有了印华，更是得到学校各级领导的关怀。殷主任三天两头来问一问，特别是在柯棣华突然病故之后，给我打击很大。

1943年，朱德同志电传聂荣臻同志命令我带着一岁的印华回延安，我以依依不舍的心情离开了我的母校和尊敬的殷主任和全体教员，临走时殷主任再三告诫我要带好孩子。

1950年，我们都进了城市，殷主任仍然关心我的生活和印华的成长，并邀请我带印华到他家吃饭，并亲自指导印华如何向父亲学习。

1956年，我调大连工作，一次殷主任到大连，他亲自到我家看望我们，使我全家很受感动。

即使在"文化大革命"中，四军医大学出现医疗事故，印华危在旦夕时，殷主任派专家乘飞机到四医大指示全力抢救，准备置换肾脏，但时间已来不及了，印华终于抢救无效心脏停止了跳动。

在纪念殷希彭105周年诞辰之际，白求恩卫生学校成千上万的学生都会纪念他，他称得上邓小平同志倡导的"白求恩式的革命者，白求恩式的科学家"，他永远是后人学习的榜样。

（资料来源：陈蕃主编，《从教授到将军纪念：殷希彭同志诞辰105周年》，人民军医出版社，2005年7月，第260-266页）

卫生篇

晋察冀军区的卫生工作
叶青山

一、军区卫生部的产生及其历史背景

1937 年 7 月，抗日战争爆发后，为挽救华北危局，八路军主力于当年 8 月下旬，奉命开赴晋、察、冀、绥 4 省交界之恒山地区抗日前线。9 月，党中央进一步阐明八路军以创建根据地发动群众为主，开展独立自主的山地游击战争的战略方针。同月下旬，115 师根据中央和总部命令，于平型关伏击日军第 5 师团第 2 旅团主力，经过 9 月 25 日整天激烈战斗，歼敌 1000 余人，击毁其全部辎重车辆，取得了震惊中外的伟大胜利。战斗结束后，115 师主力向晋东南和晋西南转移，留下独立团、骑兵营和几个连队共约 3000 人，在聂荣臻司令员率领下，继续在以五台山为中心的晋察冀腹地开展游击战争，建立抗日根据地。

我记得，在平型关战斗中，我军和友军（国民党第 2 战区的当地部队）共有伤员 600 余名，其中 420 余名较重的伤员，经急救治疗后，由八路军后方医院接收，陆续向延安转送。其余能行走的 174 名伤员由我带领的 36 名工作人员接收后，向 115 师后方转移。当时，我是 115 师军医处处长。9 月 30 日，我们从五台山之台怀出发，经过豆村到达盂县城关附近时，因日军正沿着正太和同蒲铁路向太原进犯，我们前进受阻，在那里等了 3 天，正当我们十分焦急的时候，10 月 6 日，八路军总部来电，通知我们暂时不要归队，立即回到五台县聂荣臻那里待命。我们便于 9 日回到五台县耿镇河北村。

　　五台县地处山西省中部山区，耿镇在五台县东部，距县城约40公里，是一个约有500户人家的山区大镇。镇旁有一条南北流向的小河，河西北边的一个约有200户居民的村子，就是河北村。我们到达河北村以后，将伤员安置在老乡家宿营治疗。第3天上午，我带领司药何振波、管理员刘景雨，在五台县城向聂荣臻同志汇报。当时，聂荣臻正在夜以继日地忙着，一方面组建晋察冀军区，一方面了解战斗情况，工作十分繁重。他听说我们回来了，非常热情地听取了汇报。然后说：党中央已决定成立晋察冀军区。这里地处敌后且四面受敌，目前我们正在以游击战打击敌人，任务很艰巨，生活也很艰苦。接着他语重心长地说：你们要发扬过去在中央苏区和长征途中艰苦奋斗的革命精神，发动群众，做好工作。最后他还谈到部队和当地群众缺医少药的情况，要求我们稍事休整，即迅速开展工作。当晚，我们赶回河北村，向工作人员和伤病员传达了聂荣臻的指示精神。

　　11月13日，接军区转发十八集团军（即八路军）命令，任命我为军区卫生部部长。聂荣臻同志派人把命令交给了我，并在电话里对我说：现在抗日形势发展很快，各项工作都要抓紧进行。你们当前的主要任务是迅速把卫生部成立起来；根据我区今后的任务，把医院组建好，尽快收治伤病员；一切就地取材，设法解决好药材问题。

　　遵照聂荣臻的指示，我们首先着手组建卫生部。由于我1936年在一方面军一军团卫生部当过部长，对卫生部的工作较熟悉。针对当时军区初建，卫生人员缺乏等情况，我向军区首长建议：卫生部设医务、材料、管理3个科。医务科由医生郭凡任科长，配医生、司药各1人，看护员3人；材料科由司药何振波任科长，配司药1人；管理科由管理员刘景雨任科长，配管理员2人。部以下设护卫班、通信班、炊事班和马夫，共25人。经军区首长同意后，卫生部就成立起来了。不久，军区首长任命原115师军医处医务科科长游胜华为卫生部副部长，当时分管军区司令部的卫生工作。

　　卫生部成立后，在军区首长的直接领导和关怀下，很快开展工作。当时的工作重点是建设各级卫生组织。1938年1月以后，军区所属的第一、第二、第三、第四军分区卫生部先后成立，各部均任命了部长，配备了干部。除第一军分区卫生干部较强外，其他军分区卫生部只有部长和几名医生、看护员，对此，军区曾对卫生干部做过一些调整。4月份以后，冀中军区及所属的5个军分区卫生部相继成立。至此，全区主要卫生行政机构全部建立起来，并在他们的组织领导下，建立和健全团以下各级卫生组织：团设卫生队，营设卫生所，连队设卫生员。

1938年9月部队整编时，军区卫生部正式编制共153人。其中部、科领导和干部共26人；部下设护卫排、运输队、通信班、炊事班、勤务班、饲养班、手术组、看护班等，共127人。当时卫生部附属单位、勤杂人员较多，主要是因为卫生部需要单独行动，既能机动保障，又有自卫能力。卫生部完编后，军区任命黄华清为卫生部政委，杨成为政治处主任。以后卫生部在1939年又进行过一次整编，但机构、人员没有多大变化。

二、组建军区后方医院

军区卫生部成立时，除司令部设有卫生所以外，军区机关及所属单位都没有医院和其他医疗机构。就在组建军区机关时，八路军总医院第二所21人，在所长廖明亮、政指刘小康带领下，来到五台县耿镇接收伤员。当他们正要返回时，聂司令员把他们留下了。随后，军区按总部指示，命令将这个所改建为军区后方医院，委任廖明亮为该院院长，并明确了卫生部与医院和其他医疗单位的关系。其命令"一、兹委任叶青山为晋察冀军区卫生部部长，所有一切医务所，一律归叶部长整理指挥；二、总部之所（指上述总医院第二所）为本军区后方医院，直属卫生部指挥。委任廖明亮为院长，并到职整理指挥"。

不久，军区又任命刘小康为后方医院政委，林金亮为医务科长，马泽亭为政治处主任，马立钧为管理科长。医院设1、2、3、4所，各配所长、政指1名。医院就这样成立起来了。此时全院收容的伤病员，已由原有的100多名增加到400多名。

医院距卫生部很近，在组建医院过程中，我经常在那里了解情况，处理问题，有事便与院长、政委和群众商量，实行面对面领导。我在1934年曾担任过红一军野战医院院长，对医院工作不陌生。因此，我经常向后方医院领导介绍红军医院的光荣传统、艰苦创业的革命精神和经验教训。医院领导都很谦虚，许多比较重要的问题，如组建医院各所、选配干部、建立规章制度等，都是先同我们研究后报请军区首长批准实施。医院初建时，被服、粮食、经费需求量较大，当时卫生部与供给部同住在耿镇，而距军区司令部较远。为了工作方便，聂荣臻同志对供给部部长查国桢说：如果卫生部需供给部解决什么问题，可由叶部长亲自找你办理。查部长是一个对工作对同志十分热情的人，原对卫生工作就很关心，当听到聂荣臻同志的指示后，对卫生工作更加支持了，无论是当时的医院建设，还是以后建立卫生学校，有关供给方面的问题，他和供给部其他同志都能主动帮助解决。

医院扩建为 4 个所以后，对伤病员的管理教育加强了，秩序有了改善。但由于伤员不断增加，有些问题更加突出了，主要有两个问题：一是医护人员太少，各所仅有一名医生，三四名看护员，整天换药打针忙不过来；二是药品、敷料缺乏，除 2 所从延安带来的一些外，几乎没有补充。针对这一情况，我们与医院共同采取了一些应急措施。护理人员不够，就由医院自身开办看护员、调剂员训练班培训，同时动员群众担任看护员，协助护理伤病员。医生不够，就从老看护员中提拔几名当医助，并从俘虏中找了几名医生，动员了几名地方开业医生参军。这期间，延安军委卫生学校也分配来几名学员，充实了各所医务技术干部。为解决药材问题，采取开源节流的办法，一方面号召大家节约使用，纱布、绷带、脱脂棉要反复洗涤消毒后用多次；一方面通过多种渠道寻求药源。军区首长和供给部多次拨款派人到敌占区购买药品，还通过五台县抗日动委会主任宋劭文和秘书长娄凝先介绍，于1937 年 11 月和 1938 年 9 月，两次到国民党第二战区司令长官阎锡山的老家河边村爱卿医院征借购买药品敷料（包括碘酒、医疗器械、绷带、纱布等）。西药缺乏，就上山采集中草药，成立一个制药所，自制一些中药。同时也开展一些扎针、拔火罐疗法。所有这些都解决了许多实际问题，收到了较好的治疗效果。建院不到 4 个月，情况就大有好转：看护员增加了 1 倍；做手术100 余例，没有发生事故；出院归队 496 人，死亡人数大为减少，收容人数增到 961 名。随着抗日斗争形势的发展，医院扩建为 5 个所，医务人员、医疗设备和药品器材不断增加，伤病员收容量成倍增长，最多时全院收容近 3000 人。还经常派出手术组、医疗队深入前线抢救伤员。

特别值得一提的是，我们同医院领导都很重视工作人员的思想建设和良好医疗作风的培养。提倡自力更生、艰苦创业，要求医务人员全心全意为伤病员服务，救死扶伤，实行革命的人道主义。

1938 年 6 月 17 日，诺尔曼·白求恩大夫来到晋察冀军区，我随同聂荣臻同志热情地欢迎这位受加拿大和美国共产党派遣的加拿大共产党员、世界著名的胸外科专家。聂荣臻同志当面聘请他担任军区卫生顾问。他一来就首先抓医院，处处亲自动手，为人师表。尤其是他对工作极端的负责任，对同志对人民的极端热忱，对技术精益求精的共产主义精神，使大家深受感动。如 1938 年 7 月的一天，我陪白求恩去后方医院第 2 所检查模范医院筹办情况，当见到一名伤员因失血过多生命垂危时，白求恩示意让一名看护员输血，可是那位看护员对输血缺乏认识而拒绝了。这时白求恩立即要自己输血，当时我想，白求恩是国际友人，工作十分繁重，且年老体弱，不能让他输，而我是 "O" 型血，又是部领导，理应带头。我向白求恩说明此意后，他同意了，并且由他亲自操作，从我的血管抽出 350 毫升血输给了伤员。不久，白求恩大夫和游胜华副部长、医院领导、看护班长刘明亮等，都先后给伤员输过血。领导和国际友人带头给中国的八路军伤员输血，这件事对全区和全院影响很大，教育很深。像白求恩这样的事例是很多的。白求恩大夫在军区工作了 1 年零 5 个月，对医院建设贡献很大。这所医院正是在发扬我军光荣传统和白求恩精神鼓舞下，不断发展壮大。1939 年 1 月，《八路军军政杂志》载文赞誉这所医院为 "模范的伤兵医院"。1939 年 11 月 12 日白求恩逝世以后，该院为纪念白求恩，命名为 "白求恩国际和平医院"，在抗日战争和解放战争的战救医疗工作中屡立战功。

三、建立卫生训练机构，培养医护人员

卫生部成立不久，在全区卫生工作上存在的一个突出问题，就是医务技

术人员缺乏。后方医院不断扩大，非常需要医生护士；各级卫生机构成立了，急需各类医务技术人才。而在当时，除军委卫校分配来几名毕业生、动员很少的地方开业医生参军外，再没有其他来源。在十分紧迫的情况下，我同卫生部的几位领导同志研究，能否自行培训呢？大家认为，培训医生困难较多，最难办的是师资难以解决。但就现有条件看，短期训练初级卫生人员还是可以的。经请示军区首长同意，1938 年 1 月首先开办了一期看护员训练班，训练班设在河北村东边的小学里。开学前，我们在当地招收了具有高小文化程度的青年学员 26 名，由王芝元、郭凡、郭小霆等医生担任教员，有时我也去讲课。教学内容主要是人体生理解剖，体温、脉搏、呼吸检查方法、战场抢救、消毒、换药、注射等技术以及常见的预防护理常识。由于工作急需，学习一个多月就结业分配工作，补充军区机关和后方医院。

看护员训练班结束后，紧接着又于 2 月份开办了调剂员训练班，从各单位抽调学员 11 人，学习 3 个月，于 5 月 6 日结业，分配到军区直属单位和各军分区作调剂员工作。

军区后方医院也举办了看护员训练班 3 期，培训看护员 70 余名；调剂员训练班 1 期，培训调剂员 20 余名，这些学员分配到本院各所和其他单位。

随着对敌作战的逐渐增多，部队不断扩大，医务干部更加缺乏，有的团连一名医生也没有。现有的医生，大部分未经正式训练。这种状况很不适应当时繁重的战救医疗任务。在这极为困难的情况下，我们确定建立医务干部训练队，培训医生、医助。在军区首长的大力支持下，于 1938 年 4 月着手筹建。训练队的教员由原训练班的教员担任，我和游胜华副部长兼课。教材由各教员自编。学员从各军分区和 359 旅抽调，共 37 名，学制原定 8 个月，于 6 月份开学。由于战争的影响，至 1939 年 5 月才毕业。在训练过程中，又增加了教员魏方中、刘海鹏。特别是开课不久得到了白求恩大夫的具体指导帮助，教学质量有了较大的提高。学员毕业分配到各区各单位担任医生、医助，很受欢迎。

在军区成立后的 1 年多的时间里，卫生部和后方医院培训卫生人员 170多名。各军分区和冀中军区卫生部也开办了不少训练班，培养了较多的初级医护人员，为战救医疗护理工作补充了技术力量。

1938年9月中旬，晋察冀军区召开了第一次全区卫生工作（扩大）会议。会议对卫生人员的培训做了明确分工，规定军区卫生部培养军医、医助、司药、卫生行政人员；分区卫生部培养医助、司药、看护员、卫生员；团卫生队培养卫生员。从此，对全区卫生人员的培训正式提到日程上来。1938年年底，我们卫生部门进行工作总结时，分析了全区卫生工作的状况，感到我们的卫生技术力量较前有了明显的加强：技术精湛、经验丰富的白求恩大夫到军区工作已经半年；军委卫生部派来了技术较高的医疗队；一些有名望、水平高的医学专家教授参了军。总之，我们已经有了一定数量的高级技术人才，他们既是业务技术的组织指导力量，也是办学的良好师资。这时我们意识到，组建一个卫生学校，更多更好地培训医务干部的条件已经比较成熟。而且此时抗大2分校和联大相继成立，聂荣臻同志曾多次催促我们抓紧培训技术干部。在各方面的促使下，我们于1939年4月向军区首长正式提出在原卫生训练队的基础上，组建军区卫生学校的报告。聂荣臻同志对此十分重视，不久便批准了这个报告，并责成江一真负责筹办。为加强教学力量，特从冀中军区调殷希彭、刘璞、陈淇园、张文奇等教授专家及医大肄业的教员张禄增参加建校。特别是白求恩大夫对培训医务技术干部做了许多具体工作，为我们培养了许多白求恩式的医生，使我永远难忘。

1939年8月，白求恩大夫在《加美流动医疗队月报》中指出："我以为最好的办法，是外国医疗队不仅只是直接运用技术工作，而最重要最有价值的任务是帮助训练人才。这样纵然离开，他们自己也能担负起来。"他就是在这一高明的见解指导下，不遗余力地帮助我们训练提高医务技术人才，培养出一支又一支永不离去的"医疗队"。白求恩刚到军区不久，就发现我们的卫生人员数量少、技术低，便多次提出培训技术人才的意见，并采取多种方法向医务人员传授技术。他多次深入医院、前线抢救治疗伤员，不管白天多么疲劳，晚上总是给大家上技术课；为了提高医务领导干部的业务技术水平，他不辞劳苦先后创办"模范医院"、特种外科医院，举办实习周等活动，并亲自讲授，反复示范；为了办好军区卫生学校，他于1939年6月亲自为即将开办的军区卫生学校制订教育方针和教学计划，亲自物色师资，推荐教员；为了使广大医务人员学到更多的知识，他抽出时间，甚至带病编写医学教材，先后撰写了《游击战中师野战医院的组织和技术》《消毒十三步》《战伤治疗技术》《战地外科组织治疗方法草案》等书。尤其可贵的是，他在传授技术的同时，特别注意医务人员医德和作风的培养。所有这些，对于我们办好卫校，培养卫生人才，起到了重要的推动作用。

经过3个多月的紧张准备，军区卫生学校于1939年9月18日在河北省唐县牛眼沟村正式成立了。军区首长任命江一真为校长，殷希彭为教务主任。同年10月，延安军委卫生学校的部分师生，并入军区卫生学校，任命喻忠良为学校政委。此时全校师资进一步充实，有专家、教授、教员共15人，同时开设了军医班3期，司药、调剂班2期，护士班2期，共有学员310余名。当时学校生活艰苦，设备简陋，但由于办校宗旨明确，各级首长支持，校长、政委领导有方，教员水平较高，全校师生艰苦奋斗，教学相长，为部队培养了大批各类卫生技术人才，使全区卫生技术队伍逐渐形成，不断壮大。1940年1月，军区卫生学校改名为白求恩卫生学校。5月印度援华医疗队柯棣华、巴苏华来到晋察冀军区后，分配到卫生学校任教。到1940年10月我去延安时，据不完全统计，全区共有卫生干部295名。其中医生、医助200多名，其他干部90多名。在干部总人数中，除延安卫校调来16名，地方参军的20多名外，其他都是由本区各级卫生部门、卫生学校培养的。此外卫校尚有450多名学员在校学习，军区第1、2、3期学员即将毕业。

四、建立规章制度，全面进行卫生建设

全区各级卫生部门成立以后，各项业务工作逐渐开展起来。由于我们是新组建单位，普遍缺乏科学的规章制度和技术操作规程，各项业务工作无所遵循，往往各行其是，不大正规。

1938年7月中旬，白求恩大夫到五台县之耿镇松岩口军区后方医院第2所，开展"五星期运动"，创办"模范医院"，并组织分区以上卫生领导干部参观学习。通过医院现场，首先把医疗、护理等工作制度建立起来。接着，我们于9月16日在河北村召开了第一次全区卫生工作扩大会议。聂荣臻同

志原准备到会讲话，后因有急事未能参加。会前聂荣臻同志对我说，这次会议要认真总结经验教训，在此基础上制定各项规章制度，经大家研究后形成决议，在全区范围内贯彻执行。遵照聂荣臻同志的指示，会议由我主持，开了4天。会上总结了卫生部门组建以来的工作，白求恩顾问也讲了话，与会同志进行了热烈讨论，并认真研究通过了会议决议。会议决议共11条，对医疗、卫生、教育、救护、伤员转运、防毒、药材、医务人员技术津贴、卫生机关间的联络、老弱残废和新兵入伍检查、动员地方医生参军以及各项业务统计报表等工作，都做了统一规定，为全区卫生工作健全规章制度奠定了基础，对以后的发展起了较大的推动作用。这里要着重谈谈当时战救医疗、卫生防病和药材工作的开展和建设情况。

在战斗日趋频繁，伤员不断增多的情况下，各级卫生部门都有计划、有组织地采取各种方法，完成战救医疗任务。军区卫生部曾多次组织医疗队、手术队、巡视团等，奔赴前线抢救治疗。如1938年秋冬季节反"扫荡"战役中，白求恩大夫率领医疗队，在山西盂县上社牛头岭国都殿和在河北平山县洪子店战斗中，对七八十名伤员开展了野战抢救工作，为全区野战外科的广泛开展树立了榜样。同年12月，由白求恩、游胜华、王道建等组成的野战手术队，前往359旅参加广灵伏击战的医疗救护工作，在24小时内手术72例，取得了负伤后6～12小时内初步疗伤的好成绩，使战伤尤其是腹部伤感染率大幅度下降，治愈率达75%以上。1939年2月，由白求恩、游胜华、林金亮和冀中军区的王育荣、张禄增等约20人联合组成东征医疗队，随120师在冀中开展战救工作，先后参加吕汉、大团丁、齐会、宋家庄等战斗，历时4个月，施行手术315例，并对部分隐蔽分散在地下医院、群众家中的伤员，进行了检诊和治疗。同年秋季，北岳区各军分区，由王道建、王义之、孙峰等负责，各带领一个手术组分赴前线抢救。同时，由我和白求恩负责组成卫生工作巡视团，前往第一军分区、第三军分区、骑兵团等单位视察，并参加了雁宿岩、黄土岭战斗的战救工作。1940年8月，震惊中外的百团大战开始后，军区组织白求恩卫生学校在校学生、部分教员和各军分区的卫生技术人员，组成几十个医疗队、手术队，分赴各战区前线救治伤员。可见，医务人员尽量深入前线争取时间初步疗伤的指导思想已经形成。在抢救中由简单的包扎止血，发展到火线施行手术，对骨折及时进行夹板固定，野战外科技术有了明显提高。对经过初步疗伤的伤员，迅速组织转运，对不能转运或来不及转运的伤员，及时开设地下医院（将伤员隐蔽在地洞内治疗）、梯田医院（利用隐蔽的梯田挖洞，在洞内治疗伤员）、家庭病房留治。初步形成阶梯治疗，卫勤组织指挥也逐渐建立。

在卫生防病工作方面。如 1938 年 3 月，军区卫生部接收 344 旅一名天花病人。为防止该病传播流行，便以我的名义在军区出版的《抗敌副刊》上发表了一个简短的《紧急通知》，要求部队加强预防，采取有力的措施防止天花流行。随着各级卫生机构的逐渐健全，技术水平不断提高，军区卫生部对部队的卫生防疫工作加强了组织领导。特别是 1939 年秋季以后，军区卫生部根据以往的经验教训，对当地常见多发的疫病，组织部队有计划地进行预防和治疗，取得了较好的效果。如 1939 年夏季，河北省一些地方发生水灾以后，流感、痢疾、疟疾等疫病流行。为预防传播，军区于 9 月份下发了预防疫病流行的"训令"，在军区的报纸上反复宣传，要求广大指战员、政工人员和卫生人员，以最大的力量同疾病作斗争。"训令"还从宣传教育、生活管理、物资保障和防治技术等方面，提出了 10 项具体措施。在各级领导的重视支持下，这些措施贯彻落实较好，有效地防止了疫病流行。1940 年为巩固提高部队战斗力，迎接百团大战的持久斗争，我们针对夏、秋季发病规律，于 6 月 14 日以军区司令员和卫生部首长的名义，向全区下发了《关于夏、秋季防病问题的训令》，对个人卫生、公共卫生做了具体规定，并下发了《卫生规则》和宣传标语，对全区的卫生防病工作推动很大。所有这些说明，当时"预防为主"的指导思想，在部队各级领导和卫生部门，已经明确树立。卫生防病工作已经提到重要议事日程上来。

药材工作也是逐步建立和发展起来的。抗战初期，团以上单位卫生部门便设有药材机构或专职药工人员。但当时药材工作技术骨干极少，来源缺乏，除从北京、天津、保定等地到冀中军区参军的几个人有些药材工作基础外，几乎没有来源。后经军区和冀中军区举办了几期司药、调剂员训练班后，药材人员的问题也逐步解决。从药材工作的开展看，由于敌人的严密封锁和残酷"扫荡"，无论是药材采购、供应还是贮藏保管，都有很多困难。军区首长和各级军政领导对此十分关心。聂荣臻同志多次号召卫生部门要自力更生，生产节约，千方百计保障战救医疗急需。卫生部门采取的主要措施，一是节约使用药材；二是派人到敌占区采购；三是自建药厂制药；四是重视采集使用中草药；五是采取各种办法坚壁清野，贮存药材。在卫生经费上，1938 年 9 月军区卫生工作会议决议规定，军区卫生部：经费每月 1000 ～ 1500 元（边币）；各军分区每人每月医药费 1 角（边币）；师、团药品按月领发，严格控制买药。在具体执行上要求集中统一，调剂分配。1939 年 7 月，军区成立制药厂（原材料厂），至 1940 年秋，药厂发展到 130 余人，能生产丸、散、膏、丹和一般常用西药、酒精、敷料等，初步保障了伤病员救护医疗工作的需要。

从 1937 年 11 月开始组建军区卫生部，到 1940 年 10 月我去延安学习，我在晋察冀军区卫生部整整工作 3 年。晋察冀军区的卫生工作，内容丰富，事迹生动，因篇幅所限，难以一一记叙，上面仅就现有资料和个人回忆草拟此篇，奉献给读者参考。

（资料来源：中国人民解放军历史资料丛书编审委员会，《后勤工作·回忆史料》（1），解放军出版社，1994 年 5 月，第 651-660 页）

晋察冀军区制药厂

晋察冀军区制药厂（原卫生材料厂），驻地唐县花盆村。该厂在战火中诞生，随着抗战进程，不断发展壮大。从创建初期的几十名人员，在无设备无厂房、无技术的条件下，逐步发展成为一个综合性知名的制药企业，现制药厂坐落在天津市。

一、创建与发展

1939 年 7 月，晋察冀军区卫生部在唐县花盆村组建卫生材料厂。建厂时从卫生部各个部门抽调 30 多人，任命郭晓霆（1926 年入党，兼军区卫生部材料科长）为厂长。厂内设制药组、材料组。制药组（包括采药）组长李文成，主要任务是采集一些中草药，晒干备用。材料组主要生产脱照棉和脱脂纱布，产量很小，每日约生产 18 千克，还制作木夹板及托马氏铁塑为药库制造药箱。随着根据地抗战军民的不断需要，制药厂又增加了丸、散、膏、丹等中成药生产。1939 年 10 月，日寇进攻边区，工厂全体人员展开反"扫荡"斗争，到反"扫荡"结束时已到 1939 年年底。

1940 年春，制药厂迁到完县（今顺平县）刘家营村，改名为晋察冀军区制药厂，有职工 40 余人，日产脱脂棉和脱脂纱布 45 千克左右。1940 年秋，药厂迁移到完县神北村，全厂发展至 130 余人（女工占 2/1），厂内设漂纤、制药、工具 3 个组。漂纤组 25 人，主要生产脱脂棉和脱脂纱布等。制药 20 余人，主要生产中成药，如黄连上清丸、羚羊解毒丸和馒头碳喉痛散等。工具组 4 人，主要制作医疗器械和药箱等。增制瓶装注射液，增添造酒装置，开始酿造白酒，再制成酒精。1940 年冬，日寇对我边区"扫荡"更加频繁残酷，致使本来生产条件就非常简陋的药厂，又不能不随着抗日战场的变化而游击活动在唐县、完县、阜平、易县、曲阳等县山区与日寇周旋。

1941 年春，制药厂转移到完县河西村，夏初又迁移到阜平伯崖村，队伍不断扩大，生产品种和数量也不断增加，生产药品 4000 千克。6 月初，制药厂又增设西药组，开始不足 20 人，到年底增加到 40 余人，其中一部分是白求恩卫生学校药训班毕业生。此时全厂已发展到 180 人，厂长郭晓霆，副厂长刘登赢。制药厂分为中药、西药、材料三组（分厂）。中药组组长南清江，副组长张健，指导员梁寿山（兼）。西药组组长赵磊然，指导员罗烙。材料组组长王某某，指导员刘光运。厂部供给员马延。为适应抗战环境，缩小目标，当年反"扫荡"后，厂部与中药组住伯崖村，材料组从大连地迁移到水沟门。西药组由伯崖村迁移到洞子沟，1942 年又迁到陈家沟。1941 年 6 月

30 日，军区卫生部副部长杜伯华病故，他生前分管药厂工作，为纪念他对药厂建设的贡献，晋察冀军区将药厂改名为伯华制药厂，厂长范实斋，副厂长刘登瀛，政教智斋亭，技师庄静山，技士徐以俊、吴伟志、刘亚夫、赵磊然、董杰如、张雨等。7 月由原来的"组"改为"队"。此阶段生产任务完成较好，多次受到上级表扬。

1942 年 10 月，军区将各军分区药厂或分厂合并到伯华制药厂，住伯崖村。全厂职工达 400 人，厂长范实斋，副厂长刘登瀛，政教智斋亭，政指罗烙、向荣。西药组技术人员增加了徐以俊、何蕴佑等，他们多为化工专科学校系医科人员，技术水平较高，是药厂的新生力量。中药组技术人员也增加了石丹、张雨等。

中药队（分厂）：住柏崖村，队长南清江（第二任石丹），指导员梁寿山，1942 年石丹为队长。为了提高产量和质量，经过大家一致努力，不断研究利用人茂山峡溪水为动力，装置成人型水碾水磨，来粉碎中草药。用 10 多口大铁锅砌成一长排煎熬中草药的锅灶台，把上游来的清澈溪水引到滤沙池过滤，再用竹筒作为水管，直接把水引到锅台上和其他需要用水的地方，成为土造自来水，使用很方便。

西药队（分厂）：初驻阜平洞子沟，后迁驻陈家沟村。队长赵磊然（第二任江萍），指导员罗烙（女）。制药设备也是利用民间的大锅、大缸、大盆进行手工生产。把黄芩煎熬后用硫酸沉淀为黄梦碱，做解热剂，把黄连煎熬成膏，治疗痢疾。从炭灰铺煤矿拾来铁矿石，水浸泡浓缩结晶为硫酸亚铁。用白信石升华成亚砒酸，再加硫酸亚铁成丸，为疟疾后贫血患者补血剂；将乙醇加浓硫酸缩水制成乙醚，为全身麻醉剂。用五倍子加植物蛋白制成单拿耳宾为肠防腐剂。此外，还自制煅石膏、升华硫黄、卵磷脂等，以及用羊肠子制成肠线，解决内脏手术缝合问题。

卫生材料队：住阜平大连地村，队长王某某，指导员刘光三。该队主要生产脱脂棉和脱脂纱布，火碱是自制的，后阶段纱布绷带也是自己织的。还生产消毒的急救包、防毒口罩以及消毒好了的卫生敷料包、助产包，便于前方手术队使用。

　　1942 年，日寇对边区进行了残酷的"扫荡"和"蚕食"，边区地盘逐日缩小，经济极为困难。为了渡过难关，争取新的有利形势早日到来，遵照军区首长实行精兵简政指示，各军分区的制药队（分厂）被编到阜平柏崖村制药厂，当年生产了 28000 多千克药材。

　　1943 年春季，为贯彻执行精兵简政的方针，药厂由 400 余人精为 230 人。夏季迁移到唐县大茂山脚下的安家台子村，康一之任药厂政委、智斋亭任分总支部书记。同年 1 月，制药厂以技术职称任命庄静山为药厂技师，徐以俊、石丹、安清江、何蕴佑、李学文、赵磊然为技士，以后还有卢敏之等。在这段时间中药厂虽然人减少，但组织机构更加健全，药品质量不断提高，新品种不断增加，还成立了厂部，新建比较宽敞的厂房 40 多间。通过一系列措施，保障了生产任务的完成。

　　1943 年 5 月 1 日，日集中了更多的兵力对冀中平原进行了大规"扫荡"。1943 年 9 月 17 日，冀中军区化学厂和晋察冀军区制药厂合并。9 月 18 日在安家台子村召开并厂大会，卫生部江一真宣布：任命郭晓霆为厂长，康一之为政委，赵子光为副厂长，任命徐以荣、王森、马士斌等为技师，张育忠为假肢制作技师。药厂管理结构为厂、队、组三级。酸碱组组长江萍（兼），针剂组组长张贵金，片剂组组长李全忠，膏剂组组长苏如松，粉剂组组长米志唐，烘干组负责人刘建国，分装组组长王进先，白铁匠常玉生。两厂合并后人员增加，设备增多，技术力量增强。迁入新厂址第二天，日寇就向我边区进行全面进攻，并厂大会的当天就转入反"扫荡"斗争，一直持续 4 个多月。在这抗战最艰苦的日子里，新盖的厂房和卫生部住房被烧了，厂领队范实斋、庄静山，组长张玉、技师石丹、司药申志文等领导和战友在反"扫荡"中牺牲。反"扫荡"结束后，大家化悲痛为力量，在厂长郭晓霆、政委康一之、副厂长赵子光领导下，一边建设厂房一边坚持生产。新增了玻璃车间（边区古洞玻璃厂合并到军区工业部），原边区政府古洞玻璃厂部分人员和设备到制药厂组建玻璃车间。生产玻璃瓶、注射用瓶、药房和化验室用的玻璃仪器。还设了假肢车间，可以为残废军人安装义肢假腿。1944 年成立二级军区，原来的冀中化学制药厂又分开回到易县冷泉村建厂，厂长赵子光，归冀中二级军区卫生部领导。晋察冀军区制药厂仍归晋察冀军区卫生部领导，厂长为郭晓霆，副厂长董杰如，当时尽管物质条件十分困难，仍从制药厂抽出大批干部、工人分赴冀中、冀察、冀热辽军区建立二级军区制药厂。伯华药厂像一所药科学校，为我国医药生产培养并输送了大批干部。据不完全统计，抗战八年中晋察冀军区制药厂共生产药品器材140余种，计药品119种，66007千克，23000块，85000包，6730支，200条；卫生敷料7种，16183千克，90953个；医疗器材21种，5595件。1944年12月，晋察冀边区召开第二届群英大会，药厂立二等功，不少个人也均立功、受奖。

1945年日寇投降后，张家口回到人民的怀抱，该厂又抽出一批干部、工人接管敌人伪药厂，改建为晋察冀军区新华制药厂，厂长段勋令，军区药材科科长牛进德，隶属晋察冀军区领导。中华人民共和国成立后，该厂迁移到天津，成为部队和国家的重点制药厂。

二、生产和产品

军区制药厂从1939年建厂，开始名为晋察冀军区卫生材料厂，至抗战胜利，一直属军区卫生部领导，系军队建制，直接为抗战服务。后来随着产量增大，也为地方政府和人民群众服务。在整个抗战过程中，生产上百种中西药和大量卫生材料、医疗器械，较好地保障了晋察冀边区军民医药医伤治病需要，为抗日战争胜利做出了贡献。

办厂初期，没有经验，没有技术，没有厂房和设备，一切都很困难。为了完成领导交给的任务，遵照党的自力更生方针，因地制宜，就地取材，用当地生产的棉花和自采的草药生产一些脱脂棉、脱脂纱布和部分中成药，后来还能生产丸、散、膏、丹制剂。如用砂仁、豆蔻等制成"芳香健胃丸"治疗消化不良；用柴胡、黄芩等制成"安替非尔林"，治疗感冒；用黄连、木香等制成"四宝丹"，治疗腹痛；用熟地黄等制成"六味地黄丸"，用于滋补；用桂皮、砂仁等制成"行军丹"，用于解热去暑；用樟丹、麻油等制成"冻疮膏"，治疗冻疮。凡缺少的原料，都设法用当地产的土产品代替。如生产"碳片"就到农村去买来骨头烧成碳，有时还用馒头或小米烧成炭制成炭片。生产片剂的黏合剂，也是发动群众上山采集野桃树胶，加工后用于生产。淀粉全是用红薯和土豆加工而成。为了解决伤病员用糖问题，还自制柿子糖、枣糖，将山楂加工成山楂糕，很受伤病员的欢迎。除生产中西成药、卫材料外，还生产医疗器械、生产工具以及消毒锅、镊子、拐杖、大小便器、荣军假肢、行军床、药箱等。只要医疗单位和伤病员需要，制药厂就生产。

那时生产十分辛苦，24 小时分两班生产，原料和生产用品大部分靠人背肩扛。生产是手工操作，设备是盆盆罐罐、石碾子、大铁锅。晚上生产点植物油灯。在这样的情况下，大家始终保持着旺盛的革命精神，战胜困难，努力工作。特别是 1941—1943 年最困难时期，由于敌人封锁，药厂连包装瓶子都买不进来，于是就用木头旋木瓶装药片，用芦苇管装丹剂。在党的正确领导下，广大干部职工凭着坚定信念和必胜的信心，克服困难，使药厂不断巩固发展。后来，军区兵工厂给药厂制造了两台手摇式单冲压片机和一台石印机，古洞边区玻璃厂研制成功玻璃制品，改善了药品生产和包装条件。药品、医疗器械和其他相关产品开始按计划生产，基本上能满足当时需要。中药生产按季节及战时需要生产，夏季多生产消化系统疾病用药及治疗痢疾、疟疾用药；冬季多生产止咳药；战时多生产战伤必需的敷料和行军丹、十滴水等药。西药生产从试制到扩大生产，品种数量也不断增加，到 1943 年还能生产难度较大的药品。如用当时来之不易的硫酸铵与氯化钠置换成氯化铵；用碳酸钠吸收二氧化碳制得碳酸氢钠；用硫酸与乙醇制成乙醚。生产数量从开始一次生产几千克，到后来能一次生产数十千克。在当时的条件下，从原料到出成品，每步都会遇到很多困难，出一千克药品都要付出不少心血。特别是反"扫荡"中，药厂被迫频繁转移，敌人来了就把物资、工具坚壁起来，敌人走了又重新垒锅灶，生产起来。到日本投降时，药厂竟逐渐发展成了小而全的综合性药厂。

三、原料与采购

边区制药厂虽然能生产所需要的大部分药材，但是对有些特效药品及手术器械，还要依赖从敌占区大城市输入。因此，专门在敌占区从事采购工作的人员是非常英勇而光荣的战士，正是由于他们冒死工作，凭着大智大勇的巧妙周旋，才购得所需物资，保证了部队和制药厂的原料供给。从抗战初期到1941年，晋察冀军区采购方法是，各分区掌握当地的"分散经营"，深入到平、津、保、石等城市进行采购。第一分区距保定较近，商人关系较多，常能采购到原装印尼爪哇产简装盐酸奎宁。为此，军区就常委托他们代购药品原料，供制药厂生产和白求恩医院使用。但是"分散采购"也带来了在执行政策方面不统一的偏差。如商人乱抬药价，乘机渔利，还有个别人丧失政治性，收进假药、次品甚至含毒药品。

1942年，晋察冀边区政府统一成立了永茂贸易商店，在边区沿几个卡口设分店，对敌进行有力的反经济封锁斗争。边区的北线，主要面对平、津、保定等城市；南线主要是对石家庄、邢台等城市。各永茂商店均配备富有战斗经验和政治觉悟高的老同志担任经理，并配有熟悉商业经济工作的干部，负责联系商人和采购业务工作，职责是掌握经济行情及军需物资、药品、医疗器材等业务工作。一个商店就是一个战斗小集体，敌人来了，即将仓库收存的物资坚壁清野，人员化整为零；敌人走了又开张收购，边战斗，边工作。

经过一年实践，采购工作逐步走向规范。军区卫生部每年向边区政府提出下个年度的采购预算，由边区政府批准后分配到永茂总店，再由总店根据各分店采购能力分配具体采购任务。永茂总店开设在北线的唐县，经理是曹询（长征老干部），总店共十余人，由药材科胡宁科员负责联系。东线永茂分店开设在保定附近的满城县石井镇的小掌村，经理是余萍，全店共十余人，由药材科刘忠义科员负责联系。南线永茂分店开设在石家庄附近的平山洪子店镇，由药材科杨全生科员负责联系。在采购中，许多人经常化装进商店里，亲自验收药品，识别质量优劣真伪，将自己的生死置之度外，为抗战提供了大量急需军用物资。各永茂店及时掌握药价行情，并根据采购计划，本着轻重缓急的采购方针，分重点，分先后，做到长、短期相结合，采购工作有条不紊，顺利开展。采购款统一由商店支付，然后由政府报销。为了鼓励商人向敌占区采购的积极性，一般按市价加 20% 给商人，以作盈利。另外各个永茂商店也掌握着一些零星商人以及城市工作的内部关系，如急需购买和难以购买的如盐酸、奎宁，以及腰椎穿刺针、整套手术器械等这些管理特别严格的药材和器械，就会动用这些关系。药材科乔本同志原在冀中军区卫生部工作时，经常出入平、津等城市采购药品，两区合并后，他仍负责去敌占区城市采购，为采购工作做出了贡献。阜平城南庄有个边区公安机关秘密联络点，负责人是陈守永，他常派人去平、津城市执行内线侦察任务，顺便代购一些急用药品。

采购工作依靠群众也是很重要的，小商小贩，妇女小孩，对当地情况熟悉，把药品藏在衣服夹层里，发髻上，甚至裤裆里，能巧妙地躲过敌伪搜查，携带出所需要的药品。这种群众性的采购和携带方法，积少成多，解决了不少问题。

四、作用与贡献

制药厂自创建之日起，始终以抗日战争需要为宗旨，急战争所急，想伤员所想，积极为抗战服务。根据地军民生活极为困难，大都严重营养不良，发病率很高，尤其是春天的感冒、夏天的痢疾和疟疾、冬天的冻疮和疥疮等。这些疾病成为威胁根据地军民正常生产生活的顽疾，大大影响了我军的战斗力。军区首长对此十分关心，要求制药厂想方设法尽快研制出可以治疗这些多发病的特效药。为此，制药厂领导和技术人员不分昼夜，刻苦攻关，在很短时间内就研制成"疟疾丸""抵痢散""黄芩碱""灭疥膏"等一批特效药，经广大军民使用后，迅速战胜了疾病。到抗战后期，制药厂已经基本满足了晋察冀根据地军民用药的需求，并且还把自己生产的中、西成药返销到敌占区，为边区换回其他必需的物资。

战场救护手术，必须使用的麻醉剂"乙醚"和"肠线"，需要通过各种关系到敌占区购买，但由于日寇严密封锁，所采购数量远远不能满足需要，并且在采购中我厂工人还需冒着极大的生命危险。为此，制药厂组织力量刻苦攻关，反复实验，终于研制成功"乙醚"，为手术救护提供了非常重要的特殊药品，使大量伤员能及时得以手术，挽救了许多八路军战士的生命，提高了战场救护率。

总之，晋察冀军区制药厂是根据地军民的生命保护神，它从小到大，从弱到强，逐步发展壮大。其生产的药品、医疗器械以及其他相关产品，有力地支援了抗日战争、解放战争和抗美援朝战争以及社会主义建设，其贡献是巨大的。

（资料来源：抗日模范县系列丛书《晋察冀军区在唐县》）

晋冀鲁豫边区医药卫生事业

根据地经济文化落后，医药卫生事业基础十分薄弱。战前少数私人开设的医院及教会医院，都在城市，连稍有名气的中医和稍具规模的中药店，也大都在城镇。抗战爆发后，这些城市和集镇多为日军占领。广大乡村，只有为数不多的中医或走方郎中，提供一些医疗服务。

生活的贫困，环境卫生的恶劣，医疗设施极端落后，必然会造成疾病的流行。以太行区为例，战前便有天花、肺结核、霍乱及性病（梅毒）等的流行。创建伊始的抗日政府，还来不及（也没有力量）哪怕初步地去触及这类社会溃疡。而战争与灾荒，使医药卫生条件更趋恶化，并引起各种疾病的大规模流行。

1938 年和 1939 年两年，冀西开始流行恶性疟疾，1941 年，蔓延到漳河两岸，到 1942 年几乎遍及全区。1939 年，太南的林县、平顺一带发现伤寒（急性肠道传染病），1940 年侵入黎城、左权等县，1943 年扩大到全区。因长期在野外生活，衣被极不清洁，造成疥疮在全区蔓延。据辽县拐儿镇的调查：该镇在 1939 年、1940 年、1941 年三年中，伤寒、疟疾、疥疮 3 种病的患者占全镇人口的比率，分别为 2.1%、21%、22.3%。

1940 年百团大战第一阶段以后，日军的报复"扫荡"空前剧烈。人民大批致伤，致残，发病人数也急剧增加，拐儿镇的调查，突出地表明了这一点，而这种情形是相当普遍的。1944 年，左权（辽县）全县各种疾病患者、占全镇人口总数的 12%；该县上麻田，全村 604 人，有 514 人生病，占全部人口总数的 85.8%。黎（城）北县患病人数，占全县人口总数的 20%；武安马关村疟疾病人，占全村人口的 75%。

疫疾的流行，造成了人口死亡率的上升。1944 年，左权县出生人口 1262 人，死亡人口 1504 人。其中死于战争的 92 人，为死亡总数的 5%；而死于疾病的 1032 人，为死亡总数的 69%。1944 年及以前几年中，涉县弹音村共出生婴儿 1079 个，死亡 678 个，死亡率为 62%；太谷南庄的婴儿死亡率为 58%；武安松江岩村的婴儿死亡率为 70%。

1943 年夏秋之交冀南旱灾严重的时候，霍乱流行二专区巨鹿县病死 3000 人；三专区曲周县东王堡村，150 户中死亡 600 人，其中因传染病致死的占 4/5；四专区邢济路北威县南胡帐村，自 8 月 5 日起，至 10 月 17 日止，170 户中共死亡 230 人。这一期间，路南邱县梁二庄，300 户中共死亡 400 人；疫疾流行最严重的六专区垂杨、枣南、清河一带，死亡更多：清河县黄金庄，曾一日死亡 200 人。

某些疾病虽然不至危及生命（如疥疮及疟疾），但对劳动力以至部队的战斗力却造成严重危害。据左权县桐峪和南峪口的调查，两村 96 户中，因病不能参加劳动的青壮年有 168 人。1943 年一年，军工部所属各厂，因工人生病损失的工作日在 10% 以上。太行山区的部队从抗战开始到 1944 年（含），有统计的病人数为 83676 人。四分区四十六团共 6 个步兵连，因疟疾减员，1943 年 9 月保卫秋收，只能组织 4 个连开赴前方。

边区根据地医药卫生事业的创建与发展，和其他许多工作一样，主要得力于部队的帮助。八路军除依靠自己的医疗力量，解决部队的战场救护和伤病治疗外，开始便把协助地方开展疾病防治工作和传播医药卫生知识，以及为驻地群众治疗伤病，当作自己的任务。每一个部队医院，也就是所在地区人民群众的医疗机构。如野战卫生部的附属医院，仅 1943 年一年，便为驻地 7436 名儿童接种牛痘。

边区部队系统的最高卫生行政机构，是属于十八集团军总后勤部的野战卫生部，它是由八路军前方总部野战卫生部与 129 师卫生部合并而成的。合并时间在 1941 年年初，部长钱信忠，政委孙仪之。部以下有医院（野战医院、附属医院和白求恩医院），有培训医生的卫生学校和专为重伤员设立的介乎疗养院与补习学校之间的荣誉军人学校。从 1939 年起，原野战卫生部和 129 师卫生部都建立了制药及卫生材料厂（1941 年合并为一个厂）。他们利用山区盛产的中药材，试制各种中成药和注射剂，以补充向敌占区购置药品之不足或作为代替品（1941 年 5 月前，已生产新药 120 种，其中 30 余种是用本地中药材制成的）；并大量制作卫生材料，以应战场救护和根据地医疗卫生工作的急需。此外，各二级军区以下，各旅及游击支队均设卫生处和小型医院，团设卫生队。这些处、队随军活动，卫生部负责接收各分区医院及处、队所无力治疗的伤病人员，或某个战役中的伤病员。并为各部队派遣和培训医疗干部，统一供应药品及卫生器材。

尽管部队卫生系统是根据地一支最有力的医疗队伍，但限于条件（原来处于被封锁状态和经济落后地区的工农红军，医药设备和医务人员一向缺乏），它的人数既少，医术水平也不高。在根据地创建过程中，部队成十倍和几十倍地扩大，原有的医务干部不够分配，合格的医务人才尤难罗致。因此，组成部队医务工作者队伍的成员，既有西医，也有中医及其他民间的医药工作者。这就必然要提出中西医结合和发展中医、中药的问题。

迫于战争的需要，部队和政府都不能不用很大的力量，在较短的时间内发展医药卫生事业和罗织培养大批的医药卫生工作人员。1938 年秋，山西第三、第五专署及冀西专区，开始创办诊疗所作为公立医疗机构。各县政府也动员社会上的医务人员，相继设立诊疗所，为政府工作人员及附近群众诊治疾病。1939 年 3 月，第三专署在武乡营建制药点和药材收购站，并自制药品。1940 年秋季以后，伤残病人突然增加，发展医药卫生事业，更成为当务之急。边区政府成立后，迅即建立了太行医院，各专署也陆续把当地的诊疗所扩建为专区一级的医院。这些机构,一面负担着疾病治疗的任务,一面兼管地方卫生行政工作,这样,抗日政府就能够在不增设行政机构、不大批增加工作人员的条件下,和建立农村医疗网点的同时,逐步建立起医疗卫生工作的行政管理系统。

根据地把现有的医药卫生力量组织起来,机动地用于制止各种流行病和多发病的蔓延。部队的医务人员组成医疗队,到多发病地区巡逻施治。各县组织医疗小组,或者分散或者集中到发病情况严重的村庄突击治疗。各专署则在较大的范围内,进行医疗队伍的调剂,把医务力量较强而发病情况不那么严重的地区的医务人员,组成临时的医疗队,去发病情况严重的地区,作重点治疗。行署一级则从自己所属的医院和卫生社等处的医务工作者中,组织力量到重点地区(如太行四分区、六分区),协助当地政府及卫生部门,加强救治和防止疫病的流行。这种组织力量巡逻治疗的做法,在医务人员不足、医药卫生设备严重缺乏的条件下,对于根据地人民健康状况的改进和某些流行病、传染病的恶性蔓延之防止,发挥了良好作用。

治疗条件的无比困难,人们必然会更加重视疾病的预防和以预防为主的保健工作方针。为此,各级政府都强调发动群众,普及卫生知识,开展卫生防疫运动。各县区均设卫生委员会,每个行政村设立由3～5人组成的卫生委员会,统一领导各该县、区、村的卫生工作。太行行署规定:各专区、各县应以部分卫生经费购置药品,免费供给生活贫困的群众。从而使这些人可以及时得到治疗。稍后,太行、太岳地区,每县还兴办一个助产训练班,成立一个医药合作社,每个专区成立一个中西医联合的研究会,并出版了在全边区发行的医药卫生刊物。这样,抗日政府便逐步把有限的医药卫生工作者组织起来,把初步的或者说是简陋的医疗卫生设备充分加以利用;同时动员人民群众,为改变农村不讲卫生的习惯,为抗拒疾病的侵袭与蔓延而开展有效的斗争。

和部队相比较,在地方医务工作者当中,中医及其他民间医药工作者,始终占有重要地位。根据"中医科学化、西医中国化"的方针,根据地大力倡导中西医的结合。卫生行政部门推动各方面的医务人员，在为战争为群众服务的基础上团结合作，互相学习，取长补短，共策进步。他们学习陕甘宁边区的办法，广泛吸收各地分散的医务人员，组织医药研究会和医药合作社，为这些成员开展业务提供条件；对疑难病症，组织中西医会诊，交流经验，以求得工作的改进和医术的提高。在这一方针下，有些医务工作者做出了很好的成绩。如边区政府卫生局局长、129 师卫生部前副部长朱琏（女），她是一名西医，却认真钻研针灸，写出第一部针灸学的专著。野战卫生部制药厂厂长韩刚是一名中医，他努力学习西药制造方法，和该厂几个学习西药的技术人员一起，从中药中提取有效成分，以代替某些西药，对于治疗疟疾、伤寒等传染病卓著成效。以组织襄垣县医药合作而驰名太行的郝子宏，原是一名西医，他为了在日军的烧杀抢掠下，仍能保存自己的医疗设备药品器材并继续开业，便组织医护人员，在战时为地方民兵治病疗伤；继而在政府协助下开办医药卫生合作，把该县分散在乡村的中医及中药经营者全部组织起来。襄垣县的医药卫生工作，由此有了长足进步，成为太行区医药合作的模范。

抗日战争时期，尽管政府和部队做了很大的努力，根据地的医务工作队伍，距离实际需要差距还是很大的。根据地拥有的医药卫生设施也是简陋的。但对于保障军民人等的健康，保障战场上的救护与治疗，以及改变农村缺医少药和极端恶劣的环境卫生条件，这支队伍和他们的简陋设施，发挥了在当时条件下所能期望的最好的作用。

解放战争时期，卫生工作的体制有所改变。部分由军队主管的医院和对日反攻中所接收的医院，全部地方化。据统计，1948 年，边区 4 个行政区共有公立医院 47 所，床位 4540 张，实验室 14 所，医生 322 人，护士 682 人。这些力量和各地卫生社及私人开业的医务工作者一起，为边区进一步发展的医药卫生事业提供了新的条件。

（资料来源：齐武，《晋冀鲁豫边区史》当代中国出版社，1995 年 7 月，

第383-388 页）

抗日战争时期冀中军区药材工作回顾

段勋令

药材工作，是军队卫生工作的一个重要组成部分。冀中军区的药材工作，是随着抗日战争形势的变化，为保证抗日战争的胜利而进行的。现将抗战时期冀中军区药材工作的主要情况回顾如下。

一、冀中军区创建时期的药材工作（1937—1938 年）

1. 广大药材工作者纷纷参军

"卢沟桥事变"后，日本侵略军很快占领了天津、北平、石家庄等大中城市，敌后广大地区和敌占区的许多药材工作者纷纷参军，成为抗日军队药材工作的骨干力量。

第一，过去在城市医学院、卫生材料厂，或是在城市受过药剂学方面的训练，以及具有一定文化程度的青年，家都在农村，自动出来参加抗日做药材工作。如，赵世润：在河北井陉矿务局医院药房任过职员，1938 年年初参加河北游击军，后任冀中军区十分区司药长，在抗战中壮烈牺牲。段勋令：在河北医学院药局和化学教室任过职员，七七事变后，从城市到农村，1938 年年初参加河北游击军，任司药主任。张质甫：受过药剂学校训练，1938 年参军，是冀中军区卫生部冷泉制药厂第一任厂长。李墨林：在北平卫生材料厂工作过，1938 年年初参军，任冀中军区卫生材料厂厂长。1938 年年初参加抗日作药材工作的还有王孟学及李永禄、李永祥等青年学生。

第二，日本帝国主义占领北平后，在北平曾受过药剂专科训练的一些有爱国思想的人，从大城市出来参加抗战。如，赵子光：北平药剂专科学校毕业，1938 年从北平出来参加抗战，任冀中军区制药厂技正等职务。田耕夫：北平药剂专科学校毕业，1938 年从北平出来参加抗战，任冀中军区卫生部材料科科员等职务。此外，还有原东北军 691 团医务处的药材工作者吴伟志，他 1938 年年初任冀中军区卫生部材料科科长。

2.药材的主要来源

第一，我军一开始就重视自力更生，自己组织生产药材。冀中军区成立后，卫生部驻任丘邓河口村，在附近的李各庄村建立了卫生材料厂，工人有30人左右，生产救护时需用的脱脂棉、脱脂纱布、绷带卷等卫生材料。当时的设备除大铁锅、大水缸等外，还有木制织布机及切割绷带的机器多台。

第二，在冀中地区我军控制的部分县城和村镇中，有一些公立医院、药房和私人开业的医院和药房，还有些中学，有药品、材料和医疗器械。有的公立医院和药房，为我军所接收。有的私立医院和药房，经过动员自动捐献，其中大部分是折价为我军所购买，这是当时我军药材的一个重要来源。

3.药材的供应保管和运输

根据当时形势，我军大都是驻防在农村。卫生部和司令部等机关不驻在一起，行军和转移卫生部也都是单独行动。行军时药材都装木箱，由根据地人民支援的牛车或马车运送。

1938年6月，卫生部从任丘邓河口村出发，曾转移到饶阳张岗村及饶阳牛村等地，在这些村庄都驻防过较长时间，驻防时，卫生部负责向军区机关各直属卫生所、战斗团、军分区卫生部等分发药材。120师部分部队到冀中后，冀中军区卫生部也支援了他们一部分药材，还支援过总部一部分药材。卫生部驻防时，为随时准备敌人的袭击，所以有时不把车辆上药箱搬运入房间。由于冀中战争形势日益紧张，日寇进攻逐渐频繁，至1938年年底，卫生部奉命经望都县清风店附近，夜间穿过平汉铁路，转移至唐县葛公村，为1939年建立冀中军区冀西后方基地奠定了基础。

4.药材工作的组织机构

军区卫生部下设材料科（也称药务科），科长为吴伟志，1938年7月吴伟志同志调抗战学院学习，段勋令继任材料科科长，科内人员有六七人。冀中军区领导下的一、二、三、四、五军分区卫生处都设有司药长，各战斗团卫生队及军区各直属机关卫生所都设有司药调剂员，那时我军从上到下有完整的药材组织系统，进行药材供应等工作。

二、冀中军区巩固发展时期的药材工作（1939—1941 年）

冀中军区创建后，边战斗边建设。自 1939 年进入了巩固和发展的阶段，在这个阶段中加强了党对军队的绝对领导，并提出创造铁的党军的伟大号召，全军开展了大规模的创造模范运动，全军学习了毛泽东同志的"论持久战"，使部队从政治上、组织上进一步巩固起来，部队的战斗力大大提高。但由于国民党对日寇采取不抵抗政策，又因冀中军区临近北平、天津、保定等大中城市，它又处在平汉、平津、津浦、德石四条铁路干线之间，又由于冀中军区对日寇的打击和威胁较大，因此日寇对冀中的进攻和扫荡是最为频繁和最为残酷的。为适应这个时期抗日战争的形势，药材供应工作进行了艰苦的斗争。

1. 独立自主，自力更生

贯彻独立自主，自力更生的方针建立制药厂，扩大卫生材料生产，大量生产中西药品。

第一，冀中军区卫生材料厂，1938 年年末由冀中转移到平汉路西，1939 年在易县冷泉村扩建成为冀中军区卫生部制药厂。张质甫、辛育龄、吴伟志先后任过厂长郭某干、陈似冰先后任过政治指导员。冷泉村有天然泉水，是生产卫生材料的有利条件，该厂增设制药股，下面分班组，生产药片、中药丸剂、奎宁注射液和暑药等多种产品，此时厂内已有压片机等生产设备了。在冷泉村坚持药材生产有 5 年以上的时间。

第二，由于战争形势发展的需要，1941 年年末在平汉路东的冀中平原上又重新建立一个规模较大的冀中军区卫生部制药厂，以七分区卫生处制药组为基础，厂址在定县境内。后加以扩大成立冀中军区卫生部制药总厂，地点在饶阳县武毛营村，全厂近 400 人。下设 4 个分厂，制药厂、纺纱织布厂、卫生材料厂和玻璃厂。4 个分厂分散设在滹沱河北，东西距离有几十里的几个村庄内。当时纺纱织布厂已有自制的 30 多头的纺纱机四五台，该机用人摇的方式，同时可纺出几十支线头来。玻璃厂当时主要生产仁丹小瓶，还有制造假肢的小组，也附设在玻璃厂内。制药厂的原料大多数的是从安国药材市场中买来的，然后加工为丸剂、药酒、散剂和化学药品等。

制药总厂四面处在日寇岗楼、据点包围之中，总厂厂址和敌人岗楼之间仅隔40千米。当时药厂人员都穿便衣，以群众作掩护，厂内设有侦察班日夜轮流派到敌人岗楼及公路附近监视敌人。

药厂日出而作，日落将药材和工具坚壁起来。当时制药总厂厂长为段勋令，总支书记为潘玉峰，各分厂厂长有吴伟志、李企融、王德功、胡德怀、曹景田和张长海等。

第三，制药厂在卫生材料大类中大量生产了脱脂棉、脱脂纱布、绸带卷、救急包和防毒口罩；在外用药中，大量生产了精制食盐、升华硫黄、煅石膏等；在暑药大类中，大量生产了仁丹、避瘟散、十滴水和八挂丹等；在抗疟药大类中，大量生产了扑疟母灵片和盐酸奎宁注射液等；在解热药类中，大量生产了解热片等；在强壮补药类中，大量生产了亚砷酸铁丸等；在消化药物类中，大量生产了硫酸钠、健胃丸、健胃散、氟化镁、鞣酸蛋白等；在止咳药中，大量生产了各种止咳丸、片和托氏散等；在止痛药类中，大量生产了阿片酊和止痛片等，还自制了大量的各种托马氏夹板和副木。以上药材的大量自制，对保证部队药材的供应起了重大作用。

扑疟母灵片是由胡黄连、柴胡、广木香浸膏加冰片制成的片剂，处方为中药技师马士斌所提供。当时部队疟疾流行，许多部队几乎整连患病而失去战斗力，这时扑疟灵母片的制成为当时治疗疟疾做出了贡献。

防毒罩为多层纱布制成，内装有乌罗托品、碳酸氢钠及用核桃壳烧成的活性炭。大量生产防毒口罩，为当时粉碎敌人的化学武器进攻做出了贡献。

为解决药品的包装，药厂有一技工及一台自制机器，专门生产木瓶及其木盖。因为是机制生产木瓶，所以生产速度很快，而且优美可观，不易损坏，它对制药工业的发展起了一定的作用。

第四，冀中各军分区卫生处也都建有一定规模的制药组，自制药材供本分区使用，也起了很大作用。

2.大力开展向敌占区采购药材的工作

为坚持抗战，我军只靠自制材药毕竟还是不足的，如外伤用的碘片、红汞、雷夫奴尔，治疗疟疾的特效药盐酸奎宁，解热药阿司匹林、非那西丁，各种解热注射液和止痛注射液，强心注射液，麻醉药依脱、哥罗仿和普鲁卡因，以及各种外科手术器械等，在当时的条件下，我军制药厂还不能生产。为保证部队作战的需要，我们必须开展向敌占区采购药材的工作。我们向敌占区采购药材采取了以下方式。

第一，1939 年冀中各个县城均为日寇所占领，但我军还占领着广大的农村和集镇。在这一个时期中，军区机关每转移到一个村镇，能驻防的时间，还可以达到少则三至五天，多则十天半个月。我军都穿军装，因此每到一地驻防，就有一些商人主动为我军买一些药材，也有由我们开具药材名单，请他们去敌占区购买，再来交货。因为他们在敌占区（如北平、天津、保定、泊镇等）都有一些社会关系，一方面他们有一颗爱国心，另一方面他们也能赚些钱来谋生计。他们购买的药材通常是少量的零星的，但也有个别的商人，是用牛车、马车装若干大箱药来我军出售。

第二，冀中军区卫生部成立采购办事处。1940 年，由于游击战争的频繁和根据地的扩大，以及伤病员的增加，对药品的需要量大大增加，在这种形势下，采办处于 1940 年 10 月在安平县崔各庄成立。它是一个专门的采购单位，这个采购单位既公开又保密。采办处乔本为主任，王孟学为副主任，为了工作方便，减少目标，他们决定身穿便衣进行工作。当时敌伪军经常出动，到处骚扰，开展采购工作极为困难，为了完成上级交给的采购任务，采办处经常研究敌伪军出动规律、敌占区封锁的特点，以及敌伪军贪财爱命的弱点，加以利用，来开展工作。采办处成立后，采购商人纷纷前来联系业务，有的采购中药，有的采购西药。

采办处分中、西药及运输保管组，还有一个通信侦察联络组及会计出纳股。西药组由李泽仁同志负责，中药组负责人名字回忆不起来了，会计出纳股由胡珍同志负责，通信侦察、联络由李树昆同志负责。

收购药品的价格，一般是按商人在敌占区购药的发票或单据，加 20% 利润收购，借采办处款的按在敌占区购药的发票或单据加 20% 利润收购，还有以兑换的办法收药的。

为了掌握敌占区药品准确的行情，避免上当受骗，我们曾动员个别商人参军，然后他们还是以商人面目出现。他们一方面仍去敌占区采购药品；另一方面搞药品的行情，每月一至二次。在敌占区有了自己的耳目，各样的行情也就灵通了。

采办处才成立时，只是几个小商人到泊镇、石家庄、安国采购中西药品，以后采购工作随着形势的发展，在1941年，天津、北京成了药品的主要来源地。我们掌握着去天津、北京、泊镇、石家庄和安国的主要采购员有六七个人，每月采购药费的开支都在一万元以上（晋察冀边区人民币），有的月份购药费开支超过两万元。

第三，冀中军区卫生部材料科在冀西山区（南清醒村等地）驻防时，有时是商人将药品送进来，有时是材料科派人到山区与平原区接壤地带去寻找商人，到保定等敌占区去采购西药和医疗器械。

3. 药材的保管、运输和药材的供应

将自制的药材和敌占区采购的药材，分散在山区自然洞内保管和坚壁，部队来领药时，再从山洞取出来。卫生部材料科设有出纳股，材料科负责这项工作的有王东海，还有参加过长征的药材工作者陈银里同志等。在平原我们是将药材分散坚壁在比较小而偏僻村庄的农民家里，部队来领药时，材料科再派人去记账和分发。冷泉制药厂生产的卫生材料和药品，由领药单位领好后，由交通站动员群众派毛驴驮运（夜间行动）到冀中，供给部队使用。这一个时期，卫生部材料科在冀中平原上和司令部一起行动，随军药品运输是用马驮行，材料科当时有几个驴子，几匹马，每匹马驮2个药箱，每个药箱装11千克左右的药品，行起军来，材料科的同志立即拉马而行，驻军时则为部队、分区、团、营及机关卫生所等分发药材。

4. 政治情绪高涨

1940年，战争形势进一步发展，日寇对冀中平原的进攻和兵力进一步加强，日寇每次出动的兵力，不论在规模上和频繁程度上，都比过去加剧了。这时我冀中军区卫生部再一次过平汉路转移到冀西山区完县（今顺平县）南清醒村。1939—1941年这一时期，卫生部部长是顾正均、政委张庆泰，材料

科科长是段勋令，科内人员有王东海、陈银里、刘忠义、田耕夫、李永祥、王孟亭等。

1940—1941 年，中国共产党对冀中军区发出创造铁的党军的伟大号召后，冀中军区卫生部大规模地开展了创造各种模范的运动。如创造模范干部、模范学习干部、模范党员、模范青年、模范科等（材料科被评为模范科，材料科很多同志被评为模范干部）。在创造模范运动中，制定了个人和集体模范的标准和条件，定期（每周）对照检查，发扬成绩，克服缺点。在这一阶段中战斗环境虽然很艰苦，但部队的政治情绪十分高涨。

5. 建立几项主要管理制度

第一，司令部直属卫生所、分区卫生处、团卫生处必须按月（季）报送药品清册。清册内容分品名、上期结存、本期领入、本期消耗、本期结余等项，领药时清册必须带来。

第二，领药时须填写领药单然后由卫生部部长或药材科科长批发。

第三，建立处方制度。

第四，建立按月统计药材消耗的制度。

第五，实行统一财政预算和统一购买品种，制定了药材品种装备标准。购买药材除军区负责采购外，分区卫生处、团卫生队，也可分散购买，然后统一由军区审核报销。

三、冀中军区变为抗日游击根据地时期的药材工作（1942—1943 年）

1942 年，日寇对冀中进行空前残酷的"五一"大扫荡，使根据地由巩固的抗日根据地变为抗日游击根据地，性质起了变化。

我军主力部队转移到冀中外线，伪军和日寇在冀中建立的岗楼遍及大的村镇，敌人的军事力量占了绝对的优势。农村抗日政权对敌人的岗楼虽然派出了联络员，我军向他们提出了"身在曹营心在汉"的要求，所以联络员为我军提供情报，仍为我军服务。但我军整团、整营、整连大兵力的活动已经很困难，只能以大班（15～16 人）为单位进行活动，坚定地坚持冀中地区的抗日游击战争。在 1942 年、1943 年党中央提出在全党全军开展整风运动、大生产运动，实行精兵简政政策。到 1943 年秋，冀中军区与晋察冀军区合并，原冀中军区所属的各军分区改由晋察冀军区直接领导，这一时期的药材工作就是在这样的形势下进行的。

1. 坚持自制药材，制药厂逐步精简

第一，在冀中平原上的制药总厂及四个分厂，在日寇对冀中"五一"大扫荡前，在艰苦的条件下坚持地下生产。如纺织厂将纺织机的大半部都经常埋在地下，上面用木棍架好，再用土埋上，开一个门，人员可以进去生产。发生敌情，门也用土埋好，药厂等也都是这样一面生产，一面随时准备应付敌情的发生。敌人夜间也往往会来袭击，因此职工在夜间，就是在冬天也是穿棉衣而睡，随到应付敌人袭击，保存自己，坚持抗战。

日寇对冀中的"五一"大扫荡开始了，冀中制药总厂被日寇的大扫荡冲散，全厂职工都失掉了联系，但是，局势稍微稳定后，干部和职工即主动返回制药总厂。厂部在武毛营村进行联络，间接得到卫生部首长转移路西的指示，在转移前，同志们先是把坚壁、埋藏的大批药品（如中药材）取出。由于敌人的破坏，当时冀中到处发了大水，这些药品受潮，所以要晒干，并将其分散在群众办的药铺中。在转移时，同志们按照卫生部设的交通站，一站一站地夜间行动，白日经望都城化装扮作赶集的穿过平汉线，以后敌人发觉，在不断枪击下，我们利用青纱帐作掩护，终于胜利地转移到了平汉路西冀中军区卫生部，与先到的同志会师。

1942 年日寇在冀中"五一"大扫荡前夕，就从蠡县及其外围岗楼出动了兵力到达武毛营，我厂职工均事先转移，未遭损失。但敌人从武毛营伪装向保定方向撤去后，我厂部分同志又转移回武毛村，第二日拂晓，敌人又将武毛营包围，听到枪声我厂立即突围，在突围中，部分同志冲出了敌人的包围，但有部分职工则在突围中光荣、壮烈地牺牲了，对牺牲的同志我们要永远纪念他们。

第二，1942 年"五一"大扫荡后，制药总厂及分厂的部分领导干部及职工转移到平汉路西后与冷泉制药厂合并。下半年，冷泉制药厂改为化学制药厂和卫生材料厂两个厂，直属卫生部领导，厂长为吴伟志、李墨林、赵子

光、胡德怀等人。

第三，战争形势进一步发展，为了贯彻中央精兵简政的方针、制药厂部分人员向延安转移。1943年春，制药厂与卫生材料厂又合并起来，至1943年夏又和当时冀中军区供给部领导的修械所合并起来，成立后勤部修造厂，内设制药、修械两个股。当时段勋令为合并起来的制药厂和修造厂厂长，修造厂副厂长为李景田，教导员为谢健，赵子光为技正。

第四，1943年秋，为了进一步贯彻中央精兵简政的方针，冀中军区修造厂制药股与晋察冀军区伯华药厂合并。

2. 向敌占区采购我军所需药材

由于敌人实行强化治安运动，采办处的采购工作更为困难了。采购的药品有时也运不出来，再加上天津上池馆大药房和中央大药房几次被抄，药品的来源更加困难。为了完成采购任务，采办处就利用伪军爱财如命的特点，通过敌伪关系和地方流氓头子，把药品买到手，运出来，如通过天津地方法院的法警、英法租界的警察、三道警官，以及流氓头子肖宝忠，并利用辛集的新民书局的关系。采购员们想办法、找关系，把药品化整为零地运出来。

1942年"五一"大扫荡时，采购工作停止了几个月，到1942年秋季，采购工作又恢复了，但困难比以前更多了。有的采购商人也不敢干了，待在家里种地，找他也不出来。最终主要的采购工作依靠自己人出去，向靠近根据地的中小城镇去采购。如泊镇、石家庄、安国、束鹿、辛集、胜芳等地，这样的采购工作进行了一年，在冀西的冀中军区卫生部材料科，这一时期也继续找一些商人到保定去采购药品。

3. 药材供应、坚壁保管和运输

第一，1942年年初，冀中军区卫生部和司令部在一起，在敌人岗楼的空隙中不断转移的情况下，坚持领导卫生工作。当时卫生部的材料科则是与制药总厂结合在一起，平常穿便衣，比较固定地驻在一个村庄上。部队转移频繁，部队行动需要轻装，所以材料科不能再随部队行动，材料科出纳股的主要任务是为部队发药、坚壁清野药品。所有药品除尽快地发给部队外，其余大部分都是要坚壁好的，在地面上保存的药品几乎很少很少。因为随时都可能发生敌情，一旦日寇出来，就随时转移，凡部队来领药时都是在夜间去坚壁点取出，配好发出。那时发一次药材是很困难的。

第二，实行坚壁清野，粉碎敌人烧光、杀光、抢光的"三光"政策是药材工作的一项经常工作。坚壁清野，从而保护好药材，保证部队指战员的健康，是药材工作者的一项光荣任务。坚壁清野药品的主要形式：

（1）地下埋药箱法：把药品用蜡封装好立账写好装箱单，夜间借群众马车（为保密只借车不借人）自驶到村外某地、某坟、某大树的什么方向，几步远处，挖地下坑，先用运去的砖砌好坑底及坑周围，再把药箱埋下，埋好后绘制地图，记录好正确的埋藏地点。向部队发药时，夜间再有计划地取出。

（2）山区梯田挖洞存箱法：山区梯田较多，在梯田上挖土坑，将几个药箱放入，上面再用木棍架住，用土埋好。这样的坚壁漏取药时不必再从上面挖开（坑上已种植农作物），只需在梯田的面墙处临时抽若干石块开一活门即可。

以上举的是坚壁清野药品的两种主要方式。实际当时，坚壁清野方式是很多的。

第三，1942—1943 年时期，卫生部随军行动时，药材运输和供应工作更困难了。那时车辆已不能用，就是马驮的运输形式也已不能用了，只能用人背的方式。在卫生部材料科下设有一个背药班，10 多人，每人背一个小药箱（洋铁皮做成），每箱装药重量在 7 千克左右。这样不但灵活，在行军中和在山区进行反扫荡时，走山路也是方便的。这个时期各部队卫生所还广泛采用了布制挂信袋代替药箱，一个布制信袋可作 30 个左右的格子，每一个格子装一种药品（每种药品先装入牛皮纸袋中）。如此办法，每到一处，在墙上挂起来即可，能迅速按处方给病人发药，十分方便。

4. 开办新华药房为群众防病治病

1943 年是抗战艰苦的一年，部队后方机关如卫生部，需要进行精简，但边区人民缺医少药情况又很严重，为了拥政爱民，为了加强军民团结，在冀中军区首长的指示下，冀中卫生部组成阜平县（冀西）新华药房，开展为人民防病治病的工作。派出医生高锡勤任新华药房主任，张质甫任新华药房司药主任，张用之（女）任司药，另有护士 2 名。冀中军区卫生部材料科拨给新华药房一部分中西药材、诊疗器械和卫生材料。新华药房的同志都掌握了针灸技术，每日背着小药箱为群众治病，深受群众欢迎。1943年冬季反"扫荡"中，在不断转移的情况下，新华药房的同志也坚持了为群众防病治病和救护工作。

5. 整合

1942—1943年，冀中军区卫生部部长为顾正钧，政委为张庆泰，材料科长段勋令。材料科驻在毛营时期出纳股股长高树型，股内人员有刘纪永、王远波、孙振乾、兰守卿、巩清涛等同志。材料科驻冀西南清醒村时期，材料科的同志有陈银里、王东海、高阴桐、李永禄、李永祥、王志恒等人。1943年秋，冀中军区卫生部与晋察冀军区卫生部合并，材料科长段勋令调晋察冀军区卫生部材料科任副科长，原冀中军区卫生部材料科人员也都一起并入晋察冀军区卫生部材料科。原驻在冷泉的药材出纳股仍在原地改属晋察冀卫生部领导，继续担任为冀中部队供应药材的任务。

四、冀中进入局部反攻时期的药材工作（1944—1945年）

随着抗日战争的节节胜利，解放区不断扩大，1944年秋，冀中军区司令部、政治部、供给部、卫生部又恢复和建立起来。冀中军区卫生部制药厂也恢复，仍在易县冷泉村。赵子光、刘钊等同志为负责人。在药厂搬来冀中之前，先抽调一部分骨干到冀中加强各分区制药组的工作。如姚雨农被派到八分区卫生处担任制药组长、杜林普被派到十分区卫生处担任制药组长。在路西的药厂搬来冀中后，这批骨干就成了冀中卫生部制药厂的骨干。

由于战略反攻的开始，形势发展迅速，部队成倍或几倍的扩大，战斗频繁，而且仗越打越大，一批一批县城相继解放，药材的需要量也是几倍的增长。千方百计保证战争的需要，是药材工作的中心任务。

1. 自力更生，制造急需药品材料

生产的主要药材有：仁丹、十滴水、避瘟散、清凉油等防暑药品；樟脑液、盐酸奎宁液等强心急救和解热注射液；防冻膏；脱脂棉、消毒纱布、救急包、绑带等卫生材料。

2.大力由敌占区采购药材

第一，派干部到京、津、保直接采购，也利用一些商人和敌伪人员。这一工作仍由采购处掌握。到京、津、保敌占区直接采购商品是一项十分艰苦危险而又光荣的工作，他们吃不得吃，住不得住，冒着生命危险。李某林、王武耀、王耀辉等都是主要采购员，他们有的曾被敌人抓捕过，受尽敌人的残酷刑讯，甚至献出了自己的宝贵生命。

第二，依靠进出口商店和组织各方面能为我们采购的人采购药材。当时我们在敌人占领的京、津、保外围重镇（独流、新镇、端村、胜芳、王口、沧州等）设立采购站或派采购人员和进出口商店结合，组织那些到京、津、保卖鱼的、卖席的、卖鸭子的商人，或组织京、津、保生活困难的小市民、小商人为我们购药；有时还利用较开明的、愿为我们服务又能赚点钱的小士绅等为我们购买一些药品和器械。这些人买药的规模较小，有的只能买几千克药，有的可买几十千克。当时给我们采购药材的人成百上千，有男有女，但他们有一个共同点就是或多或少，或大或小，都要利用敌伪关系。这就充分说明，敌人对我解放区虽然严加封锁，但是只要我们发动群众，依靠群众，并善于利用敌伪矛盾和敌伪腐败的致命弱点，任何严密的封锁都是可以被我们打破的。

当时收购的药品中一般常用药（包括注射药）有200余种，还有少数比较新的磺胺、嘧啶等。药费的来源，是政府根据部队的人数。把药费（粮食、棉花或特货）拨给各个商店，各商店利用收购的药品和我们结算。这样卫生部既不保管大量的物质和货币，又能保证采购药材的需要，这是一种好办法。另外，也直接领取一部分款项，作为卫生部自己采购的需要。我们直接掌握的有特费和解放城镇时缴获的敌伪现钞。领到钱后，要很快叫商人带回敌占区去，因为敌占区物价一日三涨，晚一天就差很多钱。从这里也清楚地看到，当时敌占区物价猛涨，民不聊生。

3.靠缴获

随着抗日战争的胜利发展，县城和重镇不断解放，敌伪的药店、医院被没收。成了补充我军药材的一个重要来源。

4. 药品材料的供应和保管

在冀中司令部等领导机关未到冀中之前，卫生部顾正钓部长就命令李永祥和刘忠义两同志于1944年9月就到了冀中，先在任邱县找到九分区卫生处，王恩厚处长把他们介绍到安平、饶阳、肃宁等县，他们就在饶阳的曲吕，深北的寺头，肃宁的湾里、大尹村和阎庄一带找关系，挖地洞，建立堡垒户，给贮存药品做准备。同时他们还到博野县的白塔找到了王源波同志，搜集了1942年"五一反扫荡"中埋藏的药品。

根据抗日战争的形势和特点，决定药材供应工作采取统一供应和分散自筹相结合的方针。军区卫生部将全军药材费的一部分集中用于采购主要药品、器械和材料，根据实际需要，发给各部队使用，以保证战争的顺利进行。药材费的另一部分拨给各分区卫生处掌握，因地制宜地采购需要的材料，以保证部队的多种需要。

贮存保管药材，是药材供应的重要一环。进入1944年以来，环境虽有很大好转，但是开始时敌人还占着大部分县城，并时常出来干扰。为保证药材安全，我们平时除留一些保证机关和紧急需要外，绝大部分都是分散在安平、肃宁、饶阳等县一些群众基础较好地势也好的村庄，有的存在堡垒户的夹皮墙内；有的埋在地下。当时贮存药材是一件很繁重、艰苦而光荣的任务。药材买来之后，不管黑夜白天都要及时清点、登记、装箱，晚上人背车拉进行分散贮存。部队什么时候要什么药，都能及时发给，不误军需。我们积累了一些经验，若要求发药及时，就得存药得当。我们存药时，不是把一种药存在一个地方，甚至不全放在一箱内，而是把一种药分存在很多地方，甚至一箱中就放若干接近的药品。这样取药时，到一家或一个村就能把药取齐，这就节省了时间，及时支援了前线。

5. 这一时期药材科的组织及各分区司药长名单

药材科李永禄为科长，李永祥为副科长，还有刘忠义、王东海等。六分区司药长为王源波；七分区司药长为王洁斋；八分区司药长为耿世达；九分区司药长为刘钊；十分区司药长王永宽。

（资料来源：《冀中人民抗日斗争资料》第8期，1984年10月，第81-96页）

冀中军区制药总厂

1941年1月开始，敌人实行第一次"强化治安运动"，对冀中根据地加紧分割、封锁蚕食。在大城市采购药品更加困难，为此，1941年秋，由顾正钧部长带领材料科科长段勋令，从冀西回到冀中，以七分区制药组为基础，扩大成立冀中军区制药总厂。段勋令兼厂长，泮玉峰为总支部书记，下设材料、玻璃、制药、纺织四个分厂（即冷泉制药厂）。自制的药品有：

解热药：福百龙、黄芩碱、扑疟母灵等6种；消化健胃收敛药：健胃散、苏达明片、痢必停、陈皮丁等11种；镇咳药：远志丁、杏仁水、吗啡注射液；泻下药：甘汞、大麻子油、硫酸镁等6种；外科用药：安福消肿膏、冻疮膏、疥疮膏、黄降汞、氧化氨基汞软膏等10种。此外，还有强壮药、妇科药、强心剂等。

自制的脱脂棉、纱布、防毒口罩、裹伤包等，基本上做到了自给自足，满足了部队需要。

1943年夏，根据形势发展的需要，冀中军区卫生部与晋察冀军区卫生部合编，江一真任部长，姜齐贤任政治委员，游胜华、顾正钧任副部长。从此，冀中各分区的卫生工作，由晋察冀军区卫生部直接负责领导，冷泉制药厂并入晋察冀军区卫生部伯华制药厂。

1945年12月，晋察冀边区召开英模大会，九分区模范护士班长张哲同志代表冀中军区出席了英模大会。因冀中制药厂制药成绩显著，大会授予冀中制药厂二等功；授予药厂技正赵子光二等奖状，发给奖金晋察冀边币5000元；授予技佐马士斌二等奖。

（资料来源：《冀中人民抗日斗争资料》第8期，1984年10月，第8-16页）

回顾抗日战争时期冀中军区制药厂

王东海

抗日战争爆发后，北平、天津、保定、石家庄几个大城市相继被敌人占领。日寇则凭已占领的大城市和平汉、津浦两大铁路对我冀中地区疯狂扫荡，施行经济封锁，妄图断绝我军民物资来源，斗争日益残酷。当时冀中区内各县城和乡镇均无制药工业，仅有的一些中药和西药房，也大都倒闭。安国历来是中药集散地和加工地。由于日寇封锁，以往每年三月很热闹的药王庙，也败落了，川、广、云、贵产的名贵药材已很难购入，冀中军区部队药材供应陷入困境。

冀中军区制药厂就是在这样的背景下，自力更生创建起来，并随斗争形势的变化不断转移，数次改换名称，时而扩大，时而缩小，历经坎坷。

药厂设备虽极简陋，但全厂同志积极性高，不顾疲惫艰辛，披荆斩棘，爬山越岭采集药材，增产节约、生产自救、忘我劳动，研制了多种药材，解决了困难。现仅就记忆所及简叙于后。

一、药厂简史（1938 年 5 月—1945 年）

1. 卫生材料厂时期（1938 年 5 月创建—1939 年 7 月）

由于日寇对我区的封锁日益严密，药材来源愈见困难，我冀中军区卫生部遵照军区首长指示，本着生产自救、自力更生的精神，从长期抗战需要出发，于 1938 年 5 月成立卫生材料厂，厂址设在冀中任丘邓河口附近李果庄村，辛玉山同志任主任，李墨林同志任技师，调来青年战士 20 余名，制造脱脂纱布和脱脂棉，以后转移至饶阳县之东张岗（旋迁套里村），至 1939 年春节前转移至京汉路西，在唐县洪城村生产几个月。因这里不利隐蔽，又转移到完县（今顺平县）北清醒村附近宁家庄，同年 7 月迁至易县冷泉村。在这个海拔近千米的山庄上断断续续生产药材直至抗日战争胜利，成为冀中军区制药工业的基地。

2. 制药厂时期（1939 年 7 月—1940 年冬）

1939 年 7 月到达冷泉村，人员增至 40 余名，改为制药厂，厂长张质甫，指导员艾锡锋，以后是郭耻干。制药股股长赵子光（金保光）；材料股股长李墨林，副股长王孟亭。1940 年春，张质甫同志调联校任教，郭耻干同志兼厂长，刘导同志任支部书记。

3. 化学制药厂时期（1940 年冬—1942 年 9 月）

1940 年冬，冀中军区卫生部部长顾正钧宣布制药厂改为化学制药厂，吴伟志同志任厂长，郭耻干同志任政指，赵子光同志任技正，刘觉非同志任制药股长，药师有马士斌、李企融、田耕夫等；增设包装股、出纳股，两股股长分别是王进先、陈银里。

1941 年春，辛玉岭同志任厂长，刘导同志任政指，白校药训班和冀中军区供卫青联校药训班毕业学员高荫桐、姚雨农、刘全忠等同志陆续分配到厂工作，全厂扩展至 150 余人，是年 9 月 19 日，反"扫荡"中，新调到药厂的政指彭涛同志、制药股长刘觉非同志、炊事员李自成同志，材料工刘希望同志和刘清同志（是父亲带儿子一起参军的）还有刘家姐妹两人壮烈牺牲，被害与被俘 17 人。

4. 在冀中建立前方制药厂（冀中与路西两厂并存时期，1941 年 9 月—1942 年 8 月）

1941 年秋，反"扫荡"后，部分同志回到路东，以七分区制药组为基础，与八分区制药组合编，建立冀中军区前方制药厂，厂部设在饶阳县武毛营村，厂长段勋令兼总支书记，副总支书记泮玉峰，支部书记赵光杰，100 余人。下设：制药股，股长开始是张级三，后是李企融，股内分西药组、中药组 2 个组，2 组共约 30 人；包装股，股长王进先，约 10 人；出纳股，股长高树型，6 ～ 7 人；材料股，股长刘国忠，约十数人管理股，股长李申，连厂部勤杂人员 60 余人。以后不久又增加玻璃组和织布组。

1942 年 2 月，厂部改编为总厂，厂长段勋令，政教泮玉峰，还有出纳股，股长高树型；管理股股长李申。

下设四个分厂，全厂近 400 人。

第一分厂：化学制药厂。厂长吴伟志，政指陈似水。下设中、西药 2 个制药组，中药组共 18 人，西药组十数人，住献县西山毯村和孝奉村。

第二分厂：卫生材料厂（漂洗厂）。厂长刘国忠，政指王德功，共 30 余人，住武毛营村。

第三分厂：纺纱织布厂。厂长张长海，共约 60 人，住张毛营村。

第四分厂：玻璃厂。厂长胡德怀。

5. 与冀中军区路两药厂合编时期（1942 年 8 月—1943 年 5 月）

1942 年 8 月，冀中药厂部分领导及骨干转移到路西与冷泉药厂合编，是年春路西厂从后方医院调来护士孙茹、常素娟等 50 名。合编后全厂共 280 余人，分设制药厂及卫生材料厂，直属卫生部领导。

制药厂长吴伟志，副厂长辛玉岭，政指陈似冰。全厂百余人。厂址仍在冷泉村。

卫生材料厂厂长李墨林，副厂长胡德怀，全厂百余人，厂址在易县青榆沟村。

6. 与修械所合编为修造厂时期（1943 年 5 月—1943 年 9 月）

1943 年 5 月，贯彻中央精兵简政方针，药厂及卫生材料厂部分人员转移到延安，部分人员复员还乡并分配一些同志到各区加强制药组工作，两厂共留 29 人；同年 7 月迁涞源县之塔尔沟村与当时九连（冀中军区修械所）合编为修造厂，设制药股、修械股，厂长段勋令、政教谢健，副厂长李景田。

7. 与晋察冀军区伯华制药厂合编时期（1943 年 9 月—1944 年春）

1943 年 9 月 8 日，修造厂制药股奉命调出与晋察冀军区伯华药厂合编，9 月 17 日到达该厂，厂址阜平县安家台子村，次日即展开反"扫荡"斗争，达 3 个月之久（详见伯华药厂史）。

8. 从伯华药厂分出再行建厂时期（1944 年春—1946 年 2 月）

1944 年解放区扩大，晋察冀大军区又分建冀晋、冀察、冀中、冀察热辽军区，各军区卫生部都成立了制药厂。原冀中军区制药厂合并到伯华药厂的人员以后增加的部分同志，于 1944 年春又分回冀中军区原药厂所在地易县冷泉村再行建厂，厂长赵子光、政指陈少有，以后是王孟亭、苏秀清，全厂 30 余人。同年秋改隶于冀中军区卫生部领导，不久又从路东招来女工数十名，全厂百余人。日寇投降后，部分职工还乡。1946年2月迁往冀中河间太平庄村与路东厂合编［1945年秋，冀中军区卫生部将七、八、九分区制药组合为冀中军区卫生部制药厂（东厂）。厂长刘制，指导员刘汉文，全厂职工八九十人（新吸收一批工人）。驻饶阳县小刘庄（八分区制药组地）］。定名光华制药厂，厂长赵子光，副厂长刘钊、政教刘汉文。全厂140余人。同时在安国开设光华药房。

二、艰苦创业

制药厂系部队建制，隶属冀中军区卫生部领导，职工有军籍，产品为军需。遵照卫生部指示，根据战伤、常见病和多发病需要药品进行生产，并支援地方人民群众疗病之需。

在游击战争环境日寇又推行"三光"政策，对边区不断蚕食、扫荡和实行经济封锁，两厂生产没有厂房，设备简陋，技术有限，原料物资困难，特别是不时地转移，随时准备应付敌人，生产极为困难。但在党的正确领导和全厂同志努力下，终于克服了困难，完成了生产任务，从建厂起至抗日战争胜利，共生产药材百种，各种药品4万余千克，针剂百万余支，卫生材料近6万千克，救急包、口罩75万余个，器材2600余件。

药厂是综合性的。中西药材都可加工，提纯并且进行简单的化学合成，制成各种制型。在日寇封锁，物资来源极为困难的情况下，主要是挖掘祖国医药宝库，就地取材，以中药为主，生产丸、散、膏，酊、片，各种用药几乎都有。自厂成立至1939年7月以前，只生产脱脂棉和脱脂纱布，1939年7月到达易县冷泉村设制药股后，即逐渐生产各种药品，其中有许多疗效好的中西成药，如疟疾流行时，研制出扑疟母灵、歼疟灵、重盐酸奎宁注射液，以及病后恢复用的毗铁丸；又如痢疾流行时，及时研制出痢必停、哈痢停；夏天防暑，研制了仁丹、行军丹、十滴水，避瘟散；冬季防冻伤的冻疮膏，长期住坑道受潮疥疮多，及时制出灭疥膏；部队生活艰苦，营养不良，特别是为使慢性伤病员迅速恢复健康，还研制了纳靠旺尔神、参芩补丸、人参片等营养药品；救急包、口罩、脱脂棉花、脱脂纱布、绷带布都由药厂制作，伤病员用付木、夹板、大小便器、拐杖、荣军义肢等药厂也做；根据医疗单位需要，药厂还制作一些器械，如煮沸消毒器、轻便蒸馏器等。总之，伤病员需要什么，药厂就全力以赴地生产供应。冀中药厂生产前方急用药材三十余种，日产四千磅左右，还生产玻璃瓶、自织纱布、绷带布等。

当时生产条件很差，厂房是借用民房，之后逐渐自建一部分。设备很简陋，都是些大锅大缸、石碾子，开始也多是借用当地群众的。自己有了铁工、木工、缝纫工、石印工，很多工具、包装用盒子、袋子和可织绷带布、毛巾的织布机、切卷绷带机、截丸器、药筛、药箩、重汤锅、蒸馏器也自己制造。1940年买来一台单冲手摇压片机做样机，由军工厂仿制了几台。

生产工具少就昼夜操作，夜间用青子油灯照明，有时分两班，有时分三班，几乎没有什么节假日。经常发动群众上山采药，如黄芩、柴胡、常山、知母、远志、半夏等；还用中药代替西药，如用五倍子和豆腐制成鞣酸蛋白，用大蒜做原料制歼疟灵等。剥蒜皮刺激的同志们手都肿了，眼肿成了铃铛；做防毒口罩，烧核桃炭的同志们成了炭黑子。药厂还自制火碱、肥皂等。有的原料必须从敌区通过商人或自己派员买，很宝贵，怕敌人抢，要随时坚壁到山洞里，早晨取回来，晚上送回去。制药厂四面处在日寇岗楼据点包围之中，有的是隔河相望，药厂离敌人岗楼最远不过8～10里，药厂人员穿便衣，以群众做掩护，厂内设有通讯侦察班，到敌人岗楼及大路附近监视敌人。药厂日出而作，日没将药材、工具做好坚壁（谓之"早取夕收"制度）。

那时虽然缺吃少穿，但同志们都是信心百倍地争先干，有一次上级交给赶制救急药品的任务，白天敌人骚扰，不能在村里生产，同志们就将生产工具和原料，背扛到远离村庄的坏坑内进行生产，晚上把工具和原料、成品全坚壁起来。西药组女同志王奔没鞋穿就赤着脚干，中药组钱锡春同志害眼病，双眼看不见，就用手摸着干。那时劳动时间每天在12小时以上，还得加班帮助群众坚壁清野和抢收抢种，干部、工人和群众一起劳动，互相关心，互相帮助，干群之间、同志之间、军民之间亲密无间，宛如一家。

1942 年 4 月中旬，根据上级指示，坚壁清野，为"五一"反"扫荡"做好准备。总厂组织了"二十一人坚壁委员会"。一天总厂段厂长根据形势做了坚壁好总厂的全部物资的动员，强调绝对保密。然后分成分装组、侦察地形组、绘图组，捆的捆，绑的绑，白天包装，夜里背扛，抬出十来里，在套里村和其河一带，进行坚壁。昼夜连轴转，连续七八天，同志们瘦了，眼睛肿了，任务完成了，就在这天拂晓被敌人包围了。经警卫和二厂的同志奋勇抗击（二厂损失较重），才使总厂全体同志顺利突围，总厂牺牲两位同志。

药厂是在同志们不断地向敌人作斗争，向困难作斗争中艰苦奋斗发展壮大的。

党中央号召独立自主，自力更生和奋发图强，生产自救，在抗日根据地内，很快掀起了轰轰烈烈的热潮。我军为减轻群众负担，和人民群众同甘共苦，那时过的是军事共产主义供给制生活，每人每月也发给一些津贴费，工人、战士一元（边币），技工二至三元，技师四至五元，吃大锅饭（对技术人员有照顾）。1940—1942 年，有时每人每天只六两粮食，有时是小米加黑豆，有时是玉米加枣，吃不饱就和"老龙王"打伙计。药厂的同志还派人员去山口背粮、背盐。同志们开荒种田，担水上山，移土下山，砌田种菜，养猪喂鸡，生活得以补助，渡过了最困难的阶段。

生产之余，也组织文体活动，跳高、跳远、打篮球，有时做游戏溜疙瘩，节日组织文娱晚会，演歌剧、扭秧歌，平日集合都要先唱抗日歌曲。当时全厂最大年龄不过 40 岁，女同志占多半，多数是年轻人，也有十二三岁的小孩。上级发羊毛线，自己织袜子，用碎布自己打草鞋，拆洗棉衣。严冬夜里七八个人睡在一条大坑上；有的就在地上铺山草睡，早上用冷泉水洗脸洗衣，同志们手冷心热。艰苦的环境磨炼得个个意志坚强，士气高涨。同志们互相关心，互相爱护，互相帮助，真正是团结紧张，严肃活泼。

三、走向胜利

抗日战争的胜利，药厂是有贡献的，它达到了生产自救的目的，赢得了反经济封锁斗争的胜利。1944 年 12 月，晋察冀边区第二届群英大会上，冀中军区制药厂（奖状上写的是冀中军区卫生材料厂）荣记集体二等功。有功人员赵子光同志、马士斌同志，各奖给边币5000元，药厂集体的奖状上写着"冀中军区卫生材料厂创制药材为全区军民解决困难有显著成效"，对药厂全体同志鼓舞很大，这是党的正确领导的结果。

药厂是卫生部的重要组成部分，是军区药材供应的主要来源。据有关资料记载，药厂（含各分区制药组）自制药材占军区药材供应的70%（供应人民群众用药未计在内）。在极其恶劣残酷环境里，敌人蛛网般的封锁和频繁的扫荡围剿下，我区军民药材来源几乎完全断绝。而部队和人民群众，由于战争摧残，天灾人祸，饥寒交迫，营养不良，发病率高，特别是伤员需要及时救治，所需药品、器材，只有依靠我药厂人员，千方百计，就地取材，积极生产，并源源不断地供应部队。药厂根据时令和部队的紧急需要进行生产，如痢疾流行，药厂及时研制出痢必停、哈痢停，及时制止了痢疾的流行；又如1941—1943年曾流行疟疾，当时奎宁不足，药厂及时研制出补疟母灵，疗效很好。据统计，治愈率达81%以上，以后又制出重盐酸奎宁注射液，至1943年即基本制止了疟疾的流行。由于药厂住地较机关相对稳定，便于部队联系，故药厂还兼负药库职责，代行发放药材。根据卫生部指示，药厂还随时派员去前方送药。如1939年2月，药厂曾派员由路西厂通过敌人重重封锁线，到冀中安平县境给白求恩医疗队送去数箱药材，使数百名伤员得到及时救治。

药厂还是培养药工干部的。白求恩学校和冀中军区供卫青联校药训班每批毕业的同学，总要分配一批同学到药厂工作或实习，由于药厂药师较多又有生产实践经验，厂内职工通过在职学习，也培养了一些人员。

药厂从刚建立时就处在动荡的战火之中，在冀中平原8个月，只有3个月进行生产，大部分时间是在转移行军和敌人周旋，刚到一地站脚未稳或是刚安上锅灶就要收摊子。1939年年初，过京汉路往山里转移，日本鬼子把守铁路线，穿军衣未能通过，换便衣赶定县青风店集穿过了敌人封锁线。

在山里反"扫荡"，有时隐蔽在高山上，看到处处都是敌人放的火。有时看到鬼子退却，打几下冷枪，吓得鬼子丢下抢的猪和羊就跑。有时在山上，夜里铺山盖天而眠，饿了煮锅土豆，山上无水就吃萝卜，既充饥又解渴。有一年反"扫荡"几个月隐蔽在山上，已至深秋，同志们只带有夏装，阴雨夜寒，几个人合起来，你的夹被防雨，我的夹被防寒，湿一片干一片，冷得缩成一团。有时和敌人兜圈子，严冬跋山涉水，棉裤冻成冰棍，到宿营地和衣即睡，一觉醒来棉裤还未干。有一次凶残的日本鬼子杀害了我们的战友，还放火烧了我们的厂房，我们怀着仇恨，恢复生产。药厂的同志经常赶上遭遇战，来不及集合就突围，有时端上碗饭走几里、几十里才吃口饭。有时几天没有敌情，领导上怕同志们麻痹大意，也要搞一次夜间紧急集合，所以天天夜里都枕着背包睡觉，长期处于精神高度紧张之中，稍一疏忽就可能招致牺牲或全厂被毁。

回首过去，不要忘记胜利来之不易，是革命先辈用生命和血汗换来的。让我们团结在党中央的周围，发扬过去艰苦奋斗的优良传统，在不同的岗位上，为振兴中华贡献自己的力量！

为本文提供资料的有：段勋令、赵子光、李墨林、张振才、孙振乾、辛玉岭、刘导、苏秀清、王孟亭、武杰三、张用之、崔嵘、王山城、刘钊。

（资料来源：《冀中人民抗日斗争资料》第8期，1984年10月，第97-106页）

冀鲁豫军区药材工作片段回忆
张辛三

1941年，鲁西军区和冀鲁豫军区奉命合并为冀鲁豫军区之后，冀鲁豫军区卫生部就组建了材料科，下设三个股，负责药材的筹措、生产、保管、供应及药工人员的培训。人员来自四面八方：有从部队调来的老药工人员，有从太行山来抗日前线的知识青年，也有从农村刚参军不久的新同志。第一任科长就是从天津某医院药局来的药师张华，他1938年参军，具有丰富的药学知识和实践经验，以后杨贲、李昊誉、赵国卿等同志先后担任科长职务。

一、环境艰苦，任务繁重

冀鲁豫边区，中心区为濮（县）、范（县）、观（城）。当时，我们面对日军、汉奸、会道门、顽军、土匪五方面的袭扰，几乎所有城市、交通、工业均被日军占领和控制，交通十分不便，人民生活极度困难。根据地内工业很少，医药工业根本没有，群众仅有中草药及偏方医治疾病，这给我们的药材供应造成极大困难。

冀鲁豫军区卫生部材料科担负着全军区部队、医院、机关、学校以及军队工厂的药材供应，任务十分繁重，工作条件极差。记得1943年秋季，得知敌人要进行大扫荡，全科人员立即行动，将药材迅速埋藏起来，人员分散安置，司药刘广义等四位同志，按上级指定，在敌占区清丰县大寒寨村隐蔽，不幸被敌人包围，王振华跳墙脱离险境，刘广义、左秉生、左秉兰三人同时被俘，以后下落不明。同时，资金不够，技术薄弱。全科人员，除化学教员万克是大学生外，大部分同志没有经过系统训练和工作实践，医院技术资料奇缺，当时只有抗日战争以前出版的一本《日用化学大全》。开始，制药机械根本没有，全靠人工操作，药品的保管和分发没有固定的地点。因此，药材筹划、生产、保管、供应问题很多。

二、筹措药材，出生入死

为了搞到药材，采购股的同志冒着生命危险，经常进入敌占区城市。记得有牛刚、郭茂光等携带本地土布到山东淄博地区，杨传章携带食用油到江苏徐州敌占区。有时科领导也亲自去采购药材，如杨贵随救济总署到上海、南京等地，李昊誉到济南、天津等地，先后买回阿司匹林、碘片、碘化钾、福白龙、红汞、消治龙、雷夫努尔、龙胆紫、凡士林、茂尔汀等解热镇痛消炎止疼，以及各种急救治疗药品。有一次牛刚、郭茂光等从敌占区买回几包2千克装"孟山都"牌内服的氨苯碘胺，同志们如获至宝，十分高兴，迅速分发各医院。采购手段更多的是利用当地小商人贩进城办货，教会的传教士、邮局的邮差往返敌占区的机会，帮助我们采购药材。有一次，一个姓李的小贩，用横车子（独轮车）从敌占区帮助我们买回不少药材，其中有做手术麻醉用的哥罗仿两大瓶，卸车时不慎打破了一瓶，他非常难过，我们也很惋惜。另外，通过关系由山东肥城城里的一位身体壮实、个头很高的大嫂，不断地给我们送来内服外用药品；还有濮县城里有两位商人，根据我们的需要，到敌占区帮我们买回药材。这些，都为我们供应部队、医院药材解决了不少问题。

此外，部队在大小战斗中，缴获敌人的药材也是来源之一。卫生人员在战斗中，除抢救伤员外，都在前线跟随部队冲进敌据点，缴获、保护药材。每一个战士也都自觉地在战斗中注意收集保护药材。因此，各分区及各部队，将所筹集的药材除供本单位使用外，还经常支援军区各医院的急需。

三、自力更生，中西结合

为了解决部队、医院的用药困难，材料科抽出了杨贲、工振华、安成业等几位干部和部分战士组成了生产股。第一任排长张生煌是红军战士，以后由程汉清、马保基继任，领导工人土法上马，制作制药用具，生产药材。当时西药原料十分困难，请了几位当地有名的老中医，根据临床实验效果比较好的，由他们搞出配方。例如，以麻黄为主的"止喘丸"，以常山为主的"疟疾丸"，以使君子为主制成"驱虫丸"，以白芷为主的"镇痛丸"，以山楂、蛋壳为主制成"健胃散"，以紫菀为主制成"消炎感冒散"或"感冒丸"等等。后来，根据需要，还制作了"新华香皂"、牙粉，以及急救包等，很受部队欢迎。1944年秋大，杨传章从敌占区漳德府（今安阳），购买回一台手摇压片机，压制药片。1945年，吕振卿技师来科后，开始了制作颗粒，按常规压片，在吕技师的指导下，用手摇机冲压片和自制注射液，蒸馏水。

随着制药技术和制药机械的提高与改善，到1945年日本投降时，竟能生产膏、丹、丸、散、片剂、针剂、酊水剂等几十种药品和敷料。所用瓶笺和标签，由化学教员万克设计，请冀鲁豫日报社印刷。包装用的空瓶子、包装纸盒等，除少量采购外，大都请使用单位上交回来处理后再用。所生产的药材，不仅发给部队和医院，而且还能支援地方政府和群众。1946年5—7月，我们党同国民党就黄河归故问题签订了《协议》，冀鲁豫行署先后动员 21 万民工沿河复堤，我药材科接受了支援民工用药的任务，全科同志全力以赴，加班加点赶制八卦丹、清凉油急救水和仁丹丸等防暑药品，保障民工用药。因任务完成出色，冀鲁豫军区卫生部于 1946 年 6 月，在濮阳城南窦堤召开表彰奖励大会，生产股长胡明义、排长马保基、工人孔令引、学员张辛三等十多人受到奖励。

四、保管药材，依靠群众

材料科的生存与发展得到人民群众的保护和无私支持。为了防止药材遭到破坏，药品器材的贮存保管，开始是化整为零。在科长张华带领下，赵国卿、王世彪、平德胜、李尚志、郑忠民等参加，在当地群众的掩护下，将药材分散在濮（县）、范（县）、观（城）一带驻地附近农村老百姓家中或埋在野地里，这些工作都是在夜间进行。由于群众的帮助支持，就是在敌人反复"扫荡"中，我们出入在敌占区"炮楼"脚下，所贮存保管的药材均未受到任何损失。1944 年开始挖地洞，将药材集中于洞中保存与分散保管相结合。

五、保障供应，送药上门

当时发药时，根据各单位的申请，进行综合汇总，然后依据现有药品，按一定比例分发给各单位。

为了保障部队用药，除了使用单位派人来领取药材，我们还经常组织人员下部队、医院送药上门。当时，药材品种数量较少，又找不到交通工具，史玉镜、李能根、高岱等就利用钱褡子，装上药材，骑着自行车下部队。一次三四辆自行车，是送药的"武工队"。

抗日战争胜利后，发动内战，我党"针锋相对，寸土必争"。我们材料科的工作，随着形势的发展变化而发展。

首先，在药材供应工作上，由农村转到城市，药材由分散储藏变为集中保管，药材供应要及时，品种数量要充足，战斗部队打到哪里，药材供应就到哪里。记得 1945 年 9—10 月间，第一次就组织了十余辆马车的药材，从范县道口镇出发，送到濮阳、滑县一带前线阵地，及时满足了战伤救治的需要。

其次，在药材加工生产上，由于药材的需要量大，药材自制生产的品种数量要增加，质量要提高。进驻濮阳城后，添置了压片机、敷料压轧机、粉碎机等制药机械，改进了生产工艺，提高了工作效率，扩大了生产，增加了品种和数量，满足了部队、医院的需要，保障了战伤救治任务的完成。

再次，在药材筹划采购上，必须多种途径大量采购药材，于是材料科扩大了组织，增加了采购人员，成立了采购股，由赵国卿任股长，其成员有牛刚、聂荣身、郭茂光、杨传章、孙连捷等，分别到兄弟解放区和敌占区直接采购药品。1946年春天，在濮阳城内南北大街上，开设了一个药行，副科长李昊誉兼任了亚光药行的第一任经理，司药梁夫、营业员姚欣，公开收购药品，销售自制药品。

1946年6月，解放战争开始，我科奉命主动撤离濮阳城。当时已有药材近百车，自制药材达20车左右，由濮阳出发，经濮县、范县、朝城、莘县、冠县、堂邑，直到1947年4月返回阳谷县。在这段时间内，敌情严重，移动频繁，我们仍坚持了采购、生产、保管、发放药材工作的进行，对解放战争的胜利，尽到了责任。以后又为强渡黄河，挺进大别山，淮海战役，渡江作战作出了贡献。

六、土洋结合，满足需要

有的药品部队需要，一时又筹划不到，就设法找代用品。比如，由于当时卫生条件较差，战士生疥疮的较多，我们就用猪油和黄色炸药配成药膏。再如，当时部队发疟疾的人不少，一时又难找到奎宁，就自制"马拉里亚丸"发给部队，解决了不少的问题。记得有一次，在阳谷城东北一个村子，驻地一个老乡患疟疾，他经常外出躲，一连躲了几个月也没有躲掉，杜智给他服"马拉里亚丸"几次就好了。

七、培训人才，提高技术

为了搞好军区各级医疗机构的药材供应和管理，不断提高药学技术水

平，材料科办起了药剂训练班，除一名化学教员外，由各股股长和文化程度
较高、药学技术水平较好的司药担任教员。1943—1947 年的 5 年间，相继办
了药剂训练班五期，每期学员 15 ～ 20 名不等。主要讲授化学、药物学、调
剂学、拉丁文，以及政治时事课。教材由万克教员刻写油印，装订成册。学
制一般是半年左右。半天上理论课，半天参加生产制药实践。在教员和技师的
指导下，既学到了理论知识，又学到了实际操作技术。没有纸墨就在地上写画
拉丁字母文字和药名。通过药训班学习的近百名学生，及时地补充到部队和医
院，为搞好冀鲁豫军区的药材工作创造了条件。据调查，冀鲁豫军区卫生部材
料科培养出来的学生和工作过的 150 多名同志，现在分布在全国各地。

　　作者说明：此稿自 1978 年 6 月起，由原冀鲁豫军区卫生部材料科住昆
明市的张振帮、郑忠民、毛邃、岳华、高岱、葛慎真、张辛三等人回忆、整
理，后又经张华、杨贵、赵国卿、胡明义、王振华、郭茂光、周月玲、姚
欣、谢华等人指导补充而成。

　　（资料来源：中共冀鲁豫边区党史资料丛书《中共冀鲁豫边区党史资料选
编》第四辑：回忆资料部分，山东大学出版社，1992 年 12 月，第 716-721 页）

抗战中的冀鲁豫军区野战医院
钟有煌

　　抗日战争时期的冀鲁豫根据地，多是边缘区，交通不便。有些地区是盐
碱地、沙地，大多数人吃不饱、穿不暖，人民生活相当贫困。但这个地区党
的基础好，群众基础好。由于抗日战争的发展，部队不断扩大，战斗愈演愈
烈，为了保证部队的战斗力，卫生防病和伤员的救治非常需要。因此，我们
吸收了一些卫生医务人员到部队中来，逐步建立了医疗卫生机构。抗战一开
始，有一部分医务人员参加到抗日队伍中来，如，邹筱孟、张华、李则文、
王可均、杨端、孟娩民、杨贲、李文华等同志。当时，一个大队或一个支

队，只有一个卫生员或一个医生，逐步扩大为一个卫生所（队）或一个休养所（医院）。冀鲁豫边区抗日部队中的卫生机构，就是这样从无到有，从小到大建立起来的。以后，以分区或旅为单位，都建立起一个或者两个野战医疗所，1941年鲁西与冀鲁豫两区合并之后，成立了冀鲁豫军区野战医院。

一、在平原抗日根据地建立医院

冀鲁豫边区平原抗日根据地，与山区大小一样。不仅在县城有日军的据点，而且在一些大一点的集镇上也有日本的碉堡。我们的医院就设在敌人的据点、碉堡之间，离敌人碉堡远的15千米左右，近的只有几千米。在这样的环境中，要把医院办好，我们做到了以下几条：

第一，要保密，要隐蔽办医院。

第二，工作人员不能穿军衣，要装扮成老百姓。

第三，伤病员不能集中生活，要分散到许多村庄去，与老百姓同吃同住。

第四，医院医生护士到各村庄去看病、换药。携带药品、器材等都要伪装成走亲戚或赶集的样子。

第五，伤病员的转移，要利用夜间进行。

第六，各所医院都设有联络站。部队送来的伤病员都要首先经这个站，脱下军衣换上便衣，再分配到各村户去。

最重要的一条就是：要发扬我军的光荣传统，把军民关系搞得像"鱼水"一样。

二、反"扫荡"中的医院

部队的伤病员来到医院后，有各种思想情绪，主要是缺乏安全感，穿上便衣，分散到群众家里吃、住，没有武装保护。不是重伤病员就不愿来住医院，只要是伤和病比较轻了，就着急要求出院。因此，我们要做许多思想工作，要求他们既要遵守医院的规章制度，又要安心休养。医务人员既要做治疗护理，又要做思想工作，通过工作让伤病员安心休养。

冀鲁豫军区野战医院有一个领导机关——院部。还有一个手术组或叫手术队，有医生、护士，还有政治、行政、药材人员等 50 多人，管辖 3 个野战医疗所。院部直接对他们进行帮助、检查、督促。为了工作方便，院部总是靠近一个所住，对伤病员进行诊断治疗，实行外科手术。特别是在收容了一批伤员之后，院部就靠近那个所，进行及时的外科治疗。

伤病员分散在群众家里和他们同吃同住，生活上确实很差。虽然群众很关心照顾子弟兵，但受到条件的限制，一般好点的也只能吃上高粱、苞谷窝窝头、小米稀饭或粉浆酸汤。这对伤病员的治疗和恢复健康，特别是对重伤病员的营养是有影响的。为了配合伤病员的治疗，我们常常相对的集中，由自己的炊事员煮饭、做菜，把生活搞好些。到了 1943 年前后，干旱、蝗灾，日军的烧杀抢掠，天灾人祸，困难更大，不仅吃不好，甚至吃不饱。我们报告军区，军区对医院伤病员给了许多照顾，才把生活搞得好了一些。有一次打了胜仗，军区派人送来一些雪白的大米。我们不敢喧嚷，曾想背着老百姓煮来吃。但是，我们对老百姓的感情很深，真是鱼水一般呀！谁也不愿背着老百姓自己吃。但量又很少，只好当面说："这是前方打仗缴来的一点大米，数量很少。"饭做好以后，自己少吃，也要给房东的老人、小孩尝一点。在这灾荒年间，伤病员相对集中的时间多，只要得到敌人要来"扫荡"的消息，我们就按计划方案及时分散，应付日军的"扫荡"。

由于我们医院离开部队，离开领导机关，自己单独行动，常常对我情、敌情都不甚了解。这就主要靠群众给我们送情报、送消息和分散安置伤病员。医院的第三所住在梁山的东平湖畔戴庙、张秋一带，那里鱼很多，生活也较好。只要是日军来"扫荡"，就把伤病员抬到小船上，分散到湖里许多小岛上去，这样比较安全。

第二所住在南乐、清丰、观城边缘地区，那里的群众基础好。1942 年 4 月初，住在南乐东边的西节村及附近的几个村子里。这里离朝城县的敌人远点，距千口集敌碉堡不足 5 千米。日军"扫荡"时，我们就把一些伤病员送到千口的敌碉堡附近去。在敌人的眼皮下，倒还比其他地方安全些。院部当时正在这里给一批伤员做手术，手术才做完，天刚亮，朝城方向和观城方向，突然枪声不断，敌人来"扫荡"了。我们事先没有得到消息，迅速把伤病员疏散，把东西藏起来。这时正好南乐县基干团向北突围，我们许多人跟在他们后面突围出去。谁知碰上了日军主力，进行了激烈的战斗。基干团顶不住退下来，分散向东突围。我们赤手空拳，就随着群众隐蔽分散在各处。这次敌人的"合围"，不仅使地方武装、人民团体受到损失，我们医院也受到损失。有牺牲的，也有失败的，手术组的主要器械也失掉了。有些较轻的伤病员失散后又回部队去了。

医院的第一所原住在内黄县以南的沙区，这里是当时根据地的主要后方，东西南北有几十千米，到处都是沙滩，庄稼难以生长。即使有点地方可以种高粱、苞谷，但收成很小。可是，枣树生长得很茂盛。在一片枣林中，只有几条道路，两边的枣树枝伸展开来，人勉强可以过去，牲畜车辆就难以通过。军区的后方就住在这沙区的中心地区。第一所先住在阎堌一带，后住东西路洲，南面离敌人的碉堡15千米。伤病员多分别集中起来自己起火做饭，在治疗护理上也比较方便及时。

1941年4月12日，日伪军两万余人，配有坦克、汽车百余辆，向沙区进行合围"扫荡"。敌人第一天包围沙区之后，不敢轻易冒进。这一天，我们的伤病员和工作人员分散到平时准备好的枣林深处隐蔽起来。第二天上午敌人的坦克、汽车进到了中心地带。下午，敌人又撤回到沙区的边缘仍围住我们不走。我们决定：留下一部分工作人员带着重伤病员隐蔽在枣林深处，晚上到村里烧水煮饭，并决定留总支部书记刘安荣同志负责，其余的人员和轻伤病员组织起来，跳出包围圈，到敌人后面去。当晚，由东路洲的一位中年农民带路，我们不进村庄，从野地通过，向正南敌人碉堡马辛庄以北1.5千米处折向东北。在天不亮之前到达敌人包围圈的背后，在一个村庄住下，把村庄封锁起来。天黑之后再向东走，通过清丰与濮阳的公路线，我们150多人冲破日伪包围，安全到达清丰以东地区。这次"四一二"大扫荡，共一周的时间。日军在沙区实行了灭绝人性的烧光、杀光、抢光的"三光"政策，有些水井填满了尸体，许多农庄没剩一栋完整的房屋。我们的重伤病员和工作人员在敌人扫荡后，再将沙区作为后方不可能了，因而把第一所迁到范县。濮县、范县、观城连成一片。这三个县除敌人扫荡临时到过外，平时很少来。当时成了冀鲁豫根据地的中心，边区的党政军后方多住在这里。我们医院第一所住在范县的葛口集一带，伤病员在三五个村庄，比较固定的展开医疗工作。一有敌人"扫荡"消息，伤病员就很快分散到各个村庄老乡家里去，工作顺利多了。

1942 年 9 月 27 日，日伪军集中一万余人，分兵八路对我"濮范观"中心地区实行"铁壁合围"，在中心区"清剿"了好几天，这次"九二七"大扫荡，军区的后方机关损失较大。第一所的工作人员、伤病员没有伤亡，但有失散被俘的。快要痊愈的伤员大多数没有回来，有自动归队和去别的部队的，也有跑回家的。院部很快把失散的人员集中起来靠近一所，我和政委朱明卿带领一些机关人员到一所去，帮助恢复工作。不仅把原来的重伤病员进行清理调整，相对集中，加强护理、治疗，而且对各方面送来的新伤员，不论是军队或者党政机关、人民团体的以及老百姓，凡是送来的伤员统统收留组织起来进行治疗。副院长李明青、医务主任芮波助、所长周明生、医生张仁俊，把医疗护理工作一件件落实。需要补充的药品器材派司药史玉镜去军区药材科领取补充，总支书记卫祖武负责党团组织和思想工作。各项工作很快恢复到原来的情况，顺利地展开了医疗、护理工作。

三、群众用鲜血和生命保护我们

我们医院 3 个所，比较精干。每个所有所长、指导员，一个看护排，医药、管理、通讯、勤务、炊事员等 70 多人。收容伤病员少的时候 100 多人，多时 200 人以上。冀鲁豫地区有 1～2 个野战医疗所外，军区野战医院是唯一的医院。收留的对象，不仅对部队，而且对地方党政机关、人民团体的伤病员都收，有时分区收不下的重伤病员也送到这个医院来。

为了分散对付敌人的"扫荡"，一个所的伤病员有时分在 30 多个村庄，在 200 多户群众家里同吃同住，医生护士每天都分片进行巡回医疗护理。我当时是医院院长，也常下去检查，骑一辆自行车，3 天也检查不完一个所。下去以后找医生、找护士了解情况，还要找村长和群众座谈，对伤病员还要做思想工作。

在一望无际的平原上，在敌人的碉堡、炮楼、据点中间收治伤病员，办好医院唯一的办法就是依靠群众。离开了群众，我们就无法生存，真正是"军民如鱼水"。我们医院所住的地方，当地党和政府都给各个村庄的人民群众做了许多工作，既要保密又要保护医院。我们经常不断地深入到每家每户，每一个人都做工作。我们的工作人员和伤病员，不论住在哪一家，都把他们看作自己的家，无论哪一家，也把我们当作自己的亲人，真是军民不分家，军民是一家。

我们是医院，老百姓有病有伤，我们也及时地、主动给予无偿的治疗。有次我们院部住观城南面一个村庄，群众知道我们会"开肠剖肚"，谷町集那边的一个村长介绍一位18岁的大姑娘，要我们给治兔唇（缺嘴唇），我们给她修补治好了。观城和范县之间有一个10多岁的男孩子，小便尿不出来，我们给他手术后取出有麻雀蛋那么大的膀胱结石。对一些小伤病治好就更多了，也不要报酬。我们医院运用自己的医术搞好军民关系，是办好医院的重要一条。

我们也注意搞好统战工作。对一些开明士绅、同情抗日的财主，都由朱明卿政委、王安朝科长等领导同志去做工作。例如，在南乐县，后来在阳谷县，工作做好了，他们帮助我们购买一些药品器材，敌人"扫荡"时，帮助我们安置掩护伤病员。

我们坚定地依靠群众，人民群众保护我们。所以"九二七"大扫荡时，我们医院的人就没有被敌人赶到那"口袋"里去，医院的损失比较小。在沙区"四一二"大扫荡时，我们的伤病员就分散在枣林深处的沙丘之间躲了七八天。不少的群众被日军逼迫屠杀，宁死不屈，没有人说出伤病员的所在。

沙区的阎堌、东路潞洲，以及南、清、濮、范、观的人民群众，用鲜血和生命保护了我们，使我们医院在八年抗日战争中医治了大量伤病员，增强了部队战斗力，保证了战争的胜利。虽然这是几十年的事，但回忆往事的时候，总是历历在目，内心深处充满了无限感激之情。深深地怀念着他们！

（资料来源：中共冀鲁豫边区党史资料丛书《中共冀鲁豫边区党史资料选

编》第四辑：回忆资料部分，山东大学出版社，1992年12月，第709-715页）

资料拓展：冀中南进支队，是抗日战争初期诞生发展的冀中人民的一支子弟兵。从1940年年初讨逆南下，到1942年12月改编为冀鲁豫军区第四分区的。3年间，在坚持、巩固、发冀鲁豫抗日根据地的艰苦奋斗中，与边区广大人民结下了亲密无间的血肉之缘。这个极不平凡，具有特殊意义的三年，就是"冀中南进支队"名称的由来。

南进支队卫生勤务工作史料

刘洪章，霍峻峰，李树枫，刘燕鑫

南进支队（以下简称"南支"）的卫生勤务工作，是在抗日战争中边打边建，逐步发展起来的。南支的全体卫勤人员，克服了难以计数的艰难险阻，前后累计救治了8000余名伤病员，维护了南支部队的战斗力，逐步建立了一套较完整的体系和制度，积累了敌后平原游击战争中在特定的历史条件下的战地救护和疾病防治的丰富经验，经受了历史的严酷考验。

南支的卫生勤务工作，我们是亲历者，又是幸存者，有责任，有义务提供这段令人激动不已终生难忘的历史资料，供修史和研究的参考。

南支的卫勤工作史料，不能局限于南支战斗在冀鲁豫的3年，它必然有其不可分割的历史渊源和历史的连续性。南支前身是八路军三纵七支队兼冀中一分区，南下讨逆后奉命留在冀鲁豫地区称南进支队，建制仍归冀中军区，1942年年底编为冀鲁豫军区四分区，以后又改为九分区，人们仍习惯地称之为南支。南支的卫生勤务系统，由于南支部队的历史渊源和发展，也有其自身的历史连续性。为了保存完整史料，从南下讨逆写到抗日战争结束，大体5年多时间。在体例上，考虑尽可能系统地提供史料，采用了纵横结合，以横为主的写法。年隔久远，限于水平，难免有不当和疏漏之处，请予指正。

一、南支卫勤工作的组建

冀中军区一分区于 1938 年 4 月组建，并建立分区卫生部，下设医务科、管理科、药房，170 余人。部长刘玉峰，后薛晓铮；政委张同钰，后程实；医务科长张荫林，副科长陈致明；医生有徐连青、贺惠臣、李河山、冠秀廷、吴益芝、杜占鳌（兽医）等同志；司药主任霍峻峰；下设治疗所，所长康天民，后夏仲民；供给员赵寿彭；指导员杨曼。这个治疗所 1939 年冬，分区南下讨逆后，留在冀中。讨逆战役中的伤病员送冀中治疗，有时也送冀南治疗。

1940 年 2 月，部队挺进至冀鲁豫地区的濮、范、冠和清丰、南乐一带，伤病员已不可能再送冀中或冀南，在濮阳县的马村集设了医疗组，由冀中军区卫生部领导。随着部队活动地区的扩大，伤病员增多，扩大成为医疗所。

1940 年秋，南支卫生部改为卫生处，科改为股。处长徐宇，后张永祥。政委程实，程牺牲后，由苏俊禄接任。医务主任陈致明，后靳明阁、胡梦塘、孟德泽。医政股长霍峻峰，后兼治疗所所长。材料股长卞继华，卞牺牲后，李树枫接任。医训队长郝树献、吴振江。

1940 年冬，成立后方医院，院长陈致明，后袁克华，政委尹痴生。医务主任袁克华，后孟德泽。

1942 年 5 月，扩编为野战医院，设 4 个所。分散在支队活动地区，形成了适应敌后游击作战特点的火线救护、团救治、医院收治的简单而又较为完整的医疗体系。

连队设卫生员一人，作战时，再抽文书、理发员和三四名炊事员组成救护组，由副指导员或支部书记领导，抢救组以连卫生员为骨干，负责包扎和急救，其他人员负责运送，同时，多数连队还指定一名副班长或一名战士（救护战士），协助救护。

营设卫生所，由医生、医助、调剂员、看护等 9 人组成，作战时，成为由教导员或分支部书记领导的营绑扎所的核心。

团设卫生队，由队长、指导员、党支部书记、主治医生、医生、医助、看护长、看护、司药、调剂员等 36～40 人组成，另有 30～36 人的一个担架排。作战时，编为团救护所。

二、连营救护

连营救护，也叫火线救护，即伤员由负伤地点到团救护所之间的救护工作。由连组成的抢救组和以营卫生所组成的绑扎所来完成。营的绑扎所分机动绑扎所和中心绑扎组。南支连营既担任攻击任务，也担任防御和阻击任务，火线救护的情况和方法，也有所不同。

在进攻战斗时，连卫生员尾突击排跟进，徒手搬运人员随连指挥所跟进，营机动绑扎组尾尖刀连跟进，营中心绑扎所随营指挥所前进。在进攻突破阶段，由连卫生员将伤员搬运到敌火力封锁点之侧方，迅速进行包扎止血，由徒手抢救员将伤员或背或挽或抬至营绑扎所。对向敌纵深进击（穿插）中的伤员，连抢救组边救护、边集中、边设标记，同时继续跟进，这时，营机动组接替展开救护，并迅速将伤员运至营中心组，营中心组立即对伤员进行检查、矫正和补充包扎、止血，固定后转团救护所，随收随转，不得延误。若以营为单位组织战斗时，营绑扎所就成了火线救护的中转阶梯，通常是营绑扎所先派人在距攻击点 2～3 千米处设伤员集合所，对伤员进行护理，战斗结束随营主力转移，到根据地后再转送医院。

在防御战斗时，连卫生员住于连指挥所，营绑扎所距营指挥所 50～100 米处展开。伤员发生在防守工事内时，先包扎后送营绑扎所。伤员发生在反冲击途中时，则先将伤员搬运到防守工事内包扎后再送营绑扎所。

连营救护是卫勤工作的基础和关键，尤其是连卫生员，任务艰巨而紧张。由于南支对日、伪和顽军作战往往采取夜战的特点，给火线救护，特别是寻找伤员和发现伤员伤口，造成很多困难。当时提出"不丢一个伤员，不漏一个伤口"的口号。为了便于寻找伤员，指战员在左上臂扎一白布条或毛巾，既是夜间战斗的联络记号，又是负伤后的标记，并利用战友报告、呼唤、听呻吟等方法发现伤员。发现伤员伤口，在不能用灯光照明的情况下，主要是询问伤员伤位和是一处伤口还是多处伤，或用手触摸，如有湿、热、黏感即是血液，再顺血流找到伤口，从伤员的姿势也可判断伤口的位置和伤情。这就大大减少了漏包和误包的现象。

南支是一支能打善战的八路军正规部队，战斗在冀鲁豫的 5 年间，打了很多硬仗、大仗、恶仗，南支的指战员勇敢顽强，在战斗中伤亡很大，给卫勤工作带来艰巨的任务。这一套火线救护体系是在抗日战争的历史时期和艰险环境下，在斗争实践中形成的。

1940 年 12 月 8 日，第一次古云集攻坚战，我二十一团三营主攻，以九连为尖刀连从南门突击，在突破口发生伤员 20 余名，在敌纵深又发生伤员 20 余名。这次战斗，全营共有伤员 150 余名，连营火线救护发挥了极大的作用。

1941 年 11 月 15—18 东北庄战役，二十一团围攻东北庄之敌，十六团围攻铜鼓之敌。团救护所就在距突破口 1.5～2 千米处展开，对伤员随到随收，保证了营绑扎所的机动性。11 月 17 日，铜鼓据点内敌人反复向我十六团三营（营长苏奎山带三个连）的防御阵地冲击七八次，三营组织反击七八次，战斗很激烈，伤员 11 名，其中重伤 10 名，5 名在防守工事内，2 名在反冲击途中，即先搬至工事内包扎，后送营包扎所，补充救护，然后，由民工担架送团救护所。

1942 年 5—6 月间，为粉碎日寇的抢麦收，十六团三营进行了朝（城）、范（县）间的叶儿庄战斗，有伤员五六十名，三营绑扎所中心组在距突破口约 100 米处的一个小屋内实施救护，在距叶儿庄约 3 千米的陶村设了伤员集合所。战斗中随收、随救、随转。当时侦察敌兵力只有 300 余人，实际 800 余人，还有 30 余人的日本兵。当我撤出战斗时，敌人尚尾追了四五千米，战斗十分激烈，由于采取了这项措施，没有丢失一名伤员。

三、团救护所

南支南下讨逆时的建制是大团，团有 3 个营，营有 4 个连。团设卫生队。

各团卫生队的干部：二十一团队长卞继华，后刘洪章。十六团队长孟德泽、夏仲民。在调延安时，队长刘洪章。二十四团队长靳乃然。三十二团卫生所长韩颜泽。新四路卫生所长赵庭芳。

团卫生队在战斗中，组成团救护所，负责组织火线救护和伤员的收转救治，团救护所通常设 9 个专业组。

组织指挥组，又叫指挥联络组，由团卫生队领导和文书、通讯员组成，负责组织领导团的救护和各营救护工作。

收住组，由看护长和看护 3 ～ 5 人组成，负责伤员随收随转，不能马上转的要负责停留期间的护理工作。

绷交治疗组，设 2 个小组，每组由医生 1 人，看护员 2 ～ 3 人组成，负责交换绷带，骨折固定，止血和急救性治疗。

制剂组，由司药和调剂员组成，负责战时药品和卫生器材供应工作。

担架动员和管理组，由民运干事和担架排组成，负责战时民工担架动员、管理和护送伤员的工作。非紧急时，一般不动用军用担架。

给养组，由事务长、炊事班组成，负责筹措烧柴和给养，保障伤员和工作人员的饮食。

掩埋组，由组织干事和一两副民工担架组成，负责掩埋烈士遗体以及登记烈士姓名和遗物保管等。

登记手续组，由文书、看护和供给干部组成，负责伤员伤情和伤类的登记，后转伤员的党、团介绍信，供给介绍信，收缴武器以及向支队卫生和团领导送每次战斗的伤亡统计表等工作。

机动组（前梯队组）是根据作战地区距支队医院较远，并有敌人封锁线相隔，伤员要随部队行动时设立的，由一名医生带五六名看护组成。

团救护所在作战地区位于我根据地，且距支队医院太远又无敌封锁线相隔时，除加强连、营救护力量外，通常不派出救护所的机动组（前梯队）集中展开收容，救治和后转伤员，情况允许时，随收随转。1940 年 12 月古云集攻坚战时，廿一团主攻，团救护所设在距攻击点二三千米处的一个小村内，卫生队长刘洪章两次到主攻的三营了解情况，及时派担架支援，使 200余名伤员及时抢救到团救护所，在后方医院距此 30 余千米中途又无敌封锁的情况，争取了随收容、随救治、随分批后送的方法，每批 5 ～ 10 名伤员。

团救护所在作战地区位于游击区，距支队医院较远，又有封锁线时，不能随收随转，伤员要在团停留 2～3 日，随部队转移，在这种情况下，通常机动组织前后两个梯队。前梯队随团"前指"行动，在距主攻部队 1 千米多的地方展开收转救护。后梯队随团部行动，在距主攻部队 8～10 千米处展开救治，同时，随时准备支援前梯队。

1943 年 10 月中旬，我十六团在滑县北苑村攻坚战中，团长胡乃超率 6 个连向该村南、西、北三面进攻，南方为主攻方向，前梯队（有医生、调剂员、看护五人，民工担架 15 副）距南方 1 千米处的土岗下展开救护，随收治，随后送伤员 50 余名至距北苑村 8 千米的西耿村，卫生队长刘洪章和指导员张景耀组织后梯队展开救护，因游击区，中途有两道敌公路封锁线，伤员只能待战斗结束，随团主力向根据地转移，而后送后方医院的第一医疗所救治。

团治疗所的伤员后送任务十分艰巨，工作量大，是一项极其重要的工作。特别是团的战斗往往是在敌占区或游击区，距支队医院较远，中途又有敌封锁线，伤员不能随收随转，伤员要留团暂停并随部队转移的情况下，行军、管理、护送过程中的组织动员工作很重要。当时，运送伤员主要是依靠民工担架，抬着伤员又不能进入队列，要在队列两侧或插空转移。因此，民工担架要编成班、排，5～10 副担架为 1 个班，30 副为 1 个排。班长、排长由部队担架排战士担任，每个排还要配备向导 1～2 人。途中要注意保障饮食，还要注意夏秋季防雨，冬季防寒。防寒措施，一般在动员民工担架支前时，要求每副担架带一条被子。

四、支队医院

支队后方医院是逐步组建起来的。分区南下讨逆时，抽调部分医护、政工，供给人员组成一个医疗所，留在深县（今深圳市）地区。行军作战中的伤病员，一部分送冀中医疗所，当时在冀南白家庄和马鸣堂战斗的伤员 200 余名，就是派医务科长张荫林送往冀中的，还有一部分送冀南地区医院。

1940 年春，南支进入冀鲁豫，战斗频繁，伤病员增多，路途遥远，不可能再送冀中或冀南。伤病员随部队行动，既是担架，又是大车，既影响部队行动，伤病员也不能很好休息和治疗。因此，支队卫生部抽调司药主任霍峻峰和4名看护卫生员和管理员、战士等组成一个医疗组，在马村集一带收容了60余名伤病员，各团又转来50余名，共100余名。为安全计，不久转移到内黄以南沙区的桑村、后河及东、西王寺一带。

1940年秋冬，支队派一个连做掩护，将沙区的医疗组转移到清丰以东堪福集一带，在医疗组的基础上，成立医疗所。医政股长霍峻峰代所长，后陈致明任所长。分总支书韩学义，看护长魏志平，司药戚汝昌，医生董松、刘梦云等，加上供给员、管理员、文书、通信侦察班等20人组成。医疗所下设4个治疗组，由医生、医助、政指、司务长、文书、看护班、调剂员、炊事员等组成，由医生或医助任组长。一组是内科，组长霍志远，政指高祝熙。二、三、四组都是外科。二组组长徐天惠，政指郭思兆；三组组长贺惠臣；四组组长赵正平。全所分散在观、朝、莘县以南，观、朝县以西，濮阳、南乐、清丰以东大小村庄。全所共收治伤病员600余人，最多时达900余人，古云集一战就收容300余人。

1941年4月，原留在冀中的医疗所随新兵独立大队来冀鲁豫南支归建，与医疗所会合，在4个医疗组的基础上，组建支队野战医院。医院下设3个医疗所，1942年夏，又建立第四所。

1942年年初，南支首长为加强供给部机构和医院的统一领导，成立后方留守处，处长张清晨，政委尹痴生，副处长陈致明，袁克华（兼手术主任），设医政股、药材股、供给股、管理股等。留守处下辖供给部的3个所和医院的4个医疗所。药材股股长李树枫。一所所长孟德泽、政指卓厚义，二所所长霍峻峰、政指王永辉，三所所长韩新铎、政指郭思兆，四所所长李相臣。每个所可收容伤员200～300人，全院可收容800～900人。

医院在"扫荡"与反"扫荡"的情况下，分科不可能细，只能做到轻重伤员和传染病分开，分类收容，避免交叉感染。1942年秋，收了很多痢疾病号，1943年春天，又收了很多天花病号，都由于采取分类收容措施，避免了传染，

当时，医院收治伤病员的工作量很大，没有定额，来多少收多少。收治

工作是所的各医疗组就近接受，由所统一分配进行。医疗组只有一两个医生或医助，三五个看护，五六个护理员，经常要收容伤病员 80 名左右，显然照顾不过来，当时，唯有依靠群众协助和轻伤病员互相照顾，并对有点文化的轻伤病员进行短期训练，担任看护和护理工作。这是在平原游击战争的特定历史条件下创造的一条行之有效的实践经验。

在敌纵横分割，层层包围的抗日根据地，设置医院收治伤病员是很艰难的。当时只能在数县的结合部，在我根据地中心地区设置医院，伤病员分散隐蔽在基本群众家里，每户安排一二人，一个村安排 20 人左右。由于 1 个医生要负责几个村庄的伤病员，忙不过来。因此，伤病员的安全和生活，甚至治疗，都要依靠基本群众、党和民兵来照护。而对完全不能自理的危重伤病员，则分散在村边的场屋和庙宇，为了反"扫荡"，还在村外树林中挖地洞，医务人员在夜间走村串户进行治疗，有时还要将脚印扫掉，以防敌特发现破坏。有时还在敌人据点（灯下黑）附近村庄安置伤员，根据具体情况将伤员化装隐藏在基本群众家里，或地洞里。根据地人民群众在最艰苦的年代，用生命和鲜血保护八路军伤病员的安全，许多群众英勇牺牲，做出了重大贡献，出现了无数可歌可泣的英雄事迹。

南支医院，名为野战医院，但因伤病员再也无处运送了，实则起到了后方医院的作用。战伤救治工作是在敌后抗日根据地战斗频繁，硝烟弥漫，前线和后方犬牙交错，而八路军的医药、器材、医疗技术特别困难的情况下进行的。战场救治情景，在今天，实在难以想象。例如，手术治疗，伤员的伤口由火线转到医疗所时，90% 以上都已感染、化脓，约有 30% 的伤员需要清创（扩创）、取异物（弹片、子弹、棉絮等）剔除腐骨、组织深部止血、晚期缝合、骨折复位、急救等手术治疗。药物困难，手术时，全麻很少，主要用乙醚或 0.5% ～ 5% 的普鲁卡因进行局麻。手术因陋就简，以小庙、小学教室做手术室，课桌拼成手术台，白酒代替酒精，小油灯和气灯代替无影灯，术者没有防护手套，冲洗伤口只能用过滤的白开水。虽尽量注意消毒，化脓率还是很高，延缓了治愈时间。无菌截肢，只能达到 80% 左右的一期愈合。化脓率高带来繁重的交换敷料工作，住院伤员大部分每天换一次药；轻伤更换一下敷料就行了，重伤，特别是严重的下半身骨损伤，数个伤口，都要用消毒水（盐水）清洗干净，再敷新棉纱，上夹板，有的还要施以牵引，这样的伤员换一次药需要半小时。当时，伤员高度分散，医护人员少，化装走村串户，夜以继日工作，从不叫苦。同时，休克的治疗和预防也很重要，送到医院的伤员，有 10% ～ 15% 伤情危重，休克严重地威胁着他们的生命，需要精心治疗，还要注意保温、防寒、饮水和补液，当时的补液只能输自制的生理盐液。

护理工作也是治疗伤病员的一个重要环节，直接影响伤病员战胜伤病疼痛和治疗效果。对能行动基本能自理的伤病员，动员房东照顾，通常充作亲属，伤病员与群众结下了亲密深厚的血肉之情。对危重伤病员，则由护理员护理，一个护理员护理 2 ～ 6 人，负责喂饭、喂水、洗漱、处理大小便，冬天取暖、夏天防蚊蝇，特别是防创伤生蛆，想方设法做到室内清洁，空气流通而又严密无孔。记忆犹新的是二所两位 50 多岁的老护理员，1 个护理 4 个重伤员，1 个护理 6 个重伤员，他们日夜守候在病房，用柳条编成竹帘，用艾蒿熏，还拿着自制的蝇拍守在门口，不让苍蝇进来，病室内整齐清洁，他们护理的伤病员没有一个生蛆的，他们长时间和伤员在一起，细心观察伤员病情变化，及时提供医生注意，他们满腔热情，一切为了伤病员，和伤员心连心，感人至深。

医院伤病员的生活管理也是一项与治疗工作相互配合、紧密相连的组织工作。医院管理工作是通过医疗、行政和党团组织 3 个渠道进行的。党的组织起了很大作用，医疗所设分总支（或支部）、治疗组设支部，支部有 1 名伤病员为委员，党小组全部由伤病员组成，通过党、团教育，保证服从治疗、安心休养。医疗所设中队，队长由所政工干部担任，医疗组设分队、分队长由医生兼，副队长由伤病员中选任，分队以下编班（组）。伤病员出院时，由看护长填写出院证，组成班、排，指定干部带队，负责寻找部队。

抗日战争时期在冀鲁豫的 5 年，支队医院收治伤病员 7000 余名，其中，伤员和病员基本上各占 3500 名。通过医院治愈的近 6000 名，其中归队 5900 名，残废 100 名，在院继续治疗的 700 名，死亡 200 名。

五、疾病防治

南支长期战斗在冀鲁豫平原，部队供应十分困难，指战员营养不足，体质下降，加以部队连续行军作战，顾不上进行清洁卫生，人人生虱子，多发病和传染病较多，严重威胁部队，因病送医院致部队减员很大。因而，疾病防治成为南支卫勤工作的一项经常性、综合性、专业性很强的工作任务。

南支很重视防疫工作，卫生处医政科（股）设保健医生，团设保健干事（医生）、营、连有医生和卫生员，负责疫情调查、预防疾病宣传和实施，水源和营养的检查，开展卫生运动的技术指导等工作。

南支继承了红军时期以"预防为主"的方针，以红军制定的《卫生法规》为指导，在部队中逐渐建立了一套卫生制度。对个人、内务、饮食、行军、宿营都有明确的卫生要求，部队首长和卫生人员经常进行卫生检查和组织上卫生课，还利用部队集合、点名的机会进行评讲。有些连队在战斗频繁的情况下，仍坚持卫生检查，督促理发、剪指甲、烫洗衣服、消灭虱子、行军后烫脚、不喝生水、宿营时打扫室内外卫生，挖痰坑不随地吐痰、修建临时厕所不随地大小便，等等。部队在战斗间隙休整时，都要组织卫生检查，进行伙食评比。这些制度和要求是在军政首长直接领导和支持下进行的，参谋长经常带队检查。

南支部队在冀鲁豫地区的 5 年，平均月发病率为 35%，因病减员约 3500人，各种疾病不下几十种，最常见危害较大的有 6 种：

第一，虱媒传染病，主要是斑疹伤寒和回归热，每年秋冬季都有发生。病发后即送支队医院治疗，同时进行以灭虱为中心的防疫措施。

第二，接触传染病，如天花、水痘，每年的开春都有发生。1943 年春发生较多，仅医疗二所收治 100 余名。这类患者，以未接种"牛痘苗"的发病率较多。当时采取接种痘苗的预防措施，因痘苗较少，只能重点地对未接种同志优先接种。

第三，昆虫媒介传染病，有疟疾、黑热病等。疟疾发病率每年为 10% ～15%，除用奎宁治疗外，还用土验方治疗，曾用过独头蒜捣碎敷在腕部脉窝的治疗方法。

第四，肠道传染病，最多的是痢疾，每年夏秋都大批发生，发病率为20%～30%，采用严格饮食卫生，认真防蝇、灭蝇的措施。

第五，维生素缺乏症，常见的是缺乏维生素A，症状是夜盲，行军时要人牵着。治疗方法主要是食用动物的肝脏。用羊肝洗净切成片，沸水浸后服用，效果很好。

第六，皮肤病，最多的是疥癣，患病率为50%，此病接触传染，染上奇痒，影响睡眠，搔抓容易感染化脓，成为疥疮，在行军时衣裤摩擦更为痛苦。一般以硫黄制剂治疗，同时要常洗澡，保持清洁。

其余，腰腿（膝关节）痛和气管炎等，都是较常见的多发病。此外，日寇曾数次对南支部队施放毒气。1940年春节，敌人在谢庄战斗中，使用了催泪性毒气，使二十一团的一个连中毒，从此，药材股制作了简易防毒口罩发给战士。

六、药材供应

药材供应在南支卫勤工作中始终占有重要位置。南支建立了药材供应系统，逐步建立健全了各项制度。最初，支队卫生部组建药房，设司药主任1人，司药2人，调剂员6人。进入冀鲁豫地区改为药材股，设股长1人，司药3人，调剂员8人，还有药工15～20人，负责药材的采购，加工制作和保管，保证各团战救、医疗、防疫和各医疗所伤病员的需要。各团卫生队设药房，设司药1人，调剂员2人，负责药材的领取，保管以及各营卫生队的药材供应。营卫生所设调剂员1人，负责营卫生所及各连伤员的救护、疾病防治的药材供应。

南支药材供应，一直是十分困难的。1939年在冀中地区时，敌人封锁还不严密，我们利用商人或派人到平、津、保去购买。当时由于经费缺乏和部队急需，分区领导曾批准利用禁运品（棉花）到平、津交换过一些药材。有时，部队到达一些县镇时，也就地采购一些，但都只能基本保障部队的需要。南下讨逆时，依靠骡马、大车携带药材供应，但无补充来源。进入冀鲁豫地区后，战斗频繁，伤病员增多，药材消耗量大，特别是战伤救治和疾病防治所需的一些碘片、红汞、纱布等常用药物以及手术器械，除作战缴获一部分外，主要依靠到敌占区的大、中城市去购买。

1941—1942年，我们雇用3类有条件进出敌占区购买一些紧缺外用药品的人，一类是与伪军有关系的商人，一类是邮差，一类是天主教徒，但他们卖给我们的药品价钱很高，又不能满足急需。1943年冬，我们开始利用伪军关系，派人到新乡采购，以后经常派人来往新乡、北平等城市采购药品，价钱比商人代购便宜二三倍，并能根据需要进行采购。

由于抗日根据地纵横分割，多层严密封锁，敌人企图断绝我药材来源，从而逼出了一条自力更生的药材生产的路子。这项工作从1941年开始，起初只有几个人，加工制作有限的几种。1942年以后，药材股除留两三个同志随卫生处行动外，集中在内黄沙区，成立了一个小型药厂，后迁榆林头村。"九二七"反"扫荡"前，发展到30余人的生产储存基地，加工制作药材近60种，全部解决了脱脂棉、纱布的供应和解决了相当一部分常见病、多发病的用药。

药品生产中，主要利用中草药制成流浸膏，而后加工成丸、片、散、酊等剂型。其次为了节约西药和提高疗效，将全部奎宁、吗啡、士的宁、麻黄素和部分安替匹林、水杨酸钠、咖啡因等，加工成注射液。还用中西药制成解热药、镇痛药、止咳祛痰、健胃、泻下、抗疟、止痢等常用药。生产量较大的有痢必停、复方麻黄片、夫白龙（解热）和健胃散、止痛药等。

当时药工人员中，只有少数同志受过短期药物学和调剂学培训，多数同志不懂技术，但他们以顽强的意志和虚心学习的精神，边学习，边实践，边提高，虚心向老中医和医药知识较高的同志学习，向书本学习，学会了"重汤浴""渗滤法""重蒸馏""精制盐类法"、中药丸剂制作法，还学会制作氢氧化钠与肥皂等化工产品。在学习和实践中，还有些小发明创造，如用小米作胎控制水丸、用七九弹壳做"模具"压制药片，用自行车内胎充气吹氧封闭安瓿，等等。

由于南支部队机动性大，伤病员不平衡，缺乏大量药材携带能力，因而药品供应不上，部队和医护人员不得不想方设法广泛利用代用品，坚持节约用药。他们用土布，被子制作绷带、三角巾，自制夹板代替马氏夹板固定和牵引，用普通书桌代替手术台，用土锯条代替骨锯。至于用中草药、土验方治疗疾病，更是不胜枚举。同时，他们深知药品来之不易，自觉严格节约用药，节约器材，绷带纱布用了洗，洗后消毒再用。还规定了赔偿制度，损坏1支温度计赔5角（边币，下同），损坏1支10毫升注射针管赔1元，等等。当时部队上下、前后方，干部战士都充分发挥了自力更生，因陋就简，精打细算的革命精神。

药材的来源来自敌人，每打开一个据点或消灭敌人部队，都派人认真收集急救包、外用药、针剂和手术器械，以补充短缺。

南支的药材补给方法，自成系统。首先，重视药材的储备，由药材股带三四匹骡马驮运，及时支援急需的部队；其次，在后方农村储备，但要注意防潮、防冻、防盗，更要防敌天破坏。做好储备药材的管理工作很不容易。当时主要采用"坚壁"法，准备补给部队的药材在驻地窖藏，对一时发不走的药材则在驻地野外埋藏，还要经常变换位置，进行伪装。为了安全、隐蔽、保密，这些工作都是夜间进行，经常工作一个通宵。但保证安全更重要的是群众条件，药材股长期驻在后方，与当地人民群众关系密切，得到群众全力支持，药品仓库建立在人民群众之中，在敌情突变时也未受到损失，如"九二七"反"扫荡"时，药材股驻在濮阳榆林头村，正当在青纱帐里组织突击药品生产时，风云突变，药品材料来不及掩藏。反"扫荡"后，药材股同志回村检查，一些未来得及"坚壁"的药品和棉纱，有的被房东藏在草垛里，有的被藏在地窖里，未受损失。

药材发放和补充也是一项艰苦工作。当时规定，战伤救治药材携带的份额是：连队，15～20名伤员份；营，50～100名伤员份；团，150～300名伤员份；医院的医疗所，200名伤员份以上。在这个份额基础上，随消耗随补充。

药材补发，由于药材股没有运输力，主要靠部队派人领取。办法是由下级药材部门向卫生处填写药材消耗统计及请领报告，卫生处同意后，通知药材股和请领的团,约定时间和地点,由部队组织领取。团对营、连的补发办法类同。

部队携带药材也很困难,团卫生队仅有三四匹骡子,营卫生所只有一名运输员(挑夫),药材体积大,行动不便,但也只能靠人背马驮,又以人背为主。

七、结语

南支战斗在冀鲁豫,前后大小战斗 300 余次,成为冀鲁豫的一支主力部队。南支部队是冀中人民的子弟兵,也是冀鲁豫人民的子弟兵,南支全体指战员与冀鲁豫人民生死与共,共同度过了困难时期,战胜了日、伪、顽、会、匪 5 个方面的敌人,迎来了抗日战争的胜利。

南支的实力,包括 1942 年去太行的十六团 2 个营和 1944 年去延安的十六团、三十二团,前后共有 45000 余人。

南支部队在反"扫荡"、反蚕食,开辟、巩固、发展敌后抗日根据地的斗争中,处于日寇残酷的铁壁合围、梳篦合围和灭绝人性的"三光政策""囚笼政策"的历史环境中,英勇善战,打了很多大仗、硬仗、恶仗、胜仗,付出了血的代价,伤亡很大,伤病员较多。粗略估算:1939 年,南下讨逆,行程千里,作战数十次,伤员 500 名以上;十六团参加百团大战,历时 3 个月,伤亡千人以上;二十一团、二十四团在清丰、南乐中心地区作战,根据地扩大为 7 个县,十六团归建,二十四团返冀中归建,相继成立三十二团、新四路二个小团,作战地区扩大为十个县,经历了古云集、东北庄等重大战役以及大小战斗百余次,伤亡 2000 人以上。至 1942 年年底,度过了百年不遇的大灾荒和敌人疯狂"扫荡"的困难时期,从局部反攻到抗日战争胜利,南支部队包括骑兵团共 5 个团,兵力 20000 余人,加上县武装 30000 人,活动在南起黄河北至漳河,东起运河西至平汉路的 20 余个县,战斗百余次,伤病员 2000 千余人,其余轻伤病痛难以计数。南支卫勤部门救治的伤病员,实际在 8000 人左右。由于南支常以连、营为单位进行小部队活动,采取夜战、近战,打了就走的机动灵活的战术,给敌人以致命的打击,但也给战地救护工作带来了夜间找寻伤员和伤口救治复杂性。加之，敌人以公路壕沟将根据地分割为若干小块以及敌人的严密封锁，医药奇缺，医疗器械不足，技术落后，医护人员少，其艰难险阻是可想而知的，南支的卫勤工作面临的任务是极其艰巨而紧迫的。

南支的卫勤工作，在南支军政领导的重视支持下，从一个医疗组发展到分布在南支作战地区有 4 个医疗所，可容纳伤病员八九百人的野战医院，逐步建立了战地救护、疾病治疗、卫生预防、药材供应等自成系统的体系，建立了各种卫生制度，建设了药材加工生产基地和药库，完成了任务，回想起来，实在来之不易。

南支卫勤工作的经验，主要的有 4 条：

第一，领导重视和支持，卫勤部门战前参加作战会议，制订战地救护计划，并传达到每个卫勤人员，战斗中主动保持密切联系，随时向领导报告伤亡和救治情况。

第二，在医护人员奇缺的情况下，边干边学，组织战地卫勤训练，举办短期训练班，并抓紧在战斗空隙和行军打仗中组织学习，逐步培养一支自己的医疗队伍。在医药奇缺的情况下，自力更生，中西结合，组织药材加工生产，建立药库。

第三，全体卫勤人员忘我劳动，不怕牺牲，不怕艰难险阻，为共产主义献身的精神，与部队指战员并肩战斗，既是卫生员，又是战斗员、宣传员。

第四，同冀鲁豫广大人民群众血肉相连和无私的支援，人民群众用生命和鲜血保护伤员，如同亲人般地看护伤员，传递情报，组织担架运送伤员，作出了很大的牺牲和贡献。南支的卫勤工作，离开了基本群众，根本不可能担负如此艰巨紧迫的任务。

南支部队，卫勤人员，基本群众，三位一体，创造出了充满时代特彩的人间奇迹，这是时代精神，是民族的正气。

南支的战绩和南支卫勤工作的成就，应该载入史册，传之后世。

（资料来源：中共贵州省委党史办公室冀鲁豫组《南进支队》编写组编，《南进支队战斗在冀鲁豫：冀鲁豫党史资料》，1987 年 3 月，第 417-437 页）

忆南进支队后方医院

陈致明

南进支队原是八路军冀中军区的一支野战部队。1939年冬根据党中央关于打退国民党反共高潮的决定，遵照上级命令开始参加了讨伐国民党叛军石友三的战斗，从冀中、冀南一直打到冀鲁豫。此后，这支部队便成了八路军冀鲁豫军区的主力部队之一。南进支队在冀鲁豫地区活动紧张，战斗频繁，不但要和叛军石友三作战，而且还要不断地和日军、伪军、地方国民党顽固派、地主武装红枪会、大刀会等进行战斗。由于不断地行军作战，生活艰苦，部队的伤病员日渐增多，给这支部队带来不少困难。特别是1940年冬天南进支队以两个团的兵力拔除古云集据点的战斗，有伤员三四百名之多，这时原有随军南下时的一个休养所已远不够用了，所以部队首长决定成立支队后方医院。

南进支队后方医院于1940年年底正式成立。支队任命陈致明为院长、尹痴生为政治委员。后方医院开始成立时期由3个休养所及院部4个单位组成。这一时期，一所所长是孟德泽，二所所长是霍俊峰，三所所长是韩润铎。我原是南进支队卫生部的医务主任，1940年夏季随支队政治委员谭冠三同志等由冀鲁豫返回冀中，参加冀中军区卫生部第三次全军卫生会议，当时南支虽归冀鲁豫军区指挥，但还是冀中军区的建制。到秋季回来时，我向卫生部长顾正钧同志要了白求恩学校2名毕业生，并领取了一批药品器材。后米2名毕业生当了医生，药品器材大部给了后方医院。当时后方医院的人员除原有休养所的同志外，还从各团及支队部调来一些。院部还从痊愈的轻伤员中挑了一些有战斗经验的同志组成了1个警卫排，1个侦察班，1个通信班，这在当时的战争环境下是非常必要的。支队首长对后方医院的建立非常重视，支队各级领导和各个部门也都很支持。后方医院对全军指战员影响很大，他们听说有了后方医院，就不再担心负伤害病无处治疗了。

后方医院的任务，当时支队领导要求并不高。一是全体伤病员、休养员要能得到最低限度的医疗，即伤员要能及时换药，能做医生力所能及的手术；病员要求能有人看病，能吃上药。二是保证伤病员休养员的安全，并能有吃、有住的地方。有吃有住保证安全这是医院最重要的任务。所谓后方，其实并不能算是后方，我们的根据地是一望无际的大平原，没有任何地理屏障。四面八方几乎都有敌人的据点，最近几处只有 15 千米左右，有时更近。医院有工作人员约 300 人，休养员经常在 500 名左右。要保证安全，完成任务，不是轻而易举的。

任务是支队领导交给的，可是办法得自己去想去做。首先是后方医院选择好所住的地区，要距敌人较远，群众可靠，有抗日政权的地方。开始医院是住在鲁西北和冀南交界的元城、南乐（当时属河北省）和观城、朝城（属山东省）等县的结合处一带，卫河以南。这里县城的敌伪军一般不敢出来袭击，各县一齐出动合击扫荡，得经冀鲁两省的敌伪指挥部组织批准，声势必大，容易发觉，可以迅速转移。后来还有一个休养所是住在河南省和河北省交界的滑县、内黄（属河南省）濮阳、清丰（当时属河北省）等县之间的沙区。不过，医院不管住在哪个区，根据当时的战争环境，都不可能太久，每住一段时间，就要转移到另一地区，以免暴露被敌人发觉。

此外就是医院要采取高度分散、高度隐蔽的原则。后方医院院部及休养所规定在必要时都可以独立分散活动，每个休养所都分成几个组，每个组又分成几个小组。每个小组有伤员若干名，分散在若干户群众家里。每个休养所要住几个村庄，有时要分散到一二十个村庄。每个组都可以独立工作，有医生、医助、看护员、护理员，有时分内、外科，有时不分。每个大组小组都分管若干名伤病员，负责到底。工作人员全穿便衣（冬夏各发一套，由支队被服厂制作，向供给部领发）。伤病员由前方下来一入院，马上换上便衣，和老百姓的打扮一样。

院长除管全院的衣、食、住和医疗行政等工作外，每天还要亲自掌握敌人的情况和动态。每天早上要把侦察班，必要时还要加上通讯班的人，分头派出到驻地周围敌人据点附近及敌人占领的县城附近去侦察监视，到天黑回来（侦察员都骑自行车并带有短枪）。这样对于周围每个据点有日军多少，伪军多少，当天增加了多少或走了多少，有何活动，都能了如指掌。根据哪个省、哪个县的敌人增加或减少，分析判断敌人是否要出动"扫荡"，是大规模还是小规模，目标是在哪里，等等。同时，我们还经常和地方的抗日政权和地方抗日武装游击队，互通情报。后方医院警卫排，是一个正规部队，日夜担任驻地的警卫工作。当地的抗日政权给我们医院以很大的人力物力支持。当时的元城县抗日县长和我们还成了好朋友。记得那年冬天和次年春天，周桓同志和李大章同志从太行山经冀南来冀鲁豫检查工作，渡过卫河后就找到了我们后方医院住下休息。他们给我们介绍了许多有关全国、太行山、冀南的情况，对我们帮助很大，他们都觉得我们这里是可靠的第一站。

1941年春天，是后方医院自成立以来遇到第一次日伪军的大"扫荡"。我们事先掌握了消息，把工作人员和轻伤员有组织地转移，跳出了敌人的包围圈，避开了敌人可能经过的路线。对于少数几个危重伤病员，做了隐蔽，分散到几个村庄，有的隐蔽在不易找到的房屋，有的隐蔽在野地的洞穴内，留下少数医务人员化装成群众，与老百姓混在一起，规定他们每天（白天或夜里）看一次所负责的伤病员，并给他们换药、吃药。敌人"扫荡"过后，一个医院伤病员也没有损失，一个工作人员也没有被捉走的。此后，又经过了1941年冬季、1942年春季敌人的大"扫荡"，后方医院基本上也没有什么损失，只是1942年9月27日的敌人大"扫荡"中，医院受到一些损失。

1942年春季敌人大"扫荡"之后，后方医院移驻在濮县、范县、观城一带。由于斗争形势日益艰巨，支队决定统一领导，统一指挥后方工作，成立了南支后勤处。把后方医院院部并入后勤处，下辖4个休养所和1个手榴弹所（又称炸弹厂），1个被服厂，1个修械所（修理枪炮），由后勤处统一领导指挥。后勤处由支队首长直接领导指挥。南支后勤处由张清晨任处长，张肥、陈致明任副处长，尹痴生任政治委员，惠世如任总支书记，袁克华任医务主任。1942年"九二七"是日军对冀鲁豫边区规模最大的一次"扫荡"，这次事先我们未能掌握全面情况，只从敌情通报上见到说敌人在开封增兵。直到大"扫荡"的前一天晚上才知道敌人要来"扫荡"，但为时已晚。这次鬼子的进攻是以开封、济南、大名为基地，调动了3个省的兵力，行动迅速而秘密。当时后勤处和各单位大部是在濮、范、观一带，比较集中。当天半夜，得到消息说敌人来了，听到了零星枪声。我们一方面紧急集合队伍准备转移，一方面派通信员送信给休养所及炸弹厂和修械所。处长张清晨是一位认真负责的好同志，叫通信员送信走了，他不放心，亲自骑了自行车到手榴弹厂去查看，走到半路上就遇上了鬼子，不幸牺牲。后勤处住的村庄叫陈店，在黄河大堤下面。队伍已经在街上集合好，这时支队直属队的队伍过来了，当时又分前后两个梯队，这是后梯队，由两位支队政治部主任带领。翟家骏副主任在街上见到了我，仓促地喊了一声："老陈，敌人来了，快把你们的队伍带着跟我们走！"说着，就急忙带着支队直属队向东走过去了。我犹豫了一下，回过头来和政委尹痴生同志商量。我说我们不跟他们走，他们目标大，我们队伍小，又都穿着便衣，容易隐蔽。这样我们就把后勤处的队伍带着向村西走去，顺着一条河滩向西走了约2.5千米。这时天已亮了，看看四周没有什么动静，就叫队伍隐蔽起来休息，只留一二人在高处放了个瞭望哨。这时派去一所送信的人回来说休养所的工作人员及一些休养员已随支队直属队向东转移了。这时张清晨同志的尸体由通信员背下来，又到村里动员了2名群众，抬回来了。我看了他的伤口，他是被敌人子弹打断了一条股动脉流血牺牲的。张清晨同志工作积极负责，平易近人。大家对他的牺牲都感到非常沉痛，我们当即把他的遗体隐蔽在野地里一堆高粱秸下面，等情况过去后再掩埋。

在几年的反"扫荡"斗争中，我们摸到了一些敌人"扫荡"的规律。他们是按照地图走路，直奔指定的目标，不搜索周围，甚至有小部队骚扰他也不管。我们的驻村村北是黄河大堤，那是一条大路，村南是黄河故道，是一条平坦路，本村无东西走向的大路。9月27日天亮了，队伍停在这条小河滩下边，东面远处响起了密集的枪炮声，响得很激烈，那是归范县一带，这时大家才明白敌人的合围目标地是在那里。这次敌人网撒得很大，除了南支直属队和后方一部分人员外，还有不少兄弟单位和军区单位的非战斗部队和后方人员也都走进了敌人的包围圈。但冀鲁豫边区的主力部队，却没有包围进去。从战略意义上看，鬼子并没有取得什么胜利。当晚，我们估计，这一天的战斗，我军会有一些伤亡，还会有许多人跑出来。后方医院在这一带，同志们是知道的，群众也知道。有些伤员是会送来的，有些同志也会找来的，所以我们不能走，而且还要做好收容伤员的准备，准备一些饭给同志们回来吃。后勤处本部因为目标较大，转到附近另一个村庄，也不好挂出明显目标联络，就在原驻村和新驻村的村头路口派了几个同志做秘密接头人，有下来的伤员及同志就接待。果然夜晚就有些伤员陆续下来，有自己走来的，有老百姓辗转抬来的。记得到了半夜有几位同志把于德重同志抬来了，可惜他因伤势过重，出血过多，当抬到我们这里时已经牺牲了，他是一位品德很好的同志。跑回来的同志都说到当天的战场情况，特别记得有同志说到南支剧社的小宣传员靳式箭同志，被日本兵包围时，拉开一颗仅有的手榴弹和敌人同归于尽，那时他只有17岁！第二天，一所所长孟德泽同志也回来了，他是藏在日本鬼子的机枪阵地旁边的一堆干草里边，天黑后跑出来的。他们所的指导员傅家驹至今也未听到下落。还有几位同志被敌人捉住了，关在老百姓的土屋里，鬼子的岗哨看得很严，其实鬼子不了解，黄河滩上老百姓的房屋墙就只有两层泥巴中间夹着一层高粱秸，他们夜间从容不迫地在房后墙扒了个洞也都跑回来了。

在那个年月里医院就是这样和敌人周旋的，不但医院没有垮，而且还收容治疗了大批伤病员重返前线，也救活了不少人。因此，我还想说一下那时的医务工作。从历史的角度、时代的条件来看，当时后方医院的医务工作也还是不错的。抗日战争开始时，部队治疗战伤的方法，是用镊子夹着一根碘酒纱布用探针往伤口里捣，有时还要从对面的伤口里拉出，来回拉几下。这还是世界第一次大战时的很不合理的方法。但我们很快就改了，不但后方医院改了，前方战场救护也改了。我们仅仅看到过白求恩写的一点材料，对我们影响很大。他说："现在还没有一种杀菌药既杀死细菌又不损害人体组织细胞的。"其实这是一个普通的道理，许多人并不重视。但在实践中却很有用，后方医院对战伤的治疗就采用了"保护、引导"的原则。白求恩夹板只是在普通夹板的两端挖上两个大孔，这样就可以绑扎得更固定，而且能够使手脚保持正常位置还有牵引的作用。此种夹板易制易带易用，前后方都可以，那真是一个聪明的办法。那时常见的严重疾病是痢疾、伤寒、疟疾、回归热等，砒制剂、奎宁、肠防腐剂等药品后方医院都不算缺。至于外科手术院部及各所一般也都能做（当时主要是四肢手术以及一些相应的处理手术）。当时院部的袁克华主任的手术就做得很不错，一所所长孟德泽、二所所长霍俊峰等同志也都给伤患做手术。后来到解放战争时期，我军的战伤治疗水平就有了新的提高。那时我在冀鲁豫军区卫生部任卫生主任，在前方工作了半年，部队的战伤治疗已能广泛应用战伤扩创术、石膏绑带，以及磺胺类药物。我军缴获了大批的美国救济物资（美军剩余物资），这些药品、材料、器械足够当时治疗应用。

南进支队后方医院在那敌人疯狂发动侵华战争的年代，在那物质条件极端困难的年代，能够完成党和上级交给的任务，而还能生存下来不被敌人消灭，是由种种因素和条件所决定的，绝不是偶然和侥幸。我任后方医院院长的时候，年仅 22 岁，在家的时候只是一个普通的青年学生。医院的政委尹痴生同志比我年长，他在家的时候也只是个农村教师。我们是从战争中学习战争，从斗争中学习斗争，边学边干。那时我参加革命也不过两三年的时间，跟随着战斗部队经历了许多次战斗，有胜仗，也有败仗。现实的残酷环境逼着人们去适应，人们反过来也学会了对付环境，正是斗争才把人们变得更加聪明。那时，我们对于日军的一套军事的政治的战略战术都曾留心研究思考，基本上摸到了敌人的一些行动规律和弱点。后方医院每一次反"扫荡"，每一次大的转移，都是经过慎重周密的研究，分析判断了敌我情况才做出的，绝不凭偶然和侥幸，也不是盲目蛮干。我参加革命的时候记不清是怎样搞到了两本书，一本是关于辩证唯物主义与历史唯物主义的，一本是毛泽东同志的《论持久战》。这两本书是使我走出家门参加革命的思想基础，也是我在后方医院学会和敌人进行斗争的思想基础。正是由于共产党的领导，才使我们这些人有了正确的革命人生观和革命的远大目标，有了坚定的革命信心；正是由于有了共产党的领导，才给了我们这些人以智慧和力量以及果断勇敢精神。

后方医院的全体工作人员和全体伤病员的政治思想也是非常坚定的。在那敌人反复扫荡的艰苦岁月，大家远离家乡，远离野战部队，都把生死置之度外。有的人掉队了，被敌人冲散了，甚至被敌人捉去了，也都自动地设法找回来，那些危重伤病员直到临死时也没有一句怨言。那时人们都很年轻，工作积极热情，没有任何私心杂念。只有一个信念，就是革命到底、抗战到底。不为名、不为利，不争待遇多少，不争职位高低。那时虽有职务不同，那只是个革命的分工。待遇大家基本上都一样，穿一样的衣，吃一样的饭，不发什么工资，大家都没有什么钱，日子过得很痛快。同志间的感情真挚，友爱，纯洁质朴。大家在生活上互相关心，工作上互相照顾。同级之间、上下级之间，都能开诚相见。党的生活很严格，组织纪律、群众纪律，以及供给制度（包括被服、口粮、财务开支），都能自觉地遵守。在干部的使用上不搞私人关系，不以感情用事，任人唯能，任人唯贤。分配工作，不挑不拣，交给的任务，不怕脏、不怕累、不怕危险。至今我还清楚地记得有个叫翟子奇的小看护员给伤病员端屎端尿，有时来不及了就用手接大便捧到外边去，被后方医院评为模范。

南进支队后方医院是共产党八路军的一支正规军的一个组成单位，有思想、有文化、有政治学习，有一套完整的思想政治工作。这对于巩固部队和开展对敌斗争起着关键作用。在战争空隙，能及时听到形势和任务的传达报告，对于全国和全世界的政治、军事的大事都能及时了解。有次我去前方司令部听支队政治部翟家骏副主任的时事报告，我听得很仔细，笔记记得也很详细。他从国内的国共两党以及日本侵略军三家的斗争形势、策略、前途发展，讲到太平洋战争，德苏战场，巴尔干形势，德、意、日法西斯的全球战略，以及欧洲第二战场迟迟不能开辟的原因。回来后，我就给干部们传达和学习讨论。过了一段时间，我们住的附近有一个卫河抗日中学（那时算是根据地里的最高学府了），还请了我去给他们做了一个形势报告。总之，那时大家对革命形势的认识头脑是清醒的，上级经常有传达报告或文件下来。

当时后方医院之所以能和敌人周旋而不被敌人消灭，还有一个重要条件就是依靠群众，和群众打成一片。冀鲁豫边区人民，从亲身经历和实际体验中，认定了共产党和八路军，军民一家，鱼水与共。他们抬担架运送伤病员，掩护伤病员，让伤病员住在自己家里。敌人来了给我们通风报信，站岗放哨当向导。我们党的抗日民族统一战线、民族团结的政策很成功。日本鬼子来了，找个带路的人也找不到。就是抓到了老百姓，也不会告诉他哪里有共产党八路军，哪里有伤病员。

我在南支后方医院从1940年冬到1942年冬天整整工作和战斗了2年后，先调鲁西南（五分区），后调到湖西区（三分区）。当时冀鲁豫军区卫生部部长是张步峰同志，他对南支的卫生工作很重视，对南支的卫生干部也很器重。我调走后这个医院由袁克华同志任院长、孟德泽同志任医务主任。工作和斗争一直继续到战争胜利。

（资料来源：中共贵州省委党史办公室冀鲁豫组《南进支队》编写组编，《南进支队战斗在冀鲁豫：冀鲁豫党史资料》，1987年3月，第438-448页）

南支手术组及四分区野战医院
袁克华

1941年秋季，我们正在冀中平原进行巡回手术的冀中军区卫生手术队，接到上级命令，要从手术队调1名能独立工作的外科医生，去南进支队加强外科工作。卫生部指定调我去任手术主任，我愉快地执行了命令。同时，卫生部保健科长张永祥同志去南支任卫生处处长。我们两人很快动身，随同一个100多人的调南支的干部大队，经过冀南军区，通过若干日本鬼子的封锁线，凡通过封锁线都要夜间通过。日行夜宿，大约经过半个多月时间，才由冀中的安平、安国一带，到达冀鲁豫地区的朝城、南乐、清丰、濮阳一带，找到南进支队的领导机关。首先到卫生处，而后向支队首长报到。得到当时的司令员赵承金、政委谭冠三、参谋长赵东寰等首长们的热情接见，并给以鼓励和指示。

当时，卫生处的领导机构做了调整，由张永祥任处长，政委苏俊禄，科长有陈致明、胡梦塘等。

我在卫生处首长的领导和同志们的支持下，很快组建了1个由卫生处领导的手术组，由我任主任。该组相当卫生处的1个科，配有医助2名，看护员2名。医助有张顺廷、王霄翔，看护员有尹亚南、陈振喜，另有骡马驮子等运输工具及相应人员，装备了各种手术器械、材料、手术衣帽、消毒单、巾等物品，一般下腹部和四肢、骨科手术器械都比较齐全，在当时能做的手术、器械够用了。几天后，一切就绪，随时可以执行任务。

不久，支队首长决定攻打敌人据点"东北庄"，命手术组附属在一个休养所里，开展手术工作，在战斗打响以前就"进点"，到指定地点，进行各项准备工作。首先，将手术帐篷架好，所有需要消毒的药品器材，都全部彻底进行消毒。那时的消毒器就是蒸笼和铁饭锅，没有高压消毒器和煮沸消毒器等现代化的消毒设备。从准备到手术的全部工作过程，都请所在单位的医生、看护员参加，这样便于物资筹备，互相配合，了解伤情，有利于术后治疗。

拂晓打响，天明前后，伤员陆续下来，我们就开始了手术组成立后第一次的执行任务。大家都很积极、认真负责，所有伤员都经过我们检查，需清创的，需整复的，需止血、固定、取异物的，对这次战斗下来大约100多伤员，基本上都做了比较适当的处理。在准备动员时，就强调争取对伤员做到在最短时间内得到处理，这样既减轻伤员的痛苦，又可以大大减少感染的机会，对愈后的效果创造有利条件。从事后部队反映：这次战斗下来的伤员治愈快，归队率高。手术组的工作，开始打下了初步基础。伤员们比较高兴，首长和部队都比较满意，我们也松了一口气，手术组开始的工作是成功的，我们及时总结了经验并找出存在的问题。

从此以后，凡有战斗任务，手术组就附属在一个休养所进行手术，平时到各部队，各休养所检查与帮助工作，有需要会诊和手术的伤病员，就及时进行研究处理。凡有手术时，都请所在所（组）的经治医生，看护员以及所长参加，这样既可提高技术，熟悉伤情，又可帮助工作。

那时的休养所，开始都叫组，医生兼组长，政工人员是支部书记，以后才将组改编为所。南进支队的后方医院，下设3个所。时隔不久，曾一度院部和后勤处合并为南进支队后勤处，处长张清晨（"九二七""扫荡"牺牲），政委尹痴生，副处长陈致明、张肥，下设军需、财务、卫生等若干股。以原医院医务处和手术组干部合编成卫生股。我是卫生处手术组主任兼后勤处卫生股股长，卫生股医生寇某某；医助强维庶以及看护员、文书等，有的干部分到所里工作。卫生股负责医务行政工作和业务技术指导。后勤处除直辖3个休养所外，还有被服厂等下属单位。当时的一所所长孟德泽，二所所长霍俊峰，三所所长郝树猷，分别驻在清丰、南乐、濮阳、观城、内黄一带农村。伤病员分散在老百姓家里，医生、看护员每天去各家看病换药。平时相对集中，每家三四名。反"扫荡"时，就将伤病员高度分散，每个地方一两个人，以防敌人伤害。

手术组合并为卫生股后，平时就做些医疗行政工作。各所有手术时，就由看护员带上器械，我也随同前往，共同研究处理。以后各所的所长、医生也都能掌握一般创伤处理，如清创、缝合、腐骨取出，骨折石膏固定等处置。同时，给各所配备一些常用器械，一般手术由各所自行处理，较大手术，我们亲自处理，如阑尾炎、疝气、鞘膜积液等下腹部手术以及肢体伤考虑截肢等。那时的技术水平和环境条件，也只能做这些"小"手术，而在当时，这些手术，一般说算是比较大的手术了。对失血过多的伤员，也只是补给些葡萄糖盐水，没有输血的条件。对严重缺氧的病人，也没有氧气供应。对严重感染的伤病员，连磺胺都没有，根本不知道抗生素，只靠自身的抵抗力，在可能条件下，生活上给些照顾。抗日战争后期，才有极少量的磺胺给重伤病员和个别干部使用。

自开展手术工作以后，伤员的治愈时间大大缩短，治愈率和归队率提高，骨折畸形愈合显著减少，各所的外科技术水平都有不同程度的提高。

1942 年年底，由南进支队和该地区的抗日民军兼五分区及新四路兼六分区三支部队合并为冀鲁豫军区第四军分区，由原来的朝城、清丰、南乐、濮阳、观城、内黄地区，扩大到滑县、东明、长垣一带地区。2 个单位都分别有医院和休养所，经过人员调整，将两个单位的医疗机构，编为第四分区后方医院第四休养所，所长李相臣（原新四路休养所所长，一年后病故），该所组建后，驻内黄地区（沙区、上堤、黄河大堤），以后将一所调内黄（上堤）地区，四所调往东明、长垣一带地区（下堤），收容所在地区部队伤病员。

当时，该分区的部队相当于 5 个团（十六团、二十一团、三十二团、抗日民军和新四路），还有各县武装（基干大队"团"、区中队等小部队）。

南进支队将原来的后勤处，分一部分机关人员另组织分区医院，为"冀鲁豫军区第四军分区后方医院"，我任院长，尹痴生任政委，胡梦塘任医务主任，薛朝任总支书记，张瑞贞任供管股长。院部机关没有医务处、政工室、供管股、侦察班、通讯班、勤杂人员等六七十人，政工室由总支书记负责。

医院下属四个休养所，代管一个军医训练队，大约六七十名，学员都是没有经过系统学习过的军医、医助。以后又增加看护训练队，约 100 百人，设有专职队长和指导员。代管卫生处的药材股。院部还直属一个残废组，经常有四五十人，设有政工干部和医务人员，行政事务人员，做思想政治工作及功能恢复活动等。因为战争年代在敌后坚持斗争，交通不便，在"点线密如蛛网"的情况下，伤员治愈后，不能归队继续参加战斗的残废人员，回原籍、回家都不可能，地方政府也是游击性的，也无法及时安置，只好由医院将各所有生活自理能力的伤残人员，暂时集中在一起，生活仍按伤病员待遇，这样便于管理和肢体功能锻炼及恢复，同时，也可减轻各所的负担；生活不能自理的残废伤员，仍留各所照顾。对残废组的伤残人员，每隔一个时期，分批由地方政府帮助在地方分散安置。

我自从到医院工作后，手术组就不存在了，人员也分散到各所工作，一般手术各所都能处理。我在当时，也只能做些下腹部常见手术和截肢、骨科、软组伤的一般处理。那时，学习条件也很差，不敢盲目开展新的手术；动物试验更谈不到，外科技术仍停留在原来的水平上。我当时能做的手术各所经过锻炼后，也基本上可以做。凡有计划地组织战斗，攻打敌人据点；仍要组织力量参加，我也参加对伤员的检查和手术。但也有时因组织联系不够，造成工作上的失误，部队在滑县某地攻打某敌据点。我当时带院部和三所在濮阳、清丰地区活动，事先不知道要打这个战斗，未能预先准备，待打响后，分区参谋长胡乃超负了伤，分区发电报给在本地区活动的"回民支队"转告我，分区命我立即带院部及三所到分区所在地，滑县某地区接受任务，由回民支队派一个连负责掩护。我们连夜急行，通过敌人封锁线，2 天后到达目的地，马上接受任务，了解情况。这时，战斗已经结束，胡乃超同志已因出血过多，处理不当，牺牲了。这件事给了我们一个沉痛的教训，无论大小战斗，都要有充分的准备，小仗也不能松懈麻痹。这次战斗没有事先通知医院，第四所在该地区常备不懈也不够，技术条件也比较差，自己在这方面帮助培养也不够，所以造成严重失误。

医院都是远离领导机关，单独活动的，部队也是游击活动，各休养所都分散在各县农村，伤病员都分散在各村群众家里。一个所的伤病员就分住在几个甚至十几个村庄里，所以敌情掌握非常重要。伤病员住的地方离敌据点，只有几十千米，甚至只有几千米。反扫荡时，有的个别伤员就更靠近敌人据点。敌人认为那是他的"良民"地区（灯下黑），因而放松了警惕。大的情况变化，分区掌握，随时通报，而周围附近据点，就要靠自己掌握，密切注意敌情动态，以防敌小分队突然袭击。既要自己掌握情况，又要和地方政府（县、区、村）干部取得密切联系，多方面掌握情况。所以每天都要派出侦察员到敌据点附近，监视敌人动向。

南进支队和抗日民军及新四路合并为四分区后，分区领导机关和医院，都由南支、民军、新四路的干部组成，原南支的干部相对的比较多，各方面的团结是很好的。

（资料来源：中共贵州省委党史办公室冀鲁豫组《南进支队》编写组编，《南进支队战斗在冀鲁豫：冀鲁豫党史资料》，1987 年 3 月）

冀中军区后方医院概况

李亚荣，张英执笔；王恩厚审定

抗日战争时期，冀中军区后方医院，在冀中军区卫生部直接领导下，在人民群众积极支援下，通过全院工作人员的艰苦努力，胜利地完成了党交给的收治任务，共治愈伤病员 7000 多人，为保障部队健康，增强部队战斗力作出了积极贡献。医院在完成收治任务中，经历了艰苦卓绝的斗争，现将其主要事迹概述如下。

一、序列沿革

冀中军区后方医院（以下简称"后方医院"），从 1938 年 2 月开始创建，到 1945 年 8 月抗日战争取得伟大胜利，经历了 8 年时间。随着抗战形势的不断发展变化，医院的组织规模，编制序列多次变革，现分 7 个阶段叙述。

1. 初建阶段（1938 年 2 月—1938 年 10 月）

1938 年 2 月，吕正操司令员领导的人民自卫军，开始筹建医院，在深县（今深圳市）城内女子师范学校正式接收伤员。同年 4 月，冀中军区成立以后，人民自卫军医院改名为冀中军区后方医院。这时，医院规模较小，组织机构尚不健全。院长先是周之望，后是陈淇园；政治教员是闫则敬；副院长先是薛晓铮，后是赵振亚；医务长殷希彭。

医院分内科、外科，外科主任许书出；内科主任先是刘俭，后是崔寿儒；药房主任张质甫。医生有王育荣、张禄增、罗廷贵、宋麈、薛景川、翟省三、燕兴华等 12 人，他们多数是正规医科院校的毕业生或肄业生。

医院还吸收了一批正规护士学校毕业的高级护士，她们是从北平协和医院、保定河北医学院附属医院、保定思罗医院出来到根据地参军的，她们是王济生、刘文芳、崔蕴、吴馥兰、孟毅、梁建勋。还有一位安芝兰同志，虽不是正规护校毕业，但有多年的实践经验。

这些专家教授和高级护士，有丰富的临床和管理医院工作的经验，是办院的精干力量，他们都是爱国主义人士，为了抗战救国，舍弃优越的都市生活，到艰苦的农村根据地参军抗日。当时医院设备简陋，医院条件很不完善，但是专家教授和护士同志们的工作热忱很高。他们积极肯干，认真负责，吃苦耐劳，医院办得很好，很快地建立起各种医疗制度，分设了内外科病房。冀中军区供给部在物资供应上积极支援，伤病员的被子褥子，有被套褥套，可以经常换洗，医护人员工作时间也穿白色工作服。当时美国曾派观察组到过冀中地区，他们在参观这个医院之后，交口称赞这座敌后医院办得好。

为扑充医院护士，1938 年 5—10 月，医院开办了 3 期护士训练班，学习时间 3 个月。学员都是新参军的男女青年，由殷希彭、张禄增、罗廷贵、刘文芳、张质甫、梁建勋等同志担任教员。

2. 发展扩大阶段（1938 年 11 月—1939 年 9 月）

早在 1938 年秋季，医院因收治任务增多，就开始组建分院，后来扩编为 4 个所，能收容 200 名伤病员。院长除淇园，政委张宗胜。一所所长宋麈，政治指导员纪平；二所所长许书田；三所所长张鹤龄；四所所长王育荣。二所收容的多是重病员，为了治疗上安定，该所于 1939 年年初，转移到冀西山区，住在完县（今顺平县）南清醒，从此清醒一带成了后方医院的山区基地。不久，一、三、四所全都转移到山区。至此，伤病员有了相对安定的治疗环境，不再像在平原那样频繁转移。

3. 3 个所阶段（1939 年 9 月—1940 年 6 月）

1939 年 6 月，院长陈淇园，医务长殷希彭调晋察冀军区卫生学校（后改为白求恩卫生学校）办教育培训医生，不久医院整编，院部和四所撤销。整编后的各所由卫生部直接领导，规模扩大了。所下有队，每个队能收 100 多名伤病员。所设教导员、队设指导员。一所所长周之望、教导员吴锐，住在完县娘娘宫。二所所长许书田、教导员王昌培，住在石庄子。三所所长薛季川、教导员某某，住在宁家庄。

4. 5 个所阶段（1940 年 6 月—1941 年 10 月）

1940 年 6 月以后，后方医院院部又恢复起来，院长是廖明亮，政委是赵正洪，医务科长袁克华，院的规模扩大，到1941年年初逐渐发展为5个所。五所是专收干部的，也叫干部所。这时一所所长郭儒茂、指导员先是顾鸣歧，后是王振环，副所长王君萍，仍住娘娘宫。二所所长高锡勤，指导员周道中，支部书记王敬，住齐家青。三所所长刘锐，指导员某某，住隘门口。四所所长楚周卿，指导员纪平，住石庄子。五所所长何权轩，指导员某某，住宁家庄。

5. 两院六所阶段（1941年10月—1942年5月）

1941年北岳区秋季反"扫荡"之后，后方医院又缩编为3个所。院长周之望（廖明亮调军区卫生部手术队工作），教导员王昌培，分总书记李焕。一所所长仍是郭儒茂，指导员先是王振环，后是周道中，仍在娘娘宫。二所所长仍是高锡勤，指导员王政中，迁到孟子岭。三所所长某某，指导员某某，住清醒。

与此同时，冀中军区卫生部又在冀中平原组建了另一个后方医院，院长陈守印，教导员尹征，医务科长杨桂林，也是下辖3个休养所，编制番号为四所、五所、六所，住在深武饶安（深县、武强、饶阳、安平）地区。四所所长徐选和，指导员纪平。五所所长某某，指导员某某。六所所长邢克明，指导员方奎栋。该医院的主要任务是接收作战部队的轻伤员和病员，重伤员送山区后方医院。

1942年年初，由于错误地分析了冀中形势，片面地看到了形势暂时好转的一面，山区后方医院，除将不能行动的重伤病员留在一所继续在山区留治外，其余轻伤病员与工作人员混编为1个大队，准备向平原转移。大队长张天陶、协理员王昌培。大队下辖9个分队，组成后用1个月时间由1名团长进行了过路训练，4月份分批过路，除2个队因途中受阻未能通过封锁线，仍回山区外，其余7个队顺利过路，但过路后不久，就遇到敌人的五一大"扫荡"，速将人员化整为零与敌人展开了反"扫荡"斗争。

6. 精兵简政阶段（1942年5月—1943年9月）

"五一"反"扫荡"期间，原来在冀中平原的医院院部以及各所的建制被打乱了，工休人员，有的在残酷的反"扫荡"中光荣牺牲了，有些失散下落不明了，有些暂时回家去隐蔽了。后来由交通站把失散的人员逐渐搜拢起来，转送到完县清醒集中。这时正是全军精兵简政时期，奉上级指示，医院抽调了 80 多医护人员，到延安总部另行分配工作。一部分医护人员（300 余人）经过集训后回冀中坚持斗争，其余人员分编为 3 个所。一所所长郭儒茂，指导员陈韶某，副所长石清文；二所所长高锡勤；干部所所长徐选和，协理员尹征，院长周之望，政委王昌培。1943 年八九月间，冀中军区卫生部撤销，后方医院划归晋察冀军区卫生部直接领导。

7. 恢复阶段（1944 年 9 月—1945 年 8 月）

1944 年 9 月冀中军区恢复司、政、供、卫领导机关。军区卫生部在易县八亩台成立了直属第一休养所，所长先是石桥，后是韩寿庆，指导员陈韶某。与此同时，在冀中平原成立直属第二休养所，所长张车。抗战胜利后，以第二休养所为基础，在河间诗经村组成冀中白求恩和平医院，院长刘民英，政委王昌培，冀中白分校教员孙道三兼副院长，教员李亚荣兼医务主任，分总支书记纪平。

二、伤病员的医疗护理

"救死扶伤，实行革命的人道主义"。全心全意为病伤员服务是后方医院的宗旨。在此宗旨的指导下，积极开展收容治疗工作，把收容治疗伤病员作为后方医院经常性的中心任务。各所的收治任务十分艰巨，经常收治 100～200 床位，有时收容 300 床位，最多一个所达到过 500 床位。而一个所除所长外只有 2 个医生，副所长有时有、有时缺。所以，院长、所长都亲身参加治疗工作。周之望院长、廖明亮院长常到所里参加做手术，他们的手术做得很好。由于伤员常常是几十个、上百个的成批入院，为提高治愈出院率，医院常集中精力在赵底某组织手术组，院长亲自动手实行突击治疗。1940 年百团大战期间，短期内收容 300 多伤员，且多是重伤员。军区卫生部的手术队到医院帮助手术。

游击根据地的医院在治疗上存在很多困难，既缺乏医疗设备，又缺乏药品器材，医院是在大力克服种种困难中完成治疗任务的。建院之初，给伤员做截肢手术，连骨锯都没有，医生用木匠的钢锯消毒后代替骨锯。借用农民的空房屋做手术室，但大都透风漏雨，医生护士就亲自动手修理。他们把房顶钉上芦苇席，用白布做成帐，挂起来就是很好的手术室。一具听诊器，一具体温计，一个自制压舌板，是医生诊断疾病的全部武器。由于不能进行理化检查，医生只能凭着视、听、触、打、望、闻、问、切"八字"诀判断病情，虽然医生力求把疾病诊断准确，但是发生误诊还是在所难免。由于敌人对抗日根据地实行经济封锁政策，医院药品器材存在困难，尤其缺乏治疗各种传染病的特效药，在部队大批发生疟疾的情况下，治疗疟疾的奎宁很缺乏。医生想办法克服困难，没有西药，就用自己药厂制的中药代替。外科换药，绷带纱布有困难，医护人员就节省使用，洗消之后反复使用。

后方医院不分科，但一所以收重伤外科为主，二所以收内科为主。各所医生都是多面手。内科、外科、眼科、耳鼻喉科、妇产科各科的病都治，但以治疗外伤为主，大多数医生都能开刀做手术。1939年夏季以后，医院内科病员逐渐增多，伤寒、疟疾、痢疾成了多发病。1941年以后，部队指战员由于营养不足，体质减弱，抗病力减低，疟疾、痢疾、急性胃肠炎等发病异常严重，而且伤寒、副伤寒、回归热等传染病亦相继流行，二所所长许书田就是在此期间死于伤寒的。

外科伤员多死于脓毒败血症，破伤风和气性坏疽；内科病员多死于传染病。那时连最普通的传染病疟疾、痢疾都会死人，肺结核那时是不治之症，得了肺结核就像宣判死刑一样，使人恐惧。破伤风和气性坏疽是战伤外科多见的继发病，那时受医疗条件的限制一旦发生就感到束手无策。这两种病的治疗需要大量血清，而那时血清很缺，发现之后，只能对症治疗。对破伤风，周之望院长采用脊髓腔内注射破伤风血清，静脉注射25.0%的硫酸镁，效果较好。对气性坏疽，主要是早期发现，早期切开创口，周围用1.0%的高锰酸钾行封闭注射，发现迟了，就必须舍车保帅，牺牲肢体，保全生命，不得已而作截肢手术。

抗日战争时期的战伤，以四肢粉碎性骨折为多，其中髋关节、膝关节、踝关节、肩关节、肘关节、腕关节的粉碎性骨折较难治愈，有时也必须截肢。我们对待截肢的态度：严肃慎重，能保留的一定保留，可截肢可不截肢的坚决不截，非截肢不可的，尽力保存工作劳动能力、生活自理能力。为此，院领导常在医生中进行不得草率截肢的教育。虽然如此，也发生过可截可不截而截了肢的情况。

护理工作在医疗中的作用极为重要，祖国医学有句名言，叫作"三分吃药，七分养"。这是有科学道理的。护理工作是治疗整体的组成部分。各所十分重视护理工作，委派优秀得力的护士长领导护理，充分发挥了护理工作的治疗作用。

后方医院的护士护理员都是十几岁二十几岁的男女青年，其中绝大部分是女同志。别看他们年纪小，而爱国热忱极高，对日本鬼子怀有刻骨仇恨。参军后，受到党的思想教育，对因抗战而流血负伤的伤员和因劳致疾的病员有着深厚的阶级感情，像照顾亲人一样，耐心地医疗护理他们。伤病员分散住在农民家里，护士们跑东跑西为伤病员换药、服药、注射、灌肠、导尿。对不能行动的重伤病员，他们守候在身旁，殷勤地进行护理，喂水、喂饭、端屎倒尿，不嫌脏，不怕累。敷料小组的工作是清洗带脓带血的绷带纱布，这个活又脏又累，十分艰辛，且有被感染的危险。一所宋杰、宋秀生、秀珍，二所常素娟等在做这项工作的时候，才是十六七岁的孩子，而他们都较好地完成了任务。

需要提出的还有积极配合治疗的药工人员，他们的工作不易被引起重视，但是他们的工作如取药配药，配制各种注射液等，关系到人命安危，是非常细致，非常科学，丝毫不能疏忽大意的工作，他们是无名英雄。他们经常到院部或卫生部领取药品，肩背腰持，十分辛苦。在反"扫荡"期间，医护人的工作就更艰巨更繁重了。那时伤病员要化整为零，分成若干小组，隐蔽深山沟里，医护人员不仅需要爬山越岭为伤病员进行护理工作，而且还需要做好伤病员的安全保护工作。

三、保卫伤病员安全

抗战时期敌后根据地医院，不仅要治伤病员，而且还需要保卫伤病员的人身安全，保卫伤病员安全也是医院工作人员义不容辞的神圣的职责。医院是缺乏战斗武器或有也不多的后方机关，保卫伤病员安全存在很多困难、在极端残酷的战斗环境中，我们依靠党的领导，依靠人民群众，依靠医院工作人员的勇敢和智慧，巧妙地完成了保卫任务，积累了丰富的经验。后方医院在平原和山区都住过，平原和山区地理条件不同，保卫方法有共性也有特性，现在分别加以叙述。

后方医院在冀中平原住过两段时间，一段是1938年至1939年上半年的初建时间，一段是1942年五一大"扫荡"的前前后后。

1938年，冀中的多数县城还掌握在我军手里，活动在大平原上的后方医院，多是驻防在较大的村镇，有两次住过县城，这时保卫伤病员安全，主要是通过侦察，掌握敌情，不断转移防止敌人突然袭击。为保证安全，1938年秋季，医院曾转移到白洋淀的西大坞。白洋淀是个风景优美的大湖，盛产鱼虾，在这里工休人员可以吃到白洋淀的鱼。澄清碧绿得一望无际的湖水，村头岸边一大片一大片的芦苇丛，是掩护伤病员的天然屏障。医院住在白洋淀时，正是芦苇的茂盛季节。对保卫伤病员安全十分有利，但后来由于敌情发生变化，我们在夜间乘船转出了白洋淀，先到了博野庄窝头，后来在饶阳尹村又住一段时间，便逐渐地转到山区。

1942年三四月间，后方医院重返平原时，正是空前残酷的五一大"扫荡"前夕，得知消息后，各所很快地分散，分成若干医疗小组与敌周旋。工作人员、伤病员都化装成农民，如段惠轩老专家带张云素等2位护士和病号住在安平县几个村庄农民家里，与农民认成亲人，同吃同住，同生死共患难，依靠群众，以保安全。

五一反"扫荡"之后，冀中地区公路如网，沟壕纵横，堡垒林立。敌伪军常四出突然包围村庄，"清剿"八路。为了保护伤病员安全，我们和群众一起共同发明创造了地道隐藏伤员，遇到敌人搜捕，就钻入地道，人们称这叫"地下医院"。有地道的人家，我们称他叫"堡垒户"。堡垒户都是最可靠的基本群众，他们像关怀亲人一样关怀伤病员，遇到危险，他们拼着生命保护伤病员。有时候发生这种情况，敌人突然冲进家里，而伤病员来不及躲藏，房东就挺身而出，把伤病员认作亲人，老年人把伤病员认作儿子，青年妇女认作丈夫，遇到伤员是外乡人，口音不对，就伪称外出经商才归，以骗过敌人。不管敌人怎样恐吓，甚至把刀搁在脖子上也不改口，这种可歌可泣的事例，不胜枚举。

山区农村处于群山环抱之中，风景优美，空气新鲜，环境寂静，距敌较远，是战时治疗伤病员的理想境地，是平原依靠山地收治冀中各军区重伤病员基地。不在"扫荡"时间，敌人对山区不易偷袭或奔袭。可是敌人每年对山区都要进行一次大"扫荡"，一次"扫荡"要持续一个半月到两个月，医院就在反"扫荡"中锻炼成长。

敌伪对山区"扫荡"采取杀光、抢光、烧光极端惨无人道、极端野蛮的"三光"政策。但是，由于我们有"天时、地利、人和"的有利条件，每次"扫荡"都以敌人失败，我们胜利而告终。山区人民和平原地区人民一样，热爱子弟兵，热爱伤病员。他们平时关怀照顾伤病员，战时拼着生命保护伤病员安全。在反"扫荡"中，有时会发生粮食困难，他们宁愿自己吃野菜，饿肚子，也要把粮食供给伤病员。

对付敌人的"三光"政策，我们的对策是针锋相对，以坚壁清野对付敌人的抢，以建对付敌人的烧，以地雷加隐蔽对付敌人的杀。

敌人每次"扫荡"都有迹象可寻，上级也及时作战备指示，这时我们就积极做好反"扫荡"的准备工作，把全所的伤病员与工作人员混编为若干独立活动小组，由医生或护士长担任组长；预先派人到计划分散的山谷中寻找好水源，勘察好山洞，然后实行坚壁清野，把粮食、被服、药品器材和其他能搬运转移的物资，通通运到偏僻的山谷中。把它们埋藏或隐蔽在山洞中，使敌人什么也抢不到。敌人想杀我们，我们部队、民兵则在路旁、山谷设伏，或在敌人可能经过的地方，到处埋设地雷，开展地雷战杀伤敌人，使他们尸横山谷，而我们的人则隐蔽起来，使敌人看不见、摸不着、干瞪眼。对于敌人的烧，我们无法阻止，但是敌烧我建，反"扫荡"过后我们和群众一起，把敌人烧掉的房舍很快又重建起来。后方医院久住完县杨家台、娘娘宫、石庄子、宁庄子等一带村庄。敌人可能有所察觉，因此每次"扫荡"敌都在这一带反复搜山，可是这一带的山势对隐蔽伤病员十分有利，天然山洞、灌木丛林、浓密的茅草、嶙峋的山石都可以隐蔽轻伤病员和工作人员。我们利用梯田，挖掘小型窑洞隐蔽不能行动的重伤员，在伤员进入之后，再用石块把洞口坐起来，使其外观上和未挖洞的梯田一模一样。用这个办法隐蔽重伤员，非常安全，从未被敌人发现过。

在反"扫荡"最紧张的阶段，我们白天隐蔽，夜间趁黑回村做饭，拂晓前把药和饭送给伤员。有时一天只能吃到一顿饭或根本吃不到饭。敌人搜山是盲目的，什么地方隐蔽着伤员，他们根本无法知道。因此，伪军们就在山谷中虚张声势，乱吼乱叫："快出来！不出来就开枪啦！"其实他们什么也没发现。我则任凭敌人狂呼乱叫，稳坐钓鱼台，不予理睬。经验告诉我们，只要隐蔽好，不暴露目标，就能保证安全。如果疏忽大意，一旦暴露目标，就会遭到敌人袭击、遭受损失。在 1941 年秋季反"扫荡"中，二所护士长邢克明与女护士张哲（原名张瑞芳）带着 40 多名伤病员，在人迹罕至的深山老林中坚持斗争，在反"扫荡"中断了粮，他们翻山越岭寻找粮食，挖土豆给伤员吃，此时已是秋末冬初，工休人员还身着单衣，张哲想法缝制斗篷为伤员御寒。他们本身困难重重，还热情支援兄弟单位，后来张哲又在五一反"扫荡"中在九分区连续立功，被评为特等模范，并于 1944 年出席了晋察冀军区的英模大会。1941 年秋季是冀西山区反"扫荡"时间最长，斗争最艰苦的一年。二所住在山沟的小组，女医生王蕴华带领 30 多名伤病员在转移时与敌遭遇，王医生惨遭杀害，只有一人脱险。小组的通信员苏广玉，在山头放哨，也被俘虏惨遭杀害，牺牲时他才 13 岁。联校女教员崔健吾带着的 20 多名轻伤员也在这一带山上打游击，一天由于暴露目标被敌人发现，遭到袭击，一部分伤病员和工作人员残遭杀害。崔健吾同志把带的文件先烧毁，然后用石头当武器与敌人拼搏，最后壮烈牺牲。

敌人"扫荡"，不管怎么残酷，也吓不倒革命的英雄好汉，我们是革命的乐观主义者，我们懂得困难是暂时的，乌云不能常遮太阳，反"扫荡"也并非天天紧张，敌人搜山的时间是短时的；搜山过后，同志们还要亲自动手改善生活。在偏僻山谷里，在明媚的阳光下，工休人员围坐在一起，打扑克、讲故事、讲笑话、唱抗战歌曲，无限欢乐。反"扫荡"结束了，我们带着轻伤员，背着重伤员，胜利地返回原驻地，然后又开始了紧张的医疗护理工作。

四、白求恩在后方医院

伟大的国际主义战士白求恩大夫，曾两次到后方医院指导帮助工作。他那毫不利己专门利人，对工作极端负责，对同志对人员极端热忱，对伤病员无限热爱，对技术精益求精的好思想好作风，为医院的全体医护人员树立了光辉榜，留下极为深刻的印象。1939 年 2 月 27 日，白求恩和晋察冀军区卫生部游胜华率领的东征医疗队，在锣鼓喧天的欢乐声中来到医院。那时医院住在饶阳县大尹村，听说白求恩要来，全院工作人员奔走相告，非常高兴，集合起来，敲锣打鼓在街道两旁列队欢迎，轻伤员和村里的老百姓，听说来了外国人，也争着出来挤到街上看热闹。白求恩在陈院长陪同下，微笑着频频向大家招手致意，来到院长住处，一进屋，二话没说，就要陈院长向他汇报伤病员的治疗情况，接着又提出立即带他到病房去检查伤病员。因为他刚到，陈院长劝他先休息休息，他耸耸肩膀，两手一摊大声说："我是来工作的，不是来休息的！"游副部长插话说："白大夫就是这样，到哪里都是立刻就工作。"陈院长没法，只得带他到病房去。

在著名的齐会战斗打响之后，白大夫要求医院派两名外科技术好的医生，参加他们的手术队到前线去做初步疗伤工作，医院派了王育荣和张禄增两个同志。在手术中白求恩发现他两个人外科技术熟练，工作认真负责，他伸出大拇指来夸奖他们，称他俩是合格的医生。这次战斗，因为伤员多，来得突然，白求恩大夫夜以继日地进行手术，换他下手术台休息，他不肯休息，送来饭菜，他也不吃，催他吃饭，他回答说："时间就是生命，比吃饭还要紧。"

白求恩富于改革创造精神，他看到医生护士挨门串户给伤员换药，托着个大盘，既不符合消毒要求，又不方便，他模仿街上卖花生小贩用的篮子，制造了换药篮，携带方便，到病房放置方便，人们称它叫"白求恩药篮"。

他又见护士给下肢负伤的伤员换药，有时还需要一个人托着大腿，不方便，他便设计制造了一个式样类似千斤顶，但顶端是月牙形的支腿架，减少了护士的负担，减轻了伤员痛苦。伤员说，"白求恩大夫知道我们的痛苦，用支腿架换药两方便"。

1939年10月10日，白求恩来到后方医院住完县石庄子二所，在二所他工作了20天，卫生部把各所需要做手术的重伤员都转来，由白求恩和随他同来的林金亮同志轮流手术他边手术边教学，使参观医护人员深受教益。他对手术极端认真负责。一个叫朱德士的伤员，髋关节粉碎性骨折，做过数次手术，腐骨不能取尽，长期化脓，伤口不能愈合。白求恩这次为他手术，耐心地反复地伸进手指，为伤员掏取腐骨，不幸被腐骨刺破了手指，发生感染，他的手指肿起来了，发高烧了。为庆祝十月革命节，所里组织了文艺晚会，用他带来的手术汽灯作照明，他高兴地参加了晚会。

军区首长得知他感染发高烧之后，来信要他回军区卫生部休养治疗，但这时银坊战斗打响了，石庄子也隐约听到炮声了！他要到前线去做手术，他说"炮声就是命令"又说"抢救伤员是外科医生的天职"。他不听劝阻，坚持轻装，用马驮着手术器械，不顾发高烧的身体，毅然上前线了。

几天之后，传来了白求恩不幸逝世的噩耗，医院全体工休人员无限悲痛。我们怀念他，他的国际主义精神永远留在人们心中。

到过后方医院的国际友人，除白求恩外，还有白校教员奥地利籍大夫付莱。1942年12月，付莱带白校高级班同学到后方医院实习，给20多名重伤员做了手术。付莱大夫认真负责的工作态度，也给医院留下深刻印象。

五、做好后勤保障工作

做好后勤保障工作，对促进伤病员恢复健康争取早日出院归队有重要作用。在敌人对根据地的封锁破坏下，晋察冀边区的物质条件十分困难的抗日战争时期，我军实行的是供给制，医院的后勤保障工作是在克服种种困难的情况下完成的。

冀中军区供给部对后方医院十分关怀，在财务、被服的供应上，在不违背供给制度的原则下，尽力满足医院的需要，但供给伤病员细粮则常常遇到困难。在平原较好，在山区工休人员的生活是很艰苦的，轻伤员吃小米多，吃白面少，有时吃到唐河两岸产的大米，或把大米小米混煮，做成金银饭，这就是改善生活了。对重伤员尽量保证吃细粮，有时还可吃到一些猪肉和鸡蛋。

供管炊事人员战时是很艰辛的，他们想尽办法为大家改善生活。有时把小米或玉米磨成面，采用粗粮细作的办法，蒸成发糕，节假日还把小米面和上榆皮面发到班里包饺子吃，这是最美味的高级膳食。

为克服困难，改善生活，医院发动工作人员开展副业生产。为节省菜金，利用业余时间上山打柴，杨秀池、李秀清两位女将，是全院有名的打柴能手，她们除完成医护任务外，每天打柴百余斤，为吃菜方便，各所在村头附近的山坡上开辟小片荒，种菠菜、根打菜、萝卜、西红柿等，年年获得丰收。战时吃肉困难，各所就自己养猪养羊（医院养过一群羊）改善生活。

1942年是晋察冀边区物质条件、人民生活最艰苦最困难的一年，特别是在夏末初秋粮食青黄不接的日子，生活尤为困苦，当时群众吃糠吃树叶，部队以黑豆为主食，有时还吃大麻子油。军区首长优待冀中的部队，供给小米，但也短期吃过黑豆。黑豆作为马料是好东西，作为人的主食就难消化了。在吃黑豆期间，急性胃肠炎患者急剧增加，不少人因消化不良而发生腹泻。生活虽很艰苦，大家精神非常愉快，情绪非常乐观，革命意志、抗战决心丝毫未受影响，这是由于党的坚强领导和深入细致的思想政治工作，提高了同志们的阶级觉悟，增强革命的胜利信心。

六、党的领导和思想政治工作

后方医院在抗日战争中，依靠党的坚强领导，发挥了思想政治工作的成功，胜利地完成了收治任务，现分几个重点权述如下。

（1）充分发挥支部的战斗堡垒作用。这是后方医院做好工作的根本保证。医院以所为单位组成党支部，支部设专职支部书记。工作人员和休养员合编党支部，分编党小组。推动工作不是单纯依靠行政手段发号施令，接受了任务，首先在支委会酝酿讨论。发动党员出主意想办法，然后再由行政领导去动员贯彻执行。那时党的威望非常高，党政干部、共产党员的模范作用非常强，吃苦在前、享受在后。广大群众也积极要求进步，谁也不甘落后。工作任务一来，党支部提出号召，党员一带头，群众便积极响应，工作便很快开展起来，不管有什么困难，群众都能想办法努力克服。在反"扫荡"期间，更需要依靠党员，团结群众，克服困难，坚持斗争，保证安全。

（2）团结党内外技术人员共同做好医护救护工作。这是党的一项重要任务。后方医院在建院之初，吸收了一批技术专家和高级护士。为团结这些党外人士与我们合作共事，做了大量的思想工作。我们信任他们，委任他们担任院长、所长、科主任等重要职务。我们尊重他们，有事主动同他们商量，并吸收他们列席党的会议，讨论工作，研究问题。他们深受感动。陈淇园院长说："共产党员非常信任我们党外人士，我初当院长的时候，不懂八路的规矩，闹过笑话，我以为带长字的都比带员字的官大。管理科没有科长，我指定的司务长领导供给员、管理员，下面提出异议，我才知道错了，可是党并没有因此而不信任我。"周之望同志当院长，后当所长，后又再当院长，党叫干什么就干什么，从不计较名利地位。二所所长许书田，工作扎实，积极主动，吃苦耐劳，后因劳致疾，患伤寒而牺牲在工作岗位上。这些同志为开展医疗护理工作做出了积极贡献。

对青年技术人员，我们采取积极培养、大胆使用的方针，在实践中锻炼培养了许多干部。1941年2月，由白校毕业的军医班学员中，给后方医院分配了7个医生，经过半年多时间实践锻炼之后，郭儒茂、高锡勤、刘锐、楚周卿4人被提拔担任了所长，王敬担任了支部书记。他们朝气蓬勃，积极肯干，为开展工作发挥了积极作用。

（3）搞好政治思想教育，开展文化娱乐工作。搞好政治思想教育，提高政治觉悟，提高思想理论水平，是医院思想政治工作经常性的中心任务。党员通过上党课，来加强共产主义和党的常识教育。通过上政治课，讲解中国革命近代史，宣讲毛泽东同志《论持久战》；还通过形势报告，加强爱国主义教育，增强抗战必胜信心。各所还发动工休人员写稿，在俱乐部不定期的出版墙报，作为辅助思想理论教育的工具，墙报办得生动活泼，除短小精悍的散文、小品文外，还常有诗歌漫画，工休人员很喜爱看自己出的墙报。

医院的文化娱乐工作也很活跃，早操晚点抗战歌声响彻云霄：各种集会，都会有嘹亮的歌声。各所还不定期地为休养员组织文艺晚会，演出自编自演自唱短小精悍的小节目，很受群众欢迎。

（4）学习白求恩开展创模运动。白求恩逝世之后，白求恩的光辉形象在医院全体工作人员中留下极为深刻的印象。从1940年起，医院提出向白求恩学习，继承和发扬白求恩精神，全体医护人员积极响应，提高医护人员钻研医疗技术的积极性，增强了政治责任心，推动了医疗护理工作，提高了治愈出院率，不少医护人员被培养成白求恩式的医务工作者。1941年，在冀中军区政治部统一部署下，医院又开展了轰轰烈烈的创模运动。在全院工休人员中掀起了创先进、学先进、赶先进的热潮，人人争当工作、学习模范，评选出许多模范党员、模范干部、模范工作人员和模范休养员，一所被评为模范休养所。出现了许多动人事迹，有的同志在创模期间入了党，有的同志还出席了军区模范代表会议。

（5）做好伤病员的思想政治工作。面向伤病员，做好伤病员的思想政治工作，对促进伤病员早日恢复健康有重要作用。在长期实践中，对此形成了三部曲：

第一，做好入院伤病员的思想政治工作。伤病员入院后，要及时安置病房，对成批入院者要逐个进行慰问。要了解他们的战斗事迹，进行表扬鼓励。及时编伤病员的班排组织，带有党员介绍信的，要及时编入党小组。是党员未带党员关系的，还要为他们寻找关系，甚至重新吸收入党。要注意掌握伤病员的思想活动规律，初入院时他们刚从战场上下来，有的伤势重、伤口疼，易出现急躁、动感情、发脾气，要多给安慰，由医生抓紧医疗。

第二，住院时期的思想政治工作。这时要教育伤病员遵守院规，遵守群众纪律，服从治疗，安心休养。有些重伤致残而产生对个人前途的悲观情绪，或因负伤而以功臣自居。这时我们常到病房，采取读报方式宣传抗日战争的大好形势，鼓励他们用革命的乐观主义精神，战胜伤残，克服居功骄傲思想，争取早日痊愈出院，重新走上战斗岗位。

第三，出院时的思想政治工作。经过一段治疗，伤病基本痊愈，大多同志积极要求出院重返战斗岗位，也有极少数人，斗志消沉，不愿再到前方，要求留在后方工作，对他们要做耐心细致的工作，鼓舞他们的斗志，切忌简单生硬。对成批出院的伤病员，有时还组织欢送会集体欢送。

此外，还要小心谨慎地做好牺牲伤病员的善后工作。伤病员牺牲后要及时装殓入葬，埋葬妥善后，要立上标记，把死者遗物保存好，以便原部队或家属领取。有时开小型追悼会进行悼念。善后工作不能马虎从事，否则会影响生者情绪。

密切联系群众，做好群众工作。这也是战时医院思想政治工作的一项重要任务，院领导对此非常重视。医院政办室设有民运干事，支部设民运委员，专门负责对群众宣传，检查我军群众纪律，密切军民关系。

战时医院住在农村，依靠地方的党政部门、群众团体和广大人民群众的积极支援和帮助，才能坚持斗争。军民是鱼水关系，离开群众寸步难行。我们经常教育工作人员，要尊重地方党和政府的领导，服从政府的政策法令，发扬我军拥政爱民的优良传统，维护群众利益，认真执行"三大纪律，八项注意"。对群众的困难要积极援助，医院常收治地方干部住院，农民到医院看病，我们教育医护人员要热情接待，认真治疗，不收药费，对需要收容住院者，还要收容住院，医院和当地群众的关系非常密切。

冀中后方医院是在坚持党的人民游击战争的方针、政策，贯彻平原依靠山地、在平原开展地道战等一系列方针指引下，紧密地依靠群众发扬工休人员顽强斗争精神，在冀中平原游击战中，出色地完成了后方卫生勤务的艰巨任务。

一九八四年十月

（资料来源：《冀中人民抗日斗争资料》第 13 期，1985 年 2 月，第 1—18 页）

我们的靠山是人民
——忆冀中平原游击战中收治伤病员的工作

王恩厚，李亚荣

在抗日战争中，我们俩曾在冀中地区做过医疗卫生工作。现根据记忆，对冀中平原游击战中收治伤病员的工作，做一些简要的回顾。

冀中平原，水陆交通四通八达，土地肥沃，物产丰富，是晋察冀抗日根据地的粮仓，也是日本侵略者以战养战的重要地区。日军不仅占据着城镇，而且严密控制着铁路、公路沿线的村庄，并大修公路、据点，频繁进行"扫荡"。这些都为我们在平原游击战中收治伤病员的工作，带来了很大的困难。但是，在冀中平原的农村，我们党的工作基础好，特别是广大人民群众对我军有着深厚的感情，他们为了保护我军伤病员的安全，不惜牺牲身家性命，这是我们坚持在平原游击战中收治伤病员最根本的条件。同时，冀中腹地的白洋淀，渔村星罗棋布，周围苇塘一望无际，是收治伤病员理想的隐蔽地。淀内盛产鱼虾大米，便于为伤病员改善生活。在冀中东北部的津西地区，还有 3 处广阔的沼泽地，一处是雄县以南、大清河以北的老苇滩；一处是文安县的文安洼；另一处是津西东淀苇塘。它们不仅是我游击健儿袭击敌人的重要阵地，也是我军隐蔽伤员的有利场所。夏、秋季节，平原上的青纱帐更是我军隐蔽伤病员的天然屏障。还有平原上的村庄，到处挖有交通沟和地道，也是我军转运和保护伤员的重要通道。在极其艰难的平原游击战中，我们充分利用这些有利条件，勇敢机智地采取多种形式，使伤病员得到了及时的收治。

一、组建医院、休养所

抗战初期，敌人只控制着铁路沿线，其他地区基本上掌握在我军手中。根据这种形势，1938 年春，冀中军区和各军分区先后建立起后方医院（军分区后方医院后来改为休养所），并吸收了一批爱国医学专家担任领导工作。

冀中军区后方医院院长周之望是北平协和医院外科大夫，后任院长陈洪园是留学日本的小儿科专家，医务处长殷希彭是留学日本的病理学博士；副院长薛克铮，医生王育荣、张禄增、罗廷贵等也都是医科院校毕业生或肄业生；此外，还吸收了一批护校毕业的护士。这些同志不仅有丰富的经验，而且抗战热情高，工作认真负责，吃苦耐劳，是我们医院建设和医疗的骨干，同时他们也以自己精湛的技术，带出一批医疗人员。抗日战争进入相持阶段后，敌人对冀中的"扫荡"越来越频繁，规模也越来越大。在反"扫荡"斗争中，医院要经常带领伤病员转移，目标大，行动也很不方便。为了在游击战争中，保证伤病员有个安定的治疗环境。1939年春，军区卫生部决定，把军区后方医院分批转移到冀西山区完县（今顺平县）的清醒、杨家台、宁庄子一带村庄。1940年以后，斗争更加艰苦，各军分区的休养所，除留一两个所坚持在平原敌后收治伤病员外，其余均转移到冀西山区。

二、分散治疗，就地收治

1942年日军五一大"扫荡"后，冀中斗争更加残酷。敌人占领了冀中大部分城镇和村庄，大搞"治安强化运动"，出动大批兵力反复"扫荡""清剿"，敌人所到之处，烧光、抢光、杀光。恶劣的斗争环境，给我们收治伤病员带来了难以想象的困难。为此，我们紧紧依靠人民群众，采取了分散治疗，就地收治的方法。

分散治疗，就是把原来实行集中治疗的休养所化整为零，分成若干医疗小组，每组2～3人，以医生或护士为组长，分散到各县各区各村进行治疗。就地收治，就是部队在什么地方打仗，伤员就留在附近的村庄，由当地医疗小组负责收治，不再向后方转送。

每个医疗小组都划定活动地域。在敌人"扫荡""清剿"的时候，各小组就在指定的地域与敌周旋，敌来我走，敌走我来，与敌人绕圈子，但又不跳出圈子。各医疗小组紧密依靠群众，利用两面政权，独立工作，各自为战。医疗小组在选择住宿村庄时注意了3个条件：一是两面政权确实掌握在我们手里，村长和联络员绝对可靠；二是群众基础好，没有投敌叛变分子；

三是有良好的地道。选择住户一般是选择在靠近村边的抗属、干属、贫雇农和堡垒户家中，家里有秘密的地道口。在医疗小组长的选择上，我们尽量选些本县、本区、本村的人，这样人杰地灵，便于展开工作。外乡外地同志，则分别安排到各小组内。九军分区女护士张喆是高阳县人，她哥哥是高阳一区区长，就把她带领的医疗小组分配在高阳一带活动。女护士李淑英、徐瑞兰、张兰英等是蠡县三区人，就把她们分配在蠡县三区、四区一带活动。

为了解决分散治疗中伤员手术的问题，分区手术组采取了不定期地到各组巡回手术的方法。

为了保证分散治疗，就地收治，安全隐蔽，医护人员和伤病员都化装成农民，与住户同吃、同住、同劳动，并事先协商好是什么亲属关系。这样万一遇敌盘问，就能对答如流，使敌人找不出破绽。伤员分住各村，医护人员到各村给伤病员换药或巡回治疗时，男同志一般化装成下地做农活或赶集做小买卖的，女同志梳起髻来，化装成回娘家或去婆家的。

在分散治疗中，医疗小组一般只能做到为伤病员治疗换药，伤病员的饮食、护理和安全，则全部由房东包下来。冀中人民对子弟兵有着真诚、纯朴、深厚的感情，他们把伤病员当作亲人，喂水、喂饭、端屎、端尿，并尽一切可能，为伤病员做可口的饭菜吃。一次，一个下肢骨折的重伤员，住在任丘东王庄刘大娘家里，伤员因为发烧，吃不下饭。刘大娘就用平时自己都舍不得吃的香油给伤员烙饼、炒鸡蛋，伤员感动得流下了热泪。

遇到敌人搜查，发生危险情况时，房东挺身而出，机智勇敢地掩护伤病员脱险，甚至不惜牺牲自己，也要保护伤病员的安全。

女护士王桂平小组，住在蠡县杜各庄。一天拂晓，突然被敌人包围。她们把5个重伤员隐蔽在夹壁墙内，而后与轻伤员迅速钻入地道。地道口在牛棚里，她们钻地道后，房东的老牛正好卧在地道口上。这时敌人窜进院子，逼房东老大伯要八路，老大伯坚定地回答说："没有！"敌人就翻箱倒柜到处寻找地道，还到牛棚想把老牛赶走，老牛就是不动，牵不动，就打，老牛还是纹丝不动。敌人找不到地道，便气急败坏，毒打老大伯，老大伯被打得死去活来，周身是伤，但他一口咬定："不知道！"敌人走后，王桂平出来一看，隐蔽在夹壁墙内的 5 个重伤员已被敌人拖到院子里，横躺竖卧在地上。她听伤员们说，伪军曾欺骗说他们也优待俘虏。伤员们怒斥伪军："收起你们的那些鬼花招吧，当八路军就不怕死，怕死就不当八路军！"听到这里，她立刻意识到，敌人不杀害重伤员是个阴谋，是想放长线钓大鱼，留着重伤员，诱捕工作人员，不能上当，三十六计走为上。于是医疗小组连夜把伤员全部转移了，果然第三天敌人又包围了村庄。

还有一次，肃宁县卫生所的支部书记刘福林、护士长赵华臣和两名护士住在高阳县庄头村。这时正是麦收季节，村东头的张大伯、牛大嫂两户贫农缺乏劳动力，赵华臣同两个护士商定，趁月夜为这两户去割麦子。拂晓，他们赶着满载麦子的大车回到打麦场的时候，突然发现场边的椿树上拴着几匹军马，四五个横眉竖眼、歪戴军帽的伪军，正围坐在场边吸烟，见他们来了，一下子包围上来。这时，牛大嫂正带着她不满 3 岁的儿子斗儿和张大伯在场边等候卸车。只见牛大嫂大声地对赵华臣说："斗儿他爹，你把斗儿带走，叫他找奶奶去，水缸里也没水了，你去担两担水！车，我来卸。"赵华臣马上心领神会，抱起斗儿离开打麦场。接着张大伯又故意大声说："你们小哥儿俩卸完这车麦，把大洼里割的麦子拉回来再吃早饭！"两个护士卸完麦子，又赶起大车走了。伪军在一旁听着看着，对这一家人打消了怀疑。刘福林头天晚上因写材料睡得晚，对被敌包围毫无察觉。起床后，他在街上被伪军看见，正要盘查他，村妇救会主任刘凤芝看见，急忙赶过来，指着刘福林的鼻子气呼呼地喊道："你这懒东西，我早就叫你起来去割麦子，你磨蹭蹭不起来，这会儿老总们来啦，还不赶快挑担水给'老总'们饮马！"伪军见此情景，一齐笑了，以为这是怕老婆的"窝囊废"。刘福林担了水，趁敌人饮马当儿溜了。

在高阳，一天拂晓，敌人包围了北窝头村，挨门挨户地搜查八路军。住在村南头焦大娘家的伤员在炕上动不了，屋里的药味和脓腥味很大。敌人在大娘邻居那边的翻箱倒柜声、打骂声和小孩的哭声隔墙传来。出于对人民子弟兵的高度热爱，大娘急中生智，从厕所里拿了个大尿盆，捞上半盆屎尿，倒上半盆水，在炕上、地上倒了一片，药味、腥味被臭味代替了。等敌人要进门时，满脸泪痕的焦大娘端着尿盆和敌人碰了个照面。"可别怪我老婆子，儿子正闹病，看把这屋弄得不像个样子，可苦了我老婆子了！"敌人嘴里骂着，捂着鼻子争先恐后地跑了。

在献县军王庄，一个下肢骨折的伤员住在王大嫂家里。一天，王大嫂正给伤员喂饭，突然闯进来一个伪军，指着伤员问道："他是什么人？"王大嫂回答："我男人！"伪军用刺刀挑伤员的被子，王大嫂厉声说："不准动他，他害的是伤寒病！"伪军一听是伤寒病，吓得扭头便走。

在蠡县握扭庄，一天，敌人要把一个轻伤员抓走，村长齐振耀挺身而出，以性命担保，说伤员是本村的"良民"，敌人看村长态度坚决，信以为真，就把伤员放了。还有一次，七军分区的王泽清医生，在定县安家营遇到敌人，医生马炳南在安国被捕，这两个医生都由他们所在的村庄以本村"良民"的身份用钱赎了回来。

分散收治，我们大体上坚持了 2 年时间。到 1943 年下半年，冀中形势逐渐好转，1944 年逾趋好转，于是各分区休养所又先后恢复集中收治。

三、挖掘地道，建立"地下医院"

在冀中，敌人常借碉堡林立，公路如网的条件，对我军实行突然袭击，这给我们收治伤病员带来了很大危害。为了防止伤病员受害，最初我们是利用群众的菜窖、夹壁墙把伤病员隐蔽起来应付紧急情况。但这样隐蔽易被敌人发现，后来，我们又和群众一起研究，创造了用挖地道的办法来隐藏伤病员，这样，安全才有了较为可靠的保障。

八军分区献（县）交（河）大队医生杨国藩是献县军王庄人。1940 年10 月，他奉命回本村建立医院。从 1941 年起，他就同村干部共同设计挖掘地道，在地道内收治伤员，名曰"地下医院"，又称"地道医院"。这所"地下医院"主要是依靠村党支部和群众的积极支援办起来的，脱产的只有他一个医生，而伤员的最大收容量曾达到过 100 多人。在一年多时间里，累计收治伤病员 600 多人。

有了地道，我们收治伤病员就安全多了，但开始的地道，多是一家一户地挖，进出口只有一个，有的地道口不够隐蔽，有时还会被敌人发现。后来，智慧的人民群众，巧妙地把地道口设在牲口棚内，碾盘、磨盘下面，甚至灶膛内；不少地道挖了两个以上的进出口，这样，敌人就很难找到地道口，就是找到一个口，我们的人还可以从另一个口出去。以后又挖了连户、连村地道，这就更安全了。

九军分区护士张兰英小组，住在蠡县潘营村抗属刘大娘家里，大娘待她们像亲生女儿一样，关怀照顾，无微不至。大娘善良忠厚，寡言少语，但在关键时刻却非常坚定。一天拂晓，敌人突然窜来，张兰英她们带领伤病员迅速钻入地道。敌人进院毒打刘大娘，逼她说出地道口在什么地方，伤员藏在哪里大娘坚定地回答："不知道！"敌人把刘大娘打得口吐鲜血，遍体鳞伤，但始终一口咬定不知道，终于保护了同志们的安全。

七军分区的王君平所长和看护员赵志义，住在定县土厚村杨二嫂家中。一天，被敌人包围，他们钻进地道，但不小心把一枚手榴弹留在外面。敌人捡起手榴弹向杨二嫂要八路军。机敏的杨二嫂没有被这意外的险情吓倒，她面不改色，从容不迫地对敌人说："手榴弹是孩子在街上玩的时候捡来的，我家如果藏着八路军，我能把手榴弹摆在明处吗？"敌人将信将疑，毒打她一顿，又逼问她，她忍痛始终不改口。敌人只好拿上那枚手榴弹没趣地走了。

我们不仅利用地道保护伤病员的安全，还利用地道给伤病员进行治疗。当时的地道，一般是高 1.5 米，宽 1.2 米，有通气孔，并利用群众做饭的风箱不断输送新鲜空气。伤员坐着躺着都可以换药，还可以做简单的扩创手术。

后来我们还利用地道存放或制作药品。八军分区卫生处曾在献县孝巨村、泗水岸村，饶阳县大宋驾庄等地利用地道开办过小型地下制药厂。九军分区卫生处也曾在任丘檀庄建立过地下药房，在白洋淀小梁庄建立过地下制药厂。

四、利用芦苇荡，建立水上医院

在抗战初期，九军分区就曾在白洋淀采蒲台、圈头、小梁庄一带建立起了休养所和制药厂。白洋淀内一个个渔村，就像海上星罗棋布的群岛，没有船休想进村，伤病员住在这里比较安全。同时每个渔村的周围，遍布藕塘、苇塘，夏季来临，藕塘内映日荷花别样红，茂密翠绿的芦苇，一望无际，景色十分优美；秋季到来，天高气爽，湖天一色，微波荡漾，渔船往来，傍晚，夕阳西下，晚霞如火，令人心旷神怡。真是为伤病员治疗的好环境。敌人对白洋淀也不断进行"扫荡"。白洋淀家家捕鱼，户户有船，休养所的工作人员和轻伤员，都向渔民学会了使船、捕鱼。在敌人"扫荡"时，休养所的全体同志便马上驾驶小船，带上伤病员，同渔民一起，钻进浩瀚的芦苇荡隐藏起来。住在船上，吃在船上，治疗在船上，同志们称之为水上医院或叫"船上医院"。这时常常是白天太阳晒着，夜晚暴雨淋着，秋天蚊虫叮着。生活虽然艰苦，但大家情绪很高，敌情稍有缓和，便可听到他们激情满怀的抗日歌声。

在反"扫荡"和冬季结冰期间，休养所就化整为零，实行分散治疗。在白洋淀也会遇到危险情况，一次，休养所在采蒲台就险些被敌人包围，他们刚转移出去，敌人就把采蒲台包围起来，幸好没有包围住伤病员。

1944年春节，我九军分区42区队端了大清河畔苟各庄的炮楼，消灭日军20多人，伪军60多人。第二天敌人就来白洋淀进行报复性"扫荡"。任丘休养所护士卢杰等同志，带着8名重伤员，坐上白洋淀结冰后的快速交通工具——冰床子与敌兜圈子。敌人到这村，他们到那村，敌人进村，他们出村，最后终于在渔民掩护下安全脱险。

抗战期间，白洋淀大部时间控制在我军手里，只有1942年几个月的时间被敌人控制。在此期间，我们把休养所转移到大清河北的老苇滩实行分散治疗，到1944年夏又回到白洋淀，直到抗战胜利。

十军分区卫生处于1943年，将一部分重伤员转移到津西东淀苇塘进行治疗，医护人员充分利用茂密芦苇做隐蔽，在苇塘深处建立起一所"芦荡医院"。开始他们住在小船上，后因伤病员逐渐增多，小船容纳不下，他们又自己动手利用芦苇搭起多处芦苇病房。他们还到苇塘内打鱼、捕野鸭，积极为伤病员改善生活，使伤病员得到了很好的治疗。

五、敌进我进，到敌占区治疗

五一大"扫荡"后，日伪军活动十分猖狂，"清剿"，搜捕，整天闹得鸡犬不宁。这时，我们又采取敌进我进的办法，利用关系，把少数重伤员送到敌人占据的县城或被我控制的敌人据点内，以合法身份，公开医治，并派医疗小组带一部分伤员到敌占县城的附近村庄隐蔽医治。九军分区李桂云小组带 10 余名伤员到蠡县城附近的沈河庄、黄庄隐蔽；李淑英小组带 7 名伤员到距安平 3.5 千米的贾屯隐蔽；徐瑞兰小组带 5 名伤员到离安平 2.5 千米的张家窝村隐蔽；九军分区卫生处处长王恩茂带几名工作人员隐蔽在清苑老河头敌人的据点村开展工作。七军分区开始采用这种办法时，有的同志担心安全上没有保障，卫生处领导马伦同志就亲自到定县城附近的东堤阳村搞试点。这个村过去曾被视为敌占区的"爱护村"。马伦先找到分区通信班战士安东海（东堤阳村人），向他了解了村里的情况，傍晚，即带着安东海和警卫员张振华、刘银喜进村住在安东海家，并很快与抗日村长、共产党员安洛尧和支部书记安进福接上头，他们把马伦等人看作亲人，提供不少重要情况。当时村的党组织不公开，但党支部组织健全、工作很活跃，应付敌人的村长安可敬、联络员安洛星都是在党支部的领导和控制下进行活动的。通过不断的工作，该村很快成为分区卫生工作的中心阵地，分区推广了这个经验。

许多医疗小组，在敌占区依靠当地党组织，利用两面政权，紧密依靠群众，圆满完成了收治任务。但在完成任务过程中，也并不风平浪静。九军分区护士李淑英小组在安平贾屯坚壁时，住在副村长（地主）家里。后来副村长怕受牵连，在黑夜把她推出门外。她只好去找村长（共产党员），村长把她领到一个两眼失明的贫农老大娘家里住下，大娘亲切地对她说："闺女不要怕，你就在我这儿住吧，来查，我就说你是我的亲闺女，别看大娘穷，有我吃的，就有你吃的，大娘拼着老命也要保护你。"几句话说得李淑英心里热乎乎的。

不久，这个小组转移到另一个村庄，李淑英又住在一位贫农大娘家里。一天，敌人突然包围了村庄，把全村的男女老幼都赶到广场上搜查八路。大娘不顾亲闺女的安危，却紧紧拉住李淑英说："你蹲下，装肚子疼，看大娘眼色行事。"野蛮残暴的敌人，从人群中拉出一个青年，硬说是八路，捆在树上活活地给烧死了，还在光天化日之下，把青年妇女赶到一个大院去轮奸。忽然一个伪军窜到李淑英身边逼问道："你在这儿蹲着干什么？起来。"大娘不慌不忙地说："她是我闺女，肚子疼，你看不见她两手按着肚子啊！"伪军看了一眼就走了。

在对敌斗争十分尖锐，环境十分残酷的情况下，我们冀中广大医务工作者，发扬救死扶伤的精神，在党的领导下，团结依靠广大人民群众和各阶层爱国人士，发挥聪明才智，适应斗争形势的需要，采取多种办法，成功地开展了收治伤病员工作，这在中外战争史上是少见的。这一事实充分证明了毛泽东同志关于人民军队、人民战争的思想无比正确。人民，只有人民才是我军的最强大的靠山。伟大的中国人民，过去是，现在是，也将永远是我军克服任何困难，战胜任何敌人的最可靠的力量。

（资料来源：中国人民解放军历史资料丛书编审委员会，《八路军·回忆史料》（2），解放军出版社，1989 年 11 月，第 335-343 页）

一二〇师白衣战士战斗在抗日前线

张汝光

一、挺进冀中平原

1938 年 12 月下旬，120 师奉命开赴河北，巩固冀中解放区，坚持冀中平原敌后游击战争。师军医处和野战医院各所，于 22 日晚从岚县随部队出发。27 日晚，在神池、阳方口之间越过同蒲路封锁线时，由于向导带错了路，我们也没有经验，过了铁路就休息，刚把牲口驮的药品卸下来，就遭到敌人袭击，结果丢失了不少药材。我们在河北平山县陈庄一带过了 1939 年元旦，1月 5 日晚在新乐过平汉铁路，25 日到河间西惠伯口地区与冀中部队会合。

120 师主力到冀中以后，日军频频发动进攻。师领导考虑到部队机动作战，只留曾育生带少数人随师部行动，让刘运生政委和我带上军医处其余人员和野战医院，于 2 月 21 日晚返路西陈庄一带组织后方医院，收治路东的伤员。

3月中旬，师部电令刘运生和我带一个休养所再次去冀中安国一带找师部就地收治伤员。我们赶到冀中定县以东时，得知师部已从安国转移，情况紧张，我们只得又返回路西陈庄。这时部队扩大了，急需医护人员，我们就在陈庄办医务短训班。4月底，120师部队在冀中齐会战斗三天三夜，消灭日军700多人，我军伤亡不少。这时，白求恩大夫带医疗队从冀西来到冀中，帮助120师进行战地手术。师部指示我立即去冀中接受任务。我赶到冀中四分区见贺师长，他说："白求恩大夫快回国了，他在我们这里停留不会多久，白大夫要你协助他组织战地医疗队。"贺师长叫我赶快去向白大夫报到。当我见到白大夫时，他正满头大汗在绘制易装易卸的驮药架草图，他握着我的手说："你来得好，咱们一起做吧。"我立即找来木匠、焊匠、铁匠，按草图做了改，改了做，经过七八次修改，终于制作成功，取名为"卢沟桥"式驮架。这种驮架把药箱做一次性固定，使用时不用卸就可以取器械药品，抬上抬下也非常方便。为了大家都能装卸使用驮架，白大夫同我们一起演练多次，20分钟就能展开，15分钟就能收拢，百多名伤员做手术用的药品、器械，3头牲口就解决了。

为了提高我们的战伤手术技术，白大夫动手画图谱、编写手册，给我们讲解，有时用动物脏器让我们锻炼做肠吻合操作。有一次，他腿上长了两个疖肿，他让我们给他用局麻，又用全麻，然后把疖肿切开，目的让我们更好地掌握麻醉技术。白大夫还对我讲过这样一件事：他在五台山时，曾想办个正规医院和医校，养奶牛来改善伤员伙食。聂荣臻司令员对他说，你的想法很好，但当前办不到，待将来有条件时，我们一定要办。白大夫说，他当时对"条件"不理解，后来学习毛泽东同志的《实践论》才明白，要实事求是，从实际出发。他说，他设计的"卢沟桥"驮架，就是从中国战场实际出发的。

6月9日，连子口战斗下来很多伤员。这次白大夫让我们做手术，他在一边指导。晚上来了一个被打断股动脉的伤员，失血过多，急需输血，但没有血浆。白大夫让全手术组测定血型，结果只有我的血和伤员的血混在一起没有反应。白大夫说，你的血型虽符合，但已经工作一天了。我说，抢救伤员要紧。他高兴地说，好！他连续抽了我400毫升血输给伤员，使这个伤员转危为安。这次任务完成后，白大夫对贺师长说，他的任务完成了，以后战地救护他们（指我们）完全可以担任了。于是白大夫把他随身携带的药品和手术器械大部分留给我们战地医疗队使用，他于6月24日返回冀西。

白大夫走后，26日部队在饶阳附近的宋庄和敌人打了一天。这次战地手术完全由我们医疗队担任，完成了几十名伤员的大小手术。手术后的伤员大都转往冀西后方医院，来不及转运的，暂时分散在群众家中。

7月上旬，冀中降雨成灾，部队活动不便，主要进行整训。军医处也办训练班，集训医务人员，提高他们的技术，同时也收治了不少伤员。当时关向应政委、周士第参谋长等领导人身体不好，我们每天为他们诊治。

9月15日，冀中大水刚退，120师即奉中央军委命令返回北岳山区整训。25—29日在冀西灵寿县陈庄，120师在晋察冀部队配合下，歼日伪军1200余人，我军也伤亡几百人。战斗时我带领医疗队紧随独一旅救治伤员。战斗结束后，我们把伤员全部转到阜平以北山区段庄后方医院各所收治并手术。11月初，120师特务团又参加了著名的黄土岭战斗。这次战斗击毙敌酋"名将之花"阿部规秀中将，歼日军900多人。这是120师返回晋西北前的最后一战。

（资料来源：节选自中国人民解放军历史资料丛书编审委员会，中国人民解放军历史资料丛书《后勤工作·回忆史料》（1），一二〇师白衣战士战斗在抗日前线，解放军出版社，1994年5月，第638-640页）

后记

　　《红医冀忆》在河北中医药大学党委的关怀下，经过全体编纂人员的共同努力，现已完成编纂，不日将付梓出版。该书是以全面贯彻党的教育方针，落实立德树人根本任务为遵循，紧密结合学校思想政治教育实际，深入挖掘整理省内红色医药资源，并应用于高校思政课教学的一项丰硕成果。在编写过程中，得到了白求恩国际和平医院白求恩纪念馆、柯棣华纪念馆、华北烈士陵园，河北省英烈纪念园（双凤山革命陵园），保定市唐县白求恩柯棣华纪念馆，衡水市哈励逊国际和平医院，保定市涞源孙家庄小庙白求恩战地手术室展馆，保定市顺平县神南乡白银坨风景区，河间市卧佛堂镇屯庄村白求恩手术室旧址纪念馆，石家庄市平山县观音堂乡花木村村委会，保定市唐县牛眼沟村晋察冀军区卫生学校展馆，牛眼沟村村委会，邯郸市武安县冶陶乡王二庄村村委会，石家庄市平山县刘家会村村委会，邢台学院美术与设计学院，邢台市沙河市柴关乡安河村村委会，保定市顺平县杨家台村村委会，邯郸市永年胡寨村冀南行署三专区人民医院旧址展馆，邢台市信都区白岸乡黄家台村村委会，黄家台八路军太行模范医院展馆，邯郸市涉县河南店镇南庄村村委会，河间市卧佛堂镇屯庄村白求恩手术室旧址纪念馆，河北唐县军城镇和家庄村村委会等单位给予的大力支持和帮助。同时，感谢张冶、贾春生、刘世钺、郝晓宁、冀军梅、侯志宏、张跃青、张金才、张锁全、甄建将、陈玉恩、王礼河、王永辉、王计林、于喜忠夫妇、霍存志、张彦群、杨现明、李桂林、王武警、王火平、李宝成、张乃生、刘国分、李建科等为本书编写提供了宝贵的历史材料和倾情讲述。在本书的编写过程中参考、收录了部分网文和史料书籍内容，由于部分资料时间较久，原文涉及其他史料较多且记录格式和表述语句有不通顺的地方，我们对这部分内容在尊重原文思想不变的前提下进行部分修改和订正，如有不当之处，敬请谅解。由于经验不足，水平受限，书中不足和错讹之处在所难免。诚请各级领导、专家和读者指正。

参考文献

[1] 中国福利会 . 国际和平战士夏理逊 [M]. 上海：中国福利会，1987.

[2] 中国人民解放军白求恩国际和平医院《柯棣华大夫》编写组 . 柯棣华大夫 [M]. 北京：人民出版社，1979.

[3] "活着的白求恩"八路军"神医"傅莱 [J]. 今古传奇（人物版），2018，（3）.

[4] 钱枞洋 . 抗日一线的卫生学校：白求恩卫生学校的兴起与发展 [J]. 炎黄春秋，2016，（12）：75-80.

[5] 高树记，刘欣 . 纪念傅莱和罗生特在新时代医学教育中的现实意义 [J]. 中国卫生产业，2018，15（32）：132-134，139.

[6] 韩辛茹 . 回忆北方大学 [M]，长治：北方大学校友会，长治市地方志办公室，1991.

[7] 中华人民共和国国史学会汇编 . 北方大学晋冀鲁豫边区创办的高等学校 [EB/OL].https：//baike.baidu.com/item/%E5%8C%97%E6%96%B9%E5%A4%A7%E5%AD%A6/3354709?fr=aladdin[2022-06-12].

[8] 于辉，吕晓红 . 柯棣华亲属代表团一行 5 人到河北参观访问 [EB/OL].http：//report.hebei.com.cn/system/2014/05/14/013372010.html[2021-08-15].

[9] 华北烈士陵园 . 白求恩事迹陈列 [EB/OL].http：//www.hbjqlsly.com/exhibition/show-40.html[2021-05-15].

[10] 吉林大学白求恩医学部 . 历史沿革 [EB/OL].http：//jdyxb.jlu.edu.cn/jlm/lsyg.html.

[11] 桃杏 . 白求恩在平山 [EB/OL].http：//blog.sina.com.cn/s/blog_5d9fa7a00101w3ns.html[2021-08-15].

[12] 华北烈士陵园 . 印度援华医疗队事迹陈列 [EB/OL]，http：//www.hbjqlsly.com/

exhibition/show–41.html[2021–05–15].

[13] 百度百科 . 华北军区烈士陵园 [EB/OL].https：//baike.baidu.com/item/%E5% 8D%8E%E5%8C%97%E5%86%9B%E5%8C%BA%E7%83%88%E5%A3%AB%E9%9 9%B5%E5%9B%AD/4608350?fr=aladdin[2021–05–15].

[14] 天天淘乐 .1946 年张家口，晋察冀军区总医院和华北联合大学的珍贵老 照 片 [EB/OL]，https：//ishare.ifeng.com/c/s/v002Ru–_hkLHJR1Z8PE2E3q––gN1xHE1 93s74B4g0Y4De1Gpc__.2018–12–12[2021–08–15].

[15] 兰州烧饼 .【历史】实拍 47 年晋察冀军区医院 [EB/OL].https：//tieba.baidu. com/p/805084415，2010–06–21[2021–08–15].

[16] 武堂方，柴力 . 红色青塔忆当年：八路军第五分医院旧址探访 [EB/OL]， http：//www.hdbs.cn/p/122254.html[2021–12–29].

[17] 江和平 . 八个国际和平医院 [EB/OL].http：//taihangsummit.com/%E5%85%A B%E4%B8%AA%E5%9B%BD%E9%99%85%E5%92%8C%E5%B9%B3%E5%8C%BB %E9%99%A2/，2019–11–06[2021–08–15].

[18] 丹枫飞云 . 历史上创办于河北邢台的北方大学，你了解多少 ?[EB/OL]. https：//weibo.com/ttarticle/p/show?id=2309404445379255992462.2019–12–03[2021– 08–15].

[19] 方志河北 . 冀南行署医院院长 范立轩烈士 [EB/OL].https：//www.sohu.com/ a/330710938_99940634.2019–07–31[2021–08–15].

[20] 甘守义，唐宝全 .“红医将领”谷广善［N］.学习时报，2020–06–29（6）.

[21] 赵胜军 . 从“红医将领”到首任空军后勤部长：河北籍开国将军谷广善 [EB/OL].https：//www.hehechengde.cn/cdds/dsxj/2019–10–17/138463.html[2021–08–17].

[22] 衡水党史 . 战火中的铿锵玫瑰：“冀中子弟兵的母亲”李杏阁 [EB/OL]. http：//www.pub.hebgcdy.com/hbdstw/system/2020/03/21/030429551.html[2021–08–23].

[23] 百度百科 . 汉斯·米勒 [EB/OL].https：//baike.baidu.com/link?url=MnmSELtN S9IiUVgXX2OfgstsD–Wcx5sEIQH8mjcii5HzAcsjoet2X8zijkmLpW5MN7Q9XmpHoLDQ EqMnYg6fdHzxwC6ZJFgb6cnHj8fzlXhDYFDniRcBe2d7–pma7Pgd692BeneTY0qL1nyA

PjBFsq.2021-07-12[2021-08-15].

[24] 八路军研究会太行分会 . 忆父亲 [EB/OL].http：//taihangsummit.com/49c65a03b9/.2019-11-13[2021-08-15].

[25] 首都文明网 . 辛育龄：大医精诚济苍生 仁心慧术铸医魂 [EB/OL].https：//www.bjwmb.gov.cn/zt/2012ldzgr/jylq/202011/t20201108_522553.html[2021-08-15].

[26] 地头蛇带你游京城 . 家乡史话（62）┃临城革命人物志：和书景 [EB/OL].https：//history.sohu.com/a/473730955_121117452.2021-06-23[2021-08-15].

[27] 西柏坡纪念馆 . 军委总卫生部和朱豪医院旧址 [EB/OL].http：//www.xbpjng.cn/PlatNews/platform.aspx?c=8c812025-0ca3-4ffb-80b0-1912dfe73c39&z=a8b76e15-5630-4398-8f80-d6aa59466da8.2017-07-01[2021-08-15].

[28] 河北英烈纪念馆 . 石家庄第一位女共产党员：朱琏 [EB/OL].http：//www.hebyly.com/zt/ymg/zhulian.htm.[2021-08-15].

[29] 赵富山 .【百年】朱琏和朱琏诊所：隐藏在小诊所里的我党红色交通站 [EB/OL].http：//www.yinheyuedu.com/article/detail/29510[2021-06-01].

[30] 王日成，李红叶，张苗 . 唐县军城：昔日抗战热土 今朝红色小镇 [EB/OL].http：//www.hbjjrb.com/system/2020/08/19/100421237.html[2021-08-19].

[31] 周欣 . 抗战胜利 70 周年：柯棣华精神连起中印医生交流纽带（组图）[EB/OL].http：//politics.people.com.cn/n/2015/0730/c70731-273866951-5.html[2021-07-30].

[32] 七步沟八路军战地医院情况 [EB/OL].https：//max.book118.com/html/2021/0315/7140062013003100.htlm[2021-03-16].

[33] 理查德·傅莱 . 傅莱：献身中国 65 年的洋大夫 [J]. 华声文萃，2020，（6）.

[34] 毛泽东 . 毛泽东选集·第二卷 [M]. 北京：人民文学出版社，1991.

[35] 河北省社会科学院历史研究所，河北省档案馆，石家庄高级陆军学校党史教研室，石家庄陆军学校历史教研室，铁道兵工程学院政治理论教研室 . 晋察冀抗日根据地史料选编（上）[M]. 石家庄：河北人民出版社，1983：189.

[36] 武衡 . 抗日战争时期解放区科学技术发展史资料 . 第 1 辑 [M]. 北京：中国学术出版社，1983：218-231.

[37] 武衡.抗日战争时期解放区科学技术发展史资料.第6辑[M],北京:中国学术出版社,1988:221-225.

[38] 陈蕃.从教授到将:纪念殷希彭同志诞辰105周年[M].北京:人民军医出版社,2005:176-190,225-234.

[39] 郭宝仓.抗日模范县系列丛书:晋察冀军区在唐县[M].唐县:唐县抗战历史研究会,2015:231-238,241-246.

[40] 宋文海,张玉梅.义无反顾纾国难[J].党史博采(上),1999(2):46-47.

[41] 中国人民解放军历史资料丛书编审委员会.中国人民解放军历史资料丛书·后勤工作·回忆史料(1)[M].北京:解放军出版社,1994:661-672,638-640.

[42] 后勤学院学术部历史研究室,中国人民解放军档案馆.中国人民解放军后勤资料选编·解放战争时期(四)[M].北京:金盾出版社,1992:702-718,726-737.

[43] 后勤学院学术部历史研究室,中国人民解放军档案馆.中国人民解放军后勤史资料选编·解放战争时期(七)[M].北京:金盾出版社,1992:382-387.

[44] 中国抗日战争军事史料丛书编审委员会.中国抗日战争军事史科丛书·八路军回忆史料(5)[M].北京:解放军出版社,2015:11-31.

[45] 中国人民解放军历史资料丛书编审委员会.中国人民解放军历史资料丛书·八路军回忆史料(2)[M].北京:解放军出版社,1989:335-343.

[46] 齐武.晋冀鲁豫边区史[M],北京:当代中国出版社1995,383-388.

[47] 李亚荣执笔,王恩厚审定.抗日战争时期冀中军区卫生工作大事记[J].冀中人民抗日斗争资料,1984,(8):8-16

[48] 段勋令.抗日战争时期冀中军区药材工作回顾[J].冀中人民抗日斗争资料,1984,(8):81-96.

[49] 王东海.回顾抗日战争时期冀中军区制药厂[J].冀中人民抗日斗争资料,1984,(8):97-106.

[50] 李亚荣,张英执笔,王恩厚审定.冀中军区后方医院概况[J].冀中人民抗日斗争史料,1985,(13):1-18.

[51] 钟有煌 . 中共冀鲁豫边区党史资料选编·第四辑（中）回忆资料部分 [M].
济南：山东大学出版社，1992：709-715.

[52] 张辛三 . 中共冀鲁豫边区党史资料选编·第四辑（中）回忆资料部分 [M].
济南：山东大学出版社，1992：716-721.

[53] 刘洪章，霍峻峰，李树枫等 . 南进支队战斗在冀鲁豫：冀鲁豫党史资料 [M].
贵州：中共贵州省委党史办公室冀鲁豫组《南进支队》编写组，1987：417-437.

[54] 陈致明 . 南进支队战斗在冀鲁豫：冀鲁豫党史资料 [M]. 贵州：中共贵州
省委党史办公室冀鲁豫组《南进支队》编写组，1987：438-448.

[55] 袁克华 .《南进支队战斗在冀鲁豫——冀鲁豫党史资料》[M]. 贵州：中共
贵州省委党史办公室冀鲁豫组《南进支队》编写组，1987：449-445.

[56] 张业胜 . 白求恩与他的助手林金亮 [J]，红土地，2006，（11）：22-24.

[57] 安国市地方志编纂委员会 . 安国县志 [M]. 安国：方志出版社，961-962，
966-967.

[58] 沧州市地方志编纂委员会 . 沧州市志 [M]. 沧州：方志出版社，2944.

[59] 承德市地方志编纂委员会 . 承德市志 [M]. 承德：方志出版社，1511-1558.

[60] 大城县地方志编纂委员会 . 大城县志 [M]. 大城：方志出版社，870-871.

[61] 定州市地方志编纂委员会 . 定州市志 [M]. 定州：方志出版社，1153-1154，
1157，1160-1161.

[62] 富平县地方志编纂委员会 . 阜平县志 [M]. 阜平：方志出版社，817-818.

[63] 高阳县地方志编纂委员会 . 高阳县志 [M]. 高阳：方志出版社，1025-1026.

[64] 海兴县地方志编纂委员会 . 海兴县志 1990[M]. 海兴：方志出版社，875-876.

[65] 衡水市地方志编纂委员会 . 衡水市志 [M]. 衡水：方志出版社，1167-1168，1357.

[66] 冀县地方志编纂委员会 . 冀县志 [M]. 冀县：方志出版社，771.

[67] 井陉矿区地方志编纂委员会 . 井陉矿区志 [M]. 井陉矿区：方志出版社，133.

[68] 涞水县地方志编纂委员会 . 涞水县志 [M]. 涞水：方志出版社，769-770.

[69] 蠡县地方志编纂委员会 . 蠡县志 [M]. 蠡县：方志出版社，860-861.

[70] 临漳县地方志编纂委员会 . 临漳县志 [M]. 临漳：方志出版社，857.

[71] 隆尧县地方志编纂委员会 . 隆尧县志 [M]. 隆尧：方志出版社，965.

[72] 滦南县地方志编纂委员会 . 滦南县志 [M]. 滦南：方志出版社，855-856.

[73] 滦南县地方志编纂委员会 . 滦平县志 [M]. 滦县：方志出版社，989.

[74] 孟村回族自治县地方志编纂委员会 . 孟村回族自治县志 [M]. 沧州：方志出版社，718.

[75] 南皮县地方志编纂委员会 . 南皮县 1987—2006[M]. 南皮：方志出版社，834，879-880.

[76] 宁晋县地方志编纂委员会 . 宁晋县志 [M]. 宁晋：方志出版社，821，827-829.

[77] 泊头市地方志编纂委员会 . 泊头市志 [M]. 泊头：方志出版社，601-602.

[78] 饶阳县地方志编纂委员会 . 饶阳县志 [M]. 饶阳：方志出版社，730-731.

[79] 三河县地方志编纂委员会 . 三河县志 [M]. 三河：方志出版社，725-726.

[80] 山海关地方志编纂委员会 . 山海关志 [M]. 山海关：方志出版社，640.

[81] 涉县地方志编纂委员会 . 涉县志 [M]. 涉县：方志出版社，738，812.

[82] 政协涉县委员会文史资料委员会 . 涉县文史资料 . 第三辑 [M]. 涉县：河北人民出版社，1994.

[83] 深泽县地方志编纂委员会 . 深泽县志 [M]. 深泽：方志出版社，501-502，620-621.

[84] 石家庄地区地方志编纂委员会 . 石家庄地区志 [M]. 石家庄：方志出版社，336，882.

[85] 石家庄长安区地方志编纂委员会 . 石家庄长安区志 [M]. 石家庄：方志出版社，617-618.

[86] 顺平县地方志编纂委员会 . 顺平县志 [M]. 顺平：方志出版社，785-787，1037.

[87] 唐山市路北区地方志编纂委员会 . 唐山市路北区志 [M]. 唐山：方志出版社，790.

[88] 唐山市路南区地方志编纂委员会 . 唐山市路南区 [M]. 唐山：方志出版社，730.

[89] 唐山市新区地方志编纂委员会 . 唐山市新区志 [M]. 唐山：方志出版社，445-446.

[90] 唐山县地方志编纂委员会 . 唐县志 [M]. 唐县：方志出版社，569-571，789-790.

[91] 威县地方志编纂委员会 . 威县志 [M]. 威县：方志出版社，744.

[92] 吴桥县地方志编纂委员会 . 吴桥县志 [M]. 吴桥：方志出版社，558-559，562-563.

[93] 武强县地方志编纂委员会 . 武强县志 [M]. 武强：方志出版社，704.

[94] 易县地方志编纂委员会 . 易县志 [M]. 易县：方志出版社，1144.

[95] 枣强县地方志编纂委员会 . 枣强县志 [M]. 枣强：方志出版社，767.

[96] 滦南县地方志编纂委员会 . 滦县志 [M]. 滦县：方志出版社，806-807.

[97] 南皮县地方志编纂委员会 . 南皮县志 [M]. 宁晋：方志出版社，834.

[98] 唐山市地方志编纂委员会 . 唐山市志 [M]. 唐山：方志出版社，3327-3328.